国家卫生和计划生育委员会"十三五"规划教材

全国高等学校教材

U0304131

供康复治疗学专业用

老年康复学

GERIATRIC
REHABILITATION

主　编　郑洁皎

副 主 编　桑德春　孙强三

编　者　（以姓氏笔画为序）

马　莉（上海中医药大学附属岳阳中西　　郑洁皎（复旦大学附属华东医院）
　　　　 医结合医院）　　　　　　　　　倪　隽（南通大学附属医院）
毕　霞（第二军医大学附属公利医院）　桑德春（首都医科大学康复医学院/中国
刘亚梅（承德医学院附属医院）　　　　　　　　康复研究中心）
安丙辰（复旦大学附属华东医院）　　　梁天佳（广西医科大学第二附属医院）
孙强三（山东大学第二医院）　　　　　覃　霞（上海健康医学院康复学院）
杜　平（齐齐哈尔医学院附属第三医院）曾庆云（山东中医药大学附属医院）
余少卿（同济大学附属同济医院）　　　霍　速（首都医科大学宣武医院）

秘　　书　朱　婷（复旦大学附属华东医院）

人民卫生出版社

图书在版编目（CIP）数据

老年康复学/郑洁皎主编. —北京：人民卫生出
版社，2018
全国高等学校康复治疗专业第三轮规划教材
ISBN 978-7-117-27229-2

I.①老… II.①郑… III.①老年病－康复医学－高
等学校－教材 IV.①R592.09

中国版本图书馆 CIP 数据核字（2018）第 249452 号

| 人卫智网 | www.ipmph.com | 医学教育、学术、考试、健康，购书智慧智能综合服务平台 |
| 人卫官网 | www.pmph.com | 人卫官方资讯发布平台 |

老年康复学

主　　编：郑洁皎
出版发行：人民卫生出版社（中继线 010-59780011）
地　　址：北京市朝阳区潘家园南里 19 号
邮　　编：100021
E - mail：pmph @ pmph.com
购书热线：010-59787592　010-59787584　010-65264830
印　　刷：河北新华第一印刷有限责任公司
经　　销：新华书店
开　　本：850×1168　1/16　　印张：26
字　　数：732 千字
版　　次：2018 年 3 月第 1 版　2024 年 10 月第 1 版第 13 次印刷
标准书号：ISBN 978-7-117-27229-2
定　　价：68.00 元
打击盗版举报电话：010-59787491　E-mail：WQ @ pmph.com
（凡属印装质量问题请与本社市场营销中心联系退换）

全国高等学校康复治疗学专业第三轮规划教材修订说明

全国高等学校康复治疗学专业第二轮规划教材于 2013 年出版，共 17 个品种，通过全国院校的广泛使用，在促进学科发展、规范专业教学及保证人才培养质量等方面，都起到了重要作用。

为深入贯彻教育部《国家中长期教育改革和发展规划纲要（2010—2020 年）》和国家卫生和计划生育委员会《国家医药卫生中长期人才发展规划（2011—2020 年）》文件精神，适应我国高等学校康复治疗学专业教育、教学改革与发展的需求，通过对康复治疗学专业第二轮规划教材使用情况和反馈意见的收集整理，经人民卫生出版社与全国高等学校康复治疗学专业第三届教材评审委员会研究决定，于 2017 年启动康复治疗学专业第三轮规划教材的修订工作。

经调研和论证，本轮教材新增《儿童康复学》和《老年康复学》。

康复治疗学专业第三轮规划教材的修订原则如下：

1. **坚持科学、统一的编写原则**　根据教育部培养目标、卫生计生部门行业要求、社会用人需求，在全国进行科学调研的基础上，充分论证本专业人才素质要求、学科体系构成、课程体系设计和教材体系规划后，制定科学、统一的编写原则。

2. **坚持必需、够用的原则**　根据专业培养目标，始终强调本科教材"三基""五性""三特定"的编写要求，进一步调整结构、精炼内容，满足培养康复治疗师的最基本需要。

3. **坚持紧密联系临床的原则**　强调康复理论体系和临床康复技能的培养，使学生毕业后能独立、正确处理与专业相关的康复常见实际问题。

4. **坚持教材创新发展的原则**　本轮教材采用了"融合教材"的编写模式，将纸质教材内容与数字资源内容相结合，教材使用者可以通过移动设备扫描纸质教材中的"二维码"获取更多的教材相关富媒体资源，包括教学课件、自测题、教学案例等。

5. **坚持教材立体化建设的原则**　从第二轮修订开始，尝试编写了服务于教学和考核的配套教材，本轮 19 种理论教材全部编写了配套《学习指导及习题集》，其中 13 种同时编写了配套《实训指导》，供教师授课、学生学习和复习参考。

第三轮康复治疗学专业规划教材适用于本科康复治疗学专业使用，理论教材共 19 种，计划于 2018 年秋季出版发行，全部数字资源内容也将同步上线。

希望全国广大院校在使用过程中提供宝贵意见，为完善教材体系、提高教材质量及第四轮规划教材的修订工作建言献策。

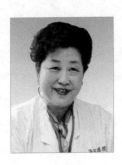

郑洁皎

主任医师，教授，博士生导师。现任职复旦大学附属华东医院康复医学科主任，上海市卫生系统康复重要薄弱学科建设学科带头人，上海市康复治疗质控中心主任，上海市康复医疗服务体系建设专家委员会组长，国家科技进步奖评审专家，中国康复医学会常务理事，中国康复医学会老年康复专委会主任委员，中国康复医学会重症康复专委会副主任委员，中国卒中学会脑卒中康复专委会副主任委员，中国医师协会康复医师分会常务理事，上海市康复医学会副会长兼秘书长，上海市标准化协会常务理事，上海市康复住院医师规范化培训出站考核主考官，上海市康复治疗师规范化培训基地主任。

先后主持/参与国家级课题、省部级及其他来源课题研究40余项；注册世界卫生组织临床试验3项；注册国家专利12项；以第一作者或通讯作者发表专业研究论文130余篇，其中SCI收录13篇，总影响因子68分。以主编/副主编身份出版康复教材9部和光盘3部。以第一负责人身份获得中国康复医学会科技奖一等奖1项；获上海康复医学科技奖一等奖3项；获上海市住院医师规范化培训优秀带教老师、复旦大学优秀带教老师表彰；获上海临床康复-优秀学科带头人、荣获国务院残工委表彰为助残先进个人。

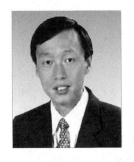

桑德春

主任医师，教授，中国康复研究中心综合康复科主任，首都医科大学康复医学院临床康复教研室主任，中国康复医学会理事、老年康复专业委员会副主任委员，中国医师协会康复医师分会常务委员、老年康复专业委员会副主任委员，北京康复医学会副会长、神经病分会副会长。承担首都医科大学老年病学及老年康复学、物理疗法与作业疗法学、社区康复疗法学、康复医学、康复医学概论等教学工作。

研究方向：老年康复。发表学术论文 50 余篇。出版康复专业教材和书籍 20 本。主持完成中央级公益性科研院所基本科研业务费专项资金项目 3 项，北京市科委课题 1 项。

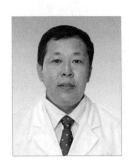

孙强三

主任医师，教授，博士研究生导师。现任山东大学第二医院副院长及康复医学科学科带头人。山东省医学会物理医学与康复学分会主任委员，中华医学会物理医学与康复分会常务委员，中国康复医学会老年康复专业委员会副主任委员，中国康复医学会重症康复专委会常务委员，国家医学考试中心医师执业资格考试命题专家委员会委员，国家科技奖励专家库成员。

任全国高等学校规划教材《骨骼肌肉康复学治疗方法》主编，国家卫生计生委"十二五"规划教材《康复评定学》编委。近 5 年在国内外核心期刊上发表文章 11 篇，其中中华系列 3 篇，SCI 文章 6 篇，承担多项省部级课题。担任《中华物理医学与康复杂志》特邀审稿人。

前言

当前，我国正处于人口老龄化快速发展阶段。民政部发布《2015 年社会服务发展统计公报》显示，截至 2015 年年底，我国 60 岁及以上老年人口 2.22 亿人，占总人口 16.1%。

随着增龄老化身体机能衰退，导致多系统多脏器性疾病发生，多病共存，多重功能障碍，严重影响老年人的躯体功能、心理功能和生命质量，给家庭和社会带来沉重负担。在实施"健康中国"战略的今天，老年康复现已得到全社会的重视，公众越来越关注通过康复综合手段的干预，从而减少因增龄衰老致病致残的不利因素，使老年人能得到最好的潜在能力发挥，提升老人的生命质量，重返家庭和社会。开展老年康复是积极老龄化的重要举措。

面对公众日益增长的老年康复医疗服务需求，急需加强老年康复医学教育。因此，本科康复治疗学专业"十三五"规划教材新增了《老年康复学》分册。

本教材在编写过程中，体现"三基五性"的原则和要求，充分发挥教材建设在提高康复人才培养质量中重要的基础作用，进一步适应我国医疗卫生体制改革和发展需要。

本教材针对康复治疗专业本科学生特点，启发学生理解衰老机体的变化，将其运用到康复治疗中，掌握从衰老特征来分析处理各功能障碍康复特点，根据老年病特征，重点掌握老年康复基本治疗技术。

全书共分九章，详细介绍了老年人各个系统常见疾病的康复评定、康复治疗的方法及老年健康管理等内容，包括老年康复总论、老年神经系统疾病康复、老年运动系统疾病康复、老年心肺系统疾病康复、老年代谢系统疾病康复、老年综合征康复、老年康复护理、老年健康管理与老年康复管理。为满足教学资源多元化需求，另有《老年康复学学习指导及习题集》《老年康复学实训指导》配套教材，并提供数字资源于章首二维码中，进一步提升学习能级。

全体编写人员本着精益求精、求实创新的原则，力争达到精品教材的标准。但是，由于水平、时间有限，难免出现不当之处，欢迎广大读者提出宝贵的意见和建议，以便再版时进一步完善。

本教材的编写得到中国康复医学会老年康复专业委员会、上海市康复医学会的大力支持，谨致谢忱。

郑洁皎

2018 年 3 月

目录

07
第七章
老年康复护理

08
第八章
老年健康管理

09
第九章
老年康复管理

第一章
老年康复总论

第一节　老年康复概述

一、概述

（一）基本概念

1. 老年病（senile disease）　指人在老年期在器官衰老的基础上发生、与退行性改变相关的，并且有自身特点的疾病。老年人患病不仅比年轻人多，而且有其特点，主要是因为进入老年期后，人体组织结构进一步老化，各器官功能出现障碍，身体抵抗力衰弱，活动能力降低，协同功能丧失。由于年龄增高本身就是多种老年病的危险因素，因此，老年人口的增多必然伴随老年疾病的增加。

2. 老年康复学（geriatric rehabilitation）　也称为老年康复。个体进入老年后会发生自身脏器结构和功能减退的过程，在此基础上容易发生各类疾病，增加残疾率，降低老年人的生活质量。为了解决这些问题，人们提出了"老年康复学"这一概念。它是指综合地、协调地应用教育、医学、社会、职业等各种方法，使老年伤、病、残者（包括先天性残）尽快尽可能地恢复和重建已经丧失的功能，使他们躯体、精神、社会和经济方面的能力得到尽可能多的恢复，重新走向生活、走向工作、走向社会。

3. 老年康复医学（elderly rehabilitation medicine）　既是老年医学的一部分，又是康复医学的一部分，或者说是老年医学和康复医学的交叉学科。即将各种康复手段（功能评定与康复治疗）用于老年病，解决老年本身及老年病残的躯体、心理和社会方面存在的问题。

老年康复医学主要目的一方面是采取各种综合措施延缓生理性衰退过程；另一方面是预防和减轻因生理性衰退过程造成疾病以及功能障碍，激发老年患者潜在能力，减缓衰退，最大限度地保持老年患者功能水平，提高日常生活能力和质量，为重返社会创造条件，尽可能回归家庭和社会生活。

老年康复医学是一门综合性的医学专业，它是以老年医学和康复医学的理论、思想、方法为导向，从预防、治疗、康复等各个角度上，为提高老年人健康水平、减少因残疾带来的各种不良后果，实施全面的防治计划。

（二）老年康复医学的研究对象

老年康复医学的对象主要是各种急、慢性疾病或损伤、老龄所导致的功能障碍或能力减退的老年病伤残者等。功能障碍是指人体的组织器官和心理活动本应具有的功能不能正常发挥的状态，如脑卒中后的运动功能障碍和言语功能障碍、心肌梗死后的心功能障碍、慢性阻塞性肺疾病的呼吸功能障碍等。

功能障碍分为可逆与不可逆。一般的疾病经过治疗可得到痊愈，不导致功能障碍；有些疾病发生后可导致暂时的功能障碍，经过治疗后能够逆转；致残性的伤病，经过临床医学手段不可治愈的，可导致不可逆的功能障碍。功能障碍存在于各个系统的各类疾病，因此，老年康复医学的研究对象涉及临床医学的各个学科的多种疾病（表1-1）。

表1-1　老年康复医学研究的主要疾病

神经系统	运动系统	心肺系统	代谢系统	老年综合征
脑血管病	骨折	高血压	骨质疏松症	跌倒
颅脑损伤	骨关节炎	冠心病	糖尿病	失禁
痴呆	人工关节置换术后	心衰	肥胖症	抑郁
帕金森	颈椎病	慢性阻塞性肺疾病		视听觉损害
神经元疾病	肩周炎	肺炎		营养不良
脊髓损伤	腰腿痛	呼吸衰竭		衰弱
周围神经疾病	软组织劳损			睡眠障碍

功能障碍可分为组织器官水平的功能障碍、个体水平的能力障碍和社会水平的障碍三个层次。世界卫生组织新颁布的《国际功能、残疾和健康分类》（International Classification of Functioning, Disability and Health, ICF）将这三种功能障碍统称为残疾。残疾可分为暂时性残疾和永久性残疾两类，残疾状态持续不到12个月为暂时性残疾，持续12个月及以上时为永久性残疾。老年康复学的对象同样应包括临床医学各科中伤病后遗留暂时性和永久性残疾的所有患者。随着老年康复医学的发展，老年康复医学的服务对象会继续扩展，老年康复医学在老年人防病、治病的过程中将发挥越来越重要的作用。

（三）老年康复医学的研究目的及内容

1. **老年康复医学的研究目的**　不在于伤病能否治愈，而是恢复年迈体衰者及因伤、病致残老年人的日常生活能力，减少卧床并发症和老年性痴呆，摆脱对医院及疗养院的依赖，力争重返社会职业，减轻老年人的家庭和社会负担。凡有明确的残疾或功能障碍、慢性病以及年迈体衰者，均适应于康复治疗。

2. **老年康复医学的研究内容**　由于老年人在衰老的基础上常患多种慢性病、老年综合征，同时服用多种药物治疗，还存在复杂的心理、社会问题，因此老年康复研究的主要内容包括：

（1）研究老年人致残原因并制定疾病预防措施。

（2）老年人的康复功能评定。

（3）制定老年常见病及功能障碍的康复治疗方案。

（4）老年人康复疗养与护理。

（5）老年人家庭、社区的康复医疗。

（6）延缓衰老和功能退化。

（7）研发老年人康复用品及康复设备。应用医学科技和康复工程等手段，配合社会康复和职业康复，改善因伤、病致残老年人的生理和心理的整体功能，达到全面康复，为重返社会创造条件。

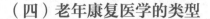

（四）老年康复医学的类型

1. 预防性康复　综合运用各种手段预防老年疾病而导致的残疾，如骨质疏松骨折的预防。通过健康宣教，建立良好的康复理念，帮助患者建立正确的运动模式，预防或降低残疾程度。指导其建立正常的生活方式，尽最大可能预防疾病的发生。

2. 一般性医疗康复　解决疾病的问题，如老年人患有心肺系统疾病、代谢系统疾病等，通过药物治疗等手段干预。对病情较为严重、不适合高强度康复训练的老年人进行维持性康复，以减慢其疾病发展速度。

3. 康复治疗　通过各种康复治疗手段，改善或代偿功能障碍，有目的地恢复已丧失的功能。

（五）老年康复医学的原则

1. 个体原则　根据患者病情、年龄及性别的个体差异，功能障碍的特点，制定康复目标和康复方案，并根据康复治疗进程及时调整方案。

2. 循序渐进　老年人年迈体弱，康复初期治疗强度应小、治疗时间宜短，治疗强度、难度、总量应逐步提高，避免突然或者大幅度变化，确保老年人身体对运动负荷或相关治疗的逐步适应，随时关注老年人身体状况，避免发生危险，确保医疗安全。

3. 主动参与　充分调动老年人的治疗积极性。通过对老年人的了解，告知其疾病的相关知识和康复意义，争取老年人的积极主动配合。

4. 心理调节　老年患者多认知功能低下、焦虑和抑郁、孤独和依赖、易怒和恐惧等，影响到老年疾病的康复疗效。因此，要充分注意老年人心理变化，积极采取相对措施，加强老年人心理调节，尽量达到老年患者处于最佳心理状态。

5. 持之以恒　维持和巩固康复疗效。以功能训练为核心的康复治疗需要持续一段时间才能获得显著疗效，否则难以达到预期的康复目的。

二、 人口老龄化与老年康复

随着经济的发展、社会的进步、生活水平的提高，人类的平均寿命普遍延长，老年人在人口总数中所占的比例越来越大。据统计，到 2000 年，全球总人口约 60 亿，而老年人口已达 6 亿，约占人口总数的 10%，宣告全球进入老龄化社会，预测在 2025 年全球所有国家或地区将进入老龄化社会。2010 年我国第六次全国人口普查，60 岁以上的老年人口为 1.78 亿，占总人口数的 13.26%，预测 2049 年将达 31.0%，老龄化程度仅次于欧洲。这预示着，未来的 20~30 年间，中国将是世界上人口老龄化速度最快的国家之一。

1. 老年人的年龄划分　世界卫生组织（World Health Organization，WHO）提出发展中国家老年人的年龄标准：44 岁以下为青年人；45~59 岁为中年人；60~74 岁为年轻老人；75 岁以上为老年人；90 岁以上为长寿老年人。我国 1982 年中华医学会老年医学分会建议把 60 岁定为老年期的开始年龄，分 3 个年龄层次：45~59 岁为老年前期；60~89 岁为老年期；90 岁以上为长寿期。

2. 老年人口系数（coefficient of aged population）　指老年人口数占总人口数的百分比。其计算公式为：老年人口系数（%）= 60（或 65）岁以上老年人口数 ÷ 总人口数 ×100%。WHO 以老年人口系数作为反映老龄化的常用指标。发达国家和发展中国家的老龄化社会判断标准有所不同，发达国家是 65 岁以上人口占总人口的 7% 为老龄化社会，而发展中国家为 60 岁以上人口占总人口的

10% 以上为老龄化社会。全球老年人口系数由 1950 年的 3.0% 上升到 2025 年的 14.3%，发达国家老年人由 11.4% 上升到 23.6%，发展中国家由 6.4% 上升到 12.4%。

3. 中国人口老龄化的特点

（1）老年人口数量最多：老年人口绝对数占世界的第一位，且高龄老年人及失能、半失能老年人数量多。

（2）老龄化速度最快：我国人口老龄化来势凶猛、短期内集中爆发、进展迅速、同步呈现。预测显示，2000—2050 年，全球老年人口将从 10% 增长到 22%，上升 12 个百分点，同期中国老年人口将从 10% 增长到 34%，上升 24 个百分点。以 65 岁及以上老年人口比重从 7% 增加到 14% 所需的时间看，法国用了 115 年，美国、英国用了 40 多年，而我国只用了 23 年。

（3）差异最大：大量农村青壮年劳动力向城镇转移，导致农村老龄化程度高于城镇；各地人口老龄化进程差异很大，最早和最迟进入人口老龄化社会行列的上海（1979 年）和西藏（2015 年）之间相差 36 年；随着中西部青壮年人口向东部流动，常住人口老龄化呈现东部放缓、中西部不断加快的态势。

（4）经济发展低下，"未富先老"：中国人口老龄化过程是在经济尚不发达条件下发生的，人口老龄化滞后于经济发展，不仅给我国带来沉重的抚养压力，同时给我国的社会、经济、公共卫生等方面带来了非常严峻的挑战。

4. 人口老龄化的现状与发展趋势 人类社会发展到 20 世纪中叶，由于人口生育率的下降和人类平均期望寿命的延长，人口年龄结构开始发生前所未有的历史性变化，以 2.4% 的增长速度向老龄化社会发展。1950 年全世界约有 2 亿老年人。此后，全世界老年人口占总人口的比重不断增高。到 20 世纪 80 年代，西方发达国家进入老龄化社会，2000 年，全球发达国家进入老龄化社会。预测到 2025 年，在全球范围内发展中国家进入老龄化社会。

随着人民健康条件的改善，平均寿命的增加，家庭结构的变化，我国人口老龄化进程正在加快，60 岁以上老年人口已经突破了 10%，于 1999 年进入老龄化社会，是较早进入老龄化社会的发展中国家之一，并以年均 3.2%~3.4% 的速度增长（表 1-2）。纵观中国人口老龄化趋势，主要结论可以概括为四点：①人口老龄化将伴随 21 世纪始终；②2030—2050 年是中国人口老龄化最严峻的时期；③重度人口老龄化和高龄化将日益突出；④中国将面临人口老龄化和人口总量过多的双重压力。显然老年人口已成为医疗保健服务需求量最大的人群，解决老年人的康复医疗问题是当今老年康复医学面临的重要挑战。

表 1-2　中国人口老龄化的现状与趋势（以≥60 岁为标准）

年份	≥60 岁老年人（亿）	全国总人口（亿）	老年人口系数（%）
2000	1.3	12.7	10.4
2010	1.7	13.8	12.6
2020	2.5	14.7	16.6
2030	3.6	15.3	23.3
2040	4.1	15.4	26.6
2050	4.4	15.2	28.8

随着人口老龄化的到来，在经济、文化、人体素质等方面给人类社会带来了一定的影响。并且，老年人群具有慢性病程、多重用药、多种疾病共存、症状不典型及易变化等高度异质性。老年疾病的

特点是患病率高、并发症多、致残率高，随着老年人口的增加，残疾人口的数量也会有增加的趋势，对残疾人的医疗保障也提出了更高的要求。据国家卫生健康委员会公布的最新数据显示，2015年我国60岁及以上的人口中有超过4000万名失能和半失能的老人，到2050年可持续增长达9750万。据2006年全国残疾人第二次抽样调查数据推算，60岁及以上的老年残疾人口约为4416万人，占残疾人口总数的52.80%，到2050年老年残疾人口规模预计将达到1.03亿人。因此，老年医学和老年康复医学越来越受到世界各国政府及医学界人士的高度重视。

目前，在欧美、日本等人口老龄化较突出的国家，老年社区医院、老年病康复医院较普遍，为老年人医疗保健提供了全方位服务。我国正在参照这些经验，根据经济发展水平和老龄化程度，分期分批地在社区建立具有医疗、保健、康复多重功能的老年病机构，培养具备老年病防治及老年康复知识的专业队伍，老年医学及老年康复医学在未来将任重道远。

（郑洁皎）

第二节　衰老及抗衰老

衰老是进入老年期的特征性表现，具有其特殊的生理病理变化、疾病和残疾康复治疗方法。本节将衰老及相关问题分别加以介绍。

一、衰老概述

（一）概念

1. 衰老的定义　衰老（senescence，senility，aging）是指生命过程中生长发育成熟期以后，随着年龄的增长，形态结构和生理功能两方面出现一系列不利于自身的退行性变化，这些变化是不断发生和发展的过程。

衰老是生命周期中一个随时间进展而表现出功能不断恶化，直到死亡的过程，是每个人必经的人生阶段，是自然界存在的生物学法则，是不以人的意识为转移的客观规律，是生物体在整个生命周期中随时间进展表现出的形态和功能不断衰退的变化过程。抗衰延寿则是人们的共同愿望。

衰老作为影响人类健康长寿的三大要素（衰老、疾病、心理障碍）之一，引起了各个学科的高度重视，从不同角度进行了广泛研究。从生物、心理、社会等不同角度给衰老下的定义有所不同，但上述定义目前被普遍认可、应用。

2. 衰老的分类　衰老是涉及多个环节的、复杂的生物学过程，可分为生理性衰老和病理性衰老：①生理性衰老指机体在其生长过程中必然要发生的普遍的退行性变化；②病理性衰老主要是由于各种疾病或异常因素导致的机体组织、器官的形态、结构及功能退行性变化。两者往往同时存在，相互作用，形成一系列的复杂变化，很难严格区分。衰老受外界环境影响很大，其速度、状态在不同个体存在明显差异。

3. 衰老的特征　衰老具有以下特征：

（1）普遍性（universal）：衰老是自然界存在的一个生物学法则，随着年龄的增长，在生物、遗传、环境、社会经济等诸多因素的影响下，机体形态结构和生理功能方面出现一系列不利于自身的退行性变化，包括体内细胞数目减少，组织与器官萎缩，机体的生理功能下降，对内外环境的适应能力、储备能力降低等。

（2）积累性（cumulative）：衰老不是突然发生的，是一些轻度、微量变化逐步长期积累的结果，是一个漫长过程。

（3）内生性（intrinsic）：衰老源于生物固有的特性，不是外界环境造成的，但受外界环境的影响。

（4）渐进性（progressive）和不可逆性（irreversibility）：衰老是在诸多因素影响下的一个持续渐进的、不断发展的过程，而且这一过程是不可逆的，即使不同个体的衰老速度不同，但是衰老的趋势是一致的。

（5）危害性（deleterious）：衰老使机体功能下降，容易发生疾病，危及生命。

从这些特征可以看出，衰老是存在于每个个体的，不可抗拒的退化过程，这种变化的结果使得机体功能逐渐减退或丧失，易患疾病，易残疾，最后导致死亡。

（二）衰老的机制

关于衰老的机制从基因水平、细胞水平、器官水平、机体水平进行了广泛的研究，产生了许多学说：

1. 信息分子堆积损害学说　信息分子堆积损害学说认为衰老是细胞错误修饰连续积累的结果。错误积累致使细胞衰老的遗传基础及重要功能蛋白的表达受阻或无法进行。

在功能细胞中，内置机制可以修复轻微的脱氧核糖核酸（deoxyribonucleic acid，DNA）损伤，可以保持蛋白质的合成和细胞平衡。DNA损伤反映在细胞膜及细胞生产的酶的变化上，表现为细胞膜运输离子及营养物质的能力受到影响。随着DNA的损伤，细胞中的多种物质发生氧化，损害生物膜，细胞中线粒体和溶酶体含量也相应地减少。此外，细胞膜的改变以及反应相关的酶活性改变会使细胞器的功能减弱。机体受异常的内、外环境刺激导致的随机事件，如氧自由基损伤、体细胞基因突变或大分子（特别是蛋白质）之间的交联改变了。DNA的正常功能即能够将DNA转录至核糖核酸（ribonucleic acid，RNA）进而合成蛋白质。而异常蛋白质或者主要功能性蛋白质的异常合成主要导致细胞异常，进而影响组织和器官的维稳。机体内个别细胞的丢失并非会引起组织或器官严重的损害，而当大量细胞改变，组织或器官就会发生衰竭。

2. 交联学说　机体中蛋白质、核酸等大分子可以通过共价交叉结合，形成巨大分子。这些巨大分子难以酶解，堆积在细胞内，干扰细胞的正常功能。这种交联反应可发生于细胞核DNA上，也可以发生在细胞外的蛋白胶原纤维中。组织胶原蛋白的共价交联键随年龄而增加，在结缔组织中架桥数目增加，胶原蛋白的不溶性也随之增加，聚集过多后会使结缔组织致密化，营养物质不能到达细胞，导致细胞和组织功能下降，渐呈退行性改变，细胞代谢物不能顺利扩散出去，堆积细胞内加速衰老。功能上，胶原蛋白与年龄相关的变化表现在皮肤松弛，牙齿松动，晶状体浑浊，肺损伤，肌力减弱，关节灵活性降低以及对循环系统的影响。

3. 自由基学说　自由基是具有一个或多个不成对电子的高度活性分子。受控的自由基对人体是有益的，它既可以帮助传递维持生命活力的能量，也可以用于杀灭细菌和寄生虫，同时还能参与毒素的排除。但当人体中的自由基超过一定的量，便会失去控制，给机体带来伤害。

老化过程的自由基理论表明，高度反应的氧化代谢产物能够与细胞内蛋白质，DNA和脂质等关键成分反应，产生存在时间较长的功能失调分子，干扰细胞的正常功能。而最容易受到破坏的生物结构是质膜，它对维护内环境的稳定有至关重要的作用。另外，线粒体 DNA 的损伤使机体无法产生足够的能量支持增加的活动水平，可能对骨骼肌强度和耐力有显著影响。体内自由基含量超标也会对肌腱及韧带中的富含的蛋白质产生损害，导致它们过度结合在一起，限制活动范围。此外，自由基的损害可引发炎症，导致血液凝结，促发疾病，如动脉粥样硬化。简而言之，自由基损害可影响重要的器官功能。

维生素 A、维生素 C 和维生素 E 被认为是自由基清除剂。一般来说，老年人血液中维生素 A、C、E 的水平较低。因此，老年人保持良好的生活习惯，多食用抗氧化的食物，保持运动能够减缓其衰老的进程。

4. 免疫学说　衰老的免疫学说可以分为两种观点：第一，免疫功能的衰老是造成机体衰老的原因；第二，自身免疫学说认为与抗体相关的自身免疫在导致衰老的过程中起着决定性的作用。衰老并非是细胞死亡和脱落的被动过程，而是最为积极的自身破坏过程。衰老与机体免疫功能衰退和自身免疫增强有关。胸腺退化、胸腺素减少、T 淋巴细胞和 B 淋巴细胞减少、白介素减少等均可导致免疫功能下降进而导致衰老。

5. 基因调控　特定基因的调控机制认为老化过程通过细胞遗传机制激活程序。衰老的发生是由于内在定时机制和信号的原因。该学说认为衰老和生长、发育一样，由遗传程序决定，按一定程序进行且不可逆转，控制这种程序的动因来自于与衰老有关的基因，在生命到一定的时刻就发挥作用，使机体产生退行性变化，衰老是这些变化的积累。

6. 端粒学说　由爱丁堡大学的 Muller 提出，他认为细胞在每次分裂过程中都会由于 DNA 聚合酶功能障碍而不能完全复制它们的染色体，因此最后复制 DNA 序列可能会丢失，最终造成细胞衰老死亡。

端粒是真核生物染色体末端由许多简单重复序列和相关蛋白组成的复合结构，具有维持染色体结构完整性和解决其末端复制难题的作用。端粒酶是一种逆转录酶，由 RNA 和蛋白质组成，是以自身 RNA 为模板，合成端粒重复序列，加到新合成 DNA 链末端。在人体内端粒酶出现在大多数的胚胎组织、生殖细胞、炎性细胞、更新组织的增生细胞及肿瘤细胞中。正因如此，细胞每有丝分裂一次，就有一段端粒序列丢失，当端粒长度缩短到一定程度，会使细胞停止分裂，导致衰老与死亡。

大量实验说明端粒、端粒酶活性与细胞衰老及永生有着一定的联系。但有些问题用端粒学说解释尚有疑问。有学者发现，鼠的端粒比人类长 5~10 倍，寿命却比人类短得多。故端粒的长度缩短是衰老的原因还是结果尚需进一步研究。

7. 神经内分泌调节学说　该学说认为，机体生长、发育、衰老、死亡均受神经内分泌系统控制，大脑皮层和下丘脑是重要的调节中枢。随着年龄增长，大脑功能减退，特别是下丘脑功能的衰退，是垂体激素分泌减少，其他腺体分泌也减少，造成调节全身功能的能力发生退行性变化导致衰老。

大脑是全身衰老的控制中心，中枢神经系统的损害与个体衰老有明确的关系。在各种过分刺激的作用下，大脑皮层长期处于兴奋状态而导致脑细胞破坏，使支配全身各系统的能力下降而出现衰老。

8. 体细胞突变学说　该学说认为在生物体的一生中，诱发（物理因素如电离辐射、X 射线、化学因素及生物学因素等）和自发的突变破坏了细胞的基因和染色体，这种突变累积到一定程度导致细胞功能下降，达到临界值后，细胞即发生死亡。支持该学说的证据有：X 线照射能够加速小鼠的老化，寿命短的小鼠染色体畸变率较寿命长的小鼠高，老年人染色体畸变率较高；有人研究了转基因动物在衰老过程中出现自发突变的频率和类型，也为该学说提供了一定的依据。

（三）衰老的影响因素

目前对于衰老的影响因素，主要分为以下几种：

1. **遗传因素**　人的寿命与遗传有密切关系，决定人的寿命的主要物质是 DNA 片段。遗传因素表现为：双亲寿命短者，其子女的寿命也较短；同型双胎的两人寿命差异比异型双胎者要小；女性寿命长于男性；长寿老人的遗传物质结构和功能比较稳定，DNA 损伤程度较小，修复功能较强，不易受外界理化因素的影响。

2. **环境因素**　环境因素对衰老和寿命有着重要的影响，长寿地区多集中在有良好的水土资源、气温适宜、空气新鲜、无污染等有着优越自然条件的地带。气温越高，机体的代谢率越高，而导致寿命缩短；气温太低同样不利于长寿。辐射和环境中化学因素也会导致机体一些器官的过早衰退。空气新鲜、无工业污染、良好的水土资源可起到抗衰老的作用。

3. **饮食因素**　在保证必需营养供给的情况下，控制老年人的热量摄入，可以起到延年益寿的作用。

4. **生活方式**　长寿老人的生活往往是生活规律、清心寡欲、起居有常、戒烟少酒、清洁卫生和适当运动的。

5. **心理因素**　良好的情绪和心理状态是健康长寿的一个重要因素。躯体疾病可以导致心理障碍，心理因素也可产生或加重躯体症状。不良的精神刺激可使大脑皮层处于过度兴奋状态，引起大脑细胞萎缩，对全身调节和控制能力减弱，导致衰老。

6. **社会因素**　社会的文明和发展对人类的健康有重要的影响。社会因素包括经济、家庭、社会制度、宗教信仰、意识形态、人际关系等。不良的社会因素会导致心理障碍，继而出现生理变化，加速衰老。

影响衰老与寿命的因素相当复杂，不是单一因素所能解释的，往往是上述各个因素相互作用的结果。

二、衰老组织的形态结构和功能变化

衰老在整体水平上表现为脊柱弯曲、身高下降、头发变白稀少、皮肤松弛干燥和发皱、老年斑、牙齿松动脱落、角膜出现"老人环"、视力减弱、听力下降、肌力下降、反应迟钝、行动缓慢以及随着老化的发展机体各项生理机能减退等诸多不同方面。但由于各种因素的影响，使机体衰老的过程和衰老表现在不同地区、不同个体间有很大的差异。人体衰老过程是一个随年龄而逐渐演变的过程，到了老年，随着组织器官萎缩，功能衰退，必然出现一些明显的衰老特征。衰老特征，是指在此过程中，生物形态到器官水平，甚至器官相互之间的调节控制都表现出衰老期特有的变化。

不同组织器官发生不同程度的老化改变。各系统组织器官的老化起始时间不一，进展速度也不一致。在器官的生理功能方面，下降幅度最明显的是标准肾血流量和最大呼吸量，下降幅度较小的是神经传导速度。

以下概述了组织器官水平各系统的衰老变化。

（一）神经系统

1. **脑**　老年人比青年人脑重下降达 100~150g（约 10%），个体间差异很大。在大体结构上，老年人脑回萎缩，脑沟变宽，大脑半球内的脑室扩大，脑膜增厚。蛛网膜绒毛突起在老年增多，称之"蛛网粒"，可腐蚀颅骨内面造成"颗粒坑"。在显微结构上，老年人若干区域的神经细胞减少，但程度不一致。进入老年期，神经细胞首先失去树突棘，继而树突分支乃至树突主干都会减少，严重时细胞随之变性萎缩，可能最终导致死亡。而至于轴突，其末梢神经即突触也会消失。

在智力正常的老年人中，近80%都会在大脑颞前区，特别是海马部位看到神经细胞原纤维变性。少数老年人神经细胞轴突近端处可能膨胀变粗，演变为一团沉积物，中心有淀粉样蛋白，周围有缠绕的原纤维与轴突碎片，称为"老年斑"，在老年性痴呆患者大脑皮层可观测到。由于神经细胞有衰老变化会使神经递质的合成减少或增加，从而引起神经活动改变。

2. 脊髓 随着年龄的增加，脊髓神经元退化、数量减少。脊神经根的有髓神经纤维的数目从30岁开始随年龄的增加明显减少，40岁时减少12.7%，60~69岁时减少24.7%，70~79岁时减少27%，无髓神经纤维也出现相应减少。50岁以后脊神经节细胞数目显著减少，几乎达到1/3。

脊髓前角运动神经元逐渐出现树突断裂等变化，运动神经元α的改变尤为明显，甚至整个细胞可以全部脱落。α运动神经元功能丧失，牵张感受器出现障碍，影响正常肌紧张的维持。脊髓前角运动神经元损伤甚至脱落，可能是导致老年人运动障碍的部分原因。神经脊髓纤维数减少，肌纤维失去弹力、变细、紧张度丧失。

3. 周围神经 周围神经衰老的主要改变有：神经束内结缔组织增生、神经纤维进行性变性、神经内膜增生变性等。老年人的周围神经显示阶段性病变；周围神经纤维数减少；感觉器官的细胞数目减少，轴索周围髓鞘变薄及缩短，神经传导速度减慢，反射降低或消失。如坐骨神经随着老龄化程度，结缔组织明显增生、纤维粗细不等，滋养神经的小动脉也有不同程度的硬化。

4. 自主神经 衰老是自主神经功能改变的重要原因之一，不仅丘脑下部受老龄化的影响，外周传出神经也出现退化现象。其对器官活动调节的紧张性也随之降低。用阿托品阻断人的迷走神经进行观察研究，年轻人心率变化超过老年人一倍，这说明老年人的迷走神经紧张性比年轻人低。

（二）感觉器官

1. 眼 老龄时眼眶内脂肪减少，眼球内陷，眼皮下垂。眼球的体积和长轴也变小。老年人角膜干燥，并且在一定程度失去透明度。角膜曲度改变，导致屈光指数改变，眼泪分泌减少，形成老年性散光。在距角膜周缘1mm处由于脂肪浸润而出现浑浊的弧线，逐渐扩展成一圆圈，称"老年环"。眼球内的晶状体弹性减弱，且其核心硬化。晶状体前方的虹膜及睫状肌等衰老变化使老年人瞳孔变小，对黑暗的适应过程变慢。老年人眼球内的玻璃体局部液化混浊。视网膜的视敏度和对强光耐受性都逐渐下降。

2. 鼻 嗅觉感受器是倒挂在颅底筛状板上细长而类似毛发样突起。青年期这些突起约30天更新一次，以维持敏锐嗅觉。老年人更新较慢，甚至停止，从而造成嗅觉减退或丧失。

3. 耳 听觉器官的衰老主要表现在内耳听觉细胞减少，耳蜗神经节与大脑颞叶神经细胞减少。中耳听小骨链退行性改变，相关肌纤维逐渐萎缩，导致老年聋。老年人大多音调灵敏性发生障碍、在喧闹声中感觉障碍、音响定位障碍以及脑皮质声音分辨障碍，半规管纤毛细胞退化导致体位控制反应障碍。

4. 舌 唾液量和味蕾数量和功能随老龄化程度而下降，故老年人常有味觉减退或异常。味蕾的生存期较短，青壮年10天左右更换1次，而老年人味蕾更新缓慢，故味蕾数量减少、萎缩、功能下降、味觉下降。舌的每一个乳头上的味蕾数目由儿童时期平均248个到74~85岁时减至88个。而且老人的味蕾有一半萎缩，因此功能单位的损失约为80%。用蔗糖、食盐、奎宁、盐酸来测试甜、咸、苦、酸的味觉敏感性都减退，这些均与衰老有关。

（三）循环系统

随着年龄增加心肌逐渐被脂肪和结缔组织浸润，心肌细胞在胞核两端的胞质内脂褐素堆积。心脏的传导细胞与传导纤维也可能随增龄而减少，为心肌提供能量的酶活性在老年人有所下降。这些均可导致心功能衰退，排血量降低。另外，心脏瓣膜逐渐硬化，产生杂音。

在血管方面，老年人主动脉纤维化、钙化，管壁增厚，硬化，弹性降低。主动脉、肺动脉血管壁，特别是中层出现进行性增厚，腔径增大，管壁硬度增加，主动脉壁变厚，可扩张性明显降低。有功能的毛细血管数量减少。毛细血管的基底膜增厚，外膜的纤维胶原化，孔径缩小，因而毛细血管的通透性降低。中老年人的肌肉疲劳，在很大程度上可能与末梢循环功能障碍有关。

（四）呼吸系统

1. 鼻咽 老年人鼻咽腔周围组织萎缩，老年人鼻及支气管黏膜萎缩，纤毛上皮细胞和纤毛运动减少，使排除异物功能减退。高龄老年人鼻咽腔内通气道形状成凸型，构成反向气流，易形成涡流而增加阻力。因此常需用口呼吸进行代偿。

2. 气管 随着老龄化，气管各部分发育逐渐成为不均等趋势。60~80岁的男性其内径变窄，而女性在此时期反而稍扩大。高龄者的支气管黏膜及支气管壁的各层构造有萎缩，内径通常扩大，支气管腺泡随增龄变大，70岁以后则萎缩。此外，支气管壁上可见圆形细胞浸润，此种改变并非慢性炎症，而是老年性支气管的特有表现。

3. 肺 在外形上，老年人的肺比年轻人的小、软、轻。由于多年累积的粉尘沉着使肺变黑蓝色，弹性减退，在肺的切面上可见不正常的肺泡囊。肺泡管和呼吸性细支气管在老年人肺中呈现特有的扩大。

4. 胸腔 老年人胸式呼吸减弱，腹式呼吸增加。由于脊柱后凸，胸廓变形，多呈桶状胸，胸廓顺应性下降，以及肌力的减弱，限制了胸廓的活动范围，导致通气功能下降。

（五）运动系统

老年人运动功能随年龄的增长而减退，这是因为骨骼、肌肉、关节等运动器官及心肺及中枢神经系统功能也呈增龄性改变所致。老年人骨骼中的无机物及有机物均显著减少，有机物减少的更多，无机质所占比例相对增多，长期运动量减少导致的生物力学发生改变，故骨骼的脆性增加，弹性和韧性减弱，且因蛋白质的代谢障碍、骨质疏松，容易发生骨折。正因老年人骨骼变化和肌肉活动减少都可导致肌肉的萎缩，肌力进一步减退，使其体力减弱，老年人动作迟缓，运动功能减退。

1. 骨骼 全身骨、骨连接构成了人体的支架结构，在发挥杠杆作用以实现人体各种随意运动的同时，也承受了来自于身体内、外部的各种载荷，在组织内部产生应力和应变。老年人骨应对载荷的能力也呈增龄性减弱，在应力增加时，易发生骨折损伤。老年人随着年龄增大，骨质开始萎缩，因性别及骨种类的不同，发生萎缩的时间也不同。多数人会出现骨质疏松症，这是因为骨内盐分和蛋白质支持基质丧失；以及老年人活动量减少或长期卧床，体重与身体活动的机械作用对骨产生的应力负荷减少。骨质疏松或老化，骨的大小和外形均无变化，但内部构造会发生改变，皮质变薄，骨的密度减低，骨小梁减少，变细，这其中以锁骨变化最为急剧。骨质变薄容易发生骨折。其中最严重的是髋关节骨折，致使老年人失去活动的能力，从而增加死亡的概率。

2. 关节 软骨是所有结缔组织中老化现象较显著的组织，关节软骨退行性变随增龄而日渐增重。退行性变使软骨软化、消失正常弹性和变黄，使关节面不光滑，甚至磨损骨关节面和韧带附着点。易发生钙化和骨赘形成，导致老年人常见的颈椎、腰椎以及四肢骨关节骨质增生性炎症。韧带对关节有着连接、加固、限制运动幅度的作用，随增龄关节囊出现纤维组织增生，韧带强度和刚度发生退行性变，对关节的固定作用降低，使关节活动受限。如肩关节的后伸、外旋，肘关节的伸展的活动范围随增龄而减小。此外，老年人的滑膜萎缩变薄，表面的皱襞和绒毛增多，滑膜细胞的细胞质减少，纤维增多，基质减少，滑膜的代谢功能减弱。滑膜下层的弹力纤维和胶原纤维均随年龄的增长而增多，因此，滑膜表面和毛细血管的距离扩大，引起循环障碍。滑膜循环障碍的结果，可出现软骨损害。

关节为骨杠杆作用的实施提供了支点，是能够实现人体复杂运动的结构基础。关节结构的退行性变化，会改变关节载荷和力的传递方式，容易引起关节病变。而关节疾病使老年人逐渐丧失活动能力，严重影响着老年人的生活质量。

3. 脊柱 脊柱以椎体为功能单位，各椎体之间通过复杂的关节、韧带系统相互连接在一起。脊柱具有支持部分体重、维持重心、减轻冲击、保护脊髓和脏器的功能。为直立和行走需要，形成四个生理弯曲。脊柱的生理弯曲以及椎间盘与一系列的韧带装置，使脊柱具有弹性，所以，可以把脊柱看作能够减轻震荡的弹性装置，能够有效地保护脏器，还能承受较大的负荷。另外，生理弯曲调节了人体的重心，使之在人体的承载面内，顺应人体直立姿势的需要。

随着年龄的增长，椎间盘表现出老化与退变的特征，即表现出椎间盘成分、结构和功能特异性的改变。这种结构与功能性的改变，导致椎间盘的承载能力及其力的传递能力下降，继而产生脊柱的功能性退化与可能性的损伤（脊柱骨关节炎、椎管狭窄），导致老年人颈背腰疼痛。此外，由于椎间盘厚度减少，脊椎骨骨质疏松和塌陷、驼背、膝部弯曲等原因，人的身高随着年龄的增加而减少。因此，肌肉骨骼系统的退化对老年人的外观有重大影响。

4. 肌肉 骨骼肌牵拉杠杆的转动是人体运动的最基本运动形式。老年人骨骼肌因肌纤维核和肌原纤维条纹消失，细胞变性而变得瘦小，肌细胞总数亦减少，而肌肉总量减少。其中Ⅱ型肌纤维（快肌）减少，Ⅰ型肌纤维（慢肌）受到的影响不大。30岁时男性肌肉占体重的43%，60岁以上时仅占25%。肌力也随着年龄的增加而减退，60~70岁时肌力为20~30岁时的80%。随着增龄肌肉的超微结构也发生了很大的改变，脂褐质沉着明显，每个运动单元的毛细血管数的密度降低，肌肉的酶系统有半数活性减弱。肌肉的收缩时间，潜伏期和舒张期延长约13%。肌浆球蛋白、腺苷三磷酸酶活力下降。因此，神经-肌肉的反应时间延长，本体感受器感觉降低，常常表现有动作迟钝笨拙的倾向。

肌张力增高，是肌肉和肌腱挛缩的结果，使老年人活动受限，甚至产生残疾。此外，由于肌肉组织弹性降低，对骨的应力也发生改变，失去了对骨的保护与协调作用，导致维持关节稳定的功能下降。肌腱附着在肌肉和骨骼之间，能够将肌肉收缩的力量传递至骨骼。肌腱与韧带类似，其拉伸强度来于胶原纤维，增龄改变了肌腱的拉伸强度。此外，衰老亦可影响肌腱的粘滞性，导致施加在骨骼上的应力松弛、蠕变，进一步加重了关节活动的受限。

（六）消化系统

老年人有不同程度的胃黏膜萎缩性改变，胃酸分泌减少。有数据显示，60岁以上老年人无胃酸者可达20%。另外老年人胆汁减少，胰脂肪酶降低。其小肠绒毛变宽而弯曲，结肠腺体与肌层有萎缩性改变，可能是老年人易便秘的原因之一。

1. 口腔 老年人一般都有部分或全部失牙，牙周萎缩的发病率也随增龄上升。95%的老年人口腔黏膜有黑色素沉着。老年人味蕾多数发生萎缩，功能单位损失约80%。老年人颞下颌韧带松弛度增加，咀嚼肌张力失常，故关节半脱位和脱位较常见。

2. 食管 老年人咽、食管运动功能减退，会厌软骨窝或梨状窝常有食物或唾液停留，食管在胸腔内蠕动或运动减退。老年人多伴有咽下运动障碍，约20%的老年人食管下括约肌吞咽后反应异常。吞咽后食管下括约肌可完全无收缩或收缩幅度较低。

3. **胃**　随着年龄的增加，胃肠血流量减少，胃腺细胞分泌功能亦相应减弱，由于胃黏膜代谢率比胃壁其他各层高，因此胃受到血流量减少的影响较大。所以，老年人的胃功能低于青壮年，损伤后的黏膜修复能力也较差。

4. **肝脏和胆道**　肝脏最本质的老年性改变是萎缩和重量的减轻。肝脏的重量在60岁以后呈直线下降，肝实质细胞减少，肝细胞脂质浸润和空泡形成，线粒体减少，再生功能减退，致使老年人肝脏的体积缩小，重量减轻。随着增龄，胆道系统弹力纤维和胶原纤维增生，胆囊壁和胆管壁增厚。肌层纤维断裂而减弱，黏膜萎缩，故老年人患胆道疾病时易发生胆管扩张、胆囊穿孔。胆囊亦可发生黏膜及肌层的弹力纤维增生，肌层由于增生的胶原纤维而断裂，胆囊黏膜因纤维增生而肥厚。

（七）皮肤

皮肤分为表皮和真皮两部分。老年人表皮变薄，细胞分裂能力下降，更新速度比年轻时下降30%~50%。老年期全身细胞总数减少，黑素细胞和郎格罕细胞减少达50%。而局部如颜面、手背、前臂等暴露部位，黑素细胞又会聚集构成痣斑，即老年性色斑。真皮的纤维结缔组织形成很多深入表皮基底的突起，即"真皮乳头"。老年人乳头数目减少，高度降低，于是表皮与真皮的界限平滑，即两者嵌合度下降，这样既不利于表皮营养，又使表皮容易擦伤。皮下脂肪也大为减少，皮肤衬垫变薄。弹性纤维的弹性下降，皮肤松弛，皱纹增多。真皮的成纤维细胞在衰老时也有减少，导致胶原蛋白合成减少。此外，真皮内的血管网在衰老期也明显减少，使毛囊、皮脂腺和汗腺等因供血不足而萎缩或纤维化，导致毛发变白脱落，皮肤干燥易裂，脱屑等。

（八）泌尿系统

1. **肾脏**　衰老时肾脏重量减轻，体积缩小。由肾小球及肾小管构成的"肾单位"有不同程度的损失。肾小球微血管与肾囊足细胞间的基膜增厚。在肾血管方面小动脉弹力纤维增生和内膜增厚明显。肾小球后动脉硬化也属常见，这些结构的变化导致肾功能改变。60岁以上老年人肾小管功能降低约30%，尿浓缩能力比年轻人低20%。

2. **输尿管道**　老年人泌尿系统黏膜及腺体发生生理性萎缩，膀胱排空能力减退，膀胱经常处于膨胀状态，致使膀胱缺血。男性55岁以上多有不同程度前列腺增生症，女性可因子宫脱垂而导致排尿障碍，加上泌尿道防御功能减退，可引起反复性尿路感染。

（九）内分泌系统

老年人垂体促肾上腺皮质激素对肾上腺的作用没有变化。但靶细胞激素受体与激素的结合能力下降。在结构上甲状腺有一定的衰老变化，如组织趋向纤维化，细胞浸润，滤泡变性乃至减少，结节形成也有所增加。胰腺的β细胞减少，血中胰岛素水平降低。细胞上胰岛素受体减少，对胰岛素的敏感性降低，使老年人糖耐量降低，糖尿病发生率高。

（十）免疫系统

老年人造血组织逐渐被脂肪组织所代替，这种现象最早在长骨出现。有报道，60岁以后造血骨髓细胞数仅为年轻人一半。因此骨髓中的淋巴干细胞与B淋巴细胞数会相应减少。胸腺中由淋巴干细胞分化而来的T淋巴细胞自然也相应减少。T细胞在抗原刺激下转化为致敏淋巴细胞的能力明显下降，对外来抗原的反应减弱。B淋巴细胞对抗原刺激的应答随年龄增加而下降。

以上这些发生在各个机体结构中的衰退性变化增加了老年人罹患大部分慢性疾病的风险，包括动脉血管粥样硬化、高胆固醇症、胰岛素抵抗、2 型糖尿病、高血压以及与年龄相关的机体运动耐量下降，从而使老年人体力活动的次数和频率下降。体力活动的下降也导致了肌肉含量下降和脂肪累积，这被认为是导致许多年龄相关的慢性疾病发生发展的基础，老年群体生活质量日益下降。

三、抗衰老

（一）心理调整

心理调整是抗衰老的一个非常重要手段。心理状态可以决定人的思想和行动，良好的心理状态能够使人们愉悦地生活和工作，有助于调整身体各组织、器官的功能状态，延缓衰老。

（二）健康的生活方式

不抽烟，少饮酒，合理饮食，重睡眠，防过劳，起居有常等均有助于抗衰老。

（三）合理膳食

1. **热量** 合理的热量供给是保证老年人健康的重要因素，不同年龄阶段的老年人所需热量会有所不同（表 1-3）。

表 1-3 世界卫生组织热量建议表

年龄（岁）	男性 /kJ（kcal）	女性 /kJ（kcal）
60~64	11 840（2830）	7950（1900）
65~74	9749（2330）	7950（1900）
≥75	8786（2100）	7573（1810）

2. **脂肪** 脂肪是由脂肪酸组成，脂肪酸又分饱和脂肪酸、单不饱和脂肪酸和多不饱和脂肪酸。老年人膳食脂肪中饱和脂肪酸、单不饱和脂肪酸和多不饱和脂肪酸的比例以 1∶1∶1 或 1∶1.5∶1 为宜。脂肪是维生素 A、维生素 D、维生素 E、维生素 K 及胡萝卜素等营养素的溶剂，脂肪量过少影响该类维生素的吸收，脂肪含量过高会给健康带来害处，老年人脂肪量应占总能量的 20%~25% 为宜，不能过多。

3. **维生素** 维生素 C、维生素 E 和胡萝卜素与抗衰老有关。维生素 C 有清除自由基的功能，维生素 E 有抗氧化、抗脂褐素形成的作用，胡萝卜素也是很好的抗氧化剂，有延缓衰老的作用。维生素 A、维生素 B_6 和叶酸也与延缓衰老有关。维生素 A 可以提高免疫功能，维生素 B_6 和叶酸缺乏也可使免疫功能降低。

4. **蛋白质** 蛋白质是生命的物质基础，是人体各种组织细胞的重要成分。老年人虽然不再生长、发育，但各器官中的蛋白质要进行新陈代谢。如果膳食中蛋白质摄入量不足，将影响中、老年人的健康及对疾病的防御能力，所以中、老年人仍要摄入一定的蛋白质。但老年人膳食中蛋白质含量不宜过高，以免造成对肾脏的过度负担。高蛋白食物可防止皮肤松弛，对延缓皮肤衰老有良好作用。

5. **矿物质** 钙对老年人很重要，每天应摄入 800mg 必需微量元素，如硒和锌都有抗自由基氧化的作用，可以延缓衰老。

（四）药物抗衰老

1. 改善脑功能 褪黑素、卵磷脂、大脑功能促进剂等具有抗衰老作用。

2. 抗氧化剂 维生素 C、维生素 E、超氧化物歧化酶等抗氧化剂，可以清除自由基，有一定的抗衰老作用。

3. 调节免疫功能 胸腺素等与抗衰老有关。

4. 微量元素 多维元素片、葡萄糖酸锌、硫酸锌、亚硒酸钠片、硒酵母片等在延缓衰老方面有一定作用。

5. 调节胃肠功能 双歧菌制剂、地衣芽孢杆菌制剂、蜡样芽孢杆菌制剂等，通过调节肠道细菌状态、维持内环境稳定起到一定抗衰老作用。

6. 中药 人参、黄芪、何首乌、枸杞、茯苓、党参等具有抗衰老作用。

（五）运动抗衰老

1. 运动时间和频率 老年人开始运动的时间要短，经过 6 周左右的适应阶段过渡到每次 20~60 分钟，每周 3~4 次。由于老年人身体个体差异较大，每次运动时间要根据身体状况、对运动的耐受程度、主观运动强度来定，以感受到"稍感费力"为宜。老年人运动可分准备活动期 5~10 分钟、持续活动期 20~60 分钟、放松活动期 5~10 分钟。

2. 运动强度 老年人运动时要保证有效的运动量，以起到健身或治疗作用。美国运动医学会推荐，老年人训练强度阈值是 60% 的最大心率（50% 最大摄氧量），适宜心率为 110~130 次 / 分，主观运动强度"稍感费力"，每周 3 次，20~60 分 / 次为佳。

3. 运动方式 运动方式以有氧运动和个人兴趣为主，如步行、慢跑、太极拳、健身操、气功、游泳等，对年老体弱、神经肌肉功能障碍者可做辅助运动。做辅助运动时要以主动运动为主，辅助运动为辅（表 1-4）。

表 1-4 适合老年人的运动

项目	低强度 （<3METs 或 <16.7kJ/min）	中等强度 （3~6METs 或 16.7~29.3kJ/min）	高强度 （>6METs 或 >29.3kJ/min）
步行	散步	快速步行	爬楼梯、上坡
骑车	健身车	娱乐或上街	快骑或载物
活动	简化太极拳、交谊舞	健身操、扭秧歌、老式太极拳	广播操、八段锦
家务	清扫、洗碗	拖地、做饭	搬动家具
照顾小孩	坐着看小孩	喂食、做游戏	–
球类	门球、台球	乒乓球、保龄球	网球
钓鱼	岸边坐钓	立看、投竿	在水中
游泳	缓慢游	用力游	–

（郑洁皎）

第三节　老年康复诊疗特点

一、老年疾病的特点

（一）老年疾病的临床特点

随着年龄的增长，脏器和组织细胞将逐渐发生形态、功能和代谢等一系列变化，出现退行性变，患病后表现出来的症状、体征有其自身特点，具体如下。

1. **常为慢性疾病**　老年人罹患慢性疾病的比例要远远高于中青年，据统计，老年人患有慢性疾病比例为76%~89%，高于中青年23.7%，其中患有慢性疾病伴有功能障碍的老年人约46%，其中17%丧失生活能力。常见的老年慢性疾病包括高血压、糖尿病、心脑血管病、慢性阻塞性肺病、前列腺增生、骨关节病变及恶性肿瘤等，以及老年人特有的老年综合征。

2. **多病共存**　一个老年人常常患有两种或者两种以上的慢性疾病，如高血压＋肥胖、关节炎＋慢性阻塞性肺疾病＋青光眼等。据国内资料统计，在住院的老年患者中同时有两种主要疾病者占85%，同时有三四种主要疾病者约占50%。由于老年人多种疾病并存的特点，在治疗时应特别注意应多种疾病兼顾。例如，老年人同时患有充血性心力衰竭、消化性溃疡及缺铁性贫血时，不应只注意纠正心力衰竭，而忽视纠正贫血，这三种情况有可能有因果关系。当老年人同时有心肌梗死和消化性溃疡时，用阿司匹林二级预防可致上消化道出血。充血性心衰与糖尿病并存时，用噻嗪类利尿剂可使糖尿病加重。

3. **起病隐匿，发病缓慢**　大多数老年病属于慢性退行性疾病，但生理变化与病理变化难以区分，一般早期变化缓慢，容易被误认为老年生理变化。这些疾病在很长的一段时间内可无明显症状，当疾病发展到一定阶段，器官功能处于衰竭边缘时，一旦发生应激反应，病情可在短时间内迅速恶化。例如原发性骨质疏松是老年妇女的多发病，多起始于35~40岁，绝大部分患者在绝经后才表现出症状；一些甲状腺功能减退或亢进患者，初期症状不明显，往往经过一段时间后才发现。老年人患病起病隐匿的原因有三：①疼痛感觉差，如心肌梗死无心前区疼痛较年轻人多；②网状内皮系统反应减弱，如感染后白细胞可能不升高；③发热不明显，发热是对感染和损伤的反应，老年人反应相对较弱，故发热不明显。

4. **临床表现不典型**　老年患者的临床表现与年轻人不同，老年人机体本身反应较为迟钝，而且往往存在多种疾病共同存在，很多老年患者都不能如实反映病情，导致临床症状隐匿、复杂、不典型突出。通常情况是，虽然病情重，但是症状轻微甚至没有症状，所以容易发生漏诊和误诊现象。例如老年人体温调节功能差，发热反应较一般人低，甚至有些严重感染（如肺炎、肾盂肾炎）在一般人群中易导致高热，而在老年人中体温可正常。特别是有些老年人患病常先出现神经精神症状，如一些老年人患心脏病时，首发症状是昏厥，一些严重感染主要表现为嗜睡。

引起临床表现不典型的原因如下：①由于老年人应激功能下降，对疾病的反应性也相应降低，尤其对痛觉的敏感性减退，表现不典型。例如，心肌梗死无心绞痛；泌尿系感染无发热，白细胞不高，无尿频、尿急、尿痛；骨质疏松无腰背痛，当发生骨折后才被发现。②由于老年人许多脏器功能处于边缘状态，一旦患呼吸道感染，这些处于边缘状态的脏器功能进一步减退，以致出现衰竭的表现。例如，老年人肺炎最初仅表现为嗜睡、精神不振、心律失常等，因肺炎影响呼吸功能使脑、心、肾等主要脏器供血不足而引起功能不全。

5. 病因多样复杂 随着年龄的不断增长，身体机能逐渐老化，其本身的免疫功能以及各种器官等也随之退化，所以老年人的发病原因众多并且复杂，各种生理性改变都会导致老年人发病，病因难以诊断。如老年人心肌梗死的诱因不一定是运动过量，情绪激动或饮食不当也可诱发。由于老年人自身体质下降、精神心理调节能力降低、社会适应能力减退不能及时适应比较剧烈的环境变化，任何一种不良因素都可导致老年人发生疾病。

6. 并发症较多 老年病易发生并发症或出现器官功能衰竭，可涉及各组织器官和系统。常见的并发症包括神经、精神系统，肺炎，水、电解质失衡，血栓形成和栓塞，猝死等。如老年糖尿病患者，可能并发广泛缺血性病变和周围神经性损害等。因老年人具有机能衰退、组织器官功能减退、代谢紊乱失衡等特点，病后可致整个系统甚至整个人体系统失衡，并发其他症状，如易并发感染、血栓和栓塞、意识障碍、精神异常、多脏器功能衰竭等。

7. 药物副反应严重 老年人合并病较多，涉及多系统、多器官、多组织，多种类、大剂量给药提高了用药风险。多种给药、联合用药、加大药量给老年人身体带来巨大的负担与隐患，易致严重毒副作用，通常是正常成年人的2~3倍。研究表明，接受一种药物的不良反应发生率为10.8%，同时接受6种药物时不良反应发生率为27%。导致老年人药物不良反应高的主要原因有：①老年人肝脏对药物的代谢功能下降；②肾功能明显减退，对药物的排泄减少；③药物的分布异常。药物不良反应的结果是药源性疾病增加，并且还影响原发性疾病病情的诊断。

8. 心理、社会因素影响明显 老年人情绪易波动，自我控制能力差，经常被负面情绪影响，易激怒或易哭泣，经常产生焦虑、抑郁、孤独感、自闭和对死亡的恐惧等心理。有些老年人由于长期患病，生活不能自理，甚至卧床不起，从而感觉到前途无望，对外界的人和事物漠不关心，不易被环境激发热情，心情抑郁、焦虑，容易出现消极言行。有些疾病能直接影响老年人的心理机能，如脑动脉硬化的患者，由于脑组织供血不足，可导致老年人记忆力减退，严重的甚至可造成痴呆。此外，家庭中的经济状况、老年人的婚姻状况、人际关系的变迁、社会环境等社会因素也会对老年人的心理状态产生重要影响。

（二）老年人功能障碍的特点

衰老、疾病因素、医源性因素是老年人功能障碍的主要原因，既可以是老年性疾病的结果（如脑血管疾病、冠心病、慢性阻塞性肺疾患等），也可以是老年人功能退化的结果（如老年痴呆、骨质疏松症、尿失禁等）。疾病与功能障碍相互影响、相互作用，造成康复治疗困难是老年人功能障碍的特点。

老年人大多有多种慢性疾病共同存在，例如脑血栓与痴呆并存，从而增加了康复评定及康复治疗的难度。活动减少及长期卧床在衰老和患病的老年人中非常普遍，这些因素反过来又加重了原本存在的功能障碍，如此造成恶性循环，使得康复治疗无法充分进行。药物不良反应可以造成或加重老年人的功能障碍，如抗抑郁药可引起帕金森综合征，某些安眠药可造成摔倒骨折等严重后果。此外，心理因素也影响着老年人功能障碍的康复，应尽早进行心理咨询等干预治疗。

老年人常见的功能障碍包括肢体运动障碍及感觉障碍、与日常生活活动密切相关的活动能力障碍及认知障碍，如认知、听力、视力、吞咽、心肺功能、平衡功能等老年退化性疾病所致的功能障碍。调查显示，在老年住院患者中合并的各种障碍达13项，平衡功能障碍、关节炎、心脏病的发生率位列前三。

二、 老年疾病的康复评定

老年疾病的康复评定应该是多方面、多层次的，应从疾病、活动受限和参与障碍三个层面进行。评定的具体内容应包括躯体、精神心理、言语、社会能力、职业等常规评定以及生活质量、功能、残疾等重点评定。在全面细致的评定基础上，针对疾病的病理生理改变、危险因素、活动受限和参与受限、功能障碍、认知和心理障碍进行针对性治疗。

近年来国外推行的老年综合评估（comprehensive geriatric assessment，CGA）模式，就是从老年人整体出发，多维度、全面科学实施健康评估，是推行老年人健康管理的重要方法之一。其中，CGA评估对象为有多种慢性疾病，多种老年问题或老年综合征，伴有不同程度的功能损害，能通过CGA和干预而获益的衰弱老年患者；而健康老人或严重疾病的患者（如疾病晚期、严重痴呆、完全功能丧失）不适合做CGA。老年综合评估内容包括一般医学评估、躯体功能评估、精神心理评估、社会行为能力评估、环境评估、老年综合征评估及生活质量评估。

（一）老年康复评定的常规内容

老年康复评定的常规内容有躯体、精神心理、言语、社会和职业等多方面评定。

1. **躯体** 包括循环系统等主要脏器功能、关节活动度、肌力、肌张力、肢体运动功能、协调与平衡能力、认识能力、感觉、反射、日常生活活动能力、神经电生理评定、心肺功能评定、泌尿和性功能评定等。

2. **精神心理** 包括智力测验、性格测验、情绪测验、神经心理功能测验等。

3. **言语** 主要包括失语症和构音障碍的评定。

4. **社会** 包括社会活动能力、就业能力、经济状况等。

5. **职业** 包括职业适应能力、职业前评定等内容。

（二）老年康复评定的重点内容和方法

老年康复评定的重点内容是生活质量评定、功能和残疾的评定。

1. **生活质量评定** 老年人生活质量评定是指60岁以上人群对自己的身体机能状态、心理状态、家庭和社会满意度、健康感觉以及与疾病相关的自觉症状等进行全面评估的过程。

（1）生活质量的构成：包括躯体健康、心理健康、社会功能、角色功能等。

1）躯体健康：躯体健康评定内容包括疾病的躯体症状、基本日常生活活动能力、工具性日常生活活动能力、主观身体健康等方面。基本日常生活活动（basic activities of daily living，BADL）是在生活中穿衣、进食、修饰、移动、保持个人卫生等活动内容。工具性日常生活活动（instrumental activities of daily living，IADL）是指在社区内或多或少借助一些工具所要完成的活动内容，如做家务、购物、驾车、去医院、室外活动等。主观身体健康状况是个人对自己身体状况的评判。

2）心理健康：心理健康评定内容包括焦虑或抑郁感、正相健康感觉、行为情绪控制、认知功能等。正相健康感觉含幸福感和生活满意度。

3）社会功能：社会功能评定包括人际交往、社会资源等方面内容。

4）角色功能：角色功能评定包括在家庭和社会的角色，以及病后角色的转换等内容。

（2）生活质量的评定方法：根据患者的实际能力和所处的环境选择不同的方法。生活质量的评定主要是通过量表进行，包括 MOSSF-36 量表、WHOQOL-100 量表、诺丁汉健康调查量表、生活质量指数量表、社会支持量表、生活满意度量表等。

1）观察法：由检查者在一定时间内对患者的一般状况、症状、体征、功能情况、活动能力、参与能力等情况作出判断，得到需要的结果。

2）访谈法：通过与被检查者广泛地交谈了解其健康状况、心理特点、行为方式、生活水平等。

3）自我评价法：被检查者根据自己的健康状况、对生活质量的理解进行生活质量评定。

2. 功能和残疾的评定 功能和残疾的评定按照世界卫生组织大会正式签署并颁布的 ICF 的标准进行。ICF 指出健康和残疾均属于人体的生活状况，只不过处于不同的功能水平，受背景因素的影响。如果一个人的身体、活动和参与各种功能都正常，即为健康。反之，这三种因素任何一项不正常即为残疾。残疾可表现为人体结构功能缺损、活动受限或参与局限，而且所谓功能应是一个包括所有的身体、活动和参与能力状况的总称。"功能""健康"和"残疾"三种情况实际上是三项相互独立又彼此关联的因素。在患者身上可同时存在，又可相互转化（图 1-1）。

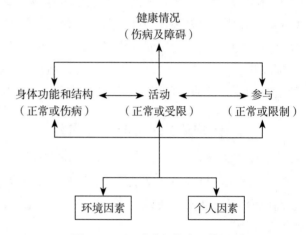

图 1-1 ICF 成分间的交互作用图

（1）身体功能和结构评定：身体功能和结构的评定是对相关的解剖结构、功能状况进行评估，如徒手肌力评定、关节活动度测定、步态分析、运动功能评定、电生理测定、心肺功能测定等。老年人评定项目和评定方法与成年的评定略有区别，老年人内科系统的评定比其他年龄阶段的比例大，如心血管、泌尿、呼吸、消化、内分泌系统等功能检查。另外，伴随老化的神经系统的退行性变，神经系统的评定内容也十分重要。

（2）活动能力评定：主要是日常生活活动能力评定，包括翻身、起坐、站立、行走、进食、修饰、洗澡、如厕、做家务等。日常生活动作的评定是老年人功能评定的中心，日常生活动作检查的结果受精神、心理功能影响很大，所以要准确把握精神、心理的情况。

（3）参与能力评定：参与能力评定是指投入到一定情景中的能力的评估，反映在此环境中的适应状况。

（三）老年康复评定的方法

1. 定性分析 是反映物质规律性的描述性资料，从整体上把握评定对象的特性，包括观察法和调查法。观察法是观察者凭借感觉器官或其他辅助工具，对患者进行有目的、有计划的考察的一种方法。调查法是以提出问题的形式收集被检查者的有关资料的一种方法。

定性分析的优点是不受场地限制、不需要昂贵的仪器设备、短时间内就可以对患者的情况作出大致判断；缺点是有一定的主观性。

2. 半定量分析 是将定性分析中所描述的内容分等级进行量化的方法。半定量分析比定性分析准确，但量化不够精确。

半定量分析常用的方法是量表法。量表法是运用标准化的量表对患者的功能进行测定的一种方法，分等级量表法和总结量表法。等级量表是将功能按某种标志排成顺序，常采用数字或字母将功能情况进行定性分级。总结量表由一系列技能或功能活动组成，根据被试者的表现，对每一项技能或功能活动进行评分。

3. **定量分析** 是通过测量获得并以数量化的方式说明其分析结果。定量分析的结果精确、可发现事物的规律和关系、把握本质、预测发展趋势。

定量分析有视觉模拟尺法和仪器测量法等。视觉模拟尺法是通过使用一条标有刻度的直线来定量评定某种障碍或症状的一种方法。仪器测量法是利用仪器设备，对被检查者的某一生物或功能性变量进行直接测量获得绝对的量化记录的方法。

三、 老年疾病的康复治疗

老年康复的主要类型包括预防性康复、一般性医疗措施以及有目的地恢复已丧失的功能的措施。具体来说老年人功能障碍的康复包括以下几个方面：

（一）康复治疗的目标

依据康复评定的结果，在明确老年人生理、生活需求的基础上，制定个性化的康复目标。对大多数老年患者而言，康复的重要目标是尽可能地提高其独立性、减少依赖。而康复治疗的最高目标则是可以融入社区生活。

（二）康复治疗的原则

老年人康复治疗的原则是早期康复、长期维持、主动参与、功能训练、提高生活质量、整体康复、团队合作，其中长期维持治疗对老年患者功能水平的维持至关重要。治疗原发性疾病、防止原发性残疾、预防继发性残疾是老年康复的治疗要点。

1. **早期康复的原则** 早期康复是指从疾病的预防、疾病或残疾发生后，早期介入康复医学的手段，以尽可能地避免或减轻残疾的出现，维护最佳功能状态。

早期康复治疗，一方面对原发病进行处理，使康复医学的方法尽早融入整个治疗过程中；另一方面要对并发症尽早进行康复医学方法干预，避免或减轻继发性残疾，特别是尽可能地减少废用综合征、误用综合征、过用综合征等的出现。

早期康复治疗的效果，已经被许多临床研究工作所证实。一般认为，只要患者病情稳定，没有康复治疗禁忌证，就应该尽早地进行康复治疗。早期康复医学治疗与其他临床医学治疗同步进行，以提高整体治疗效果。

2. **长期维持治疗的原则** 老年康复最大的难点是疗效退步问题，其原因是由于增龄后多病共存和功能衰退，另外是出院后未能继续康复治疗。近年来各国康复医学界认为，康复特别是老年人康复治疗，在出院后可减少到每周 1~2 次，以维持疗效，不宜把康复治疗完全停掉。

3. **主动参与的原则** 主动参与有两个含义：一是把康复医学的理念和方法主动应用到各类疾病的治疗过程中，扩大康复医学的作用；二是在康复治疗中努力争取患者的主动参与，提高治疗效果。前者可实现康复医学治疗与其他临床医学治疗同步进行，争取到治疗的良好时机，取得理想的治疗效果；后者能充分调动患者的潜能，使得康复医学的技术和方法能得到更好的应用。

患者的主动参与，对顺利完成康复治疗起着非常重要的作用。可通过与患者和家属交谈、健康宣教等形式获得患者的主动参与。既要详细了解患者的疾病情况、家庭情况、生活情况、参与社会情况、心理状态等，为其制订合理的康复治疗方案和目标；又要让患者了解所患疾病及相关的一些知识、康复治疗的目的和方法、需要患者完成的内容等，争取患者的积极、主动配合。

4. 功能训练的原则 康复医学是研究患者的功能障碍、提高治疗效果、改善患者功能、提高患者生活自理能力的学科。它更加关注的是伤病引起的功能变化，以恢复人体的正常功能为主要目标。这一目标的完成，需要采取各种方法进行功能训练，提高运动、感觉、言语、心理、日常生活、社会活动等各方面能力。

功能训练包括针对患者肢体或脏器的功能训练、辅助器具使用训练、环境利用能力训练等多方面，使患者能够适应家庭和社会生活。

5. 整体康复的原则 康复医学是在整体水平上开展的治疗，把人体视为一个整体来研究功能障碍所带来的一切问题。以多学科的优势，在生物、心理、社会各方面进行全方位的治疗。

整体康复治疗包括两方面的含义：一是从医学角度上采取多学科、多专业合作的方式，针对伤病带来的各种问题进行处理；二是从全面康复的角度上采取医学、教育、职业、社会的各种方法，解决因残疾而带来的各种问题。

6. 团队合作的原则 康复医学的特点是多学科、多专业结合起来的小组工作形式进行康复治疗。康复医学所面临的任务是艰巨、复杂的，任何单一的专业或学科均难以解决因伤病所带来的全部问题。因此，康复医学的实践中逐渐形成了多学科、多专业合作的团队工作形式，在残疾的防治工作中起到了非常重要的作用。只有采取这种工作方式，综合协调地发挥各学科和专业的作用才有可能改善患者的功能，提高参与家庭、社会的能力，完成康复目标。

7. 提高生活质量的原则 生活质量又称生命质量，是指人们在躯体上、精神上及社会生活中处于一种完全良好的状态。提高残疾人的生活质量是康复医学的重要目标。这一目标是使残疾人在躯体上、心理上、社会上、职业上等全面地得到康复，能够像正常人一样的生活。在进行老年人康复时应注意：①康复应早期进行；②从实际出发选择合理的康复治疗方案；③加强对老年人心理的调整；④调动老年人治疗的积极性；⑤确保康复治疗安全；⑥注意维持和巩固康复疗效；⑦重视基层单位在康复中的作用。

（三）康复治疗的措施

老年人功能障碍的康复治疗包括：物理治疗、作业治疗、言语治疗、心理治疗、文体治疗、传统中医治疗、康复医学工程以及康复护理、社会服务等。

1. 物理治疗（physical therapy，PT） 包括运动疗法和物理因子治疗，主要用于病损和症状的治疗、肢体运动功能的提高。运动疗法用于关节活动度受限、肌肉功能障碍、步态异常、平衡功能障碍以及运动模式异常等，可以提高耐力、骨密度，改善心肺功能。物理因子治疗主要适用范围为疼痛、软组织损伤、骨关节疾病、周围神经疾病、痉挛、压疮等。

2. 作业治疗（occupational therapy，OT） 针对患者的功能障碍，从日常生活活动、手工操作、文体活动中，选择针对性强、能恢复患者功能和技巧的作业，包括自助具的使用、认知障碍的康复训练、职业能力训练等，可以改善功能障碍或废用性功能障碍。

3. 言语治疗（speech therapy，ST） 是对脑卒中、颅脑外伤后或脑肿瘤后等引起语言交流障碍的人进行评定、治疗的方法。老年常见言语障碍的种类有：听觉障碍、失语症、言语失用、运动障碍性构音障碍、器质性构音障碍、功能性构音障碍、发音障碍和口吃等。

言语治疗建立在言语功能的评定基础上，通过评定，明确诊断，决定康复治疗的方针和具体的计划。常用的评定方法包括听觉检查、语言能力检查、口语检查等。根据评定结果，针对性地选用相应的康复治疗方法恢复其交流功能。

4. 心理治疗（psychotherapy） 心理治疗是通过观察、谈话、实验和心理测验（性格、智力、意欲、人格、神经心理和心理适应能力等）对老年患者进行心理学诊断后，再进行心理咨询和心理治疗的方法。常用的心理治疗有精神支持疗法、暗示疗法、行为疗法、松弛疗法、催眠疗法和音乐疗法等。

5. **文体治疗（recreation therapy，RT）** 文体治疗是通过文娱和体育的方式，改善患者各种功能状态的方法。体育和文娱活动不但可以增强肌力和耐力，改善平衡和运动协调能力，还能增强患者的信心，使其得到娱乐，从而改善患者的心理状态。根据患者的功能情况，选择一些适合老年人的文体活动进行功能训练，在娱乐和竞争中得到功能恢复。

6. **传统中医治疗（traditional chinese medicine treatment）** 传统中医治疗是利用中医独特的康复理论和中国传统的治疗方法，达到老年人防病、治病以及减轻功能障碍的目的。中国传统治疗方法在康复治疗中有其自身的特点，可将中药、针灸、推拿按摩、气功、武术、五禽戏、八段锦等治疗手段合理地应用于治疗中，促进功能恢复。

7. **康复医学工程（rehabilitation engineering，RE）** 康复医学工程是应用现代工程学的原理和方法，研制康复器械以减轻、代偿或适应患者残疾的科学。内容包括康复评定设备、功能恢复训练器械、假肢、矫形器、支具的制作和无障碍建筑改造等，以恢复、代偿或重建患者功能，为其回归社会创造条件。

8. **康复护理** 康复护理是用护理学的方法照顾老年残疾者，在一般的治疗护理基础上，采用与日常生活活动密切相关的PT、OT的方法，帮助功能障碍患者进行自理生活功能训练。康复护理不同于治疗护理，其突出的特点是使功能障碍患者从被动地接受他人的护理转变为自我照护。

康复护理内容包括在病房中训练患者利用自助具进食、穿衣、梳洗、排泄，做关节的主动、被动活动等。目的是把整体康复治疗效果转变为适用性动作，方便患者生活。

9. **社会服务（social work，SW）** 是指从社会的角度，采取各种有效措施为残疾人创造一种适合其生存、创造、发展、实现自身价值的环境，并使残疾人享受与健全人同等的权利，达到全面参与社会生活的目的。

为了满足患者社会生活的需要，应对患者的生活理想、家庭成员构成情况和相互关系、社会背景、家庭经济情况、住房情况、社区环境等社会适应能力进行评定。同时评估患者对各种社会资源如医疗保健、文化娱乐和公共交通设施的利用度。在评定的基础上制订相应的工作目标和计划，以帮助患者尽快熟悉和适应环境，正确对待现实和将来，向社会福利、服务、保险和救济部门求得帮助，并为治疗小组的其他成员提供患者的社会背景信息。

（四）多学科团队工作模式

老年病康复小组是多学科团队，各学科专业评估和干预，共同完成评估、目标制定、解决方法、合作途径、计划实施和结果评定，患者通常是团队成员。在此团队中，康复医生确定入院和出院；护士管理监测病情；治疗师进行评估和训练；营养师评估营养状况和指导膳食；心理医师进行精神心理测试，评估康复方案的效果；其他内外科专科医师提供疾病安全保障。加强多学科团队成员间的有效沟通，有助于康复训练的实施，提高训练安全。

总之，老年康复要充分把握老年人生理和疾病特点，了解衰老和疾病的关系，正确地对老年人各种功能状态进行评估，制定合理的康复目标，选择最佳的康复治疗方案和方法以达到全面康复，为重返社会创造条件。

四、 老年疾病的康复医疗体系

老年康复医疗体系包括急性期住院康复、日间门诊康复、社区康复、上门康复、日间照料和护理院。

1. 急性期住院康复 老年人康复应和急诊抢救同步开始，并贯彻医疗的全过程，应在病情稳定后应立即开始上下肢的被动运动，减少肌肉萎缩并增强肌力。本类康复主要针对的是需要急性住院治疗的老年病患者中活动能力受限者。应提供包括心理、肢体运动（包括主、被动）、辅助器具等专业治疗。目标是治疗和控制急性并发症，改善提高功能状况，提高日常生活活动能力。

2. 日间门诊康复 主要针对不需要住院同时可以保证每周三次以上接受门诊康复治疗的老年功能障碍者。对于功能状况仍有进一步提高的可能，但又无需住院治疗的患者，应尽量安排日间康复，使其功能状况和日常生活活动能力得到进一步提高。

3. 社区康复 社区康复是指以社区为基础的康复服务，具有覆盖面广、应用方便、经济实用、效果确切等优点，尤其在促进老年病患者融入社区生活、改善生活质量方面具有优势。社区康复主要为接受合并功能障碍的老年慢性病患者在社区医院接受康复治疗，目标是提高或改善患者的肢体功能能力和日常生活活动能力。

4. 上门康复 由康复专业人员进入患者家庭或社区进行康复服务，但康复的内容和数量均有一定的限制。服务对象为：往返医院有困难的高龄衰弱或失智症患者、慢性病老年患者，如慢性阻塞性肺疾病、末期癌症及神经退化疾病患者，早发性重度障碍或严重外伤而卧床的患者等。

5. 日间照料 为社区内生活不能完全自理、日常生活需要一定照料的半失能老年人提供膳食供应、个人照顾、保健康复、休闲娱乐等日间托养的设施，是一种适合半失能老年人的"白天入托接受照顾和参与活动，晚上回家享受家庭生活"的社区居家养老服务的新模式。

6. 护理院 为长期卧床患者、晚期姑息治疗患者、慢性病患者、生活不能自理的老年人以及其他需要长期护理服务的患者提供医疗护理、康复促进、临终关怀等服务。为了满足老年人不断增长的康复医学诊疗需求，护理院中应设有康复科及康复治疗室。

（郑洁皎）

第四节　老年共病康复

一、 概述

（一）基本概念

1. 老年共病的概念

（1）老年共病：指两种或两种以上慢性病共存于一个老人，简称为共病（multi-morbidity，MM）、多种慢性病共存（multiple chronic conditions，MCC）或多病共存（multiple co-morbidity，MCM）。慢性病不仅指老年人常见疾病（如冠心病、糖尿病、高血压等），还包括老年人特有的老年综合征或老年问题，以及各种精神心理问题和药物成瘾。共病之间可以相互联系，也可以相互平行。

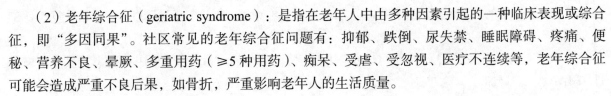

（2）老年综合征（geriatric syndrome）：是指在老年人中由多种因素引起的一种临床表现或综合征，即"多因同果"。社区常见的老年综合征问题有：抑郁、跌倒、尿失禁、睡眠障碍、疼痛、便秘、营养不良、晕厥、多重用药（≥5种用药）、痴呆、受虐、受忽视、医疗不连续等，老年综合征可能会造成严重不良后果，如骨折，严重影响老年人的生活质量。

2. 共病的分类及不同表现形式

（1）按躯体与精神疾病分类：①躯体疾病共存，老年慢性躯体疾病中发病率较高的分别为糖尿病、高血压、脑卒中、冠心病、肿瘤、高脂血症等；②躯体疾病与精神疾病共存；③精神疾病共存，一般以抑郁症与焦虑障碍共病为主。

（2）共病的不同表现形式：①老年人存在多种疾病常可发生因果交替，恶性循环，或呈螺旋式发展，最终导致疾病加重。②两种疾病共存，一种可加重另一种疾病的表现。例如，慢性支气管炎并发感染，可加重咳嗽、咳痰等症状。③两种疾病同时存在，症状表现颇为类似而容易出现误诊。例如，冠心病与消化性溃疡均可出现心前区疼痛，影响对疾病的判断。④多种疾病共存，症状和体征都不典型，给诊断和治疗带来困难。

3. 共病的基础 人体器官的衰老在内外环境因素的作用下，通过介导疾病的病理生理过程，从而改变疾病发生的阈值、严重程度和预后。老年人各器官储备功能和代偿能力均随年龄的增长而明显减低。共同的风险因素可以导致多种疾病，如不良饮食习惯、肥胖、吸烟，会引起冠心病、慢性支气管炎、骨关节病、糖尿病、高血压病等；各器官通过不同层次、器官、系统之间的联系和整合而表现出的复杂网络状关系，在此基础上多器官慢性疾患使得器官的功能进一步减退，肾脏、血管、心脏、脑等重要器官功能之间的交叉作用直接影响患者预后。

4. 共病的原因 ①各个脏器之间的生理功能相互关系较密切，往往一个脏器功能异常，可导致另一脏器功能异常。例如，老年人感染可影响心脏循环系统，最终导致充血性心力衰竭。②各脏器同时存在退行性病变。例如，动脉粥样硬化可同时存在于心、脑、肾等重要脏器。③与增龄有关的免疫功能低下，造成免疫障碍性疾病的同时或相继发生于同一个体。④很多疾病都为慢性过程，当某一器官发生急性改变时，其他器官也随之发生改变。⑤老年人患病因同时使用多种药物及老年人特殊的药代动力学原因，可导致所谓的医源性疾病，造成多种疾病并存。

5. 共病的危险因素 目前老年共病的危险因素尚未明确，但与以下因素可能相关：①慢性感染、炎症、退行性与系统代谢改变；②基因与遗传易感因素；③健康照料水平不佳；④增龄与老年综合征；⑤社会环境差；⑥生物学危险因素，如细菌、病毒、真菌感染等；⑦物理环境影响；⑧不良的生活方式。

（二）流行病学特点

共病在老年人群中更常见，目前资料显示加拿大75%肥胖患者患有共病；美国有65%老年人有共病；中国小样本研究显示76.5%老年人有两种以上慢性病，呈现每增加19岁，共病增加约10%的趋势增长。不同年龄老年共病患者所患疾病有所不同，低龄组患者以冠心病、脑血管疾病、高血压为前3位疾病，高龄组患者以感染性疾病、高血压、脑血管病为前3位疾病。高龄、女性、社会地位低者共病发病率增高。一项亚洲研究报道，老年人中的四种最常见的合并疾病类型是：①关节＋肺＋眼部疾病；②心血管病＋代谢综合征；③消化系统＋肿瘤；④精神＋神经系统疾病。

（三）老年共病的危害

1. 增加医疗资源的消耗 一种疾病的医疗花销为每年211美元，然而四种疾病增加约66倍；在美国发现 3 个以上的共病治疗占整个医疗支出的 90%；在中国 2/3 共患者群可以占整个医疗支出比例的 96%。

2. 影响老年人生活质量 包括：①功能状态下降；②生活质量下降；③共病患者群发生不良事件和死亡率风险增加。

3. 生存率下降 共病导致老年患者的生存率明显下降，喉癌患者有共病比无共病生存率低 59%。患有脑血管病、恶性肿瘤、心脏病、糖尿病、高血压、呼吸系统疾病等常见疾病共病的老年患者，平均寿命损失 7.86 岁。

4. 临床干预效果差 共病导致疾病临床表现不典型，使诊断更复杂，治疗效果更差，难以根据常用指南确定治疗目标。

5. 医疗决策变得复杂、困难 在如今现有的专科诊治模式下，共病老年人往往要去多个专科就诊，经常会造成多重用药、过多检查、治疗不连续、过度医疗等医源性问题。

二、 诊治原则

老年医学的基本宗旨是以患者为中心进行医护照料，强调整体性和个体化，最终目的是为了改善老年人的功能状态和生活质量，因此也决定了对于共病的处理不是简单的疾病诊治的叠加，而是需要根据老年患者的具体情况来综合考虑。美国老年医学会（American Geriatric Society，AGS）2012 年提出了老年共病患者的治疗指导原则，包括了制定原则的依据、原则的内容及处理老年共病的流程，用于指导临床工作者来处理共病的老年患者。指导性原则有以下五条：

1. 了解患者的意愿，并在制定决策时加以考虑 当临床出现治疗可改善一种情况，但会使另一种状况恶化，或者治疗可能带来短期伤害但是有远期收益时；使用多种药物，有利有弊，需要权衡时。需要告知患者，并由患者决定决策模式，决策模式包括：①患者希望自己制定决策；②患者希望健康照护者来决定；③共同决策制定，指医患充分沟通，患者在充分知情后作出决定，是保证患者自决权的方式；④患者希望家属、朋友、照护者共同参与决策制定。

2. 了解循证医学证据及其局限性 明确证据是否适用于共病老年患者，是否经过了严格评价，着眼点在结局，权衡预计获益与潜在伤害风险和花费，澄清风险降低的概念。

3. 制定临床决策时需要充分考虑风险、负担、获益及预后 根据患者个体情况来选择适当的预后评估方法，特殊疾病评估方法有：①护理院痴呆晚期老年人 6 个月生存率；②进展性痴呆预测工具；③慢性阻塞性肺病患者住院预测因子指数；④西雅图心功能衰竭模型。

4. 决策时考虑治疗方案本身的复杂性与可行性 首先个体化评估共病，在现有治疗方案的基础上，考虑老年患者对治疗计划的依从性。将临床可行性与老年患者意愿纳入治疗选择，共同明确治疗的复杂性以及医生愿望与患者愿望之间的差距。

5. 选择那些能使获益最大、损害最小，并增强生活质量的治疗策略 确定干预是否应开始或停止应考虑的因素有：①依据是否为了某种特殊结局而改变患者的基线风险来判断患者收益的可能性；②受伤害的风险；③治疗获益所需时间和患者剩余预期寿命之间的时间差；④确定并减少潜在不适当用药。

三、 康复策略

老年躯体疾病常常与精神疾病共存，对患者的治疗及预后存在不良影响。为了减轻不利影响，应注意识别并优先处理各种共病，尽量减少药物治疗的复杂性及多种药物治疗的方法，促进医患之间的整体上的协调一致。同时，掌握好如何利用共病研究有效预测住院老年患者不良转归具有重要意义。因此，临床医师在诊断及治疗老年患者疾病时应注意以下几点：

1. **全面询问病史、细致体格检查**　老年病患者因为认知能力减退、疾病的隐匿性和患者的表示，所以医师对患者进行全面病史询问、细致的体格检查以及向家属和陪护人员的询问了解对疾病的诊断极为重要，可能会发现各种隐匿的迹象。

2. **明确治疗目标**　老年病的治疗目标因疾病种类的不同而有所差异，如慢性病应以延长患者生存期为前提，以提高生存质量为目的；而各种急性疾病应以根治为目的。

3. **慎重选择治疗方案**　老年病患者治疗时，应慎重选择治疗方案，不仅仅是考虑年龄因素，而是根据患者具体的身体机能状态、病情、心理状态和对治疗的耐受性等多方面因素权衡治疗方案的利弊，作好科学性评估，提高生存率和生存质量。

4. **重视心理治疗**　老年病患者常常伴有精神和心理障碍，应给予相应的心理治疗，而不是简单随意的认为是衰老导致甚至诊断为老年痴呆症。

5. **合理用药**　根据老年人机体生理生化特点，针对不同老年人的具体情况，老年人用药的一般原则如下。

（1）选药原则：用药前必须了解患者病史及现用药情况，合理选择药物，用药要有明确的指征，尽可能减少用药种类和用量。尽量避免选择对老年人毒性大的药物，如肾毒性大的药物、易引起抑郁症的药物、易引起体位性低血压的药物等。不可滥用滋补药或抗衰老药。中药和西药不能随意合用。

（2）剂量原则：老年人用药剂量应由小逐渐加大，以求找到最合适剂量，一般采用成年人剂量的 1/2~2/3 或 3/4 的剂量。要根据患者的具体情况，实行剂量个体化原则。对一些治疗指数较小的药物需进行血药浓度监测。

（3）使用原则：①治疗方案应尽量简单，使用必需药品，同时用药不宜超过 5 种；②选择适合老年人、服用方便的药物剂型；③患者用药后若出现严重不良反应和难以解释的异常时需密切观察病情并暂时停药，及时作出对症处理或等待更具体情况处理和判断执行，病情好转后要及时停药；④做好老年患者的病史与用药史的记录；⑤重视老年人服药的依从性；⑥药物的名称、标记应简明醒目，包装开启方便。

（4）管理原则：老年人用药采取全程管理的原则，除了医生、护士外，还应充分发挥临床药师的作用，实施所有人员的全面管理。

6. **老年共病的干预要点**

（1）注意医疗连续性：典型的老年人是很容易发生医疗不连续的，包括治疗的冲突、不衔接、重复等，也容易发生过度检查和多重用药。因此，在处理共病老年患者时，需要转诊医疗的内容纳入考虑，确保医护照料无缝隙的衔接，确保医疗的连续性。

（2）处理老年综合征：要想让共病老年人获益，其中很重要的一点就是识别和处理那些对老年人生活质量有明显影响的问题，解决这些问题可以很直观地改善患者的症状。

（3）提高对多重用药的认识：提高老年科医师对共病与多重用药的认识，提高综合评估技能，采取综合措施处理多重疾病会变得轻车熟路。

（4）做"减法"而不是"加法"：每一次住院治疗、每一次治疗措施以及开出的处方，都有可能对患者造成潜在的医源性损害，对于共病的老年患者，风险更高，预期寿命不长的共病老年患者，过多的医疗干预未必能使老年人获益，共病老年人的多重用药很常见，进行适当的减法，避免不合理用药。

（5）恰当停药与行为干预相结合：当生活方式改变以及行为干预能够替代药物治疗时，停药是恰当的。优先选用非药物干预作为初始治疗。因此，应积极而有效地推荐改变饮食习惯、戒烟、运动锻炼、物理治疗和心理疗法。

（6）加强用药评估：严格进行用药评估，防止不当用药，要缜密地反复思考哪些药物确实需要，哪些药物应停用。优先选用和停止使用的理由要做好书面记录。为了在日常工作中实施这些措施，医师可以选择性使用一些工具，或牢记一些简单的提示：①根据药物适应证、剂量、获益风险比、获益预期时间、患者依从性、不良药物反应、药 - 药或药 - 疾病相互作用的风险程度、功能与认知状态以及对生活质量的影响等，对全部药物的适宜性与合理性进行审查；②识别与停用潜在不恰当的用药；③终止治疗计划应向其他医生说明与讨论，并且同患者和（或）其照料者沟通；④药物严格评估应该是全面的，包括治疗史和体格检查等；⑤治疗终止后要随访观察患者获益或有害的结果。

（7）全过程与长时程的用药监控：在共病管理过程中，不应该把药物视为单一的点，患者的情况随着不同阶段在不断改变，药物的获益与伤害是一个动态过程，应该进行全过程、长时程的持续监控、有效管理、定期再评估。

目前处理老年共病仍面临着临床管理困难、干预的有效证据不多、临床时间资料不足、当前临床实践指南具有局限性、临床上对高质量的照料的补偿不够、医生处理患者的时间受限、相关专家的支持与协作不够等巨大挑战，需要团队紧密合作，不断探索、研究来迎接挑战。

（郑洁皎）

第二章
老年神经系统常见疾病康复

第一节　老年脑卒中康复

一、概述

（一）定义

1. 脑卒中（stroke）　是一组突然发病、迅速出现局限性或弥漫性脑功能缺损为共同临床特征的脑血管病。目前国内使用最多的是1995年第四届全国脑血管病会议提出的分类（表2-1）。脑卒中是脑血管病的主要临床类型，脑卒中分缺血性卒中和出血性卒中。缺血性卒中包括脑血栓形成、脑栓塞、腔隙性脑梗死、出血性脑梗死、其他原因和原因不明脑梗死；出血性卒中包括脑出血和蛛网膜下腔出血。

表 2-1　脑血管病分类

分类	分类
Ⅰ 短暂性脑缺血发作	（5）其他
1. 颈内动脉系统	（6）原因不明
2. 椎基底动脉系统	Ⅲ 椎基底动脉供血不足
Ⅱ 脑卒中	Ⅳ 脑血管性痴呆
1. 蛛网膜下腔出血	Ⅴ 高血压性脑病
2. 脑出血	Ⅵ 颅内动脉瘤
3. 脑梗死	Ⅶ 颅内血管畸形
（1）动脉粥样硬化性脑梗死	Ⅷ 脑动脉炎
（2）脑栓塞	Ⅸ 其他动脉疾病
（3）腔隙性脑梗死	Ⅹ 颅内静脉疾病、静脉窦及脑部静脉血栓形成
（4）出血性脑梗死	

脑卒中是单病种致残率最高的疾病，致残后可表现为运动功能障碍、言语功能障碍、认知功能障碍和心理障碍等，严重影响了脑卒中患者的生活，给患者、家庭和社会带来沉重负担。随着人口老龄化的进程，脑卒中造成的危害日趋严重。为解决这一问题，脑卒中康复就显得尤为重要。

2. 脑卒中康复（stroke rehabilitation）　是指采取一切措施预防残疾的发生和减轻残疾的影

响，以使脑卒中患者重返到正常的社会生活中。脑卒中康复不仅是使患者去适应周围的环境，而且通过调整其周围的环境和社会条件以利于他们重返社会。在拟定脑卒中康复服务的实施计划时，应有患者本人及其家属和他们所在社区等的参与，从生物、心理、社会多个层面解决患者问题。

（二）病因及发病机制

随着衰老的进程，老年人脑内均有不同程度的脑动脉硬化。大动脉多发生动脉粥样硬化，血管内皮有不规则增厚。小动脉及细小动脉可有广泛的内膜增厚、血管玻璃样变。上述改变均可形成脑卒中的发病基础。

1. 病因

（1）血管壁病变

1）动脉硬化：动脉粥样硬化、高血压性动脉硬化。

2）动脉炎：梅毒、结核、钩端螺旋体病和结缔组织病所致的动脉炎。

3）血管损伤：外伤、插入导管、穿刺等导致的血管损伤。

4）其他：恶性肿瘤、毒物、药物等引起的病损。

（2）血液成分和血液流变学改变：包括红细胞增多症、高纤维蛋白原血症和脱水等所致的血液高黏状态、凝血机制异常、抗凝药物、血液疾病等。

（3）心脏病和血流动力学改变：心脏瓣膜病、心肌病、心律失常、心功能不全、高血压、低血压、血压急剧波动等均可发生脑卒中。

（4）其他：静脉血栓脱落、脂肪、空气、癌细胞、寄生虫等栓子栓塞，脑血管受压、痉挛等。

2. 发病机制

（1）脑血栓形成：长期反复的血流冲击或其他原因的损伤，可引起血管内膜破裂，胆固醇沉积在内膜下使管壁变得粗糙，血小板、纤维素易于黏附、聚集，形成血栓，进而导致血管管腔狭窄、闭塞，脑组织局部供血动脉血流减少或停止，造成该血管供血区的脑组织缺血缺氧，其结果是脑组织坏死、软化。动脉炎症可直接造成管腔狭窄或闭塞。

（2）脑栓塞：人体血液循环中某些异常的固体、液体或气体等栓子物质，随血流进入脑动脉或供应脑的颈部动脉，使血管腔急性闭塞，引起局部脑血流中断，造成局部脑组织缺血、缺氧甚至软化、坏死。

脑栓塞后引起两种异常：①栓子阻塞动脉后造成动脉远端急性供血障碍，引起缺血性脑梗死；②栓子刺激导致广泛性血管痉挛，侧支循环难以及时建立，使得缺血范围更大。出血性脑梗死常提示脑栓塞，其机制是栓子暂时阻塞相应大小的动脉，引起血管壁缺血性变性坏死，而后栓子分解或痉挛的血管缓解，栓子流向远端小动脉，血流恢复时血液自病变处血管流出，发生出血。

（3）脑出血：长期高血压可使脑内小动脉形成瘤体扩张，当血压突然升高时，就会使微小动脉瘤破裂而发生脑出血。长期的高血压还可使脑小动脉内膜受损，脂质沉积，透明样变，管壁脆性增加，更易破裂出血。

脑血管畸形造成的脑出血中，动静脉畸形最常见。这种畸形由动静脉血管丛组成，而无真正的毛细血管床，使分流通道增大而破裂出血。老年人脑血管中淀粉样物质沉积，易导致血管破裂、出血。疾病或抗凝药，则是因为凝血机制异常造成出血。

（4）蛛网膜下腔出血：老年人蛛网膜下腔出血常见原因是动脉瘤破裂和动脉粥样硬化。前者可自发破裂、出血，两者均可因动脉壁薄弱、弹性差，遇到血压波动等情况，破裂、出血。

（三）临床表现及功能障碍

1. 意识障碍 脑卒中发生后可产生以觉醒度的改变为主、以意识内容改变为主和特殊类型的意识障碍。以觉醒度的改变为主的意识障碍有嗜睡、昏睡、昏迷。以意识内容改变为主的意识障碍有意识模糊和谵妄。特殊类型意识障碍有去皮质综合征、无动性缄默和植物状态等。

2. 认知障碍 脑卒中后可表现在注意力、记忆力、计算力、定向力、判断力、理解能力等方面认知功能障碍。

3. 运动功能障碍 主要表现有偏瘫、肌力弱、肌肉痉挛、平衡障碍、共济失调、不自主运动等。

4. 感觉障碍 可表现为痛温觉、触觉、关节位置觉、运动觉等障碍，其中关节位置觉、运动觉可影响步行能力。

5. 言语功能障碍 表现为失语、构音障碍。失语症是语言中枢受损，患者与人不能正常交流，可出现理解障碍、表达困难、阅读和书写障碍等。构音障碍是由于神经病变，与言语有关的肌肉麻痹、收缩力减弱或运动不协调所致的发音障碍。

6. 吞咽障碍 患者不能顺利将水或食物送到胃中，影响患者的进食水和营养，出现咽下困难、呛咳等症状。

7. 精神、心理障碍 可表现为冲动、淡漠、妄想、人格障碍、焦虑、抑郁等。

8. 继发障碍 表现有肩关节半脱位、肩手综合征、肩痛、体位性低血压、深静脉血栓、压疮、关节挛缩、骨质疏松等。

9. 日常生活活动能力障碍 表现在转移、移动、步行、上下楼梯、排泄、美容、进食、更衣、洗浴、理财、通讯、购物、烹饪、交通工具利用等方面的障碍。

10. 生活质量 表现在生活质量下降。

（四）辅助检查

1. 血液和心电图检查 血液检查包括血常规、血液流变学、血糖、血脂、凝血功能等。心电图检查可发现心律异常等问题，特别是心房纤颤患者脑栓塞发生率很高。

2. 超声检查 可发现心脏瓣膜病变、心脏附壁血栓、动脉和静脉血栓等。

3. 头部 CT 脑梗死为低密度病灶，脑出血为高密度病灶。

4. 头部 MRI 脑梗死为长 T_1、长 T_2 信号。脑出血 24 小时内为长 T_1、长 T_2 信号；2~7 天为等 T_1、短 T_2 信号；8 天~4 周为短 T_1、长 T_2 信号；大于 4 周为长 T_1、长 T_2 信号。

5. DSA、CTA、MRA 和 TCD 通过数字减影血管造影（digital subtraction angiography，DSA）、电子计算机断层扫描血管造影（computed tomography angiography，CTA）、磁共振血管造影（magnetic resonance angiography，MRA）和经颅彩色多普勒（transcranial color Doppler，TCD）了解脑血管情况，可发现血管狭窄、闭塞、动脉瘤、血管畸形及其他血管病变。

6. 脑脊液检查 蛛网膜下腔出血和脑实质出血可见血性脑脊液。

（五）诊断及标准

脑卒中主要根据发病年龄、起病状态、症状、体征和辅助检查等作出诊断。由于篇幅所限，本节仅介绍脑梗死、脑出血和蛛网膜下腔出血诊断的基本要点（表 2-2）。

表 2-2 脑梗死、脑出血和蛛网膜下腔出血诊断基本要点

出血	脑梗死	脑出血	蛛网膜下腔出血
起病状态	安静或睡眠中	活动或情绪激动	活动中
起病速度	10 余小时或 1~2 天达高峰	十分钟至数小时达高峰	急骤，数分钟达高峰
全脑症状	轻或无	头痛、呕吐、嗜睡、打哈欠等	剧烈头痛、呕吐等
意识状态	无或较轻	多见且较重	常为一过性昏迷
体征	偏瘫、偏身感觉障碍、失语等	偏瘫、偏身感觉障碍、失语等	颈强直、脑膜刺激征阳性
CT 检查	脑实质低密度病灶	脑实质高密度病灶	脑室、脑池、蛛网膜下腔高密度病灶
脑脊液		洗肉水样	均匀一致血性

二、康复评定

（一）意识状态评定

清醒状态是患者对自身及周围环境的认识能力良好，应包括正确的时间定向、地点定向和人物定向，当问诊者问及姓名、年龄、地点、时刻等问题时，患者能做出正确回答。意识状态可以反映患者脑损伤的程度。意识障碍与脑损伤成正比，特别是昏迷常提示脑损伤较重。

昏迷（coma）指意识丧失，无自发睁眼，缺乏睡眠 - 觉醒周期，任何感觉刺激均不能唤醒。国际上普遍使用 Glasgow 昏迷评定量表定量地评定意识障碍程度，该量表有睁眼、运动反应、言语反应等评定项目，计算总得分。最高分 15 分，最低分 3 分，分数越低意识障碍越重。≤8 分为昏迷、重度损伤；9~11 分为中度损伤；≥12 分为轻度损伤。

（二）言语功能评定

脑卒中主要引起失语症和构音障碍。失语症的评定方法有波士顿诊断性失语症检查、西方失语症成套检查表、汉语失语症检查法等。构音障碍的评定包括构音器官和构音两部分评定（参见本套教材《康复功能评定学》和《语言治疗学》有关章节）。

（三）认知功能评定

认知障碍包括注意力、记忆力、计算力、定向力、判断力、解决问题能力等障碍。评定方法很多，包括筛查法、特异性检查法、成套测验法、功能检查法等。临床工作中常用简明精神状态检查（Mini Mental Status Examination，MMSE）进行筛查，量表包括 30 项内容，每项 1 分，共 30 分。痴呆标准依文化程度而异：文盲 <17 分；小学文化者 <20 分；中学以上文化程度者 <24 分，可考虑为痴呆。

（四）情绪状态评定

脑卒中患者可出现精神、情绪反应，有时会加重躯体症状，影响康复治疗。该类患者常见的是抑郁和焦虑状态。抑郁和焦虑状态的判断，应在客观的评定基础上完成，切记主观想象，以免延误治疗。临床上常用汉密尔顿抑郁量表和汉密尔顿焦虑量表进行评定。

1. 汉密尔顿抑郁量表（Hamilton Depression Scale，HAMD） 该量表有 24 个项目，包括：①焦虑躯体化；②体感；③认知障碍；④日夜变化；⑤迟缓；⑥睡眠障碍；⑦绝望感等内容。大部分

项目按无、轻度、中度、重度、很重 5 级评为 0~4 分；少数项目按无、轻中度、重度 3 级分为 0~2 分。总分 <8 无抑郁症状；>20 可能是轻度或中度抑郁；>35 可能为严重抑郁。

2. 汉密尔顿焦虑量表（Hamilton Anxiety Scale，HAMA） 量表有 14 个项目，按无、轻微、中、较重、严重 5 级评定为 0~4 分。总分 <7 无焦虑；>7 可能有焦虑；>14 肯定有焦虑；>21 肯定有明显焦虑；>29 可能为严重焦虑。

（五）运动功能评定

脑卒中后由于肌张力增高，出现联合反应、共同运动等原因，常采用 Brunnstrom 评定法、卒中患者运动功能评估量表（Motor Assessment Scale，MAS）、上田敏评定法及 Fugl-Meyer 评定法等评定运动功能。Brunnstrom 评定法是经典的评定方法，简单、实用，基本上能反映脑卒中后运动功能的变化过程，在临床康复中广泛应用。

（六）痉挛的评定

痉挛（spasticity）是一种由牵张反射过度兴奋所致的、以速度依赖的紧张性牵张反射增强伴腱反射亢进为特征的运动障碍。它是脑卒中常见和难以解决的问题，影响患者肢体功能的恢复。其特点是上肢易累及的肌群是屈肌群，下肢易累及的肌群是伸肌群。痉挛的评定，常采用改良的 Ashworth 量表法（Modified Ashworth Scale，MAS），详见本套教材《康复功能评定学》。

（七）平衡和协调功能评定

平衡的评定方法分定量法和定性法。定量法是人体动态计算机模型根据已知的身高和体重由垂直力运动的测定计算出人体重心的摆动角度，从而准确地反映平衡功能状况。通过连续测定和记录身体作用于力台表面的垂直力位置来确定身体摆动的轨迹，使身体自发摆动状况得以进行定量分析。定性法是通过生物力学因素的评定、姿势控制的运动因素的评定、平衡反应和平衡的感觉组织检查来完成。

协调运动指在中枢神经系统的控制下，与特定运动或动作相关的肌群以一定的时空关系共同作用，从而产生平滑、准确、有控制的运动。它要求有适当的速度、距离、方向、节奏和力量进行运动。协调运动分为大肌群参与的粗大运动的活动和利用小肌群的精细运动的活动。评定内容包括交替和交互运动、协调运动、精细运动、固定或维持肢体的能力和维持平衡和姿势等。

平衡和协调功能的具体评定方法见本套教材《康复功能评定学》。

（八）感觉障碍的评定

感觉障碍包括浅感觉、深感觉、复合感觉障碍。浅感觉有触觉、痛觉、温度觉。深感觉有运动觉、位置觉、振动觉。复合感觉有皮肤定位觉、两点辨别觉、实体觉、图形觉、重量觉。感觉障碍的评定可通过体格检查完成，主要评定感觉障碍的分布、性质、程度。根据疾病诊断或部位来确定评定顺序。先查浅感觉再查深感觉，先查正常部位后查异常部位，根据感觉神经和它们支配和分布的皮区去检查。采取左右、前后、远近端对比的原则，必要时多次重复检查。避免任何暗示性问话，以获取准确的临床资料。

（九）日常生活活动能力评定

日常生活活动一般分为基本日常生活活动（BADL）和工具性日常生活活动（IADL）。基本日常生活活动是指生活中的穿衣、进食、修饰、移动、保持个人卫生等活动内容。工具性日常生活活动是指在社区内或多或少借助一些工具所要完成的活动内容，如做家务、购物、驾车、去医院、室外活动等。

基本日常生活活动评定量表有 Barthel 指数、功能独立性评定（Functional Independence Measure，FIM）、PULSES 评定量表、ADL 指数等；工具性日常生活活动评定量表有快速残疾评定量表、功能活动问卷、我国 IADL 量表等。

（十）生活质量评定

生活质量（quality of life，QOL）通常指社会政策与计划发展的一种结果。生活质量以生活水平为基础，但涉及的内涵比生活水平又更复杂、更广泛，包括对人的精神文化等高级需求满足程度和环境状况的评估。

生活质量评定常用的量表有世界卫生组织生活质量测定简表、生活满意指数 A（life satisfaction index A，LSIA）、生活质量指数（quality of life index，QOLI）等。生活质量指数包括活动、日常生活、健康、支持（家人或其他人的支持）、前景（对未来的情绪反应）5 个项目，每个项目有 3 个选项，分别设定为 0、1、2 分，5 个项目累计最高为 10 分，最低为 0 分，分数越高生活质量越好（表 2-3）。

表 2-3　生活质量指数

项目
（1）活动
1）不论退休与否，全天或接近全天地在通常的职业中工作或学习；或处理家务；或参加无报酬的志愿活动（2分）
2）在通常的职业中工作或学习；或处理家务；或参加无报酬的志愿活动，但需要较多帮助，或显著地缩短工作时间或请病假（1分）
3）不能在任何岗位上工作或学习，并且不能处理自己的家务（0分）
（2）日常生活
1）自己能独立地进食、淋浴、如厕和穿衣，利用公共交通工具或驾驶自己的车子（2分）
2）在日常生活中和交通转移中需要帮助（另一人或特殊的仪器），但可进行轻的作业（1分）
3）既不能照料自己也不能进行轻的作业，或根本不能离开自己的家或医疗机构（0分）
（3）健康
1）感觉良好或大多数时间感觉都很好（2分）
2）缺乏力量，或除偶然以外，并不感到能完全达到一般人的水平（1分）
3）感到十分不适或糟糕，大多数时间感到软弱或失去精力，或意识丧失（0分）
（4）支持
1）患者与他人有良好的相互关系，并且至少从一个家庭成员或朋友中得到有力的支持（2分）
2）从家人和朋友得到的支持有限（1分）
3）从家人和朋友得到的支持是不经常的，或只在绝对需要时或昏迷时才能得到（0分）
（5）前景
1）表现出宁静和自信的前景，能够接受和控制个人的环境和周围事物（2分）
2）由于不能充分控制个人的环境而有时变得烦恼，或一些时期有明显的焦虑或抑郁（1分）
3）严重的错乱或非常害怕或持续地焦虑和抑郁，或意识不清（0分）

三、 康复治疗

（一）康复治疗总则

1. 康复目标　老年脑卒中患者多已退休或达到接近退休年龄，恢复职业多不是重要目标。老年康复的主要目标是减少卧床不起、长期依赖医院和其他机构，尽可能提高生活自理能力，使患者在精神心理上、家庭和社会上再适应，恢复其自理能力和社会活动能力，保持正常的人际关系，提高生活质量，减轻家庭和社会负担。

2. 康复策略

（1）把握适应证和康复时机：老年脑卒中康复需要在病情稳定的情况下方可进入正规康复程序。病情稳定指患者基础疾患、原发神经病学疾患和其他合并症、并发症等情况均稳定。病情稳定的标准是：①患者生命体征平稳；②基础疾患、原发神经病学疾患和其他合并症、并发症病情无变化或有改善；③治疗方案不需要改变。康复时机通常是病情稳定48小时后进行。

（2）在充分康复评定的基础上进行康复治疗：老年人的疾病特点是以衰老为基础，基础病变多，易发生多脏器功能障碍。因此，康复治疗前一定要进行身体状态的全面评估，保证康复治疗的顺利进行，保证医疗安全。

（3）调动患者主动参与：通过与患者和家属交谈、健康宣教等形式获得患者的主动参与。患者主动参与能充分地调动患者的潜能，使得康复医学的技术和方法能得到更好的应用，对顺利完成康复治疗起着非常重要的作用。

（4）强调功能训练：其目的是改善运动、感觉、言语、认知、心理等方面功能。训练内容包括针对患者肢体训练、辅助器具使用训练、环境利用训练等多方面，为患者回归家庭和社会打下基础。脑卒中运动功能康复的重要原则是抑制异常的、原始的反射活动，纠正异常运动模式，建立正常的运动模式。

（5）注重整体康复：整体康复治疗包括两方面的含义。一是从医学角度上，进行疾病和功能障碍的全面管理，针对疾病带来的各种问题进行治疗；二是从全面康复的角度上采取医学、社会及其他方法，解决因残疾而带来的各种问题。

（6）发挥团队方式的工作特色：老年脑卒中康复所面临任务是艰巨、复杂的，任何单一的专业或学科均难以解决因疾病所带来的全部问题。因此，老年康复医学的实践中逐渐形成了多学科、多专业合作的团队工作形式。只有采取这种工作方式，综合协调地发挥各学科和专业的作用，才有可能改善患者的功能，提高参与家庭、社会的能力，完成康复目标。

（7）努力提高生活质量：提高患者的生活质量是老年脑卒中康复的重要目标。这一目标是使老年脑卒中患者在躯体上、心理上、社会上等全面地得到康复，能够像正常人一样的生活。

（8）循序渐进、持之以恒：由于老年人存在衰老和易发生多脏器功能障碍等问题的临床特点，决定了老年人在康复治疗方法上与其他人群的不同。对老年人的康复治疗更强调循序渐进，在获得康复疗效的同时，保证医疗安全。同时，老年人也存在康复效果不稳定，甚至出现倒退的现象，需要采取有效的措施，维持和提高疗效。

（9）积极做好康复预防：老年脑卒中患者的康复预防内容除了预防废用综合征、误用综合征、过用综合征所带来的继发性功能障碍外，还应积极预防脑卒中的复发和再发。对患者进行系统管理，特别是加强基础病变的管理。

（10）老年脑卒中康复整体管理：老年脑卒中康复与否，在什么环境中康复，取决于患者功能障碍的严重程度和存在的康复潜力。在疾病的不同时期，治疗场所和康复内容是不同的，应根据患者的实际情况选择（图2-1）。一般情况下，急性期在综合医院的相关临床科室、康复医学科进行早期治疗；恢复早、中期在康复专科医院、康复中心、基层综合医院康复医学科、中间设施和社区内进行康复治疗；恢复后期和后遗症期的康复治疗场所主要是社区和家庭。

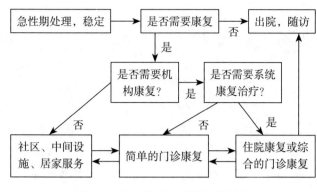

图2-1　老年脑卒中康复整体管理

（二）康复治疗方法

老年脑卒中的康复治疗，在遵循上述总体原则的基础上，应根据疾病的不同时期、不同问题点，选择合适的康复治疗方法，合理运用综合的治疗技术，进行针对性治疗。

1. 药物和手术治疗

（1）药物治疗：药物治疗可贯穿在老年脑卒中患者治疗的全过程。药物包括急性期用药、基础病变用药、并发症和合并症用药等。

1）急性期用药：是急性期抢救用药，根据不同类型的卒中和患者的病情进行选择。包括降低颅内压的甘露醇、降血压的乌拉地尔、溶栓的尿激酶、抗凝的肝素、抗血小板凝聚的阿司匹林、改善微循环和活化脑细胞药物等。

2）基础病变用药：指降压药、降糖药、降脂药等，针对基础疾病所应用的药物。这类药物可应用在急性期，也可应用在急性期后的各个时期，以维持机体的正常状态，预防卒中的复发和再发。

3）并发症和合并症用药：是针对老年脑卒中患者并发和合并出现的问题所应用的药物。如针对痉挛的巴氯芬、骨质疏松的钙剂、肺炎时所用的抗生素等。

（2）手术治疗：手术治疗可在疾病的各个时期应用，通过手术解决患者存在的临床康复问题。急性期手术主要是急救手术，如开颅血肿清除术、钻孔血肿吸出术、去骨瓣减压术、脑室穿刺引流术等。急性期以外时期的手术是根据患者存在的问题所采取的手术治疗，如脑积水的脑室分流术、足下垂的踝关节融合术、关节挛缩的松解术等。

2. 物理因子治疗

（1）电刺激疗法

1）功能性电刺激疗法（functional electrical stimulation，FES）：功能性电刺激是指用脉冲电流刺激已丧失功能的器官或肢体，以产生的即时效应来代替或矫正器官或肢体功能的治疗方法。起作用是在刺激神经肌肉的同时，也刺激传入神经，加上不断重复的运动模式信息，传入中枢神经系统，在皮层形成兴奋痕迹，逐渐恢复原有的运动功能，代替或矫正肢体已丧失的功能。FES适用于下运动神经元通路完好，并有反射存在的上运动神经元病损，可作为脑卒中的治疗方法。FES采用多通道低频脉冲电流刺激器，刺激参数一般是方波、波宽0.1~1ms、频率20~100Hz，初始时每次治疗10分钟，根据功能变化情况适当调整刺激参数和时间。

2）经皮神经电刺激疗法（transcutaneous electrical nerve stimulation，TENS）：经皮神经电刺激疗法是通过皮肤将特定波宽的低频脉冲电流输入人体以治疗疼痛的电疗方法。经皮神经电刺激除了镇

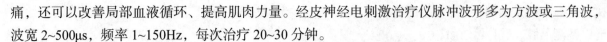

痛，还可以改善局部血液循环、提高肌肉力量。经皮神经电刺激治疗仪脉冲波形多为方波或三角波，波宽 2~500μs，频率 1~150Hz，每次治疗 20~30 分钟。

3）吞咽肌电刺激疗法：通过输出特定的低频脉冲电流对吞咽肌进行电刺激，以缓解神经元麻痹、促进吞咽功能重建与恢复，提高吞咽能力。目前，吞咽肌电刺激的方法尚未统一，最理想的方法是刺激电流作用在特定的吞咽肌上，引起与患者随意吞咽相同步的运动。

（2）温热疗法（heat therapy）：温热疗法是以各种热源为介体，将热直接传至机体达到治疗作用的方法。温热疗法除了各种传热介体的温热作用外，某些介体尚有机械的和化学的刺激等综合因素作用，以达到治疗疾病的目的。

温热疗法应用的方法有石蜡疗法、泥类疗法、砂疗法、蒸汽疗法、洒醋疗法、化学热袋疗法、电热疗法等。温热疗法除了局部热刺激缓解痉挛外，还有神经系统的调节作用。一般认为，短时间的热刺激会使神经系统的兴奋性增高，长时间刺激则起抑制作用。

脑卒中康复治疗常用的是石蜡疗法的浸蜡法和刷蜡法。浸蜡法是将石蜡溶化至 50~60℃，浸泡手、足部，每次 30 分钟。刷蜡法是将石蜡融化到 55~60℃，用毛刷蘸少量蜡液，迅速刷于治疗处，冷却后形成 0.5~1cm 的蜡膜，治疗时间每次 30~40 分钟。治疗部位痛温觉缺失时需谨慎使用。

（3）水疗法（hydrotherapy）：是利用水的物理化学性质，以各种方式作用于机体，预防和治疗疾病的方法。水疗法种类很多，按温度分有冰水浴、冷水浴、低温水浴、不感温水浴、温水浴、热水浴、高热水浴。按水的成分有海水浴、淡水浴、药物浴、气水浴。脑卒中康复治疗中常用冰水浸泡法和冷、热水交替浸泡法治疗肩手综合征，通过气泡浴或涡流浴冲击人体防治肌肉萎缩和关节挛缩。水中运动疗法是利用水的温度和浮力，加上手法治疗和运动指导达到治疗的目的，是脑卒中康复治疗的较好方法。水中运动疗法应在治疗浴池内进行，浴池水深一端是 1m，另一端是 1.4m，面积因容纳人数而定。

（4）生物反馈疗法（biofeedback therapy）：生物反馈疗法是将人们正常意识不到的肌电、皮温、心率、血压等体内功能变化，借助电子仪器，把它转变为可以意识到的视听信号，并通过指导和自我训练，让患者根据这些信号，学会控制自身不随意的功能，达到治疗目的。生物反馈分肌电生物反馈、心电生物反馈、脑电生物反馈、血压生物反馈、手指皮肤温度生物反馈、皮肤电生物反馈等，脑卒中康复应用较多的是肌电生物反馈。肌电生物反馈的原理将所采得的肌电信号，经过放大、滤波、双向整流、积分，用积分电压驱动声、光、电、数码等显示器件，产生反馈信号传入大脑，学会控制肌肉活动。

3. 运动疗法（kinesiotherapy） 运动疗法是指以徒手及应用器械，通过某些运动方式，恢复或改善患者功能障碍的方法。脑卒中的运动治疗，依据患者的不同时期、不同阶段，其方法有所不同。患者疾病早期卧床阶段，主要是保持抗痉挛体位、被动活动、体位转换等，以维持肢体关节活动度、预防并发症和合并症，为以后肢体功能恢复和康复治疗打基础。患者离床的条件是床边端坐位30 分钟无不适感。离床后的运动治疗应循序渐进，按卧位 - 坐位 - 立位顺序，进行相关动作技术训练，并把这些动作转换成符合日常生活活动的实用性动作。其训练内容主要包括以下几方面：

（1）抗痉挛体位：患者卧位时采取抗痉挛体位的目的是预防或减轻以后易出现的痉挛模式，为肢体功能恢复和康复治疗创造条件。

1）仰卧位：仰卧位时，枕头不要过高，避免颈部过屈。患侧肩胛骨下垫一薄垫，防止肩后缩。患侧上肢伸展稍外展，前臂旋后，拇指指向外方。患侧臀部垫起以防止后缩，患腿股外侧、膝下垫枕头使髋关节稍内旋、膝关节屈曲、踝关节略背屈。

2）健侧卧位：健侧侧卧位时，头用枕头支撑，枕头不宜过高。躯干与床面垂直。患侧上肢置于枕头上，上肢放松前伸，肩屈曲 90°~130°，肘、腕关节伸展。患侧下肢和足在前，略屈曲放在枕头上，健侧下肢在后自然屈曲。

3）患侧卧位：患侧侧卧位时，头部用枕头舒适地支撑，躯干稍后仰，后背用枕头支撑。患侧肩胛带充分前伸，避免肩部受压，肩屈曲，患肘伸展，前臂旋后，腕伸展，掌心向上，手指伸开。患髋伸展，膝轻度屈曲，踝背屈。健侧上肢置于体上，健侧下肢屈髋、屈膝置于枕头上。

（2）翻身训练：患者双手手指交叉在一起，上肢伸展，先练习前方上举，并练习伸向侧方。在翻身时，交叉的双手伸向翻身侧，头和躯干翻转，至侧卧位，然后返回仰卧位，再向另一侧翻身。向健侧翻身时，由双上肢连同躯干先翻向健侧，然后旋转骨盆，治疗师对能力不够的患者可以对患侧下肢给予最小限度的辅助。向病侧翻身时，充分利用健侧上、下肢，几乎不需要辅助。

（3）关节活动范围训练：做关节活动范围训练前要测量主动的关节活动范围与被动的关节活动范围，以了解关节活动范围的障碍情况。在进行关节活动范围训练时，采用先进行被动活动关节训练的方法，随着治疗的进展，逐渐减少辅助的部分，增加主动活动的部分，最后达到可以主动完成关节的活动。活动关节时手法要轻柔、缓慢，在追求治疗效果的同时，还要避免关节损伤。关节活动范围训练，可以从近端大关节开始，逐渐发展至远端的关节。原则上，在关节的正常范围内，每个关节每天进行 2~3 次的活动。在肌张力不高的阶段，主要是以维持关节活动范围、促进肌肉运动为目的，有肌痉挛时，则采用缓慢牵张的方法来缓解肌肉痉挛，改善关节活动范围，促进肌肉运动恢复。

（4）坐位训练

1）坐姿训练：患者双足平放在地板上，足尖向前，双足分开与肩同宽，髋、膝、踝关节均保持 90°，挺胸抬头，双上肢放在体前，双手置于膝上，上肢下也可放枕头或利用扶手支撑，手指伸开。

2）坐位平衡训练：患者可以保持坐位后，要进行坐位平衡训练。坐位平衡训练的重点是训练坐位的重心转移，从简单动作开始，逐渐增加难度。先从治疗床坐位开始，当平衡能力提高后，再在座椅上、凳子上进行训练。

患者取坐位，双臂抱于胸前，治疗师协助患者调整头和躯干至中间位。治疗师分别向前后、左右推动躯干，令患者保持并恢复躯干的直立。训练时，根据患者的能力状况，选择推动力的大小，保持身体的活动在安全范围内，注意保护。能力提高后，做以下训练：①患者坐位，双手放在大腿上，转头向后看，回到中立位，再从另一侧转头向后看。治疗师注意观察患者双腿的位置不要移动，不要增大支撑面。②患者坐位，伸手去接触前、左、右、上、下等各个方向的物体，尽量屈髋，不要过度屈曲躯干。每做一次都要回到中立位，再进行下一个动作。治疗师注意患者头和双脚的位置及躯干的屈伸，必要时帮助患者负担患侧上肢的重量。③患者坐位，向侧下方和后下方碰触、拿取物体。

3）躯干控制能力训练：主要是提高躯干肌肉控制能力和躯干平衡能力。躯干肌肉训练是先训练屈肌，然后是伸肌，最后是旋转肌。首先让患者取坐位，调整好坐姿，防治偏移向健侧。治疗者面对患者坐着，辅助患者用健侧手臂托好患侧手臂，形成双臂合抱，治疗者托持患者双肘，并借机引导患者前屈躯干，然后由患者主动恢复到正常坐位，反复进行。训练中不能牵拉患者的肩，避免由于牵拉而损伤到肩部。进行向正前方的躯干屈曲训练后，再训练向左前方和右前方等不同的方向屈曲躯干，最后训练转动躯干。躯干转向右时让患者头转向左侧，躯干转向左时使患者头转向右侧，以达到诱发出肩部活动的目的。进行躯干旋转训练时治疗师可间断对患者腰部肌肉施加压迫，以协助躯干旋转，避免患侧躯干的肌肉痉挛妨碍躯干的旋转。

（5）体位转移训练

1）卧位和坐起转移：从健侧坐起时，先向健侧翻身，健侧上肢屈曲置于身体下，双腿远端垂于床边后，头向患侧侧屈，健侧上肢支撑慢慢坐起。由坐位到卧位的动作相反。

2）起立和坐下：起立时头及躯干前倾，屈髋，骨盆后移，膝前移，足后移。起立的要点为双下肢负重，平均分配体重，掌握重心移动。治疗师注意帮助患者保持双脚的位置，双脚平行。坐下时躯干前倾，膝前移，髋、膝屈曲控制重心缓慢下移而坐下。

对于老年人、过度虚弱或体重较大的患者，起立的动作可能会很困难，可以先让患者训练坐下，从而获得对起立活动的控制。治疗师注意引导患者膝及肩关节的移动，并帮助患者保持双脚的位置以保证患肢负重。

（6）站立位训练

1）基础训练：为了保证站立位训练的完成，首先要进行相关基础性训练：①训练髋关节伸展以保证正确的躯干对线：患者仰卧，患腿放在床边，足向下踩以使髋关节小范围伸展。治疗师注意保护髋关节不会过分外展或内收；②训练膝关节伸展，防止因无力导致膝关节屈曲而跌倒：用白布夹板固定膝关节，帮助患侧下肢负重，控制膝关节，防止跌倒。③训练股四头肌力量：坐位，膝关节伸展，移动髌骨，或保持膝关节伸展而不让足下落。

2）站姿训练：双侧负重训练：两腿分开，与肩同宽，重心在两腿之间。保证患侧下肢的负重。必要时用白布和铝条制成的夹板帮助患者控制膝关节。

3）站立平衡训练：训练重心移动时的姿势调整。站立位抬头向上看，转身向后看，向各个方向伸手够取物体。增加难度的方法是站立位，向各个方向跨步接球，从地上拣起不同大小、质量的物体。

（7）行走训练：步行训练前，需要充分进行坐位平衡、立位平衡、四肢功能、肌群间的交替运动等训练。当达到独立站位平衡、患腿负重达体重的一半以上，并可向前迈步时才开始步行训练。

促进髋外展肌的活动，有助于改善臀中肌步态。可以在侧卧位下，训练髋关节外展，可以配合叩打刺激。也可以在站立位下，加强患侧负重训练，改善髋关节外展肌作用。单脚站立是更为有效的训练。

改善髋关节的外展运动功能，有利于纠正异常步态。可在侧卧位下，训练髋关节外展肌，配合叩打刺激。也可在站立位下，加强患侧负重训练，提高髋关节外展肌控制能力。单脚站立是更有效的训练。早期开始诱发，当出现主动外展运动后则进一步强化。方法是侧卧位下对抗重力强化外展肌，立位下患、健肢负重来加强外展肌训练。

提高重心转移及膝关节控制能力对步行也十分重要。方法是取立位，健腿在前，患腿在后，将重心在健腿与患腿之间移动。重心移向健腿时，患腿膝关节伸展。重心移向患腿时，患侧膝关节轻微屈曲。

足下垂是影响步行能力的另一个因素。可在患侧下肢负重情况下，进行踝关节背屈训练。

上、下肢的拮抗肌群间的交替运动水平训练，有助于提高步行质量。下肢伸肌协同运动模式占优势时，着重进行屈肌系列训练。可在坐位下训练屈膝肌群。随着屈膝肌群能力增强，训练伸膝，之后再反复进行屈、伸膝训练。也可在立位扶助下，反复训练患侧下肢屈膝及伸膝的运动。如果下肢屈肌协同运动占优势，则要充分训练伸肌活动。

骨盆水平移位及旋转训练是不可忽略的问题。患者完成困难时，治疗师可辅助完成。

训练行走时，治疗师可适当扶持患者，以免跌倒。治疗师发出口令如"左 - 右 - 左"来保证患者获得节奏感。步行能力提高后，增加步行的复杂性以提高实用性步行能力。

（8）上肢及手功能训练

1）上肢功能训练：上肢功能训练可在不同体位进行。方法有：①患者仰卧位，肩关节前屈

90°，训练向上伸上臂。治疗师在开始时可能需要帮助患者举起其上肢并帮助肩胛骨移动。待患者功能有一定进步后，可随着治疗师的指示训练小范围的肩关节活动，屈、伸、内收、外展，还可训练用手触摸额头，越过头触摸枕头。②患者坐位，臂向前伸，放于桌面上，训练向前伸肩关节和上举上肢。先在小范围内活动，逐渐增加活动范围。治疗师在必要时帮助患者保持肘关节伸展。③患者坐在治疗床上，肩关节外展，后伸，手平放在治疗床上，肘关节伸展，将体重移向患侧手。治疗师帮助患者保持肘关节伸直。④训练伸腕动作时患者取坐位，前臂放于桌上，中立位，训练抬起物体、伸腕、放下、屈腕、再放下，也可以通过伸腕来接触手背侧的物体。⑤训练旋后动作时患者取坐位，前臂放于桌上，中立位；手握小鼓锤，通过前臂旋前来敲击桌面。当患者手不能抓握时，也可以令患者前臂旋前使掌指关节接触桌面。

训练拇指对掌动作的方法是治疗师指导患者拇指外展，张开手去抓握杯子，注意令患者用拇指的指腹抓握，拇指向侧方移动去触碰物体，不要用屈腕来代偿。

2）手的训练：常用的方法有：①诱发抓握：治疗者被动牵张患侧腕关节于伸展位，然后让患者握紧手指，通过牵张后屈肌的反应与屈肌随意运动的共同作用来引出手指的不完全的屈曲。②训练伸腕：治疗者支托住前屈的患肢，用另一只手轻叩腕伸肌。治疗者托住外展90°的患肢，对患者掌或拳的近端施加阻力。轻拍腕伸肌时，让患者同时作紧握的动作。在患者伸腕握拳时将其肘引向伸展，松弛释放时将其肘引向屈曲等。③抓握的释放和手指的伸展：治疗者用一只手的拇指将患者患手拇指拉出，用其余四指压住患手大鱼际肌，同时被动将前臂旋后。用另一手轻拍患者手指伸侧以引起伸展反应，用手卷屈患者手指以牵张其伸肌，患者开始伸展。另一手仍保持拇指伸展状态下使患臂旋前，另一只手与患者患侧手指尖接触，准备利用 Souques 现象。治疗者站起，将患者患肢托于屈肩90°的可引起 Souques 现象的位置。从患侧指间关节向指尖擦蹭，进一步牵拉患指伸肌来强化伸指。

（9）抗痉挛训练

1）调整坐位姿势和坐位平衡能力：患者取坐位，治疗者在患者的后方用手扶持患者的胸骨下端，从可影响姿势张力和姿势模式的躯干中心部来调整全身姿势张力，也称为关键点控制。对上肢屈肌痉挛明显、下肢伸肌痉挛明显的患者，治疗者用双手夹住患者躯干，向下后方压胸骨下端，向前上方压背部第8胸椎，进行"∞"弧形运动后，可使骨盆后倾、肩胛带前突、下垂的上肢屈肌张力降低。按相反顺序操作则骨盆前倾，加侧方运动则骨盆侧倾。骨盆在前倾状态下胸廓扩大，胸大肌群及上肢屈肌群的痉挛最小。骨盆侧倾时，可使负重侧肩胛带下降。经过反复训练，下部躯干稳定性增强，上部躯干的自由性增大，使胸大肌群与上肢屈肌群的痉挛减轻。根据痉挛的分布及程度，改变关键点控制至上肢、下肢、肩胛带及骨盆带动。

减轻患侧足部痉挛要矫正解剖位置关系，并保持与地面的充分接触。治疗者用双手置于患者的患侧小腿的正面与背面，由远端关键点控制来减轻下肢伸肌的痉挛。将小腿三头肌的比目鱼肌、腓肠肌的肌腹向外侧分开，减少胫骨前肌过多的收缩。以足跟为负重点，减轻因接触足底皮肤引起的对支撑反应的敏感性，以及足跖屈肌群与足趾长屈肌的对牵张的敏感性。同时进行增强膝关节与髋关节的稳定性和控制能力训练。

2）提高下肢支撑能力的训练：在良好的坐位姿势下，治疗者进行关键点操作，诱导产生骨盆前倾运动，躯干的抗重力伸展运动，头部良好的翻正运动，髋关节的正常屈曲运动，促进将支撑面从坐骨移至双足底。患者适应双足支撑后，可减轻立位下下肢痉挛，有利于患者站起及行走。

3）抑制上肢痉挛：患者坐位，将手放在床面上，腕指背伸，用健手扶住患肘，帮其伸直，负重。步行时，患侧上肢置于身体后。

4）控制手痉挛：治疗师一只手握住患者的手，将拇指外展，另一只手固定患者肘关节，将患肢前臂旋后，停留数秒。

4. 作业治疗 脑卒中恢复的阶段不同，治疗的目标、方法有所不同，根据患者的病情和治疗变化情况进行调整。急性期主要是预防忽视患侧肢体而引起的身体模式的固定化，预防并发症，促进随意运动的恢复，将正确的运动模式作为一种运动感觉向患者输入，提高患者的中枢觉醒水平。恢复期是掌握患者功能状态，分析患者作业活动的过程，选择恰当的作业活动，改善功能水平和动作的实用性。维持期是帮助患者维持功能状态、日常生活活动能力，适应社会生活，提高生活质量。

作业治疗的内容要根据患者的情况，选择适宜的作业内容。如用斜面磨砂板训练上肢粗大的运动，用编织、剪纸等训练两手的协同操作，用垒积木、书写、拧螺丝、拾小物品等训练患手的精细活动等。

老年人作业治疗的重点是提高日常生活活动能力。治疗中要从基本动作训练逐步发展到各种日常生活中的应用动作训练。在肢体功能及躯干功能提高，尤其是平衡及移动能力增强后，更多地训练实际生活环境中的进食、洗漱与美容、穿脱衣、转移、如厕、入浴等活动，必要时采用辅助器具代偿措施或改变客观环境，以满足患者的需要。

5. 心理治疗 老年脑卒中患者常伴有心理障碍，心理治疗要在充分康复评定基础上进行，以便准确发现问题，对症处理。老年人常易发生"患者角色"习惯化。对这类患者要注意把医患关系建立在共同参与的医疗模式上，共同参加治疗方案的制定或让他们对方案提出意见。既让患者好好休息，又鼓励其进行适当活动；既要劝患者安心养病，又要鼓励他们为日后回归家庭或社会生活进行准备，使患者摆脱心理依赖，产生康复欲望，尽早达到心理上的康复。

6. 传统康复治疗 本文介绍的传统康复治疗主要指中医的康复治疗方法，包括针灸、推拿、中药和传统体育疗法等。大量实践证明，也是脑卒中康复治疗的有效方法之一。需要注意的是要与脑卒中康复的原理和规律相结合，达到事半功倍的作用。治疗方法详见本套教材《传统康复治疗学》。

（桑德春）

第二节　老年帕金森病康复

一、概述

（一）定义

帕金森病（Parkinson disease，PD）又名震颤麻痹（paralysis agitans）是一种中老年人常见的神经系统变性疾病，临床上以静止性震颤、运动迟缓、肌强直和姿势平衡障碍为主要特征。帕金森病属于中枢神经系统常见的慢性病，也是老年人最常见的锥体外系疾病。我国65岁以上人群患病率为1700/10万，随年龄增高，男性稍多于女性。

帕金森病的病理改变主要特征是含色素神经元变性、缺失，黑质致密部多巴胺能神经元最显著，蓝斑、中缝核等也可见类似改变。残留的神经元胞浆内出现嗜酸性包涵体，即路易小体。

（二）病因及发病机制

1. 病因

（1）衰老因素：帕金森病发病与年龄有关，40 岁以下仅占 10%，40~50 岁为 20%，50 岁以上是 70%，75 岁达到高峰。正常人随着年龄增长黑质中的多巴胺能神经元不断变性、丢失，多巴胺递质逐年减少。当黑质多巴胺能神经元丢失 50% 以上，纹状体多巴胺递质减少 80% 以上，临床才会出现帕金森病症状，提示衰老是帕金森病的促发因素。

（2）环境因素：流行病学调查显示，长期接触杀虫剂、除草剂或某些工业化学品等可能是帕金森病发病危险因素。吡啶类衍生物 1- 甲基 -4- 苯基 -1，2，3，6- 四氢吡啶，可诱发帕金森综合征，其病理、生化、临床及对多巴胺替代反应等特点与帕金森病极为相似。

（3）遗传因素：10%~15% 的患者有家族史，呈不完全外显的常染色体显性遗传或隐性遗传，绝大多数患者为散发性。

（4）多因素作用：目前普遍认为，帕金森病并非单一因素致病，可能多种因素参与、交互作用下发病。遗传因素使患病易感性增加，在环境因素、衰老共同作用下，通过氧化应激、线粒体功能紊乱、钙稳态失衡、兴奋性氨基酸毒性及细胞凋亡等机制引起黑质多巴胺能神经元变性、减少而发病。

2. 发病机制

帕金森病是由于脑黑质的多巴胺能神经元变性、丢失，使通过黑质纹状体束，作用于纹状体的神经递质多巴胺减少。正常情况下，多巴胺与乙酰胆碱处于拮抗平衡，这种平衡对基底核运动功能起着重要调节作用。当多巴胺减少，两者的平衡被打乱时，乙酰胆碱系统功能相对亢进。这种递质的失衡及皮质 - 基底核 - 丘脑 - 皮质环路紊乱，产生肌强直和运动迟缓等有关症状。中脑 - 边缘系统和中脑 - 皮质系统的多巴胺水平降低是智能减退、情感障碍等的发病基础。多巴胺递质降低的程度与患者的症状呈正相关。

（三）临床表现及功能障碍

帕金森病起病隐匿，进展缓慢。以静止性震颤、肌强直、运动迟缓、姿势障碍为主要症状，常始于一侧上肢，后累及同侧下肢，再波及对侧上、下肢。

1. 静止性震颤（static tremor）

常为本病的首发症状，典型震颤是"搓丸样"动作，震颤频率 4~6Hz。多始于一侧上肢远端，静止时出现或明显，随意运动时减轻或停止，精神紧张时加剧，入睡后消失。部分患者可合并姿势性震颤，少数患者尤其是高龄老人可不出现明震颤。

2. 肌强直（rigidity）

帕金森病的肌强直特点是伸肌和屈肌的张力同时增高。被动活动关节时呈现各方向均匀一致阻力增高，类似弯曲软铅管的感觉，故称为"铅管样强直"。如患者合并有震颤，可呈"齿轮样强直"。颈部、躯干、四肢强直可出现头部前倾、躯干俯屈、肘关节屈曲、腕关节伸直、前臂内收、髋和膝关节略弯曲的特殊姿势。

3. 运动迟缓（bradykinesia）

患者可表现多种动作的缓慢，随意动作减少，尤以开始动作时为甚，手指精细动作差，扣纽扣、穿衣等困难，严重影响患者的日常生活自理能力。累及表情肌出现面无表情，眨眼少，双眼凝视，呈"面具脸"。累及口、咽、腭肌，出现声音低沉，说话缓慢，并可出现书写字体越写越小，称"小写征"。

4. 姿势障碍（postural instability）

疾病早期表现为走路时患侧上肢摆臂幅度减小，下肢拖曳。随着病情进展，起立困难，步伐变慢、变小，启动和转弯步行障碍更明显。迈步时以极小的步伐前冲，越走越快，难以立即停止及拐弯，呈"慌张步态"。有时行走中全身僵硬，不能动弹，称"冻结"现象。

5. 其他症状　除上述运动症状外，还有非运动症状，如感觉障碍有麻木、疼痛、痉挛等；精神方面有抑郁、幻觉、认知障碍、淡漠等；自主神经症状有多汗、皮脂腺分泌多、便秘、体位性低血压、排尿障碍等。

（四）辅助检查

1. 脑脊液　常规检查正常，高香草酸（homovanillic acid，HVA）含量可减少。

2. 影像学　电子计算机断层扫描（computed tomography，CT）、磁共振成像（magnetic resonance imaging，MRI）无特征性改变。通过多巴胺转运蛋白功能显像可显示基底节含量减少。正电子发射断层扫描（positron emission tomography，PET）可显示纹状体局部葡萄糖代谢率降低。

（五）诊断及标准

帕金森病的诊断主要依靠病史、临床症状及体征，我国的诊断标准见表2-4。

表2-4　中国帕金森病诊断标准

标准	内容
诊断标准	1. 运动减少　启动随意运动的速度缓慢。疾病进展后，重复性动作的运动速度及幅度均降低（必备标准） 2. 至少存在下列1项特征　①肌肉僵直；②静止震颤4~6Hz；③姿势不稳（非原发性视觉、前庭、小脑及本体感受功能障碍造成）
支持标准 （必须具备3项或3项以上特征）	1. 单侧起病 2. 静止性震颤 3. 逐渐进展 4. 发病后多为持续性的不对称性受累 5. 对左旋多巴反应良好（70%~100%） 6. 左旋多巴导致的严重的异动症 7. 左旋多巴的治疗效果持续5年或5年以上 8. 临床病程10年或10年以上
排除标准（不应存在的情况）	1. 反复的脑卒中发病史，伴帕金森病特征的阶梯状进展 2. 反复的脑损伤史 3. 明确的脑炎史和（或）非药物所致的动眼危象 4. 在症状出现时，正在应用抗精神病药物和（或）多巴胺耗竭剂 5. 1个以上的亲属患病 6. CT扫描可见颅内肿瘤或交通性脑积水 7. 接触已知的神经毒素 8. 病情持续缓解或发展迅速 9. 用大剂量的左旋多巴无效（除非吸收障碍） 10. 发病3年后，仍是严格的单侧受累 11. 出现其他神经系统症状体征，如垂直凝视麻痹、共济失调，早期严重的自主神经受累，严重的痴呆，伴记忆力、言语和执行功能障碍，锥体束征阳性等

二、康复评定

（一）躯体功能评定

1. **肌力评定**　通常采用徒手肌力检查法（manual muscle testing，MMT）评定肌力。此法的优点是简便易行，无需特殊器械，可用于 0~5 级即各种肌力状态的检查，缺点是定量分级较粗略，难以排除测试者主观评定的误差。

2. **肌张力评定**　常采用改良的 Ashworth 量表法，也是国际通用的方法。

3. **关节活动范围评定**　关节活动范围（range of motion，ROM）检查分为主动活动范围检查及被动活动范围检查。进行关节活动范围检查时应两侧进行对比，一般先检查主动活动范围，后检查被动活动范围。

4. **平衡和协调功能评定**　平衡功能的评定方法有目测法和仪器测定法。前者简单、实用，后者评定准确。常用的评定量表是 Berg 平衡量表评定法。协调功能评定包括上肢协调试验和下肢协调试验。平衡和协调功能评定具体方法见本套教材《康复功能学》相关章节。

5. **步行能力评定**　通过步态分析评定步行能力。步态分析是利用力学的概念和已掌握的人体解剖、生理学知识对人体的行走功能状态进行对比分析的一种生物力学研究方法。分临床步态分析和仪器步态分析。前者不用专门的步态分析仪器，靠肉眼和临床上常用的工具如秒表、卷尺等进行分析。后者利用计算机、测力台、摄像机、肌电图检波器、气体代谢分析仪等，分析指标有时间 - 距离参数、运动学参数、动力学参数、肌肉的电活动、能量代谢参数等。帕金森病患者的步态短而急促，有阵发性加速，不能随意立停或转向，又称为前冲步态或慌张步态。

（二）言语功能评定

1. **主观听觉评定**　包括嗓音障碍指数（voice handicap index，VHI）和听感知评估量表，从主观方面对帕金森病患者言语特点进行评定，评分越高，嗓音质量越差。统一帕金森病综合评价量表（Unified Parkinson Disease Rating Scale，UPDRS-Ⅲ）运动部分的言语表达评分项也是较常用的评定方法。

2. **客观检测指标评定**　包括声学、空气动力学、生理学三方面。在声学参数中，使用最广泛的是声强，即单位时间内通过垂直于声波传播方向的单位面积的能量，帕金森病患者发声的声强较正常人低。在空气动力学参数中声门下压是声音产生和维持的一个重要因素，最长声音反映深吸气后最大发声能力，声门效率反映喉将声门下能量转化成声能的能力。生理学评定多利用动态喉镜、电声门图、喉肌电图等手段评估喉功能，描述帕金森病患者发声时呼吸生理特点。

（三）日常生活活动能力评定

日常生活活动能力评定常用 Barthel 指数（Barthel index，BI）和功能独立性评定（FIM）。

Barthel 指数评定法评定内容共 10 项，有进食、转移、用厕、洗澡、穿衣、控制大小便、平地行走、上下楼梯等。每项根据是否需要帮助或帮助程度分为 0 分、5 分、10 分、15 分四个等级，总分 100 分。

FIM 评定内容共 18 项，其中躯体功能 13 项、语言功能 2 项、社会功能 1 项、认知功能 2 项，采取 7 分制评分。FIM 评分最低为 18 分，最高为 126 分，根据评分情况，可作下面的分级：126 分为完全独立；108~125分为基本独立；90~107分为极轻微依赖或有条件的独立；72~89分为轻度依赖；54~71分为中度依赖；36~53分为重度依赖；19~35分为极重度依赖；18分为完全依赖。前两级可列为独立；最后3级可列为完全依赖；中间3级可列为有条件的依赖。

（四）综合评定

1. 韦氏帕金森病评定量表（Webster's Parkinson Disease Evaluation Form） 该量表对手动作、强直、姿势、行走时上肢摆动、步态、震颤、面容、坐位起立、言语、生活自理能力10个项目，采用4级3分制进行评分，0为正常，1为轻度，2为中度，3为重度。总分为各项累计加分，1~10分为轻度，11~20分为中度，21~30分为重度（表2-5）。

表2-5 韦氏帕金森病评定量表

临床表现	生活能力	评分
1. 手动作	无影响	0
	精细动作减慢，取物、系纽扣、书写不灵活	1
	动作中度缓慢，单侧或双侧动作中度障碍，书写明显受影响，有"小写征"	2
	动作严重减慢，不能书写，系纽扣、取物显著困难	3
2. 强直	未出现	0
	颈、肩部有强直，激发征阳性，单或双侧下肢有静止性强直	1
	颈、肩部中度强直，不服药时静止性强直	2
	颈、肩部严重强直，服药仍有静止性强直	3
3. 姿势	正常，头部前屈小于10cm	0
	脊柱开始出现强直，头前屈达12cm	1
	臀部开始屈曲，头前屈达15cm，双侧手上抬，但低于腰部	2
	头前屈大于15cm，单、双侧手上抬高于腰部，手显著屈曲，指关节伸直，膝开始屈曲	3
4. 行走时上肢摆动	双侧摆动自如	0
	一侧摆动幅度减小	1
	一侧不能摆动	2
	双侧不能摆动	3
5. 步态	跨步正常	0
	步幅44~75cm，转弯慢，分几步才能完成，一侧足跟开始重踏	1
	步幅15~30cm，两侧足跟开始重踏	2
	步幅小于7cm，出现顿挫步，靠足尖走路，转弯很慢	3
6. 震颤	未见	0
	震颤幅度小于2.5cm，见于静止时头部、肢体，行走或指鼻时手有震颤	1
	震颤幅度小于10cm，明显不固定，手仍能保持一定控制能力	2
	震颤幅度大于10cm，经常存在，醒时即有，不能自己进食和书写	3
7. 面容	表情丰富、无瞪眼	0
	表情有些刻板，口常闭，开始有焦虑、抑郁	1
	表情中度刻板，情绪动作时出现，激动阈值显著增高，流涎，口唇有时分开，张口大于0.6cm	2
	面具脸，口唇张开大于0.6cm，有严重流涎	3

续表

临床表现	生活能力	评分
8. 坐位起立	能自如地从椅子起立	0
	坐位起立动作慢	1
	起立时需要手辅助	2
	不能自坐位起立	3
9. 言语	清晰、易懂、响亮	0
	轻度嘶哑，音调平，音量可，能听懂	1
	中度嘶哑，单调，音量小，乏力纳吃，口吃不易懂	2
	重度嘶哑，音量小，纳吃，口吃严重，很难听懂	3
10. 生活自理能力	能完全自理	0
	能独立自理，但穿衣动作明显减慢	1
	能部分自理，需部分帮助	2
	完全依赖照顾，不能自己穿衣、进食、洗漱、起立、行走，只能卧位或坐轮椅	3

2. Yahr 分期评定法 Yahr 分期评定法是帕金森病程度分级评定法，是对功能障碍水平和能力障碍水平的综合评定（表 2-6）。

表 2-6　Yahr 分期评定法

分期	日常生活活动能力	分级	临床表现
一期	不需要帮助	Ⅰ级	仅一侧障碍，障碍不明显，相当于韦氏量表总评 0 分
		Ⅱ级	两侧肢体或躯干障碍，但无平衡障碍，相当于韦氏量表总评 1~9 分
二期	需部分帮助	Ⅲ级	出现姿势反射的早期症状，身体功能稍受限，仍能从事某种程度的工作，日常生活轻中度障碍，相当于韦氏量表总评 10~19 分
		Ⅳ级	病情全面发展，功能障碍严重，虽能勉强站立、行走，但日常生活活动有严重障碍，相当于韦氏量表总评 20~28 分
三期	需全面帮助	Ⅴ级	障碍严重，不能穿衣、进食、站立、行走，无人帮助则卧床或轮椅上生活，相当于韦氏量表总评 29~30 分

三、 康复治疗

（一）康复治疗总则

1. 康复目标

（1）控制和延缓病情发展。

（2）降低肌张力，减轻震颤。

（3）提高运动启动能力、运动速度、运动幅度，纠正异常姿势。

（4）提高平衡和协调能力。

（5）改善关节活动范围，防治关节挛缩及其他并发症、合并症。

（6）调整心理状态。

（7）提高日常生活活动能力。

（8）提高参与社会能力，改善生活质量。

2. 康复策略

（1）全面评估患者功能状况的基础上进行康复治疗。

（2）采取综合的治疗手段，在药物治疗的同时进行康复治疗。

（3）治疗循序渐进，注意运动量，避免过劳。

（4）训练时动作由易到难，及时反馈患者对动作的掌握情况。

（5）避免康复运动及继发损伤。

（6）增强患者和家属治疗信心，提高主动参与的意识。

（二）康复治疗方法

1. 药物和手术治疗

（1）药物治疗：药物治疗通过维持脑内多巴胺和乙酰胆碱两种递质的平衡，改善临床症状，常用药物有以下几种。

1）抗胆碱能药物：主要是通过抑制脑内乙酰胆碱的活性，相应提高多巴胺效应。抗胆碱能药物有苯海索、甲磺酸苯扎托品、丙环定、东莨菪碱等。其中，苯海索较常用，用法 1~2mg，3 次 / 日。主要适用于震颤明显且年龄较轻的患者。老年患者慎用，闭角型青光眼及前列腺肥大患者禁用。

2）复方左旋多巴：包括苄丝肼左旋多巴、卡比多巴左旋多巴，是最基本、有效的药物。外周的左旋多巴可通过血脑屏障，在脑内经多巴脱羧酶的脱羧转变为多巴胺，从而发挥替代治疗的作用。苄丝肼和卡比多巴是外周脱羧酶抑制剂，可减少左旋多巴在外周的脱羧，增加左旋多巴进入脑内的含量，减少其外周的副作用。治疗时应从小剂量开始，逐渐缓慢增加剂量直至获较满意疗效和不出现不良反应。餐前1小时或餐后1.5小时服药。老年患者可尽早使用。主要副作用有恶心、呕吐、低血压、波动、异动症和精神症状。活动性消化道溃疡者慎用，闭角型青光眼、精神病患者禁用。

3）金刚烷胺：可促进多巴胺在神经末梢的合成和释放，阻止其重吸收。对少动、僵直、震颤均有轻度改善作用，对异动症可能有效。用法 50~100mg，2~3 次 / 日。副作用少见，有不宁、神志模糊、踝部水肿。肾功能不全、癫痫、严重胃溃疡、肝病患者慎用。

4）多巴胺激动剂：可直接刺激多巴胺受体而发挥作用。常用的是非麦角类多巴胺激动剂，有普拉克索、罗匹尼罗、罗替戈汀和阿扑吗啡等。适用于早期帕金森病患者，也可与复方左旋多巴联用治疗中晚期患者。多巴胺激动剂均应从小剂量开始，逐渐加量。常见的副作用包括胃肠道症状、嗜睡、幻觉等。

5）单胺氧化酶 B 抑制剂：通过抑制脑内单胺氧化酶 B，阻止多巴胺的降解，增加多巴胺含量而达到治疗的目的。单胺氧化酶 B 抑制剂可单药治疗轻度症状的患者，也可辅助复方左旋多巴治疗中晚期患者。单胺氧化酶 B 抑制剂包括司来吉兰和雷沙吉兰。晚上使用易引起失眠，故建议早、中服用。胃溃疡者慎用，禁与 5- 羟色胺再摄取抑制剂合用。

6）儿茶酚 - 氧位 - 甲基转移酶抑制剂：通过抑制儿茶酚 - 氧位 - 甲基转移酶（catechol-o-methyltransferase，COMT）减少左旋多巴在外周的代谢，从而增加脑内左旋多巴的含量。COMT 抑制剂包括恩他卡朋和托卡朋，与复方左旋多巴合用，可增强后者疗效，改善波动症状。恩他卡朋需与左旋多巴同时服用才能发挥作用，每次 100~200mg。托卡朋每次 100mg，第一剂与复方左旋多巴同服，此后间隔 6 小时服用，可以单用，每日最大剂量 600mg。副作用有腹泻、头痛、多汗、口干、氨基转移酶升高、腹痛、尿色变黄等。托卡朋可能导致肝功能损害，需严密监测肝功能，尤其在用药前 3 个月。

（2）手术治疗：手术治疗要严格掌握适应证，长期药物治疗疗效明显减退，同时出现异动症者可考虑手术治疗。早期帕金森病患者，药物治疗效果好的患者不推荐手术治疗。手术治疗仅是改善症状，难以根治疾病，术后仍需减量药物治疗。手术方法主要是神经核毁损术和脑深部电刺激术。脑深部电刺激术损伤小、可控制性强、安全，可作为主要选择。

2. 物理因子治疗

（1）热疗：蜡疗、光浴等温热治疗有利于缓解肌强直。

（2）水疗：气泡浴、涡流浴及水中运动有利于改善肌强直。水中运动可以运用水的温度、浮力及治疗师的手法对改善帕金森病患者运动协调能力十分有利。

（3）重复经颅磁刺激疗法：重复经颅磁刺激疗法（repetitive transcranial magnetic stimulation，rTMS）主要是通过改变它的刺激频率，分别达到兴奋或抑制局部大脑皮质功能的目的，引起基底核区多巴胺释放增加，治疗帕金森病。该方法已广泛应用于帕金森病的治疗，并取得一定疗效。

3. 运动疗法

（1）松弛训练：松弛训练是缓解帕金森病肌紧张的重要手段。通常采用的是前庭刺激的方法。缓慢地来回摇动和有节奏的运动可使全身肌肉松弛。垫子上坐位进行缓慢有节奏的转动运动，摇动或转动椅子等，都可以达到肌肉放松，改善肌强直，提高运动能力的效果。本体感觉神经肌肉促进法（proprioceptive neuro-muscular facilitation，PNF），也是放松训练技术之一。从被动运动到主动运动，从小范围到全范围，进行节奏的运动。这种运动不仅对帕金森病患者的肌强直有松弛作用，也能克服因少动带来的不良效应。

最容易进行放松训练的体位是卧位。例如患者取仰卧位，双上肢交叉抱在胸前，双髋、膝关节屈曲，头、肩部与双下肢做反向运动，即头、肩部向右缓慢旋转，双下肢向左旋转，反之亦然。在上述体位基础上，双肩关节外展45º，屈肘90º，双上肢做内、外旋转反向运动。这样反复多次进行训练，可达到放松上下肢及躯干肌肉的作用。

（2）关节活动范围训练：关节活动范围训练应与其他训练配合进行。重点是扩大伸展肌肉活动范围，牵拉缩短的屈肌，以增加关节活动范围。通过进行关节活动范围训练，可以维持正常的肌张力，以牵张运动的方式缓解肌肉痉挛，也可以有效地防止软组织粘连，防止关节挛缩，同时还有促进肌肉运动的作用。关节活动范围训练涉及全身各个关节，包括头颈部、躯干、四肢关节。

（3）平衡功能训练：针对帕金森病患者的特点可做促进平衡反应训练，即训练患者受到外界刺激而致重心位置改变时，恢复原有稳定状态的能力。训练平衡反应的原则是在监护下，先将患者被动向各个方向移动到失衡或接近失衡的点上，然后让患者自行返回原位或平衡的位置上。训练可在肘支撑俯卧位、膝手位、跪位和站立位上进行，按患者能力确定。训练循序渐进，逐渐增加难度。训练中要注意从前面、后面、侧面或在对角线的方向上推或拉患者，让他达到或接近失衡点，以有效促进其反应能力。要密切监控以防意外，但不能把患者扶得过于稳定，否则患者很难作出相应的反应。一定要让患者有安全感，否则会因过于害怕及紧张而诱发全身肌肉痉挛。

站立位平衡训练方法是：双足分开 25~30cm 站立，向左右移动重心，并保持平衡。转体练习躯干和骨盆左右旋转，并使上肢随之进行大的摆动，对改善平衡姿势、缓解过高的肌张力有良好作用。

（4）姿势训练：主要纠正异常姿势，达到理想姿势。理想姿势是：由后面观，人体左右重量对称，不需要特殊的力量维持左右平衡；由侧面观，身体各环节的重心均在一条直线上，且身体重力线通过各关节轴。姿势的训练方法是不使肌肉紧张，保持身体正常的脊柱弯曲度，保持肌肉的可动性和柔韧性，增强体力和耐力。

帕金森病患者因肌肉僵直和少动等症状的出现，将来躯干和四肢的屈曲挛缩会越来越强，接下来会对步行产生较大影响。俯卧位的保持可以通过自身的体重对躯干和屈髋肌群进行牵张，可以起到姿势矫正的作用。立位时可利用姿势镜，让患者通过视觉进行自我矫正。因胸大肌的挛缩和胸廓的扩展受限，所以，可利用墙壁、肋木、体操棒等进行胸廓的牵张运动，以提高胸廓运动能力，矫正异常姿势。

（5）步行训练：主要是提高步幅、步速、重心转移、启动、停止、转身、躯干运动与上肢摆动相互交替、高跨步等能力训练。患者行走时，可在地板上做行走及转移线路标记，按指定线路行走，以提高行走控制能力。高跨步行走也是较重要的训练内容，可在前面放置 5~7.5cm 高的障碍物，跨越行走，避免小碎步。步行过程中，要求患者尽量挺胸、抬头，按口令进行有节奏的行走，行走中注意放松。手杖可帮助患者限制前冲步态及维持平衡。小碎步患者要穿防滑鞋，前冲步态患者避免穿有跟或坡跟的鞋，可穿平底鞋减缓前冲。

（6）运动体操

1）面肌体操：①皱眉运动；②用力睁闭眼；③交替鼓腮、凹腮；④反复露齿和吹哨动作；⑤舌尖分别向左、向右顶腮；⑥伸舌运动。

2）头颈部体操：①头向左、右侧斜各 4 次；②头向左、右转动各 4 次；③头前屈、后伸各 4 次，在前屈、后伸末停留 3~4 秒。

3）肩部体操：①肩尽量向耳朵方向耸起，然后尽量使两肩下垂，双肩交替进行各 4 次；②双肩同时尽量向耳朵方向耸起；③双肩向后，双肩胛骨尽量靠拢各 4 次。

4）躯干体操：①仰卧位，两膝关节分别屈向胸部持续数秒钟，然后双膝关节同时做这个动作；②仰卧位，双手抱住双膝，慢慢地将头伸向两膝关节；③仰卧位，将双手置于头下，保持一腿伸直，而另一腿交叉弯曲向身体的对侧，保持数秒钟后对侧下肢完成同样动作；④俯卧位，腹部伸展，腹部与骨盆紧贴床面，用手臂上撑维持 10 秒；⑤俯卧位，两臂和双腿同时高举离地维持 10 秒，然后放松；⑥站立位，双脚分开，双膝微曲，左上肢高举过头并缓缓向右侧弯曲保持数秒钟，然后右上肢完成同样动作；⑦站立位，手臂前伸，轻轻地向对侧交叉。

5）上肢体操：①双手指交叉，掌心向外，双上肢垂直举过头，掌心向上，来回 4 次；②双上肢左右交替屈伸，掌心向内，一侧上肢屈肘，另一侧上肢伸肘，交替进行各 8 次；③双上肢外侧平举至头顶，双掌相对，拍掌 4 次；④双手交替拍打对侧肩部 4 次；⑤双手交叉握拳，举手，左右伸腕。

6）手指体操：①将两手以手心放在桌面上，尽量使手指接触桌面，在桌面上手指分开和合并；②双手反复做对指动作；③双手反复做握拳和伸指动作。

7）下肢体操：①仰卧位，双膝屈曲，抬臀，放下，反复 10 次；②双下肢屈膝，下蹲，双手按膝站起 8 次；③站立位，左下肢向左跨一步，收回，之后右下肢做同样动作 8 次；④站立位，双下肢交替向前踢腿；⑤左下肢向前跨出一步，屈膝，右下肢后伸，足跟离地，双手按住左膝，伸膝，立起，复原，之后另一侧下肢重复这一动作。

4. 作业治疗 老年帕金森病的作业疗法要充分考虑老年帕金森病的特点，着重维持、改善现有的身体功能，提高日常生活活动能力。作业治疗介入时，首先要维持、改善患者的身体功能状态，在此基础上，加强日常生活活动能力训练，同时进行生活环境调整。

（1）功能训练：改善功能的训练主要是缓解肌强直、扩大关节活动范围、增加运动的协调性，特别是手功能训练。训练方法包括手法治疗、利用各种治疗器械的治疗、利用各种游戏用品、利用作业活动用具等，如砂板磨、滚筒、木钉盘、橡皮泥、手指功能训练器、各种球类、棋类、套圈、马赛克、编制、书法、绘画等。

对于合并有认知障碍的患者，进行功能训练时动作要简单，选用适宜的器具，集中训练时间不宜过长，每天要有相同训练内容，使患者能够进行反复记忆，直到患者能主动完成这一训练项目。集中时间不宜过长，一般在 20 分钟左右最为安全。

（2）日常生活活动的作业疗法：老年帕金森病的日常生活活动是作业治疗的主要任务，日常生活活动是患者每一天生活的主体，要根据患者的希望和要求安排训练项目。

1）基本日常生活活动能力训练：在防止患者的功能障碍加重和废用综合征的基础上，积极地进行维持、改善基本日常生活活动能力的训练。包括进食、转移、用厕、洗澡、穿衣、控制大小便、平地行走、上下楼梯等训练。

2）应用性日常生活活动能力训练：通过这部分训练，使患者更好地适应家庭和社会生活。包括做家务、购物、乘车、去医院、室外活动等训练。

3）环境的调整：环境的调整原则和目的是最大程度的发挥患者的能力，满足患者的生活。作业治疗师在此既要向患者提供环境的调整方案，又要教会患者利用环境。环境的调整首先是要考虑的是患者的安全问题。为了预防摔倒，需要在住宅内消除台阶，通道要宽敞明亮，地面上使用防滑垫，在墙上安装扶手等。对于有认知障碍的老人，生活中常用的空间与场所要使用各种色彩进行区分，有必要提供提示语言、文字或图片。

5. 言语障碍训练　帕金森病患者多有声音嘶哑、发音困难、讲话不清，应进行适当的发音练习，能提高音调、音量及说话的清晰度。常规言语治疗包括舌唇运动、发声、音量、韵律、语速、呼吸控制等方面的训练。可让患者在安静环境中，心情放松、闭目站立、发音尽量拉长、音量尽量放大，反复练习。可放声朗读报刊、小说等，多与别人交流，通过长期有效的交流谈话来保持言语功能。

6. 心理治疗　根据不同人格类型患者的心理障碍特点，采取的不同的心理治疗措施。

（1）对外向投射性心理反应的患者：应注意建立良好的医患关系，了解这类患者推诿于人的心理反应原因，主要在于患者自己失去了对疾病治疗的信心。所以在疏导患者，让其了解疾病知识的同时注意加以鼓励，当疾病部分症状好转时，应及时肯定成绩，增强患者的信心，告知患者家属要耐心、热情地照料，采取关心、同情态度可使矛盾缓解。

（2）对内向投射性心理反应的患者：对这类患者，家属的感情支持、医生的鼓励和继续治疗的保证是减轻或消除这类抑郁反应的最好措施。所以，对这类患者要多交往，投入更多的感情，使他们感到周围人的关心和支持，解除其压抑的心情，获得最好疗效。对病情较严重者可给予少量抗抑郁药。

7. 传统康复治疗　通过八段锦、太极拳等传统运动疗法养心、怡神、疏通经脉筋骨，促进气血运行，改善患者症状。通过推拿、按摩疗法减轻肌强直，缓解肢体痉挛。通过头针、体针针灸治疗达到缓解症状的目的。

（桑德春）

第三节　老年周围神经病康复

一、概述

（一）定义

1. 周围神经（peripheral nerve）　由神经节、神经丛、神经干和神经末梢组成，分脑神经、脊神经和内脏神经。周围神经还可根据分布的对象不同，分为躯体神经和内脏神经。躯体神经分布于体表、骨、关节和骨骼肌，内脏神经分布于内脏、心血管、平滑肌和腺体。除此之外，周围神经还可根据传递神经冲动的方向不同分为传入神经和传出神经。传入神经由周围向中枢传递神经冲动，产生感觉，又称为感觉神经，而传出神经由中枢向周围传递神经冲动，产生运动，又称为运动神经。

2. 周围神经病（peripheral neuropathy） 是指原发于周围神经系统的结构或功能损害的疾病。

3. 周围神经损伤（peripheral nerve injury） 是指周围神经丛、神经干或其分支受到外力作用而发生的损伤。周围神经疾病或损伤后可表现为运动障碍、感觉障碍、反射障碍和自主神经功能障碍等。

老年周围神经病损康复是针对老年人周围神经疾病或损伤导致的各种功能障碍，采取的康复治疗措施，帮助患者改善功能，提高生活能力，回归家庭和社会。

（二）病因及发病机制

1. 病因

（1）机械损伤：金属、刀、玻璃等造成的切割伤，骨折脱位所致的神经压迫伤和牵拉性损伤等。

（2）火器伤：弹片、爆炸物等造成的损伤。

（3）烧伤：电烧伤、放射性烧伤等所致损伤。

（4）医源性损伤：在外伤和疾病治疗过程中处理不当所引起的损伤，包括药物注射性神经损伤、手术误伤，闭合性骨折与关节脱位复位固定时处理不当的神经牵拉和压迫伤等。

（5）疾病：代谢性疾病、营养不良性疾病、结缔组织疾病、感染性疾病、中毒性疾病、缺血性疾病、肿瘤等均可引起周围神经损伤。

2. 发病机制 随着年龄增长，老年人外周神经系统也发生相应变化，表现为神经细胞树突变短或减少、周围神经节段性脱髓鞘、神经纤维变性、运动及感觉神经传导速度减慢，这些都是老年周围神经病损的发病基础。

周围神经病损后的变化有几种情况：①轴突连续性受到影响，但传导阻滞的改变是可逆的。因轴突的连续性存在，避免了顺行与逆行轴浆运输的中断，神经损伤的远端仍接受刺激，运动、感觉功能障碍可在数分钟到数月恢复。②轴突的连续性中断后，其远端的轴突出现典型的 Waller 变性（Wallerian degeneration），由于神经元与末梢器官分离，神经元发生相关的组织与生化变化。按其损伤程度不同可表现为受损神经干节段轻度缺血，神经束内水肿，神经内膜基质增生，胶原纤维增多，纤维瘢痕增生，神经束损伤断裂、回缩，神经束间神经与神经外膜出血，炎症反应和纤维化等。③神经干断离，两断端发生回缩，两断端有神经外膜和神经束膜的成纤维细胞增殖，以后形成瘢痕，阻止了轴突在断端的连接。

周围神经损伤后，若神经胞体不发生死亡，可出现再生反应。周围神经再生的活性在损伤后以近侧轴突断端神经轴突发芽开始，再生轴突将随着适宜的物理通道向远侧生长、延伸，以取代已变性的轴突部分，最终与靶器官形成功能突触。

（三）临床表现及功能障碍

1. 运动功能障碍 肌力减弱或消失，可出现弛缓性瘫痪，肌张力降低或消失，肌肉萎缩。

2. 感觉功能障碍 可表现为局部麻木、灼痛、刺痛、感觉减退、感觉消失、感觉过敏等。

3. 反射功能障碍 腱反射减弱或消失。

4. 自主神经功能障碍 局部皮肤光润，发红或发绀，无汗，少汗或多汗，指（趾）甲粗糙脆裂等。

5. 继发功能障碍 周围神经病损后，可出现关节挛缩、废用综合征等，导致继发功能障碍。

6. 继发性损伤 周围神经损伤后因感觉障碍和运动功能障碍，躲避外界刺激的能力下降，可造成新的创伤，如烫伤、烧伤等。

7. 心理障碍 可表现为焦虑、抑郁、躁狂等。

8. 日常生活活动能力障碍 周围神经病损所致的各种功能障碍，可影响患者在家庭和社区的生活，造成日常生活活动能力下降。

（四）辅助检查

老年周围神经病损的辅助检查主要是电生理的检查方法，包括直流感应电、强度-时间曲线、肌电图检查、神经传导速度测定、体感诱发电位等，详见本节康复评定部分。其他辅助检查包括病因学和疾病特征性实验室检查。

（五）诊断及标准

1. 病史 了解疾病和损伤的病史。

2. 症状、体征 根据运动功能障碍、感觉功能障碍、自主神经功能障碍、反射功能障碍及继发功能障碍等表现进行判断。

3. 辅助检查 根据神经电生理和其他实验室检查结果，提供诊断依据。

二、康复评定

（一）功能评定

1. 运动功能评定

（1）视诊：皮肤是否完整，肌肉有无肿胀和萎缩，肢体有无畸形，步态和姿势有无异常。

（2）肌围度：测量肢体周径。

（3）肌力：通过 MMT，评定肌肉力量。

（4）关节活动范围评定：测量关节活动范围，了解关节受限情况。

（5）运动功能恢复等级评定：由英国医学研究会提出，把神经损伤后的运动功能恢复分为 6 级（表 2-7）。

表 2-7　周围神经损伤后运动功能恢复评定表

恢复等级	评定标准
0 级（M0）	肌肉无收缩
1 级（M1）	近端肌肉可见收缩
2 级（M2）	近、远端肌肉均可见收缩
3 级（M3）	所有重要肌肉能抗阻力收缩
4 级（M4）	能进行所有运动，包括独立的或协同的运动
5 级（M5）	完成正常

2. 感觉功能评定

（1）感觉检查：包括触觉、痛觉、温度觉、压觉、两点辨别觉、皮肤定位觉、皮肤图形辨别觉、实体觉、位置觉、神经干叩击试验等。

（2）感觉功能恢复评定：对感觉功能的恢复情况，采用英国医学研究会的分级评定表进行评定（表 2-8）。

3. 反射检查 包括肱二头肌反射、肱三头肌反射、桡骨膜反射、膝反射、踝反射等。

4. 自主神经检查

（1）卧立试验：患者平卧位数 1 分钟脉搏，起立再数 1 分钟脉搏数，由卧位到立位脉搏增加 10~12 次为交感神经兴奋增强。

表 2-8 周围神经损伤后的感觉功能恢复评定表

恢复等级	评定标准
0 级（S0）	感觉无恢复
1 级（S1）	支配区皮肤深感觉恢复
2 级（S2）	支配区浅感觉和触觉部分恢复
3 级（S3）	皮肤痛觉和触觉恢复，且感觉过敏消失
4 级（S3+）	感觉达到 S3 水平外，两点辨别觉部分恢复
5 级（S4）	完全恢复

（2）体位变换试验：体位变换试验包括卧立反射试验和立卧反射试验。

（3）竖毛反射：将冰块置于患者颈后或腋窝，数秒钟后可见竖毛肌收缩，毛囊处隆起，根据竖毛反射障碍的部位来判断交感神经功能。

5. 电生理评定 电生理学检查对于周围神经病损具有重要的意义，可以帮助判断病损的部位、范围、性质、程度以及预后等。

（1）直流感应电：直流感应电可正确反映周围神经损伤的程度，通过间断直流电和感应电刺激神经、肌肉，根据兴奋阈值，收缩形态和极性反应来判断神经肌肉的功能状态，为确定治疗方案提供重要依据。

（2）强度 - 时间曲线：是一种测定神经肌肉兴奋性的电诊断方法，能比较精确、定量地测定组织的兴奋性。引起组织兴奋的电刺激，与电流强度及刺激时间均有关，用坐标表示，并连成线，即为强度 - 时间曲线，以此来判断肌肉为完全失神经支配、部分失神经支配及正常神经支配，并可反映神经有否再生。

（3）肌电图检查：可判断失神经的范围与程度以及神经再生的情况。周围神经完全损伤早期，其所支配肌肉可完全没有电位活动。2~4 周后，可出现失神经的纤颤电位和正向电位，由于神经损伤后的变性、坏死需经过一定时间，失神经表现往往在伤后 3 周左右才出现，故最好在伤后 3 周进行肌电图检查。神经再生后，纤颤电位和正向电位逐渐消失，出现新生电位。

（4）神经传导速度的测定：可以测定刺激所产生的神经传导动作电位波幅和末梢潜伏期，以末梢潜伏期除以刺激电极与记录电极之间的距离即可得出神经传导速度。异常表现为传导速度减慢和波幅降低，前者主要反映髓鞘损害，后者为轴索损害。

（5）体感诱发电位：对常规肌电图难以查出的病变可作出诊断。灵敏度高、定量估计病变、定位测定传导通路，重复性好。

6. 日常生活活动能力评定 老年周围神经病损患者会存在不同程度的日常生活活动能力障碍，

是康复治疗所要重点解决的问题，评定方法见本套教材《康复功能评定学》部分。

（二）周围神经损伤的分类

1. 根据解剖结构分类 按 Seddon 方法将周围神经损伤分为三类。

（1）神经失用（neurapraxia）：神经受伤轻微，不发生轴突变性，轴突的连续性存在，暂时失去神经传导功能。

（2）轴突断裂（axonotmesis）：神经损伤较重，轴突部分或完全断裂，损伤的远端发生 Waller 变性，但神经内膜完整，有完全恢复的可能。

（3）神经断裂（neurotmesis）：神经受损严重，神经干完全断离，神经失去连续性，瘢痕形成，神经功能难以恢复。

2. 根据损伤严重程度分类 根据 Sunderland 法将周围神经损伤分为五度。

（1）Ⅰ度：轴突的连续性存在，可有节段性脱髓鞘，轴突传导出现生理性阻断，可恢复。

（2）Ⅱ度：轴突与髓鞘受损，神经内膜组织未受损，可出现 Waller 变性。

（3）Ⅲ度：轴突、髓鞘、神经内膜受损，但神经束膜完整。

（4）Ⅳ度：轴突、神经内膜、神经束膜破坏，神经外膜尚完整，神经干的连续性靠神经外膜维持。

（5）Ⅴ度：神经束与神经外膜均断离，神经干完全破坏，失去其连续性。

三、康复治疗

（一）康复治疗总则

1. 康复目标

（1）消除炎症、水肿。

（2）提高肌力。

（3）恢复感觉功能。

（4）维持、改善关节活动范围。

（5）防治并发症及合并症。

（6）促进神经再生。

（7）提高日常生活活动能力及生活质量。

2. 康复策略

（1）寻找病因，进行针对性康复治疗。

（2）采取综合的康复治疗手段。

（3）积极防治并发症、合并症，避免继发功能障碍。

（4）劳逸结合，保证医疗安全。

（5）解决心理问题，提高患者主动治疗的意识。

（二）康复治疗方法

1. 药物和手术治疗

（1）药物治疗：包括针对原发疾病药物、神经营养药物和促进神经再生药物治疗。神经营养药物有维生素 B_1、维生素 B_{12}、腺苷三磷酸（adenosine triphosphate，ATP）、辅酶 A 等。促进神经再生的药物应用较多的是神经节苷脂和神经生长因子。

（2）手术治疗：对保守治疗无效或有手术适应证的患者，应尽早进行手术治疗。包括神经探查术、神经缝合术、神经松解术、神经移植术和肌腱移位术等。周围神经损伤术前应进行功能训练及理疗，尽量恢复关节活动范围，为手术及术后恢复创造良好的条件。术后可依据不同的手术，选择有针对性的康复治疗。

1）神经缝合术后：神经缝合术后局部外固定4~6周。在固定期间即应进行被固定关节周围肌肉的静力性收缩及对瘫痪或肌力减弱的肌肉进行电刺激。而固定部位以外的关节，尽可能做全关节范围内的主动或被动运动。未受损或不全瘫痪的肌肉则应进行主动收缩。局部固定去除后，进行被固定关节的关节活动范围训练，需要注意的是动作要轻柔，缓慢增加关节活动幅度，以防止过度牵拉缝合的神经。必要时可行关节功能牵引，但要注意关节活动范围的扩大速度不宜过快，同时还要加强所修复神经所支配肌肉的力量训练。

2）神经松解术后：神经松解术后应及早开始康复治疗。术后第二天即可进行缓慢而温柔的主动和被动运动，并利用各种物理因子治疗改善血液循环，减少瘢痕形成。创口基本愈合后，应重点进行肌力训练及改善关节活动范围的训练。

3）神经移植术后：术后需训练重新建立的神经移植后的运动模式。并可采用助力运动、肌电生物反馈等方法，反复进行功能训练活动，逐渐建立运动的协调性，恢复运动的协调功能。

4）肌腱移位术后：肌腱移位术前要加强待移位肌腱部位肌力训练，术后注意防止粘连。术后可通过物理因子和主动、被动活动，改善局部血液循环，防止瘢痕形成，并进行重建运动协调的训练。

2. 物理因子治疗

（1）电刺激疗法：可防治肌肉萎缩、促进周围神经损伤的恢复，应尽早进行电刺激治疗，同时配合肌肉主动和被动运动。

（2）温热疗法：早期应用短波、微波透热疗法，有利于消除炎症、加快水肿吸收，促进神经再生。蜡疗、热敷等，可改善局部血液循环、缓解疼痛、缓解粘连。需要注意的是，老年人对外周刺激不敏感，故温度要适宜，防止烫伤。治疗部位机体内有金属固定物时，应避免用温热疗法。

（3）激光疗法：氦-氖激光（10~20mw）或半导体激光（200~300mw）照射有消炎、促进神经再生的作用。照射部位为损伤部位或沿神经走向选取部位照射，每部位照射5~10分钟。

（4）水疗法：温水浸浴、气泡浴、旋涡浴等可以缓解肌肉紧张，促进局部循环，缓解粘连。水中运动，有利于防止肌肉挛缩、扩大关节活动范围、提高运动能力。

3. 运动疗法

（1）早期

1）肢体肿胀的处理：可抬高患肢、用弹力绷带包扎，做轻柔的向心性按摩及被动活动等。

2）保持功能位：利用体位摆放、矫形器、石膏托、夹板等方法将受累肢体各关节保持在功能位。

3）被动活动：受累肢体各关节全范围各轴向的被动运动，每天至少1~2次，以保持关节正常活动范围，防止挛缩畸形。被动活动时应注意：①只在无痛范围内进行；②在关节正常范围内进行；③运动速度要慢；④周围神经和肌腱缝合术后要在充分固定后进行。

4）主动活动：神经损伤程度较轻，肌力在2~3级以上，可进行主动运动。注意运动量要适宜，特别是在神经创伤、神经和肌腱缝合术后要控制运动量。

5）防止肌萎缩，增强肌力：肌力0~1级时，可采取按摩及被动运动等方法，防止失神经支配肌肉的萎缩。肌力1~2级时，可进行助力运动等。肌力3~4级时，采用主动运动，如渐进性抗阻肌力训练、等速肌力训练等，同时进行速度、耐力训练、协调性与平衡性的训练。耐力训练采用延长训练时间、增加肌肉收缩次数等方法。

（2）恢复期

1）肌力训练：根据实际情况来选择运动方法，肌力超过3级时，可进行抗阻练习，以争取肌力的最大恢复，但应注意运动量不宜过大，以免肌肉疲劳。同时也要注意速度、耐力、灵敏度、协调性与平衡性的训练。

2）促进感觉障碍的恢复：通过综合训练促进大脑对感觉的再学习及再认识。感觉过敏者，可采用脱敏疗法，选用不同质地不同材料的物体如棉球、毛巾、毛刷、米粒、沙子等刺激敏感区，刺激量宜逐渐加大，使之逐渐产生适应性和耐受力。感觉丧失者，在促进神经再生治疗的基础上，采用感觉重建的方法。而感觉重建的方法是让患者肢体触摸或抓捏各种不同大小、形状和质地的物品来进行反复训练。其原则是由大物体到小物体，由简单物体到复杂物体，由粗糙质地到纤细质地，由单一类物体到混合物体。感觉训练不宜过长，过频，以每天训练10~15分钟为宜。

3）日常生活活动能力训练：在进行上述训练的同时应注意日常生活活动能力训练，如洗漱、穿衣、取物、如厕、骑自行车、购物、去公园等，把训练内容转化为实用性训练。

4. 作业治疗　根据功能障碍的部位及程度、肌力和耐力的检测结果，进行有关的作业治疗。作业疗法的内容主要是通过作业活动达到治疗目的。作业活动内容的安排要充分考虑患者的兴趣、能力和所要达到的治疗目的。采用作业活动有马赛克、编织、打字、木工、雕刻、缝纫、刺绣、泥塑、修理仪器、泥塑、园艺等。治疗中不断增加训练的难度与时间，以增强肌肉的灵活性和耐力，同时要与日常生活活动能力训练相结合。治疗过程中注意防止由于感觉障碍而引起机械摩擦性损伤。

5. 心理治疗　老年周围神经病损的患者，常伴有各式各样的心理问题。担心损伤后不能恢复、就诊的经济负担、损伤产生的家庭和社会等方面的问题。可表现有焦虑、抑郁、躁狂等。可采用医学教育、心理咨询、集体治疗、患者示范等方式来消除或减轻患者的心理障碍，使其发挥主观能动性，积极地进行康复治疗。也可通过有兴趣的作业治疗来改善患者的心理状态。心理治疗要注意调动患者的主观能动性，积极地配合并主动参与康复治疗。

6. 传统康复治疗　主要指中医的治疗方法，包括针刺治疗、推拿治疗、中药治疗等。

（1）针刺治疗：根据患者损伤情况，局部选穴或循经取穴。目的是活血止痛，加强组织营养，消除炎症和水肿，减轻神经的损害，防止肌肉萎缩。

（2）推拿治疗：以祛瘀消肿、通经活络为原则，推拿按摩的主要作用是改善血液循环、防止关节和软组织粘连，预防和治疗肌肉萎缩。推拿的手法要轻柔，强力的按摩对软瘫的肌肉多有不利，长时间的按摩无利于肌肉萎缩的防治。推拿的选穴方法可参照针刺穴位，手法施以滚法、按法、揉法、搓法、擦法等。

（3）其他治疗：中药、艾灸、火罐等也有助于外周神经损伤的修复。

7. 康复护理

（1）体位护理：根据神经损伤的部位和性质给予良好肢位摆放、保持肢体功能位。

（2）康复延伸治疗：根据康复治疗组的意见，监督和指导患者在病房进行关节活动范围、肌力、感觉和日常生活活动能力等训练。

（3）并发症的预防及护理：预防关节挛缩、骨质疏松、烫伤、摔伤等继发性功能障碍和继发损伤的护理。加强周围循环障碍、肢体肿胀、疼痛的预防和护理等。

（4）健康宣教：在做心理治疗的同时要对患者进行健康宣教。教育患者不要用无感觉的部位去接触危险的物体，如运转中的机器、搬运重物。防止做饭、烧水、吸烟烫伤。对有感觉丧失的手、手指，应经常保持清洁、戴手套保护。若坐骨神经或腓总神经损伤，应保护足底，特别是在穿鞋时，要防止足的磨损。预防无感觉区发生压迫性溃疡，观察固定的夹板或石膏是否存在问题。遇有不适，应立即去就诊。通过这些方式，让患者保持良好心态应对疾病。

（三）常见周围神经损伤的康复治疗

1. 臂丛神经损伤康复

（1）临床表现：臂丛神经损伤较常见，上肢的过度牵拉、锁骨和第一肋骨骨折、肩关节脱位、锁骨上窝外伤、刀刺伤、颈部手术药物使用不当、放射等均可引起臂丛神经损伤。臂丛神经损伤可分为根性损伤、干性损伤、束性损伤和全臂丛损伤四类。

1）神经根损伤：可分为上臂丛神经损伤（C_5~C_7）和下臂丛神经损伤（C_8~T_1）。上臂丛神经损伤，主要表现为肩不能上举，肘不能屈曲，屈腕肌力减弱，上肢伸侧感觉大部分缺失。三角肌和肱二头肌萎缩，前臂旋前障碍，手指活动正常。下臂丛神经损伤主要表现为手功能障碍或丧失，手内部肌肉全部萎缩，有爪形手、扁平手畸形，前臂及手尺侧感觉缺失，可出现患侧 Horner 征。

2）神经干损伤：可分为神经上干（C_5~C_6）、中干（C_7）、和下干（C_8~T_1）损伤。上干损伤临床表现与上臂丛损伤相似。中干损伤短期内伸肌群肌力减弱外，可无明显的症状和体征。下干损伤表现与下臂丛损伤相似。

3）神经束损伤：外侧束损伤表现为肌皮、正中神经外侧根、胸前神经麻痹。内侧束损伤可出现尺、正中神经内侧根，胸前内侧神经麻痹。后束损伤出现肩胛下神经、胸背神经、腋神经、桡神经麻痹。

4）全臂丛神经损伤：可表现为整个上肢呈弛缓性麻痹，上肢各关节不能主动运动。上肢除了臂内侧尚有部分感觉外，其余全部丧失。上肢肌腱反射消失。肢体远端肿胀，可出现 Horner 综合征。

（2）康复治疗

1）消炎止痛：可采用短波、微波、红外线、激光照射、低中频电疗、磁疗、干扰电疗、电针、超声波、半导体激光等物理因子治疗，达到消炎、减轻水肿、止痛的目的。疼痛严重者可采取颈交感神经节封闭或臂丛神经封闭的方法。对顽固性疼痛可行手术治疗。

2）促进神经再生及修复：可选用神经生长因子、神经节苷脂、维生素 B_1、维生素 B_{12} 等神经营养药物，促进神经再生及修复。

3）感觉恢复训练：感觉过敏的可采取脱敏疗法，感觉丧失则需进行感觉重建训练。感觉训练方法让患者触摸不同材质、不同形状的物体，体会不同的感觉，逐渐提高其分辨能力。

4）提高肌力：肌力在 3 级以下时，可用神经肌肉电刺激和肌电生物反馈治疗提高肌肉力量。也可以通过被动活动、主动助力运动提高肌力、防治肌肉萎缩。肌力达 3 级以上时，可进行抗阻运动。对肌力难以提高的患者，可考虑行肌腱移位术、肌腱重建术等手术治疗，术后进行相应功能训练。

5）防治并发症：重点是防治软组织粘连和关节挛缩。方法有物理因子治疗、主动和被动关节活动范围训练和矫形器的使用等。

6）心理治疗：臂丛神经损伤后，对肢体功能影响大，严重影响患者的日常生活和社会活动能力，患者极其痛苦。因此，要注意患者心理状态的把握和调整，鼓励患者树立战胜疾病的信心，正确引导患者进行治疗。

2. 腋神经损伤康复

（1）临床表现：腋神经损伤的常见原因有肩关节骨折脱位、肱骨上端骨折、肩后部的撞击伤、腋杖使用不当等。临床表现为上肢外展困难、外旋无力、三角肌萎缩、三角肌区皮肤感觉障碍。

（2）康复治疗

1）提高肌力：通过主动运动、被动运动、抗阻外展运动、电刺激等提高肌力，特别是肩关节主动外展活动。

2）感觉恢复训练：主要是利用毛刷、冷热刺激等方法，提高损伤部位的感觉功能。

3）促进神经再生：利用神经肌肉电刺激、药物等促进神经再生。

4）防治并发症：预防和治疗肩关节内收及内旋挛缩，可用肩吊带防止肱骨头下方脱位。

3. 桡神经损伤康复

（1）临床表现：在上肢周围神经中，桡神经是较容易损伤的。损伤的原因有肱骨干骨折、腋杖压迫、桡骨颈骨折等。临床表现依据不同部位而不同。肘下损伤时，出现腕下垂，拇指及各手指下垂，拇指不能桡侧外展，不能伸直各掌指关节。肘上损伤时，除以上特征，还有肱桡肌萎缩。而损伤于腋部时，尚有肘关节不能伸直的症状。桡神经损伤可出现手背桡侧半皮肤感觉减退。

（2）康复治疗

1）早期治疗：康复治疗原则是消除炎症及水肿，防止肢体挛缩畸形，防止肌肉萎缩，促进神经再生。具体方法有：①患肢功能位的摆放：有水肿时将患肢抬高，保持良好肢体位置，必要时可用夹板或矫形器将患肢固定在功能位；②被动运动：损伤早期肢体麻痹后即应进行被动运动或按摩。但要注意麻痹肌不能过度伸展，不宜使肌肉过度疲劳；③物理因子治疗：可采用超短波、微波、水疗等方法止痛、改善局部血液循环及神经肌肉的营养状态。

2）恢复期治疗：康复治疗原则是防止肌肉萎缩，提高肌力，促进神经再生。具体方法有：①物理因子治疗：通过电刺激疗法、温热疗法、水疗等改善血液循环，提高肌肉收缩力。②作业疗法：通过作业活动增加关节活动范围、提高肌力的协调性和耐力。③矫形器的使用：损伤于上臂者，应采用外展支架，手部也可用外展矫形器，使指关节伸展、拇指外展。利用伸腕夹板预防腕关节伸腕挛缩。

4. 尺神经损伤康复

（1）临床表现：尺神经损伤的原因有颈肋、肱骨髁上骨折、肘关节脱位、腕部切割伤及肱骨尺神经沟处骨质增生等造成创伤性尺神经炎等。临床表现为环、小指掌指关节过伸、指间关节屈曲呈爪状畸形。不能在屈曲掌指关节的同时伸直指间关节。不能向尺侧屈腕及屈环小指远侧指关节。各手指不能内收外展，手指内收力量减弱。骨间肌及小鱼际肌群萎缩，小指与拇指对捏障碍。腕部损伤时，手掌面尺侧一指半皮肤感觉消失。肘部损伤时，尚有手背尺侧半皮肤感觉消失。

（2）康复治疗：康复治疗原则同桡神经损伤。可使用关节折曲板，保持掌指关节屈曲到45°，以防止第四、五指掌指关节过伸畸形。也可佩戴弹簧手夹板，使屈曲的手指处于伸展位，保证蚓状肌处于良好位置。重点训练的内容是手指分开、并拢和伸展运动；用手指夹物体，先夹较大较厚的物体，逐渐夹较薄的物体如扑克牌、纸张；训练手的精细动作，如第四、五指与拇指的对掌抓捏动作、球状抓握、圆柱状抓握与放松等。

5. 正中神经损伤康复

（1）临床表现：正中神经损伤的原因有肱骨髁上骨折、肘关节、锐器损伤、腕管综合征、月状骨脱位等。损伤于腕部时，拇指不能对掌及掌侧外展，大鱼际肌肉萎缩。损伤于肘部时，除以上特点，还有拇指食指不能屈曲，中指屈曲障碍，前臂屈肌萎缩。手掌面桡侧三指半皮肤感觉减退。正中神经损伤后可出现灼性神经痛。

（2）康复治疗

1）保持功能位：使用矫形器保持受累关节处于功能位。

2）支具下功能训练：使用对指长夹板以支撑腕关节，进行拮抗肌被动运动。如果为不全麻痹则使用对指短夹板进行手指的伸展及抓握练习。

3）提高肌力：肌力在3级以下时，应加强肌力训练。当手指肌力恢复到3级时，应指导患者多

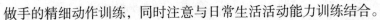

做手的精细动作训练，同时注意与日常生活活动能力训练结合。

4）感觉训练：由于正中神经损伤后不仅影响屈拇指、屈指及对掌功能，而且实体感丧失对手的功能有很大影响，恢复感觉功能十分重要。可以让患者触摸各种不同大小、形状、质地的物体，先在直视下完成，然后闭眼完成，使患者逐渐能辨认不同的物体。对感觉过敏，采用脱敏治疗，要求多使用敏感区，对敏感区进行自我按摩，用不同材质的物品刺激敏感区等。指导保护感觉障碍区，不要用患手去触摸危险的物体，防止发生烫伤、刺伤等。

6. 坐骨神经损伤康复

（1）临床表现：坐骨神经损伤的常见原因是椎间盘突出、脊椎骨折脱位、腰椎滑脱，其他原因有髋关节脱位、股骨干骨折、骶骨及髂骨骨折等。坐骨神经损伤可出现半腱肌、半膜肌、股二头肌、小腿后肌群肌肉瘫痪，足及足趾运动完全消失，呈"跨阈步态"。小腿外侧感觉障碍或出现疼痛，足底感觉丧失，跟腱反射消失。

（2）康复治疗

1）原发病损治疗：应及时处理上述原发病损。比如腰椎间盘突出的患者，在经过物理因子治疗、运动疗法、针灸、药物等保守治疗无效时，应采取手术治疗，并于术后进行系统康复训练。

2）神经营养治疗：通过神经肌肉功能电刺激、神经营养药等，加强神经营养，帮助神经恢复。

3）提高肌力：3级以下肌力可采用主动运动、电刺激、神经生物反馈的方法提高肌力。3级以上肌力可增加抗阻运动，同时进行提高肌肉耐力训练。

4）感觉训练：对有感觉异常的患者，可采取药物、物理因子、感觉训练等方法，综合地进行治疗。

5）止痛：综合应用中药、西药、物理因子等方法进行治疗，必要时进行封闭或手术治疗。

7. 腓总神经损伤康复

（1）临床表现：腓总神经损伤的原因有腓骨小头骨折、腓骨颈骨折、小腿石膏固定过紧、胫腓关节后脱位等。临床表现为足和足趾不能背伸，足不能外展，足下垂并转向内侧而成为马蹄内翻足，足趾亦下垂。小腿前外侧及足背面感觉减退。

（2）康复治疗：神经营养治疗、肌力训练、感觉训练等方法同坐骨神经损伤康复。此外，应注意以下两点：

1）手术：对神经断裂者，应尽早手术缝合。对神经损伤后不能恢复者，可行肌腱移植术。

2）矫形器的使用：可使用支具使踝关节保持于90º，防止足内翻。同时做踝背伸及足趾伸展的运动训练，以提高疗效。

（桑德春）

第四节　特发性正常压力脑积水康复

一、概述

（一）定义

正常压力脑积水（normal pressure hydrocephalus，NPH）是指成人发病以步态/平衡障碍、认知障碍和尿失禁三联征为典型表现的临床综合征，影像学检查具有脑室扩大，腰穿脑脊液（cerebrospinal fluid，CSF）压力测定在 70~200mmH₂O。

根据有无具体发病原因分为继发性正常压力脑积水（secondary NPH，sNPH）和特发性正常压力脑积水（idiopathic NPH，iNPH），如无特指，本文重点叙述 iNPH。

sNPH 是神经外科常见疾病。iNPH 通常不受重视，容易被忽略，但其影响的人群大多是 60 岁以上的老年人，是引起老年人运动障碍的重要疾病。研究显示日本 61 岁以上人群 iNPH 患病率约为 1.1%。德国及挪威的资料显示年发病率分别为 1.36/10 万人及 5.5/10 万人。我国暂缺乏 iNPH 流行病学资料，据估计与日本相当。随着老龄人口的增长，iNPH 病例必将进一步增加。

（二）病因和发病机制

sNPH 发病年龄不限，可继发于蛛网膜下腔出血、脑出血、脑外伤、脑膜炎、脑肿瘤等疾病。iNPH 病因不明，一般发生于老年人，有研究认为年龄增长、高血压病、糖尿病及遗传等因素可能是 iNPH 的危险因素。至今，iNPH 的确切病理生理机制尚不明确。其中主要理论有整体流动理论、流体动力学理论，颅内静脉系统顺应性降低，CSF 搏动性减弱和蛛网膜颗粒功能受损，从而影响了 CSF 的流动和吸收，脑室扩大，相应脑室旁白质间质水肿，脑血流减少，代谢障碍而产生临床症状。

（三）临床表现及功能障碍

认知障碍、步态障碍、尿失禁三联征是 iNPH 患者的典型临床表现。

1. **认知障碍** iNPH 的认知障碍属于神经心理损伤的一部分，涉及认知、情绪情感、精神行为各个方面。临床表现为精神活动迟钝和无欲望，思维、言语、计算力障碍出现相对较晚，记忆定向障碍也常见，有时可达到精神病的程度。言语动作减少、缄默、嗜睡和昏睡状态偶也可见。上述症状多为进行性，也可有波动。有时表现为焦虑、抑郁和兴奋攻击行为，偶见幻觉、妄想。

2. **步态障碍** 轻者为步态缓慢、直线行走困难，摇摆不定、步高步长步速降低、双脚间距增宽、起步和转弯障碍，前冲，常被描述为碎步、磁性步态、黏性步态等，但行走时摆臂功能正常；严重者不能自己行走和站立。患者频繁跌倒，逐渐出现步基增宽，步态拖拉，肢体僵硬、动作缓慢，下肢出现痉挛步态。当病情发展达高峰时，步态失调和运动功能低下十分严重，以致所有的自主活动受到限制，瘫痪在床。iNPH 患者行走功能障碍不仅干扰患者行走的质和量，也给患者的心理上造成很大的压力和负面影响，使得跌倒的风险贯穿于疾病全过程。

3. **尿失禁** iNPH 的膀胱功能障碍属于神经源性，并伴有逼尿肌功能过度活跃，通常发生在精神和步态障碍之后，随着病情恶化，症状持久。早期表现为无法用泌尿系统疾病解释的尿频、尿急、夜尿增多，后期表现为尿失禁，更严重者大便失禁，生活质量低下。

此外，头晕、头胀、嗜睡、乏力、精神改变、性格改变、吞咽功能下降等均较常见，在部分患者为主要症状。这些症状导致临床上 iNPH 极易被忽视或误认为其他疾病如阿尔茨海默病、帕金森病、脑白质病、血管性痴呆、脑梗、腰椎病、骨关节病等。

（四）实验室检查与影像学检查

1. **实验室检查** iNPH 患者的 CSF 常规及生化指标通常为正常范围，部分患者的蛋白定量指标可增高。有部分研究指出，Tau 蛋白、神经丝轻链蛋白等标记物可用于 iNPH 的诊断及鉴别诊断，但有待于进一步研究。

2. **影像学检查** 头颅 CT、MRI 等影像学表现为脑室扩大，Evans 指数（侧脑室前角最大距离与同一层面最大颅腔内径之比）>0.3，胼胝角改变，出现不成比例蛛网膜下腔扩大性脑积水（disproportionately enlarged subarachnoid space hydrocephalus，DESH）（图 2-2）。另外有弥散张量成像（diffusion tensor imaging，DTI）、相位对比磁共振成像（phase contrast MRI，PC-MRI）等监测指标。

（五）诊断及标准

根据患者详细的病史、典型的症状体征及影像学检查，诊断 iNPH 并不困难，但具有典型症状的患者病情往往较重，应提高早期诊断的可能。吸收 2005 年版美国 iNPH 指南、2012 年版日本 iNPH 指南等诊治经验，在 2016 年中国特发性正常压力脑积水诊治专家共识发表，并较为详细地列出了诊断级别（临床可疑、临床诊断、临床确诊）的标准。

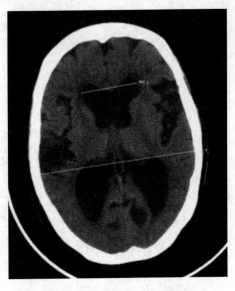

图 2-2　iNPH CT 平扫表现

1. **临床可疑**　①成人起病并逐渐加重，症状可波动性加重或缓解；临床上有典型步态障碍、认知障碍和尿失禁三联征表现中的至少 1 种症状；②影像学提示脑室增大（Evans 指数 >0.3），并且无其他引起脑室增大的病因存在；脑室周围低密度（CT）或高信号（MRI 的 T_2 加权像）征象；冠状位影像显示"DESH"征；③腰椎穿刺（侧卧位）或脑室内颅内压（intracranial pressure，ICP）监测证实 ICP≤200mmH$_2$O；④排除可能引起上述临床表现的其他神经系统和非神经系统疾患存在。

2. **临床诊断**　①符合临床可疑 iNPH 的诊断标准；②同时符合下列标准之一者：脑脊液放液试验测试后症状改善；脑脊液持续引流测试后症状改善。

3. **临床确诊**　临床可疑或者临床诊断患者，经过脑脊液分流手术外科干预后疗效明显改善的患者为确诊。

4. **诊断试验**　因操作安全、简便、创伤小而被广泛使用的是脑脊液腰穿放液试验（tap test），它是指通过腰椎穿刺测压，释放 30ml 的脑脊液（当脑脊液释放不足时则放液至终压 0 为止），观察三联征等临床症状有无改善的一种方法，是诊断 iNPH 的有效方法，也是确定手术候选病例的关键步骤。放液试验阳性者可选择分流手术治疗，该试验阳性预测值很高。

二、　康复评定

iNPH 患者步态、认知及排尿功能障碍的康复评定十分重要，尤其是腰穿放液试验前后的康复评定对于疾病诊断及治疗方式的选择具有决定性的作用。

（一）认知功能与精神心理评定

推荐使用简易智能精神状态量表（MMSE）、蒙特利尔认知评估（Montreal cognitive assessment，MoCA）量表、韦氏记忆量表（Wechsler Memory Scale，WMS）进行认知功能障碍的评估。其中，MMSE 简单便捷，应用更为广泛，但 MoCA 更加强调对执行功能和注意力方面认知功能的评估，可能有助于发现轻度认知功能障碍。

此外，iNPH 患者常伴有抑郁和焦虑的状态。对患者评估过程中，先观察患者的状态，交流中注意患者措辞，同时可通过心理评定量表进行评估。评定量表汉密尔顿抑郁量表（HAMD）、汉密尔顿焦虑量表（HAMA）、抑郁自评量表（Self-rating Depression Scale，SDS）及焦虑自评量表（Self-rating Anxiety Scale，SAS）。参考本套教材《康复功能评定学》。

（二）步态功能评定

iNPH 的步态障碍轻者表现为步态缓慢、直线行走困难，严重者不能自己行走和站立。患者频繁跌倒，逐渐出现步基增宽，步态拖拉，肢体僵硬、动作缓慢，下肢出现痉挛步态。临床上对步态评估常采用步态分析，对人体行走功能状态进行客观的定性和（或）定量分析。评估方法包括目测分析法、量表法、三维步态分析。

1. **目测法**　一般采用自然步态的步态观察，参考第六章第一节。

2. **量表法**　Hoffer 步行能力分级、Nelson 步行功能评定、功能独立性测量（FIM）、Tinnetti 活动能力量表（Tinnetti's Performance-oriented Assessment of Mobility）以及"站起 - 走"计时测试（the timed "Up & Go" test）等评估 iNPH 的步态障碍。其中脑脊液引流或术后，"站起 - 走"计时测试的折返行走改善 10% 以上为阳性。

3. **三维步态分析**　参考第六章第一节。

（三）平衡功能评估

iNPH 的主要平衡功能障碍表现为共济失调，但没有小脑共济失调，其评估方法主要包括：

1. **体格检查**　①指鼻试验：嘱患者先伸直上肢，然后以其食指触自己的鼻尖。试验时，先睁眼、后闭眼做此动作，若某侧肢体动作缓慢笨拙，手指活动时发生摇摆或颤动，且不能准确地指触到鼻尖上，为阳性。②轮替运动试验：嘱患者两手做快速翻转运动，若某侧肢体动作缓慢笨拙，为试验阳性。③跟 - 膝 - 胫试验：患者仰卧，嘱其抬高一侧下肢，以足跟置于对侧下肢膝盖上，再沿胫骨前方向下滑动，若足跟不能准确地置于膝盖上，亦不能直线地沿胫骨向下滑动，为试验阳性。④描图试验：检查时患者仰卧，嘱其以足在空间中描画三角形、圆形或正方形等图形，若不能完成此项运动者，为试验阳性。⑤闭目难立征实验：嘱患者立正，两足并拢，双手向前平伸，于其睁眼和闭眼时，注意观察其有无摇摆或倾倒趋势。若闭眼时有摇摆或倾倒现象者，为试验阳性。

2. **观察法**　观察患者的日常动作，如吃饭、穿衣或脱衣、解纽扣、拿东西、站立、行走等动作时肢体运动是否准确协调。观察中一般要观察下面三方面的平衡状况：①静态平衡（static balance）是指身体不动时维持身体于某种姿势的能力，如坐、站立、单腿站立、倒立、站在平衡木上维持不动；②动态平衡（dynamic balance）是指运动过程中调整和控制身体姿势稳定性的能力，动态平衡从另外一个角度反映了人体随意运动控制的水平，坐或站着进行各种作业活动，站起和坐下、行走等动作都需要具备动态平衡能力；③反应性平衡（reactive balance）当身体受到外力干扰而使平衡受到威胁时，人体作出保护性调整反应以维持或建立新的平衡，如保护性伸展反应、迈步反应等。

3. **量表法**　虽然属于主观评定，但由于不需要专门的设备，评定简单，应用方便，临床仍普遍使用。信度和效度较好的量表主要有 Berg 平衡量表（Berg Balance Scale，BBS）。

4. **平衡测试仪评估**　包括静态平衡仪和动态平衡仪评估。平衡测试仪能精确测量人体重心位置、移动的面积和形态，评定平衡功能障碍或病变的部位和程度，其结果可以保存，不仅可以定量评定平衡功能，还可以明确平衡功能损害的程度和类型，有助于制定临床治疗和康复措施，评价临床治疗和康复效果，同时，平衡测试仪本身也可以用作平衡训练，因此，临床应用范围广泛。

（四）排尿功能障碍评定

推荐使用排尿日记来评估患者的膀胱刺激症状，患者 / 照料者可通过记录排尿频率、急迫性尿失禁和实际尿失禁发作次数来评估患者的膀胱症状。可通过国际尿失禁咨询委员会尿失禁问卷表来询问患者及照料者，根据严重程度和发生频率进行评分。尿流动力学检查可为排尿功能障碍的诊断、治疗方法的选择及疗效评定提供客观的依据，常用的指标有尿流率、膀胱压力容积、尿道压力分布、括约肌功能等。

（五）吞咽功能评估

因 iNPH 常出现吞咽功能障碍，因此行吞咽评估至关重要。主要有误吸病史询问；洼田饮水试验、反复唾液吞咽试验；吞咽造影检查、电视内镜吞咽功能检查、超声检查和放射性核素扫描检查等。参考本套教材《语言治疗学》。

（六）日常生活活动能力评定

iNPH 患者特征之一为尿失禁，其日常生活活动能力尤为重要。日常生活能力评定常用 Barthel 指数评估日常生活活动情况。

（七）社会参与能力评定

进行社会参与能力的评估十分重要，可采用 ICF、社会功能活动问卷、生存质量评定等。ICF 从功能、残疾和健康的角度评估身体功能、身体结构、活动与参与、环境因素以及个人因素。ICF 中活动指个体执行一项任务或行动，活动受限指个体整体水平的功能障碍（如学习和应用知识的能力、完成一半任务和要求的能力、交流的能力、个体的活动能力、生活自理能力等）。ICF 中参与是指个体参与他人相关的社会活动（家庭、人际交往、教育、工作就业等主要生活领域，参与社会、社区和公民生活的能力等），参与限制指个体的社会功能障碍。

（八）照料者负担量表

Zarit 照料者负担量表（Zarit Caregiver Burden Interview，ZBI）可以较为全面的评估 iNPH 患者照料者的情感、社会、身体及经济方面造成的影响。

（九）临床系统评分

临床系统评分建议采用日本学者应用的 iNPH 评分量表（表 2-9）。

表 2-9　iNPH 分级评分系统

分级	定义
认知功能障碍	
0	正常
1	主诉记忆力下降、注意力分散，但客观检查无记忆及注意力损害
2	记忆力下降、注意力分散，但是无时间空间的定向障碍
3	存在时间空间的定向力障碍，但是可以交流
4	定向力障碍或者完全不能交流

分级	定义
步态障碍	
0	正常
1	主诉头晕或行走困难
2	步态不稳，但可以独立行走
3	借助辅助下行走
4	不能行走
排尿功能障碍	
0	正常
1	尿频或尿急
2	偶发尿失禁（1~3 次 / 周或以上，但 <1 次 / 天）
3	频发尿失禁（1 次 / 天或者多次）
4	膀胱功能几乎或者完全丧失

三、康复治疗

（一）康复治疗总则

1. **康复目标**　康复的目标在于预防并发症，减少后遗症，促进运动功能恢复，预防关节挛缩与肢体畸形。

2. **康复策略**　通过脑脊液分流手术治疗，改善患者的病情。同时辅以步态、平衡、认知训练改善患者的预后以及后遗症，膀胱功能训练提高患者的生活质量以及社会参与能力。

（二）康复治疗方法

1. **手术治疗**　脑脊液分流手术是治疗 iNPH 唯一有效的方法，故一旦诊断为 iNPH，经充分评估，排除禁忌证，可尽早手术治疗。早期手术可明显改善患者病情及预后，晚期手术亦可取得良好效果。

手术方式选择主要包括脑室 - 腹腔分流术（ventriculo-peritoneal shunt，VPS）、脑室 - 心房分流术（ventriculo-atrial shunt，VAS）、腰大池 - 腹腔分流术（lumbo-peritoneal shunt，LPS）及内镜下第三脑室造瘘术（endoscopic third ventriculostomy，ETV）等。以前有部分患者使用 VAS，但因其可造成感染、胸腔积液、肺动脉高压等严重并发症，目前已很少应用。有研究报道 ETV 治疗有效，但更多的研究表明其可能无效，故目前日本指南中不作为推荐的手术方式。VPS 技术成熟，操作简便，目前是西方国家 iNPH 的主要治疗方法。VPS 的缺点是行脑室穿刺时需要在脑部操作，有引起脑出血和癫痫的风险。

20 世纪 70 年代 LPS 技术从美国进入日本并获得改进，近年来在日本运用逐渐增多。LPS 的优点主要是操作简便，使用先进的抗磁阀门可以控制脑脊液流速，而且手术过程可以完全在颅外进行，可以最大限度地减少脑出血、癫痫的颅脑手术的并发症，易于被老年人接受。2011 年开始，在日本接受 LPS 治疗的 iNPH 患者超过了 VPS，充分体现了 LPS 的优势。中国也有部分大医院开展了 LPS 手术，近两年，复旦大学附属华东医院神经外科应用 LPS 治疗了百余例 NPH 患者，获得了良好的效果。随着接受 LPS 的医生和患者越来越多，对于 LPS 应该进行严格的禁忌证把握，如颅内占位性病变、脑脊髓蛛网膜炎、颅颈交界处的异常如 Chiari 畸形或严重狭窄的椎管。每种手术方法都有其适应证，在进行手术之前应尽量告知患者各种手术方法的风险和益处。

2. 运动疗法 主要针对患者因共济失调导致的步态及平衡功能障碍，如：①改善患者运动的姿势基础，增强近端稳性，改善平衡调节，使患者学会小范围的运动；②改善主动肌、协同肌、对抗肌的协同，使患者的运动变得平稳和流畅；③在抗重力的位置上，让患者体验有目的的抗重力运动；④改善视固定和眼、手协调，使患者能利用视觉帮助稳定；⑤在患者的运动中，引入旋转的成分，减轻患者因害怕失调而不自主地或自主地对其运动的限制；⑥训练患者恢复正常的中线感和垂直感，以使他们在运动中有返回中线的参考点。

3. 认知功能与精神心理训练 记忆训练可以集中在重新训练和改善患者的代偿技能上。代偿技能可以是内部的或外部的，在教这些代偿技能之前，应先教患者用策略来组织和处理信息，这要比重复练习更具有功能促进的作用。根据患者注意力的水平，控制治疗环境对患者注意力的影响。具体参考第六章第二节。

精神心理训练是指训练患者心理活动、言语交流、日常生活、职业活动和社会活动等方面的内容。根据病情发展的不同阶段，向患者及家属耐心说明当前病情及应主动配合的事项。鼓励患者参加力所能及的家庭、社会活动，根据自己的爱好进行体育活动，积极参加娱乐活动，增加对生活的兴趣。

4. 膀胱功能训练 包括括约肌控制训练、排尿反射训练、手法排尿试验、水出入管理制度、定时排尿、提示性排尿、盆底肌功能训练及生物反馈等。开始训练时，必须加强膀胱残余尿量的监测，避免发生尿潴留；避免由于膀胱过度充盈或者手法加压过分，导致尿液反流到肾脏；膀胱反射出现需要一定的时间积累，因此训练时注意循序渐进。参考第六章第八节。

5. 药物治疗 具体发病机制至今尚未明确，西药等药物治疗并不能根本上解除病症。祖国医药积累了一定的经验，中药方如：熟地黄、茯苓、山药、当归、白术、人参、甘草、泽泻、牡丹皮、牵牛子、商陆、防风、川芎、牛膝、山茱萸、僵蚕、钩藤、钟乳粉、半夏、陈皮等。

6. 针灸治疗 针灸治疗脑积水有一定疗效，如百会透四神聪、风府透哑门、三焦俞透肾俞、三阴交透复溜、肾俞透气海、水分透中极、水分透气海、阴陵泉透三阴交、足三里透阴陵泉等。配穴：大椎、曲池、足三里等。

（郑洁皎）

第三章
老年运动系统常见疾病康复

第一节　老年骨折后康复

一、概述

（一）定义

1. **骨折（fracture）**　是指骨或骨小梁的完整性和连续性中断。

2. **老年骨折**　可以特定理解为老人在骨质疏松的基础上，在轻微外力作用下发生的脊柱或四肢的骨折。

（二）病因及发病机制

1. **病因**　骨折可由创伤和骨骼疾病所致，后者如脊髓炎、骨肿瘤所致骨质破坏，受到轻微外力即可发生的骨折，称为病理性骨折。由外力所致的骨折，称为创伤性骨折。根据外力类型分为三类：①直接暴力：是指暴力直接作用使受伤部位发生骨折，常伴有不同程度的软组织损伤。如小腿受到撞击，于撞击处发生胫腓骨骨干骨折。②间接暴力：暴力通过传导、杠杆、旋转和肌收缩使得肢体受力部位的远处发生骨折。如跌倒时以手掌撑地，依其上肢与地面的角度不同，暴力向上传导，可致桡骨远端骨折或肱骨髁上骨折；骤然跪倒时，股四头肌猛烈收缩，可致髌骨骨折。③疲劳性骨折：也可称为应力性骨折，指长期、反复、轻微的直接或间接外力可致使肢体某一特定部位骨折，如远距离步行致第 2、3 跖骨及腓骨下 1/3 骨干骨折。

老年人骨折的常见和重要原因是骨质疏松。不同地区的环境不同，其生活方式和饮食习惯不同，骨质疏松引起的骨折发病率也不同。流行病学调查显示我国 60~98 岁的老年人骨折的发病率为 15 572/10 万，发病率较高的桡骨远端为 3441/10 万，髋部骨折为 2490/10 万，脊柱骨折为 1260/10 万。美国白人髋部骨折的发病率为 748/10 万，65 岁以上的老年人每增加 5 岁，骨折的危险性增加 1 倍。美国股骨颈骨折的年发病率，50~64 岁为 2%，68~74 岁为 5%，75 岁以上 10%。女性 50 岁以后骨折的发生率明显上升，峰值期为 70~79 岁；男性 60 岁以后骨折危险性升高，峰值期为 80 岁以上。

除了骨质疏松外，老年人肌肉萎缩，肌肉力量及身体平衡力量下降，关节僵硬，行动迟缓，应变能力差导致损伤的机会增加。损伤最常见的外在因素有跌倒、撞击，内在因素有帕金森病、老年性痴呆等。

2. **发病机制**　骨骼生长发育完成后仍在不断进行骨的吸收和再生，年轻人这两个过程处于动态平衡中，中年后这种平衡逐渐被打破，出现骨的吸收大于骨的生成，当这种负平衡发展到一定程度，则表现为骨皮质变薄，骨小梁减少变细，最终导致单位容积内骨的量减少，使骨的脆性增加，而易发生骨折，这种骨折被称为脆性骨折。世界卫生组织将骨密度低于正常年轻人平均值 2.5 个标准差定义为骨质疏松，它可以用来预测骨折风险。国际骨质疏松基金会公布了使用风险因子来预测女性骨折的明确指导方针，其中在临床上有用的风险因子包括：低骨矿物质密度（bone mineral density，BMD）；40 岁以后有骨折史；一级亲属有腕部、髋部、椎体骨折史；体重在最低四分位数之内；目前吸烟。

老年人髋部骨折后有 1/3 的患者完全不能自理，其预计存活率下降 12%~20%。髋部骨折的治疗费用也相当高，在美国 1995 年髋部骨折的直接治疗费用为 138 亿美元，在英国 1998 年髋部骨折的直接治疗费用是 9.42 亿英镑。因此预防老年骨质疏松对降低老年骨折发生率、改善老年人生活质量和减轻社会负担具有非常重要的意义。

（三）临床表现及功能障碍

大多数骨折一般只引起局部症状，严重骨折和多发性骨折可导致全身反应。

1. 全身表现

（1）休克：骨折后休克的主要原因是出血，特别是骨盆骨折、股骨骨折，其出血量大者可达 2000ml 以上。严重的开放性骨折或并发重要内脏器官损伤时亦可导致休克甚至死亡。

（2）发热：骨折后一般体温正常，出血量较大的骨折，如股骨骨折、骨盆骨折，血肿吸收期可出现低热，但一般不超过 38℃。开放性骨折患者出现高热时，应考虑感染的存在。

2. 局部表现

（1）骨折的一般表现：局部肿胀、疼痛和运动功能障碍。发生骨折时，骨髓、骨膜以及周围组织血管破裂出血，在骨折处形成血肿，软组织损伤形成水肿，使患肢严重肿胀，甚至出现张力性水疱和皮下瘀斑，由于血红蛋白的分解，可呈紫色、青色或黄色。骨折局部出现剧烈疼痛，特别是移动患肢时加剧，伴明显压痛。局部肿胀或疼痛使患肢活动受限，若为完全性骨折，可使受伤肢体运动功能完全丧失。

（2）骨折的特有体征：①畸形：骨折端移位可使患肢外形发生改变，主要表现为缩短、成角或旋转畸形；②异常活动：正常情况下肢体不能活动的部位，骨折后出现不正常的活动；③骨擦音或骨擦感：骨折后，两骨折端相互摩擦时，可产生骨擦音或骨擦感。

（四）辅助检查

1. 骨折的 X 线检查　X 线检查对骨折的诊断和治疗具有重要价值。凡怀疑骨折者应常规对其进行 X 线平片检查，通过 X 线平片检查可以显示临床上难以发现的不完全性骨折、深部的骨折、关节内骨折和小的撕脱性骨折等。即便临床表现为明显骨折者，X 线平片检查也是必需的，可以帮助了解骨折的类型和骨折端移位情况，对于骨折的治疗具有重要指导意义。

骨折的 X 线检查一般应拍摄包括邻近一个关节在内的正、侧位片，必要时应拍摄特殊位置的 X 线平片。如掌骨和跖骨应拍正位及斜位片、跟骨拍侧位和轴位片、腕舟状骨拍正位和舟状骨位片、寰枢椎拍张口位片等。有时很难确定损伤情况时，还需拍对侧肢体相应部位的 X 线平片，以便进行对比。值得注意的是，有些轻微的裂缝骨折，急诊拍片未见明显骨折线，如果临床症状较明显者，应于伤后 2 周拍片复查。此时，骨折断端的吸收常可出现骨折线，如腕舟状骨骨折。

2. 骨折的 CT 检查　X 线平片目前仍是骨折特别是四肢骨折最常用的和有效的检查方法，但对早期、不典型病例及复杂的解剖部位，X线在确定病变部位和范围上受到限制。CT以其分辨率高、无重叠和图像可以后期处理的优点，弥补了传统X线检查的一些不足。一般来讲，骨和关节解剖部位越复杂或常规X线越难以检查的部位，CT检查越能提供更多的诊断信息，如评价骨盆、髋、骶骨、骶髂关节、胸骨、脊柱等部位的骨折。CT能清晰地显示椎体爆裂骨折碎裂的后方骨片突入椎管的情况。

3. 骨折的MRI检查 磁共振所获得的图像异常清晰、精细，分辨率高，对比度好，信息量大，特别对软组织层次显示和观察椎体周围韧带、脊髓损伤情况和椎体挫伤较好。行横轴位、矢状位及冠状位或任意断层扫描，可以清晰显示椎体及脊髓损伤情况，并可观察椎管内是否有出血，还可以发现X线平片及CT未能发现的隐匿性骨折并确定骨挫伤的范围。

（五）诊断及标准

具有以上三个骨折特有体征之一者，即可诊断为"骨折"。值得注意的是，有些骨折如裂缝骨折、嵌插骨折、脊柱骨折及骨盆骨折，有时并没有上述三个典型的骨折特有体征，应认真询问病史、查体并常规进行X线平片检查，必要时行CT或MRI检查，以便确诊。

二、 康复评定

（一）功能评定

骨折的康复评定包括以下内容：

1. 肢体长度及周径测量 骨折后，肢体的长度和周径可能发生变化，测量肢体长度和周径是必要的。

（1）肢体长度的测量：上肢长度一般自肩峰至桡骨茎突或中指指尖。上臂自肩峰至肱骨外上髁，或者自肱骨大结节至肱骨外上髁。前臂自肱骨外上髁至桡骨茎突，或自尺骨鹰嘴至尺骨茎突。下肢长度有真性长度和假性长度之分，假性长度指从肚脐到内踝间的距离。下肢真性长度的测量方法是用皮尺测量髂前上棘通过髌骨中点至内踝的距离。测量时可以测量整个下肢长度，也可分段测量大腿长度和小腿长度。大腿长度是指测量从髂前上棘至膝关节内侧间隙的距离。小腿长度是指测量从膝关节内侧间隙至内踝的距离。

（2）肢体周径的测量：进行肢体周径测量时，必须对两侧肢体相对应的部位进行测量。为了了解肌肉有无萎缩等情况，一般以肌腹部位为佳。测量时用皮尺环绕肢体已确定的部位一周，记取肢体周径的长度。应对患肢与健侧肢体同时测量进行对比，并记录测量的日期，以作康复治疗前后疗效的对照。下肢测量常用的部位为取髌骨上方10cm处，测量小腿周径时，取髌骨下方10cm处。

2. 肌力评定 骨折后，由于肢体运动减少，常发生肌肉萎缩，肌力下降。肌力检查是判定肌肉功能状态的重要指标，常用徒手肌力评定。上肢主要检查肩周肌群、肱二头肌、肱三头肌、屈腕肌、伸腕肌的肌力及手的握力、捏力，下肢主要检查髋周肌群、股四头肌、腘绳肌、胫前肌、小腿三头肌肌力。也可应用等速肌力测试等肌力检查方法。

3. 关节活动度评定 检查患者关节活动范围是康复评定的主要内容之一，检查方法常用量角器法，根据需要测量被检关节各方向的主、被动活动度。

4. 步态分析 下肢骨折后，非常容易影响下肢的步行功能，因此应对患者进行步态分析检查。步态分析的方法有临床分析和实验室分析。临床分析多用观察法、测量法等；实验室分析包括运动学分析和动力学分析。

5. 上下肢功能评定 重点在于评估手的功能和下肢步行、负重等功能。可用 Jebsen 手功能评定、Carroll 手功能评定、Hoffer 步行能力分级、Holden 步行功能分类等方法。

6. 神经功能评定 常检查的项目有感觉功能检查、反射检查和肌张力评定等。

7. 疼痛评定 通常用 VAS 法评定疼痛的程度。

8. 平衡功能评定 常用的量表主要有 Berg 平衡量表，Tinnetti 量表以及"站起 - 走"计时测试。

9. ADL 评定 常用改良 Barthel 指数和功能独立性评定（FIM）。

（二）疾病分级方法

1. 根据骨折处皮肤、筋膜或骨膜的完整性分类

（1）闭合性骨折（closed fracture）：骨折处皮肤和黏膜完整，骨折端不与外界相通。

（2）开放性骨折（open fracture）：骨折处皮肤或黏膜破裂，骨折端与外界相通。骨折处的创口可由刀伤、枪伤由外向内形成，亦可由骨折端刺破皮肤或黏膜从内向外所致，如伴膀胱或尿道破裂的骨盆骨折、伴直肠破裂的尾骨骨折均属于开放性骨折。

2. 根据骨折的程度和形态分类

（1）不完全骨折（incomplete fracture）：骨的完整性和连续性部分中断。按其形态又可分为：①裂隙骨折：骨折出现裂隙，无移位，多见于颅骨、肩胛骨等。②青枝骨折：多见于儿童，骨质和骨膜部分断裂，可有成角畸形。有时成角畸形不明显、仅表现为骨皮质劈裂，与青嫩树枝被折断时相似而得名。

（2）完全骨折（complete fracture）：骨的完整性和连续性全部中断。按骨折线的方向和形态可分为：①横行骨折：骨折线与骨干纵轴接近垂直。②斜行骨折：骨折线与骨干纵轴呈一定角度。③螺旋形骨折：骨折线呈螺旋状。④粉碎性骨折：骨质碎裂成三块以上。骨折线呈 T 形或 Y 形者又称为 T 形或 Y 形骨折。⑤嵌插骨折：骨折块相互嵌插，多见于干骺端骨折，即骨干的密质骨嵌插入骺端的松质骨内。⑥压缩性骨折：骨质因压缩而变形，多见于松质骨，如脊椎骨和跟骨。⑦骨骺损伤：经过骨骺的骨折，骨骺的断面可带有数量不等的骨组织。

3. 根据骨折端稳定程度分类

（1）稳定性骨折（stable fracture）：在生理外力作用下，骨折端不容易发生移位的骨折。

（2）不稳定性骨折（unstable fracture）：在生理外力作用下，骨折端容易发生移位的骨折。

4. 骨折愈合分期

（1）肉芽修复期：骨折局部出现的创伤性反应，形成血肿，来自骨外膜、髓腔和周围软组织的新生血管进入血肿，大量间质细胞增生分化，血肿被吸收，从而衍变为肉芽组织，这一过程在 2~3 周内完成。

（2）原始骨痂期：骨折端附近的外骨膜增生，新生血管长入其深层，开始膜内化骨，髓腔内的内质膜也同时产生新骨，但较慢。而填充于骨折断端和剥离的骨膜下，这一过程在伤后 6~10 周内完成。

（3）成熟骨板期：新生骨小梁逐渐增加，排列渐趋规律。经死骨吸收，新骨爬行替代，原始骨小梁被改造为成熟的板状骨。这一过程约在伤后 8~12 周内完成，此期习惯称为临床愈合期。

（4）塑形期：根据人体运动，骨结构按照力学原理重新改造，最终达到正常骨骼的结构，这一过程需 2~4 年才能完成。

三、 康复治疗

（一）康复治疗总则

1. 康复目标

（1）短期目标：改善骨折肢体循环，促进骨折部位组织修复，防止粘连；维持一定的肌肉收缩运动，防止失用性、废用性肌萎缩；通过肌肉收缩来增加骨折断端轴向生理压力，促进骨折愈合；牵伸关节囊及韧带等软组织，防止发生关节挛缩，维持或改善关节活动范围；改善患者身心状态，积极训练，防止合并症发生。

（2）长期目标：促进骨折愈合，恢复肌肉力量和关节活动范围，骨折肢体功能逐渐恢复，ADL完全自理，回归家庭和社会。

上肢功能恢复的主要目标是上肢各关节 ROM、肌力、手的灵活性和协调性，从而恢复日常生活活动能力和某些工作活动能力。当骨折引起的关节功能不能得到充分的恢复时，则必须保证其最有效、最起码的活动范围，即以各关节的功能位为中心而扩大活动的范围。上肢各个关节功能位：肩关节外展 50°，前屈 20°，内旋 25°；肘关节屈曲 90°，最有用的范围为 60°~120°；前臂旋前、旋后各 45°；腕关节背伸 20°。

下肢功能恢复的主要目标是负重和行走，要求各个关节保持充分的稳定，并且具备一定的活动范围。站立要求重心或核心稳定；行走时各个关节位置的变化为：髋关节屈伸 5°~40°，左右外展 20°，外旋 20°；膝关节屈伸 0°~67°，伸直时伴外旋 4°~13°，踝关节背屈 21°，趾屈 23°；上楼梯要求髋关节屈曲 67°，踝关节屈曲 83°；下楼梯髋关节屈曲 36°，膝关节屈曲 90°；系鞋带要求髋关节屈曲 124°，膝关节屈曲 106°。

（3）骨折临床愈合的标准：①局部无压痛及纵向叩击痛；局部无异常活动；②X 线片显示骨折线模糊，有连续性骨痂通过骨折线；③外固定解除后伤肢能满足以下要求：上肢能向前平举 1kg 长达 1 分钟，下肢能不扶拐、平地连续步行 3 分钟，并不少于 30 步；④连续观察两周骨折处不变形。从观察开始之日起到算到最后一次复位的日期，其所经历时间为临床愈合所需的时间。

2. 康复策略

在复位固定后应尽早开始，有利于避免并发症的发生以及促进功能的早日恢复，以主动运动为主。

（1）骨折复位：骨折复位是骨折治疗的基础。骨折获得良好复位后，可以恢复肢体的长度和外形，增加骨的稳定性，有利于功能活动和骨折的愈合。

骨折复位分为解剖复位和功能复位两个标准。有移位的骨折经过整复，骨折断端达到完全对位和对线，没有移位和成角畸形，称为解剖复位。如果骨折断端对位不完全，或对位较差，有轻度成角畸形，但骨折愈合后不会影响肢体活动功能，称之为功能复位。每一个部位功能复位的要求均不一样，一般认为功能复位的标准如下：①骨折部位的旋转移位、分离移位必须完全矫正。②缩短移位在成人下肢骨折不超过 1cm；儿童若无骨骺损伤，下肢缩短在 2cm 以内，在生长发育过程中可自行矫正。③成角移位：下肢骨折轻微的向前或向后成角，与关节活动方向一致，日后可在骨痂改造期内自行矫正。向侧方成角移位，与关节活动方向垂直，日后不能矫正，必须完全复位，否则关节内外负重不平衡，易引起创伤性关节炎。上肢骨折要求也不一致，肱骨干稍有畸形，对功能影响不大，前臂双骨折则要求对位、对线均好，否则影响前臂旋转功能。④长骨干横行骨折，骨折端对位至少 1/3，干骺端骨折至少应对位 3/4。

（2）骨折固定：骨折复位后需要固定，只有固定牢固，才能保持骨折不再移位，并有利于骨折的愈合，才有利于功能的恢复，因此，固定是骨折治疗的关键措施。

骨折固定方法分为内固定和外固定等。常用的外固定方法有矫形器、石膏、绷带、外展架、持续牵引和经骨穿针外固定器固定等。骨折内固定是指需要通过手术方式达到骨折复位，并用内固定器材固定骨折断端，常用的内固定器材有钢板、螺钉、髓内钉等。

3. 影响骨折愈合因素

（1）全身因素：老年人组织再生能力差，股骨干骨折常需6个月以上方能愈合，且老年人常有骨质疏松，钙磷代谢障碍，也可伴有全身消耗性疾病如糖尿病、肿瘤、贫血、低蛋白血症等，骨折后产生肺炎等并发症，这些均可致骨折延长愈合。

（2）局部因素：①骨折断端的血供情况：老年人易发生股骨颈骨折，股骨头的血运破坏，只能依靠骨折远端的血供和骨折愈合后血运向近端爬行替代，因此易发生股骨头缺血坏死。②骨折周围软组织损伤程度：软组织损伤越重，则骨膜来源的血运越差，可间接影响骨痂生长。③骨折端的接触：骨折断端接触面积越大、接触越紧密，则骨折处血运越好，骨痂更易形成。④软组织嵌入：骨折断端间软组织嵌入，妨碍骨折断面的接触，影响骨痂的形成，致使骨折延迟愈合或不愈合。⑤骨质缺损：骨折断端处缺损越大，则接触面越小，局部形成的血肿较大，不易骨化形成骨痂。⑥感染：局部感染使骨、软组织坏死，影响骨折愈合。

（3）治疗方法的影响：①反复多次手法复位：多次手法复位影响骨膜和软组织的血运，不利于骨折愈合。②切开复位：切开复位会剥离骨折断端的骨膜和软组织，若操作粗暴、剥离广泛则可致骨折不愈合。③牵引固定：牵引过度可致骨折断端分离、血管挛缩，减少局部血运使骨折不愈合。④固定不确切：固定不确切，骨折断端间仍有较大的旋转应力和剪切应力存在，影响骨折断端骨痂的形成。⑤不正确的功能锻炼：骨折复位和固定后为肢体功能锻炼提供了条件，同时早期和恰当的锻炼可促进局部血液循环、骨痂生长、减轻肌肉萎缩等，但不恰当的功能锻炼可能会影响骨的固定而阻碍骨折愈合。⑥清创不当：开放性骨折清创时，若清除较多的软组织和过多的破碎骨块，可影响骨折的血运和造成骨折处较大的缺损，阻碍骨折的愈合。

（二）康复治疗方法

肢体的活动是以骨骼为支点，以关节为枢纽、以肌肉为动力，骨折后丧失了稳定的支架和平衡的动力，因而严重影响肢体的活动。骨折治疗的目的是尽可能地恢复伤前的功能，减少并发症。其治疗原则为复位、固定、功能锻炼。复位是将移位的骨折恢复至正常和接近正常的解剖关系。因为骨折愈合需较长时间，因此需固定骨折维持于复位后的位置，直至骨折牢固愈合。功能锻炼是在不影响骨折固定的前提下，尽早恢复肌肉、肌腱、韧带、关节囊等软组织的舒缩活动，减少骨质疏松、肌肉萎缩、关节囊挛缩等并发症，早日恢复患者肢体功能，重返社会。

1. 物理因子治疗 骨折康复中使用的物理因子治疗较多，这些治疗能改善肢体血液循环、消炎、消肿、减轻疼痛、减少粘连、防止肌肉萎缩以及促进骨折愈合。

（1）局部紫外线照射：可起到消炎、消肿、促进钙质沉积与镇痛、促进骨质愈合的作用。

（2）温热疗法：传导热疗（如蜡疗、中药熨敷）、辐射热疗（如红外线、光浴）均可应用。热疗可增强纤维组织的可塑性，同时进行关节活动度（包括关节功能牵引）的锻炼能明显地提高疗效，创伤早期慎用。

（3）超短波疗法或低频磁疗：可使成骨再生区代谢过程加强，纤维细胞和成骨细胞提早出现。可增加骨痂生长，促进骨折愈合。对软组织较薄部位的骨折（如手、足部骨折）更适合用低频磁场治疗，而深部骨折适用于超短波治疗。此法可在石膏外进行，但有金属钢板内固定时禁用。

（4）直流电、中频肌肉电刺激：可以作为主动运动的补充或替代方法，用于防止肌萎缩。一般认为肌力愈弱其作用价值愈大。经皮神经电刺激被越来越多地应用于治疗各种疼痛，并获得较好疗效。

（5）音频电或超声波治疗：应用药物透入及超声的作用达到软化瘢痕组织、松解粘连。

2. 运动疗法 肿胀和疼痛是骨折复位固定后最主要的症状和体征，持续性肿胀是骨折后致残的最主要原因。因此要及早开始康复治疗，运动疗法必不可少。

（1）早期适时主动运动、主动助力运动、抗阻运动：是消除水肿的最有效、最可行和花费最少的方法。主动运动有助于静脉和淋巴回流。伤肢近端与远端未被固定的关节，需进行各个方向的全范围运动，一天数次，以保持各关节活动度，防止其挛缩。尽可能进行主动运动和抗阻运动，以防止肌萎缩及增加患肢血液循环。有困难时，可进行助力运动或被动运动。在上肢，应特别注意肩外展及外旋，掌指关节屈曲及拇外展；在下肢则注意踝背伸运动。中老年人关节挛缩倾向很大，更应特别注意。

骨折固定部位进行该部位肌肉有节奏的等长收缩练习，以防止失用性肌萎缩，并使骨折端挤压而有利于骨折愈合。无痛时可逐渐增加用力程度，每次收缩持续 5 秒钟，每次练习收缩 20 次，每天进行 3~4 次。开始时，可嘱患者在健侧肢体试行练习，以检验肌肉收缩情况。肌肉的等长收缩可以促进骨折端紧密接触，克服分离趋势，并借助外固定物的三点杠杆作用所产生的反作用，维持骨折复位后的位置，防止侧方移位及成角移位。

关节内骨折，常遗留严重的关节功能障碍，为减轻障碍程度，在固定 2~3 周后，应每天取下外固定物，做受累关节的主动运动 6~10 次，逐步辅加助力运动，以恢复关节活动度，每天进行 1~2 次。运动后再予以固定。如有可靠的内固定，术后 1~2 天开始连续性被动训练（continuous passive motion，CPM）治疗，可获得良好的效果。

对健肢与躯干应尽可能维持其正常活动，可能时应尽早起床。必须卧床的患者，尤其是年老体弱者，应每日做床上保健操，以改善全身情况，防止压疮、呼吸系统疾患等并发症。

（2）后期（骨折愈合期）主要是通过运动疗法，促进肢体运动功能的恢复。

1）恢复关节活动度：恢复受累关节活动度常是患者的第一个要求，其方法有：①主动运动：受累关节进行各运动轴方向的主动运动，轻柔牵伸挛缩、粘连的组织。运动时应遵守循序渐进的原则，运动幅度逐渐增大。每个动作重复多遍，每日数次。②助力运动和被动运动：刚去除外固定的患者可先采用主动助力运动，以后随着关节活动范围的增加而相应减少助力。对组织挛缩、粘连严重者，可使用被动运动，但被动运动方向与范围应符合解剖及生理功能。动作应平稳、缓和、有节奏，以不引起明显疼痛为宜。③关节松动技术：对僵硬的关节，可配合热疗进行手法松动。治疗师一手固定关节近端，另一手握住关节远端，在轻度牵引下，按其远端需要的方向（前/后、内/外、外展/内收、旋前/旋后）松动。使组成关节的骨端能在关节囊和韧带等软组织的弹性范围内发生移动。如手掌指关节可有被动的前/后滑动、侧向滑动、外展内收和旋前/旋后滑动。对于中度或重度关节挛缩者，可在运动与牵引的间歇期，配合使用矫形器，以减少纤维组织的回缩，维持治疗效果。随着关节活动范围的逐渐增加，矫形器的形状和角度也作相应的调整。④关节功能牵引：轻度的关节活动度障碍经过主动、助力及被动运动练习，可以逐步消除。存在较牢固的关节挛缩粘连时，做关节功能牵引，特别是加热牵引，是一种较好的治疗方法。

关节活动度训练前做适当的热疗也可增强训练的效果。治疗中宜经常作关节活动度检查，以观察疗效。进步不明显时需考虑改进治疗方法。最后如关节活动度停止进步，应根据实际功能恢复程度采取相应对策，如对日常生活及工作无明显妨碍时，可结束康复治疗。

2）恢复肌力：逐步增加肌肉训练强度，引起肌肉的适度疲劳。骨折时，如不伴有周围神经损伤或特别严重的肌肉损伤，伤区肌力常在3级以上，则肌力训练应以抗阻训练为主，可以按渐进抗阻训练的原则作等长、等张训练或等速训练。等张、等速训练的运动幅度随关节活动度的恢复而加大。肌力训练应在无痛的运动范围内进行，若关节内有损伤或其他原因所致运动达一定幅度时有疼痛，则应减小运动幅度。受累的肌肉应按关节运动方向依次进行训练，并达到肌力与健侧相等或相差<10%为止。肌力的恢复为运动功能的恢复准备了必要条件，同时亦可恢复关节的稳定性，防止关节继发退行性改变，这对于下肢负重关节尤为重要。

3. 作业治疗 作业治疗是应用有目的、经过选择的作业活动，对躯体和心理功能障碍者以及不同程度丧失生活自理和劳动能力的病、伤、残患者进行治疗和训练，以增强其躯体、心理、社会功能，恢复或改善其ADL，达到最大的生活自理能力，提高其生存质量的康复治疗方法。

可采用作业治疗和职业前训练，改善动作技能与技巧，增强体能，从而恢复至患者伤前的ADL及工作能力。应逐步增加动作的复杂性、精确性以及速度的练习与恢复静态、动态平衡及防止倾倒的练习。下肢骨折后如肌力及平衡协调功能恢复不佳，是引起踝关节扭伤、跌倒引起再次骨折及其他损伤的重要原因，对老年人威胁更大，需要特别注意。

应当根据患者功能恢复的等级及患者的兴趣来选择。在下肢骨折或功能障碍患者，主要应选择手能从事的职业，包括各种手工制作、手工修理、编制、刺绣、刻字、打字、绘图、著作等。对于手功能障碍的患者，可以新学会一种简单操作的职业者，可以进行该项职业的训练，不能学会一种新职业的技能者，可以发挥其原来的某种特长，例如口述小说，请别人代写，或提高口算或高超的分析事物的能力。

（1）加大关节活动范围训练：①肩肘伸屈作业训练：用砂纸板打磨木板、锯木、刨木、打锤、在台面上推动滚筒、擦拭桌子、在编织架上编制、打篮球、保龄球等。②肩外展内收作业训练：刷、绘图、拉琴、写大字等。③肘伸屈作业训练：锤钉木板或钉木盒、调和黏土等；④前臂旋前、旋后作业训练：锤钉、拧螺丝帽等；⑤腕伸屈、桡尺偏作业训练：粉刷、锤钉、和泥、和面、绘图、打乒乓球等；⑥手指精细活动作业训练：捡拾柱子或豆类、下棋、刺绣、捏饺子、打结、拼图等；⑦髋膝踝作业训练：踏自行车等。

（2）增强肌力的训练：①增强上肢肌力的作业训练：拉锯、刨木、磨砂、推重物、木刻、捏饺子、和面等；②增强下肢肌力的作业训练：踏功率自行车等。

4. ADL的训练

（1）良肢位的摆放：抬高患肢，有助于肿胀消退，为了使肿胀消退有效，肢体的远端必须高于近端，近端要高于心脏平面。

（2）翻身训练：除了特殊部位骨折外，一般卧床患者均应定时翻身，日间每两小时一次，夜间每三小时一次，而脊髓骨折患者需定时行轴样翻身。翻身可以改变对血管的压力，促进血液循环，防止产生压疮、关节挛缩、深静脉血栓形成等，也可以改善呼吸功能，有利于呼吸道分泌物的排出，预防坠积性肺炎的发生。有的骨折患者伤后并无体位受限。

（3）转移训练：床-床之间、床-轮椅之间、轮椅-坐便器之间等的转移是一个复杂的动作过程，训练时要注意安全，避免影响骨折固定。

（4）穿衣动作及衣裤改造：除需进行上下肢功能训练外，还可作如下指导：改造衣裤，为了方便穿脱，不穿套头衫，上衣不用扣子，改用拉链或尼龙搭扣，裤子不用腰带，改用松紧带，不穿系带鞋，以简化操作。穿上衣时先穿患侧袖，再穿健侧袖。穿套头衫时，可用健侧手帮助提领口，从头上套下，脱衣服时顺序相反。

5. 心理治疗 骨折可引起卧床不起，患者容易产生思想波动。骨折能否恢复，家庭及社会的现实，给患者思想带来沉重负担，急躁、失望、悲观、厌世等思想情绪时有产生。因此，在进行功能重建与康复治疗的同时，医师、护士、理疗、体疗等工作人员，都必须做好患者的心理治疗。

对于一般骨折的患者，心理治疗主要强调：

（1）消除悲观心理：有的骨折可引起瘫痪，以脊椎骨折多见，但并非每个病例都是如此。为此，应对每个患者都进行专业知识普及教育。告知患者即使严重类型者，只要治疗得当，也可避免发生，或经治疗后好转或痊愈，以消除其悲观、恐惧心理。

（2）消除急躁情绪：骨折伤患的演变为一缓慢过程，因此，在治疗上也需要相应的时间，尤其是病情重者。过分的急躁，不仅影响疗效，且使患者长期处于不稳定状态，以致常难以坚持，需一定时间方可显示治疗的效果。因此，应设法克服与改变这种心理状态。

（3）暗示作用：治疗后原有的症状如未获得理想的恢复，这除了与治疗有关的诸多因素外，亦与患者的心理作用有关。尤其是各种神经精神症状，肢体瘫痪和语言障碍者，可适当加以暗示以促使其恢复。

（4）对治疗效果欠佳者加以正确引导：治疗效果欠佳的患者，易产生悲观厌世的情绪，为此必须加以诱导，使其多接触社会，培养生活兴趣，并训练患者力所能及的爱好和工作，从而在精神上建立生活的乐趣和信心并付诸行动，对这类患者树立"活下去"的信念。除了正面的教育工作外，也可利用已为社会作出贡献的残疾人的事迹介绍等让其明白，只要活下去，就可以成为一个对社会有用的人，就会像原来那样受到社会的尊重和爱戴。

（5）增加其求知欲：有的患者如果仅仅处于饱食终日的状态，由于脑子一片空白而自然的整天胡思乱想，而且越想越多，以致发生各种不测事件。应当利用电视、广播及其他方式有目的地学习各种知识，让他们感到生活的充实和丰富多彩。

（6）爱的教育：主要通过家人、密友及子女等的言行，使其感到人间温暖的同时，还使其领悟到他的命运与每位亲朋好友休戚相关。如此不仅会更好地配合治疗及康复，且可产生巨大的精神力量和顽强的意志而出现令人意想不到的效果。

6. 传统康复治疗

（1）推拿疗法：又称按摩疗法，是指按特定技巧和规范化操作作业于人体体表的特定位置，用于治疗四肢骨折术后功能障碍、软组织损伤等。施术者一般多以手，也可因需要而用腕、臂、肘、膝、足等部位进行操作，手法有很多流派，种类繁多，归纳起来其基本手法可以分为推揉、摩擦、拿按、叩击、振动以及摇动6大类。治疗时需根据患者病患部位及症状进行选择。

（2）针法：可利用针具，通过一定的手法，刺激人体腧穴，以治疗疾病的方法。

（3）灸法：是用艾绒为主要材料制成的艾柱或艾条，点燃后在体表熏灼，给人体温热性的刺激，通过经络腧穴的作用达到舒筋活血、改善局部功能障碍的作用。

7. 药物治疗 早期疼痛应采用非甾体类药物，这类药物可使关节疼痛减轻。骨折固定后可应用活血化瘀、益气通络药物治疗。复方丹参有改善微循环，降低血黏度，使血液流动性得以改善作用，川芎、红花有扩张动脉的作用，通脉灵可降低血管阻力，扩张血管，从而增加骨组织的血液供应，促进骨折愈合。

8. 矫形器和辅助器具的使用 在骨折后适当时机应用适当的矫形器代替外固定，可以提早开始局部活动。在伴某些周围神经或肌肉肌腱损伤时，利用适当的功能支架，可以代替功能重建手术。可借助步行器、双拐作患侧下肢不负重、部分负重的站立行走训练。

9. 康复护理　大多数骨折患者在治疗的中后期都会在家中度过，所以，做好骨折患者的家庭护理十分重要。

（1）每 2 小时为患者翻身 1 次：老年人骨折后需长期卧床，容易使受压处的皮肤发生溃破，形成褥疮。而褥疮形成后往往不易愈合，褥疮的面积会不断扩大、创面可逐渐加深，甚至会引发败血症等疾病。为了防止老年患者发生褥疮，其床铺要经常保持清洁、平整和柔软，最好使用海绵床垫。其身体要经常保持清洁和干燥，每周要擦浴 1~2 次（夏天可适当增加洗浴的次数）。对老年女性患者，每天要为其清洁会阴部 1 次。褥疮的好发部位往往在背部、骶部及足跟部。对于这些骨突部位要注意保护。一旦发现患者的表皮出现破损要及时处理。对局部被压红的部位不要进行按摩，只要用气圈将其垫起，使其悬空、不再受压即可。

（2）经常轻轻拍打患者的胸背部：老年骨折患者会因为疼痛而不敢深呼吸或咳嗽，同时会经常保持平卧位，这样会使其呼吸道内的分泌物不易排出，容易引起呼吸道的部分梗阻与继发感染。所以，在护理骨折老人时，除了要经常帮助其变换体位之外，还要经常轻轻拍打其胸背部，以利于其排痰。

10. 老年骨折的预防

（1）做好患者的饮食调节：老年骨折患者在卧床期间常因担心解小便过多而不愿意多喝水。这样会导致其尿液浓缩，日久极易使其患上尿路感染。所以，要鼓励他们多饮水，每日应饮水 2500~3000ml。此外，还要增加患者饮食中的营养成分。骨折患者需要高蛋白、高热量的膳食，以修复其体内被破坏的组织，为此可多吃些鸡肉、猪肉、鱼肉等。很多人认为骨折后要多喝骨头汤。可专家认为，骨折患者不宜喝骨头汤。因为骨折患者需长期卧床，其消化功能较差，若大量地食用骨头汤会影响其肠胃的吸收功能，甚至使其发生腹泻，从而不利于骨折的康复。

（2）早做预防远离伤害：众所周知，造成髋部骨折的一个重要原因就是骨质疏松，因此到了一定年龄老年人应该积极预防，以免意外的髋部骨折突然降临到自己头上。老年人可以多吃一些乳制品、豆制品、虾皮、蛋类、鱼类、绿叶蔬菜、花菜和海藻等含钙丰富的食品，尽量少吃菠菜和竹笋等含草酸和膳食纤维的食物，以免妨碍人体对钙质的吸收。晒晒太阳可以补充一定量的维生素 D，促进身体对钙的吸收和利用。虽然海鱼、蛋黄、动物肝脏以及奶油中的维生素 D 含量都比较高，但这些食物中又同时含有较高的胆固醇，因此老年人还是少吃为好，最好的方法是口服鱼肝油（丸）或者维生素 D。需要注意的是，绝经期的老年妇女患者需要在医生的指导下，与黄体酮类药物配合使用，通过内服适量雌性激素预防骨质疏松。最后，老年人还要不断提高自我防护意识，家中尽量不要铺太滑的地板，上下楼梯和洗澡时一定要有人照顾，防止因意外摔倒造成骨折。

（三）老年人常见骨折的康复要点

上面谈及骨折康复的常用方法以及康复程序，四肢、脊柱各部位其他骨折的康复方案可以此作为参考，但需根据骨折部位、程度、复位以及固定情况、患者年龄、功能需求加以灵活应用，争取做到个体化。

1. 肱骨外科颈骨折　多见于老年人，易发生粘连，导致肩关节活动受限甚至僵硬。因此在处理外科颈骨折中，准确的复位，牢靠的固定和尽可能早的功能锻炼是至关重要的措施。对无移位的骨折，不需要整复骨折，特别是老年人的嵌插型骨折，只用三角巾悬吊伤肢，并加强功能锻炼即可。对有移位骨折实施手法复位外固定治疗后再行康复治疗较为妥当。

临床上将其分为外展型及内收型两类：

（1）外展型：多属于稳定性骨折，可用三角巾悬吊固定 4 周。早期做握拳及肘和腕关节屈伸练习，限制肩外展活动。

（2）内收型：治疗较困难，复位后以三角巾制动 4~6 周。以预防肺部并发症发生及早期功能活动为主，限制肩内收活动，预防肩周炎及肩关节僵硬的发生。

2. 肱骨干骨折 肱骨干骨折切开复位内固定术后，用后侧石膏托和颈腕吊带固定，或肩外展支架支持患肢 3 周。术后 12 周行主动关节活动范围练习。肱骨干中下 1/3 骨折易合并桡神经损伤。肱骨中段骨折不愈合率较高，应定期复查 X 线片，若骨折断端出现分离现象，应及时矫正。早期多做伸指、握拳、耸肩活动，同时可作其他物理治疗，尽量避免患者在直立位练习肩外展。

3. 桡骨远端骨折 多发生于老年有骨质疏松的患者，跌倒时手掌着地，骨折部位多为松质骨和密质骨的交界处，为力学上的弱点，伤后应行手法复位，复位后应行固定。固定时应保持腕部屈曲尺侧偏及前臂旋前位。如用石膏固定时，应将肘、腕及拇指固定，石膏固定手部，以能使掌指关节活动为佳。用小夹板固定时，要衬垫好，掌指夹板在腕关节近侧，背侧夹板要超过掌指关节，其下垫厚纱布垫保持腕掌屈位。腕桡侧用或不用夹板均可，夹板长度不可超过肘关节，以便练习上肢活动。固定 7~10 天后复查 X 线明确有无错位可能，若对位良好即可做手指伸屈活动和握拳练习，同时做肘、肩关节的活动，尤其在老年人要预防发生肩手综合征的发生。3~6 周后去除外固定物，再行 X 线检查对位情况，此时虽无明显骨痂，但已有内骨痂愈合，戴护腕保护，防止再次跌倒。延长固定时间并无积极意义，只会加重废用性骨质疏松。去除外固定后，可辅以理疗治疗措施，做腕、肘关节的各方向活动及手部的捏、握等动作，以恢复肌力及肌肉间的协调动作，手及腕部活动后无酸困感，可以开始做轻作业。

4. 股骨粗隆间骨折 是老年人常见损伤，患者平均年龄 70 岁。由于粗隆处血运尚丰富，骨折后极少不愈合，但较易发生髋内翻。老年人骨质疏松，肢体活动不灵活，当下肢突然扭转、跌倒或使大粗隆直接触地时致伤，易造成骨折。由于粗隆间受到内翻及向前成角的复合应力，引起髋内翻畸形和以小粗隆为支点的嵌压形成小粗隆蝶形骨折，亦可由于髂腰肌突然收缩造成小粗隆撕脱骨折。粗隆部骨质疏松，故骨折常为粉碎性。

5. 股骨颈骨折 约占全部骨折总数的 3.58%，多见于老年人，随着人的寿命的延长，其发病率逐渐增高，女性多于男性，其致残率和致死率较高。造成老年人发生骨折的基本因素有两个：①骨质疏松：骨强度下降，股骨颈部张力骨小梁变细，数量较少甚至消失，压力骨小梁数目减少，可使股骨颈生物力学结构削弱，使股骨颈脆弱。②老年人髋周肌群退变，反应迟钝，不能有效的抵抗髋部有害应力，如平地滑倒，由床上跌下、下肢突然扭转，或无明显外伤的情况下都可以发生骨折。为避免长期卧床所引起的并发症，目前倾向于手术治疗。

其中人工髋关节置换术是最常采用的手术方式。通常术后 3~5 天即开始功能训练，待患者体能允许和骨折稳定，术后 1~2 周在保护下可逐渐分级负重行走。禁止髋关节屈曲超过 90°、过度内收和旋转。

6. 胫腓骨干骨折 临床治疗目的是最大限度地恢复下肢的负重功能，保持胫骨的稳定性，恢复其对位对线，消除旋转、短缩、成角畸形，避免成角、对位欠佳。即使只有 1/4 横向错位，愈合后也会造成踝关节载荷传导紊乱而导致创伤性骨关节炎。

稳定性闭合性胫腓骨骨折，可选择非手术治疗，手法复位后予以石膏固定。对手法复位失败，严重不稳定骨折或多段骨折则需行切开复位，可选用带锁髓内钉、加压钢板和外固定器。开放性骨折通常选择内固定。膝关节保持伸直中立位，防止旋转。骨折固定后开始踝关节伸屈练习和股四头肌练习。避免平卧位练习直腿抬高，或者屈膝位练习主动伸膝，否则会产生骨折端剪力、成角、扭转应力，从而影响骨折愈合。根据骨折愈合程度，可拄双拐逐渐负重行走。

四、 老年人骨折手术治疗注意事项

1. 多学科综合治疗 由于大部分高龄患者都患有不同程度、不同系统的慢性疾病，比如高血压、心脏病、糖尿病、脑梗死、肾功能不全、慢性肺炎等，在手术前必须重视对这些疾病的治疗，以提高手术成功率，降低术后并发症的发生。这就需要尽快协调医院内多科室的会诊和治疗，同时要求医生应根据患者的具体情况，选择不同的手术方法。

2. 重视麻醉和手术风险 目前对骨折手术治疗的方法是成熟的，效果也可靠，但对体弱多病的高龄患者来说，手术治疗仍面临较大的风险。首先是麻醉的风险。手术常选择腰椎硬膜外麻醉或全身麻醉，由于许多老年人骨质增生退变的原因致使行前者麻醉较为困难，所以临床上行全身麻醉比较多。但全麻后肺部并发症较多，尤其对于有慢性肺炎、肺功能较差的患者来说，风险更大。其次是手术本身的风险，多数手术方法需切开组织，并行深层剥离，术中出血较多，对多数高龄患者来说需术后输血。加之手术本身的创伤打击也会引起患者强烈的全身性应急反应，继而引起全身多系统生理病理的变化。这些变化对于那些高龄患者，具有潜在的较大风险，这些风险因素也是高龄骨折患者术后死亡率较高的重要原因。

3. 手术固定物的选择 大多数老年人，对于手术治疗的依从性都比较好，如病情允许尽量采用保守治疗措施，使用外固定架，以减少手术给老年人带来的创伤；另外，如骨折手术能达到足够稳固的内固定，术后无需额外的外固定措施，便于老年人进行运动疗法治疗，可以明显加快老年骨折后康复的进程。

（孙强三）

第二节　老年骨关节炎康复

一、 概述

（一）定义

老年骨关节炎（senile osteoarthritis）又称骨关节炎（osteoarthritis）、退行性关节炎（degenerative arthritis），是一种由多种因素引发的以关节软骨的变性、破坏及骨质增生为特征，关节疼痛和功能受损为临床表现的慢性、进行性关节疾病。老年骨关节炎主要影响负重大、活动多的关节，如膝关节、髋关节、脊柱关节和远端指间关节。

老年骨关节炎是老年人的常见病，发病率和患病率与年龄显著相关，女性发病率高于男性，10%~30% 的患者会出现明显的疼痛和失能。随着社会老龄化，全世界骨关节炎的患病率为：60 岁以上人群中，患病率可达 50%，75 岁以上人群可到 80%，老年人几乎都患有不同程度的骨关节疾病，但在 80 岁以后发病率不再升高。在美国，老年骨关节炎成为仅次于缺血性心脏病的第二大导致失能的病因，该病的最终致残率约为 53%。

（二）病因

老年骨关节炎由多种不同原因引起，可分原发性和继发性两种。原发性骨关节炎为病因不明者，多发生于中老年，一般认为与年龄增大、外伤、体力劳动、运动和内分泌代谢以及免疫异常、肥胖、遗传等多种因素有关；继发性骨关节炎多继发于某种疾病，如创伤、感染、代谢病、内分泌疾病、发育紊乱、畸形性骨炎等，青壮年多见。原发性老年骨关节炎的病因复杂，但下述危险因素与关节软骨的破坏有关，关节软骨损伤后进而导致老年性骨关节炎。

1. 年龄和性别　衰老是导致全身各部位发生骨关节炎最重要的原因，随着年龄的增长，中重度骨关节炎的发病率逐渐增加。其可能的原因是随年龄增长，肌力下降、神经反应性下降、软骨细胞对生长因子反应下降、积累性劳损、软骨基质中的黏多糖含量减少、基质丧失硫酸软骨素、这些都对软骨的功能造成损伤。50 岁以下骨关节炎患者中男性占比例较高，50 岁以上骨关节炎患者女性比例超过男性，女性患者症状重且多。

2. 种族及遗传因素　欧美人髋关节骨关节炎发生率较高，而亚洲人膝关节骨关节炎发生率较高，而国内髋关节患病率明显低于美国白人。骨关节炎在普通人群中有遗传性，遗传成分占到 50%~60%，遗传成分对手和髋关节的影响大于膝关节。一些潜在的基因异常可能增加患病的易感性，如末端指间关节骨关节炎，有海伯顿（Heberden）结节疾病者，家族中姑姨、姐妹常患同样病，该基因女性占优势，发病率为男性的 10 倍。

3. 体重因素　肥胖和超重是导致膝、髋关节甚至手部关节发生骨关节的重要因素。据估计，体重为最高五分位人群发生膝关节骨关节炎的概率为体重最低五分位人群的 10 倍。目前认为，髋、膝关节骨关节的高发主要归因于体重增加和肥胖，但肥胖引起手部骨关节炎发病增加，则表明发病机制的多样性。

4. 创伤与职业因素　关节损伤是骨关节炎的重要危险因素之一，膝关节十字韧带损伤、半月板损伤、内侧副韧带损伤等。半月板全切术后患者继发膝骨关节炎发生率很高，部分半月板切除后危险性也同样有所增加。工作和生活中重复使用关节会导致关节损伤，关节过度使用，导致关节机械压力过度增加，从而增加患骨关节炎的风险，如农民高发髋关节骨关节炎，电钻工则高发肩和肘关节骨关节炎，矿工则高发膝关节和脊柱骨关节炎。

5. 关节周围相关肌肉异常　伸肌肌力的降低是引起膝关节及手部关节骨关节炎的病因，但增强肌力并不能完全阻止骨关节炎的发展，因为不对称的肌力增加可能导致膝关节负重力线的偏移，从而增加膝关节骨关节炎的发生率。老年人肌肉萎缩，肌肉力量及身体平衡力下降，这些因素增加了骨关节炎的发生概率。

（三）临床表现

骨关节炎的临床特点是起病缓慢，早期常无明显主观症状，当病情发展到一定阶段时，会出现关节疼痛、僵硬、肿胀、畸形、活动时有响声等症状和体征。大多数情况下为单个或少数几个关节发病，表现为非对称性多关节骨关节炎，也可见对称的关节病变或合并软组织肿胀和渗出。

1. 关节疼痛和压痛　为老年患者最常见的主诉。通常局限于受累关节，多为定位不明确的深部疼痛，呈钝性、弥漫性或关节酸胀感。疾病早期，疼痛多在关节过度使用或活动后会出现，休息后减轻。随着病情进展，可出现持续性疼痛或夜间痛，病情严重时出现撕裂样或针刺样疼痛。疼痛常与天气变化有关。关节局部有压痛，膝关节常常在内侧间隙有压痛，髋关节可能会觉得髋部或者腹股沟大腿内侧处有压痛，脊柱的骨关节炎可能会出现颈肩部或者下腰部疼痛。

2. 关节僵硬 也称之晨僵，发病初期，老年患者早晨起床时感到关节僵硬及发紧感，特别常见于手指间关节，活动后逐渐缓解。脊柱骨关节炎患者，从坐位到站立行走时有腰部僵硬，开始行走后缓解。关节僵硬在气压降低或空气湿度增加时加重，持续时间一般较短，常为几分钟至十几分钟，很少超过 30 分钟。

3. 关节肿胀 在小关节比较明显，如手部关节肿大变形，在远端指间关节形成的骨性隆起，称之为海伯顿结节（Heberden's nodes），而近端指间关节形成的关节肿大，称之为布夏达结节（Bouchard's nodes）。部分大关节如膝关节因骨赘形成或关节积液也会造成关节肿大，浮髌试验呈阳性。受累关节可因屈曲挛缩、对线不良、半脱位、关节膨大等导致关节畸形。

4. 关节摩擦音或摩擦感 常见于病程较长的患者。关节面因软骨受损变得粗糙，不规整，甚至关节面破裂及骨赘破碎，在关节腔内形成游离体，故在关节活动时可听到"嘎吱嘎吱"的摩擦声，查体时可能会有骨摩擦感，多见于负重关节如髋关节、膝关节等。

5. 关节活动受限 老年骨关节炎早期，表现为关节活动不灵，以后逐渐发展为关节活动范围减小，还可能因为关节内游离体或者软骨碎片在活动时出现"交锁现象"，表现为关节活动受限或伴有疼痛。骨关节炎导致关节破坏严重，老年患者受累关节在负重位或者非负重位活动范围明显受限，如髋关节的外展、外旋、屈曲受限，膝关节屈伸受限，颈椎腰椎屈伸活动受限，有时伴有疼痛。

（四）辅助检查

1. 影像学检查 是目前临床常规检查，也是诊断骨关节炎的主要方法，其中骨赘形成是诊断的重要指征。X 线片典型表现为受累关节非对称性关节间隙狭窄，软骨下骨质硬化和（或）囊性变，关节边缘增生和骨赘形成或伴有不同程度的关节积液，部分关节内可见游离体。严重者可见关节面萎缩、变形和半脱位。CT 检查可显示 X 线片不能显示的关节重叠结构。磁共振的成像特点使老年骨关节炎的早期诊断成为可能，通过磁共振可以发现，骨关节炎并非单纯软骨损伤，软骨，骨和滑膜组织往往同时受累，磁共振还可以观察半月板以及韧带情况，全面评估受累关节功能，也有助于与其他类型关节炎鉴别诊断。

2. 实验室检查 总体而言骨关节炎无特异的实验室指标。血常规、红细胞沉降率、蛋白电泳多正常，C 反应蛋白不高。但伴有滑膜炎的患者可出现 C 反应蛋白和红细胞沉降率轻度升高。类风湿因子和自身抗体阴性。关节液呈黄色或草黄色、黏度正常、凝固试验正常。滑液中白细胞可轻度增高，偶见红细胞。

（五）诊断及标准

根据患者的症状、体征、实验室与影像学检查，诊断参照中华医学会骨科分会推荐的骨关节的诊断指南（中国骨关节炎诊治指南 2007 年版）。不同关节的骨关节炎有不同的诊断标准，中华医学会骨科学分会 2007 年版膝关节和髋关节骨关节炎诊断标准（表 3-1、表 3-2）。

表 3-1 膝关节骨关节炎诊断标准

序号	条件
1	近一个月反复膝关节疼痛
2	X 线片（站立或负重位）示关节间隙变窄、软骨下骨硬化和（或）囊性变、关节缘骨赘形成
3	关节液（至少 2 次）清亮、黏稠，WBC<2000 个 /ml
4	中老年患者（≥40 岁）

续表

序号	条件
5	晨僵≤3分钟
6	活动时有骨摩擦音（感）

注：综合临床、实验室及X线检查，符合1+2或1+3+5+6或1+4+5+6，可诊断膝关节骨关节炎

表 3-2　髋关节骨关节炎诊断标准

序号	条件
1	近一个月反复髋关节疼痛
2	血沉≤20mm/h
3	X线片示股骨和（或）髋臼有骨赘
4	X线片示髋关节间隙狭窄

注：满足1+2+3条或1+3+4条者，可诊断为髋关节骨关节炎

二、康复评定

通常根据患者的临床症状、体征和体格检查，通过影像学检查确定病变的具体部位，然后根据老年骨关节炎导致的功能障碍，主要对感觉功能、运动功能、平衡功能以及日常生活活动进行康复评定。

（一）功能评定

1. 感觉功能评定　主要对疼痛进行评定，评定方法主要有两类：直接评痛法和综合评痛法。前者主要包括有视觉模拟评分（visual analogue scale，VAS）、数字评分法（numeric rating scale，NRS）、语言评价量表（Verbal Rating Scale，VRS）等，后者如 McGill 疼痛评分表。目前国内外均以 VAS 的应用最为广泛。除主观疼痛外，还有压痛积分法，即根据检查压痛时患者的表现进行评定，具体评分标准为：0分无压痛；1分轻压痛；2分明显压痛；3分重度压痛，按压时有退缩反应。

2. 运动功能评定

（1）关节活动度评定：可分为主动关节活动度与被动关节活动度。目前国内外应用的测量方法，均使用通用量角器进行，测量时，让受试者处于一定的体位，固定轴心，确定固定臂与移动臂后，让受试者做相应的关节运动，并对其移动度数进行测量，测量时应分别对主动及被动活动进行测量，以明确受限原因。

（2）肌力评定：目前肌力评定按照是否使用器械可分为：徒手肌力评定与器械肌力评定；按照肌肉收缩类型可分为等长肌力评定、等张肌力评定与等速肌力评定。徒手肌力评定应用简便，成为使用最为广泛的一种肌力评定方法。对手指和腕关节骨关节炎的患者可以利用握力计来评定手和前臂肌力。

3. 平衡功能评定　髋、膝、踝关节炎患者的疼痛常常影响生物力线及负荷平衡，部分关节畸形患者由于异常步态同样影响生物力线及负荷平衡，老年人罹患神经系统疾病导致平衡功能降低同样可以导致关节炎的发生，所以平衡功能评定非常重要，建议采用专业平衡评定设备。

4. 日常生活活动能力评定　对于早期骨关节炎患者，日常生活活动能力一般不受影响，但对于

严重的骨关节炎患者的日常生活常常受到影响，如不能行走，上、下楼梯、上厕所等，此时应进行日常生活活动能力的评定，一方面了解其日常生活活动能力，另一方面可以根据评定的结果判断是否需要他人的照料。临床上最常用的量表是改良的 Barthel 指数。

5. **社会参与能力评定**　老年骨关节炎导致的关节结构异常、功能障碍及活动受限，可影响患者的工作、社会交往及休闲娱乐，降低患者生活质量，因此，根据患者情况对其进行社会参与能力的评估十分重要，如职业评定，生活质量评定等。

（二）疾病分级方法

1. **依据影像学检查分级法**　常用的是 Kellgren-Lawrence 分级法。0级：正常；1级：可疑关节间隙狭窄，似有骨赘；2级：有骨赘，关节间隙可以狭窄或无；3级：有中等骨赘形成，关节间隙狭窄，关节面硬化以及关节似有变形；4级：有大量骨赘形成，明显关节间隙狭窄，关节面严重硬化以及关节变形。

2. **参照临床表现、体征及影像学结果，及术中所见的综合分级法**　综合分级法分为4度。Ⅰ度：症状较轻，只有活动多了才引起关节不适，如膝关节，下楼蹲起时腿软，走平路正常，没有明显肿胀，X线片没有明显异常，术中可见软骨有Ⅰ度软化；Ⅱ度：症状明显，活动不适，多有关节疼痛，经常有膝关节肿胀，X线片可见髌骨及滑车区软骨下骨囊性或者硬化，术中见髌骨表面浅表溃疡和毛糙；Ⅲ度：症状较重，活动就痛，休息时偶尔也痛，上下楼困难，走平路距离减少，X线片关节间隙变窄，有骨赘，甚至轻X型腿或者O型腿，术中见软骨有损伤；Ⅳ度：症状严重，活动甚痛，休息痛常见，行走困难，伸直不能，走平路超过500m困难，X线片见关节间隙几乎消失，严重X型腿或者O型腿，术中见软骨有严重破坏。

三、 康复治疗

（一）康复治疗总则

1. **康复目标**　缓解关节疼痛，矫正畸形，改善关节功能，提高生活质量。
2. **康复策略**　骨关节炎的治疗以药物和非药物治疗相结合，首选保守治疗，必要时给予手术治疗，康复治疗是药物治疗和手术治疗的基础，治疗方案遵循个性化原则。

（二）康复治疗方法

1. **物理因子治疗**　物理因子治疗具有改善局部血液循环、消炎止痛、防止关节软骨退变及改善关节功能的作用。

（1）经皮神经电刺激疗法：对于缓解骨关节炎患者关节疼痛具有肯定效果。电流频率为1~160Hz，波宽为2~500μs，采用单相或者双相不对称方波脉冲电流。

（2）冷疗：冷疗可以降低痛觉传导速度，提高痛阈，缓解疼痛，降低局部皮下关节肌肉组织温度，减轻水肿，是一种耐受性良好的理疗方式。

（3）水疗：水能够刺激机体感觉，温水能放松肌肉，减轻关节压力，显著改善患者的关节疼痛，水流动力产生的助力或阻力运动，可以降低训练的难度，增加训练的趣味性，提高老年患者参加治疗的依从性，是一种非常好的治疗手段。

（4）温热疗法：可使局部温度升高、血液循环加快、促进炎症消除及改善肌腱柔韧性，缓解肌肉痉挛。常用的方法有湿热治疗袋、红外线、温水浴、中药熏蒸和石蜡疗法等。其中，石蜡疗法除有温热作用外还具有机械挤压作用，有助于关节消肿。

（5）高频电疗法：具有消炎止痛，促进关节腔积液吸收，缓解肌肉痉挛等作用。常用的有超短波、短波和微波疗法。骨关节炎急性期，多采用非热效应，抑制急性炎症；骨关节炎慢性阶段，利用其热效应缓解痉挛和止痛。

（6）电磁疗法：磁场阻滞感觉神经传导，提高痛阈，改善局部血液循环，对骨关节炎关节肿胀、疼痛有效。

（7）超声波疗法：老年骨关节炎患者关节周围软组织粘连、挛缩，可利用超声波的机械作用和温热作用来松解粘连、缓解肌肉痉挛和改善局部代谢。常用的频率为 $1\sim5MHz$，强度为 $0.5\sim1.5W/cm^2$。

2. 运动疗法　运动疗法具有独特的优势，很多临床治疗可以缓解疼痛，但不能减轻残疾的程度，运动疗法却能够针对导致残疾的因素，减轻残疾，长期运动还可以获得增强体质，减轻体重等健康益处。运动疗法是康复治疗计划的重要组成部分，对增强肌力和全身耐力，保持或恢复关节活动范围、改善关节功能及预防和减轻骨质疏松具有重要作用，是老年骨关节炎三级预防的重要组成部分。运动疗法训练包括有氧运动、肌力训练、关节活动度训练等。

（1）有氧运动：对于老年骨关节炎患者而言，有氧运动训练原则是不能对患者的关节造成二次损害，训练多采用低能量运动方式如室内外骑自行车、划船、游泳等。室内外骑车运动是非常适合老年骨关节炎患者的有氧运动，这种低强度的运动可以有效锻炼大腿肌肉，进而改善患者步行功能。此外，循证医学证据表明，专业指导对治疗效果有明显影响。在指导下进行有氧运动的效果要好于没有指导下的有氧运动，因此，由医生协助患者制定个性化锻炼计划并督导执行，让患者坚持运动，效果更好。再者应将训练与日常生活活动相结合，如日常行走计划，能获得更佳的远期疗效。

（2）肌力训练：肌力下降与老年骨关节炎密切相关，以往理论认为是骨关节的疼痛或者失用，导致相关肌力下降，新的理论却认为，肌力下降可能是骨关节炎的致病因素。肌力训练可以减轻骨关节炎患者的疼痛，还可以减少残疾的发生。肌肉力量训练适用于骨关节炎的亚急性期或慢性期。对于髋骨关节炎患者，以髋关节外展肌群的力量训练为主；对于膝骨关节炎患者，以股四头肌肌力训练为主。肌力训练根据不同的运动方式有不同的分类：①闭链运动和开链运动：闭链运动是指肢体远端抗阻固定阻力源，如在平地上下蹲捡拾物品；开链运动是指肢体远端不固定的运动，如仰卧在床，双下肢在空中模仿蹬自行车的动作。因开链运动能够增加关节内的剪切力，会加重骨关节炎的症状，对于老年骨关节炎患者而言，训练中可更多采用闭链运动方式。②等长和等张肌力训练：等长肌力训练不会增加关节内压力，对关节的伤害小，适用于不能耐受关节重复运动或者慢性期骨关节炎患者。缺点是运动功能获益较小，因此等长收缩往往与其他训练方式联合使用。等张运动分为向心性或离心性等张收缩，离心性等张收缩增加肌力更快，缺点是可能产生二次损伤，所以老年骨关节炎患者尽量在无痛范围内应用向心性等张收缩活动，从而增加其肌力和关节活动范围。

总之，对老年骨关节炎患者而言，最有益的运动方式是闭链运动和等张运动。如果不能完成，也可选择难度较低的等长运动，逐渐过渡到闭链运动，开链运动，等张运动。

（3）关节活动度训练：关节活动受限是老年骨关节炎患者常见的临床症状，髋骨关节炎的典型症状是首先出现关节内旋障碍、继之出现外展和屈曲受限；膝骨关节炎常常表现为伸膝困难，屈膝也可能受限。关节僵硬不仅累及关节，还严重影响患者的功能活动。骨关节炎患者改善关节活动度采用的技术包括被动活动、牵伸训练和关节松动术。①关节被动活动从患者能够耐受的范围内轻轻地活动开始，避免引发强烈的疼痛，以防止活动范围的进一步丧失；②在被动活动之后可以进行牵伸训练，

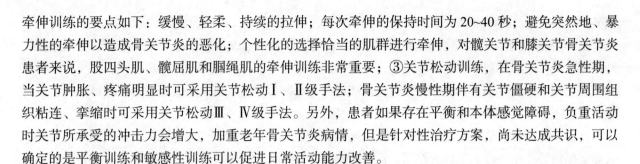

牵伸训练的要点如下：缓慢、轻柔、持续的拉伸；每次牵伸的保持时间为20~40秒；避免突然地、暴力性的牵伸以造成骨关节炎的恶化；个性化的选择恰当的肌群进行牵伸，对髋关节和膝关节骨关节炎患者来说，股四头肌、髋屈肌和腘绳肌的牵伸训练非常重要；③关节松动训练，在骨关节炎急性期，当关节肿胀、疼痛明显时可采用关节松动Ⅰ、Ⅱ级手法；骨关节炎慢性期伴有关节僵硬和关节周围组织粘连、挛缩时可采用关节松动Ⅲ、Ⅳ级手法。另外，患者如果存在平衡和本体感觉障碍，负重活动时关节所承受的冲击力会增大，加重老年骨关节炎病情，但是针对性治疗方案，尚未达成共识，可以确定的是平衡训练和敏感性训练可以促进日常活动能力改善。

总之，老年骨关节炎患者运动疗法应遵循个体化运动方案。根据患者的健康状况、个人意愿喜好、运动形式有效性和安全性，制定个体化运动方案。虽然对于老年骨关节炎患者运动训练的训练量仍然没有公论，我们建议起始每天30分钟的低中度有氧训练方案，循序渐进。其次应遵循综合运动训练方案原则，即将肌力训练、有氧训练和关节活动度训练的方法结合到一起进行，将单独训练、小组训练或者居家训练结合到一起，将运动训练与日常生活活动相结合，不拘泥于训练形式，争取最佳治疗效果。

3. 作业治疗 作业疗法可以缓解由老年骨关节炎引发的疼痛、功能障碍和肌无力，通常采用关节保护技术、能量保存技术、辅助器具等对患者进行治疗。

（1）关节保护技术：关节保护技术是老年骨关节炎患者作业疗法的一个重要目标，柔韧性、本体感觉和力量的最优化有望减轻关节的压力，减少对关节冲击的影响以及将关节活动最大化。其应遵循的原则是：①维持肌力和关节活动度，重视关节疼痛，当关节疼痛时应停止活动，使关节充分得到休息；②避免受累关节的活动，避免可能引起畸形的体位和力量；③尽可能使用最大和最强壮的关节来做事情，负重时要求负重关节处于最稳定的解剖和功能平面上；④采用正确的运动模式，避免长时间保持一个姿势、保持活动和休息的平衡、避免长时间制动、同一姿势不宜持续1小时以上；⑤使用合适的辅助器具和矫形装置。

（2）能量保存技术：老年骨关节炎患者由于关节疼痛、僵硬、肌肉无力，体力消耗要比健康人大得多；加之患者心肺耐力差，又常伴有疲劳、倦怠和体能不足，因此在活动中如何节省能量，如何提高效率，对老年骨关节炎患者独立活动十分重要。能量保存技术是指改变患者的习惯和环境，使患者能以最小的能量消耗来完成绝大部分的活动。治疗的目的不是降低患者的活动水平，而是在维持活动水平不变的前提下尽可能提高活动效率，尽可能提高患者的独立活动能力和生活质量。尽量遵守的原则有：①预先做好计划，合理组织要进行的活动和工作，优化工作流程避免不必要的能量消耗；②开始工作前，做好前期准备工作，准备好所需的一切物品，组织安排好居家环境和工作场所中的相关设施并做适当的分类、整理，避免频繁起身坐下；③简化活动，去除多余工作，将工作合并，使用轻质量的用具或者工具，使用容易清洗的餐具、穿着易于穿脱的衣服；④尽量坐着工作，因为站着工作比坐着工作多耗费25%的体能，尽量在重力辅助下工作，而不是抗重力工作，活动时放慢节奏；⑤使用省力的合适的设施和辅助器具减少自身能量消耗，如使用拐杖、电器等；⑥养成工作中间歇休息的习惯，在疲劳出现之前停止工作，注意频繁而有计划的休息。

（3）环境改造：对患者的生活环境依据患者的自身情况加以改造，太高的阶梯、太陡的斜坡都可能造成问题；阶梯、地板必须加装防滑设施，浴室和厕所加装扶手。对于使用助行器的患者，地面不宜铺设地毯，以防阻力太大而发生摔倒。对于使用轮椅的患者，门的宽度应该大于90cm，以利进出。

4. 心理治疗 老年骨关节炎病程较长，慢性患者常常存在抑郁、焦虑状态，及时有效的心理辅导和心理支持疗法，有助于患者建立战胜疾病的信心和意念，对预防和控制疼痛及关节活动障碍也有积极作用。

5. 传统康复治疗　中医认为老年骨关节炎的发生以肾精亏虚为本，还与外邪侵袭、劳损过度、外伤等有关，本病的基本病因为虚、淤、湿、热，而精血亏虚，肝肾阴虚是发病关键，病位在筋骨与肝肾密切相关，病性多为本虚标实。通过辨证可分为风寒湿痹证、血瘀痹阻证、肾虚骨痹证、湿热痹阻证，临床根据证型辨证施治。

针灸治疗膝骨关节炎有一定疗效，针灸通过对穴位的良性刺激，可促进膝关节周围的血液循环，从而起到消肿止痛、改善症状的作用，常用的有毫针针刺法、刺络拔罐法、温针灸等，通常以局部取穴为主，如血海、膝眼、委中、阳陵泉、阴陵泉、梁丘和足三里等穴位。

6. 药物治疗　老年骨关节炎的药物治疗目的主要在于缓解疼痛，阻止或延缓病程，保持或改善骨关节功能，以及提高患者的生活质量，其治疗方案视病情不同及个体差异而定。

（1）对乙酰氨基酚：是治疗老年骨关节炎疼痛的一线治疗药物，也可以作为严重患者的辅助治疗。其优点是止痛效果好，副作用小，药物相互作用少，另外还有价格便宜使用方便的优势。多项试验证实，对早期骨关节炎患者对乙酰氨基酚与非甾体类消炎药止痛效果相当，但副作用更小。对乙酰氨基酚耐受性良好，但由于其潜在肝毒性也必须注意剂量限制，肝功能正常者，平均安全剂量为每天 2g，如果患者既往有肝脏疾病，则应剂量减半，定期复查肝功能。对乙酰氨基酚很少有药物相互作用，一个特例是可以延长华法林的半衰期，同时应用时需注意监测国际标准化比值。

（2）非甾体类抗炎药（nonsteroidal anti-inflammatory drugs，NSAIDs）：不伴有肾功能不全风险的老年髋膝骨关节炎患者可以考虑使用 NSAIDs。但是使用前必须确认患者是否同时服用华法林等香豆素类药物，若是则应选择特异性 COX_2 抑制剂（塞来昔布等）而非传统的 NSAIDs。另一方面，塞来昔布不会影响血小板的功能，但是能明显延长香豆素类药物的半衰期，开始使用两周内密切监测国际标准化比值。

使用 NSAIDs 不可回避的问题是其胃肠道出血风险。塞来昔布等药物因选择性 COX_2 抑制，胃肠道出血风险较低，如果患者存在明显胃肠道风险，可优先选择。另一种方法是联合使用 NSAIDs 和胃肠道保护剂如质子泵抑制剂或 H_2 受体阻断剂。第三种方法是选择非乙酰类水杨酸制剂，如辣椒素等。

老年骨关节炎患者使用传统的非甾体类消炎药还应注意其心血管风险。循证医学证据表明选择性和非选择性 NSAIDs 均存在发生严重心血管事件的风险，其中双氯芬酸风险最高，其机制可能为该类药物干扰了阿司匹林抗血小板聚集的活性。

NSAIDs 类药物除传统的口服使用外，也可局部外用，如双氯芬酸外用贴，研究证实对膝骨关节炎引起的疼痛的短期治疗非常有效，且与口服比较，疗效接近，消化道副作用更小。

（3）曲马多：曲马多是治疗老年骨关节炎疼痛安全有效的药物。研究证实曲马多可以控制较为严重的骨关节炎的疼痛，其优点在于消化道出血风险很小，没有明显肾毒性，也不会加重高血压或者充血性心力衰竭。主要副作用有头痛、头晕、嗜睡等。

（4）阿片类镇痛药物：使用曲马多后效果欠佳或者对药物副作用不能耐受，而又持续存在严重疼痛者，应当考虑使用强阿片类镇痛药。其优点在于没有消化道潜在出血和肾毒性的风险。大量研究证实，阿片类药物治疗中重度骨关节炎是安全有效的。使用时可从小剂量开始，逐渐增加治疗剂量，直至获得满意镇痛效果，或者与 NSAIDs、曲马多等联合应用，协同镇痛且不增加药物毒性。除口服外，阿片类药物外用贴剂也是很好的选择如芬太尼透皮贴片（多瑞吉），试验证实可以显著改善髋膝关节骨关节炎疼痛症状，改善患者生活质量。

（5）辣椒素、利多卡因：老年手、膝等浅表关节骨关节炎还可选用可以渗透的局部外用药物，但是对于位置较深的髋、脊柱关节效果较差。辣椒素是一种外用的水杨酸类 NSAIDs，可逆性消耗传入神经纤维末梢的 P 物质和神经肽发挥镇痛作用，外用时最常见的不良反应是局部烧灼感，且发生率高达 50%，不能耐受停用比例较高。5% 利多卡因外用贴片逐渐释放利多卡因渗透入皮肤，可以在不产生局部麻醉作用下发挥镇痛作用，且长期使用不会造成血药浓度升高，局部皮肤刺激反应比较轻微，大多不需要中断药物使用。

7. 局部注射及手术治疗

（1）局部注射治疗：注射疗法的特点是药物直达病灶局部，起效快，不良反应小，可以缓解原发和继发疼痛，分为局部痛点注射和关节腔内注射两种，均应严格消毒，准确定位。

1）注射药物：①透明质酸钠：对于常规治疗无效的老年骨关节炎，可关节腔注射透明质酸钠类黏弹性补充剂，目前完整机制尚不明确，可能的机制包括消炎，抗氧化作用，增加生物合成和增殖，减少降解和凋亡，促进透明质酸合成，镇痛等作用。使用方法是每周 1 次关节内注射，一般 3~5 次为 1 个疗程，使用禁忌为局部感染和药物过敏。②糖皮质激素：对阿司匹林或者 NSAIDs 药物治 4~6 周无效的严重骨关节炎或存在明显肾功能不全风险的患者，可行关节腔内注射糖皮质激素。目前对于关节腔内注射糖皮质激素的推荐剂量还不确定，关节内糖皮质激素剂量 - 反应曲线也不明晰，但是比较公认的是膝关节可以接受的剂量是 40~80mg 醋酸甲泼尼龙或等效药物，多数文献中提出对任何一关节注射次数每年不超过 3 次，一生总计不超过 20 次。

2）注射技术：关节腔注射技术包括徒手解剖标志定位和影像导引定位 2 种方法：①徒手解剖标志定位：对术者要求较高，而且由于不能直视解剖结构加之骨关节炎患者关节往往变形严重，所以注射失败或者将药物注射到关节腔外的比例非常高，由此会带来诸多的不良事件，例如糖皮质激素的非关节腔注射可能造成注射后疼痛、结晶性滑膜炎、出血、关节感染、关节软骨萎缩和全身副作用。②影像引导定位：CT、X 线、核磁共振、超声波都可以被用来进行关节腔的引导注射。超声波由于其良好的组织分辨率和实时显像能力，现在已经被大量应用于各关节引导穿刺。

（2）手术治疗：尽管大多数骨关节炎病例采用上述非手术治疗能够获得良好临床疗效，但仍有少数骨关节炎病例无明显疗效，且存在明显的疼痛和关节功能障碍。对该类患者，采用严格选择的手术治疗，可取得较好的疗效。目前治疗骨关节炎的手术方法很多：通常首选关节清理术（包括关节镜下关节清理术、关节打磨成形术和关节切开关节清理术）。其他手术方法有截骨矫形术、关节切除术、关节融合术以及关节成形术（可以是切除术、部分置换术或全关节置换术）、软组织移植和软骨移植等，其中用于治疗严重骨关节炎，且疗效较为满意的手术主要为全关节置换术，但其费用较为昂贵。每种手术方法都有其适应证，在进行手术之前应明确告知患者各种手术方法的风险和益处。

8. 矫形器和辅助器具

（1）矫形器：骨关节炎患者应用矫形器可减轻疼痛、解除关节负荷、恢复关节对线和改善关节功能。其中最为常见的是膝关节矫形，老年髋关节炎发病率也很高，但是髋关节支具的报道极少，可能与制作难度有关，踝关节骨关节炎比髋膝关节少得多，因此对于踝关节矫形干预也比较少。①膝关节护具：由于正常步行周期中存在膝内翻受力期，导致膝关节内侧间室单髁病变非常常见，减轻膝关节内翻相关压力的护具可以将关节力由内侧转移到外侧，从而减轻关节疼痛和关节损伤。②楔形鞋底或者鞋垫：是用来对抗膝关节所受压力的另一种矫形器，跟骨下方使用外侧楔形垫，可以缓解内侧间室的疼痛，可能是治疗轻中度骨性关节炎内侧间室骨关节炎的有效保守治疗方法，其机制在于楔形鞋垫的使用，调整了站立和步行时的力学状态。③弹性鞋垫：正常步态产生的冲击力会造成运动系统损伤，随着年龄增长，人体天然减震器如关节软骨及椎间盘会因产生退变而降低减震效果，有试验证实弹性鞋垫可以降低 42% 冲击力，大大减少步行对膝关节的冲击力，延长关节软骨寿命。④髌骨相关支具：老年膝关节骨关节炎除内侧间室受累外，第二位常见的是髌股间室受累。主要力学因素是髌骨运行轨迹不良，矫正的目的在于改变不良轨迹，避免异常压力和产生退变，主要有髌骨支具、髌下保护带、髌骨保护带等。

（2）助行器：①手杖、拐杖、步行器：适用于髋或膝关节骨关节炎患者，可减轻因下肢负重、步行引起的关节疼痛；对肌肉无力、承重困难者，可用手杖、拐杖、步行器辅助步行以减轻受累关节的负荷和方便行动。②轮椅：适用于髋、膝负重时疼痛剧烈，不能行走的患者。

（3）生活自助具：对于手部骨关节炎患者，如腕掌关节骨关节炎、掌指关节骨关节炎、远侧和近侧指间关节骨关节炎患者，借助长柄取物器、穿袜或穿鞋自助具、自动撑开性剪刀、扣纽扣自助具、拉锁环、卫生间纸抓（当握力弱时）、特殊的开门器等均会给日常生活带来便利。对于严重髋关节和膝关节骨关节炎患者，当疼痛、关节活动和伸肌萎缩均存在时，有条件时使用可以升降和转移患者的装置是最安全的。帮助患髋关节和膝关节骨关节炎的患者从椅子上站起的助推装置也受患者欢迎。

9. 控制体重　肥胖与骨关节炎的发生密切关联。研究发现，在专业人士监督下每周训练，坚持 8 周到 2 年，可以减轻体重并且缓解膝关节疼痛和改善肢体功能。因此教育患者控制并减轻体重是非常重要的非药物治疗手段。国外近年研究发现，单纯节食或节食联合运动训练比单纯地进行运动训练能够更好地减轻体重，节食联合运动训练还可以有效地减少对膝关节的压力负荷。

10. 自我管理、健康教育　通过健康讲座、宣传小册子及网站宣传等途径，向患者解释疾病的转归，疼痛产生的机制，并指导患者改变生活习惯、运动的方式、控制体重及采取其他可减少对产生退变关节负重的措施。

（孙强三）

第三节　慢性软组织损伤康复

慢性软组织损伤是指人体骨骼肌、筋膜、韧带、关节囊、骨膜及脂肪等运动系统软组织损害性病变的简称，病程一般在 3 周以上。随着生产机械化、自动化、专一化程度的提高和计算机的广泛应用，越来越多的工作和学习过程中需要长时间处于某种强迫体位或不自然的姿势，易引起颈、肩、腰等部位的紧张和积累性劳损，这种长期的静力性损害可造成局部无菌性炎症，迁延不愈，主要表现为局部的顽固性疼痛，以及冷、沉、酸、胀等伴随症状，甚至可伴有不同程度的局部功能障碍，严重影响了人们的日常生活和工作，因此慢性软组织损伤经常是一种职业性慢性损伤。老年人机体功能退化，肌肉萎缩，肌肉力量及身体平衡力下降，对各种外力的承受能力减弱等等，这些因素增加了慢性软组织损伤的发生概率。由于发病广泛，治愈困难，因此世界卫生组织将慢性软组织损伤列为目前世界三大疑难病症（癌症、心脑血管病、慢性软组织损伤）之一。目前慢性软组织损伤的治疗方法主要有：休息、口服非甾体类抗炎药、按摩、针灸、理疗、封闭疗法甚至介入及手术治疗等，治疗手段虽多，但各有利弊，效果也不稳定。进入 21 世纪以后，一些新技术的应用为慢性软组织损伤治疗提供了许多新治疗方法，包括药物及物理疗法上都取得了较大的改进，进一步推动了慢性软组织损伤治疗的发展。

一、 肩关节周围炎

（一）概述

1. 定义　肩关节周围炎简称肩周炎，俗称冻结肩（frozen shoulder），是肩关节周围肌腱、肌肉、滑囊及关节囊的慢性损伤性炎症，以活动时疼痛、功能受限为临床特点。

2. 病因及发病机制

（1）肩部原因：①本病大多发生在40岁以上中老年人，尤其是老年人，肩关节周围软组织退行性变、对各种外力的承受能力减弱是发病的基本因素；②长期过度活动，姿势不良等所产生的慢性致伤力是主要激发因素；③上肢外伤后肩部固定过久，肩周组织继发萎缩、粘连；④肩部急性挫伤、牵拉伤后治疗不当等。

（2）肩外因素：如颈椎病、心、肺、胆道疾病发生的肩部牵涉痛，因原发病长期不愈使肩部肌肉持续性痉挛、缺血而形成炎性病灶，转变成真正的肩周炎。老年患者肩外因素表现更加明显，随着年龄的增加，心肺功能的降低、颈椎退行性变的加重等使得老年人出现心绞痛、心肌梗死、神经根型颈椎病、胆囊炎等并发疾病的概率大大增加。

（3）病变主要发生在盂肱关节周围，其中包括：①肌和肌腱：可分为两层，外层为三角肌，内层为冈上肌、冈下肌、肩胛下肌和小圆肌四个短头肌及其联合肌腱。联合肌腱与关节囊紧密相连，附着于肱骨上端如袖套状，称为旋转肩或肩袖。肩袖是肩关节活动时受力最大的结构之一，易于损伤。肱二头肌长头起于关节盂上方，经肱骨结节间沟的骨纤维隧道，此段是炎症好发之处。肱二头肌短头起于喙突，经盂肱关节内前方到上臂，受炎症影响后肌肉痉挛，影响肩外展、后伸。②滑囊：有三角肌下滑囊、肩峰下滑囊及喙突下滑囊。其炎症可与相邻的三角肌、冈上肌腱、肱二头肌短头相互作用。③关节囊：盂肱关节囊大而松弛，肩关节活动范围很大，故容易受伤。

上述结构的慢性损伤主要表现为增生、粗糙及关节内、外粘连，从而产生疼痛和功能受限，后期粘连变得非常紧密，甚至与骨膜粘连，此时疼痛消失，但功能障碍却难以恢复。

3. 临床表现及功能障碍

（1）临床表现：本病多为中、老年患病，女性多于男性，左侧多于右侧，亦可两侧先后发病。查体时可见三角肌有轻度萎缩，斜方肌痉挛，冈上肌腱、肱二头肌长、短头肌腱及三角肌前、后缘均可有明显压痛。肩关节以外展、外旋、后伸受限最明显，少数人内收、内旋亦受限，但前屈受限较少。年龄较大或病程较长者，X线平片可见到肩部骨质疏松或冈上肌腱、肩峰下滑囊钙化征。

（2）功能障碍：肩周炎患者可逐渐出现肩部某一处疼痛，与动作、姿势有明显关系。随着病程延长，疼痛范围逐渐扩大，并牵涉到上臂中段，同时伴肩关节活动受限。如欲增大活动范围，则引起剧烈锐痛。严重时患肢不能梳头、洗面和扣腰带。夜间因翻身移动肩部而酸痛。患者初期尚能指出疼痛点，后期疼痛范围扩大。

4. 辅助检查

（1）X线检查

1）早期的特征性改变主要是显示肩峰下脂肪线模糊变形乃至消失。所谓肩峰下脂肪线是指三角肌下筋膜上的一薄层脂肪组织在X线片上的线状投影。当肩关节过度内旋位时，该脂肪组织恰好处于切线位从而显示线状。肩周炎早期，当肩部软组织充血水肿时，X线片上软组织对比度下降，肩峰下脂肪线模糊变形乃至消失。

2）中晚期，肩部软组织钙化，X线片可见关节囊、滑液囊、冈上肌腱、肱二头肌长头腱等处有密度淡而不均的钙化斑影。在病程晚期，X线片可见钙化影致密锐利，部分病例可见大结节骨质增生和骨赘形成等。此外，在肩锁关节可见骨质疏松、关节端增生或形成骨赘或关节间隙变窄等。

（2）MRI检查：肩关节MRI检查可以确定肩关节周围结构信号是否正常，是否存在炎症，可以作为确定病变部位和鉴别诊断的有效方法。

5. 诊断及标准　肩周炎患者根据病史和临床症状多可诊断。常规影像学检查大多正常，后期部分患者可见骨质疏松，但无骨质破坏，可在肩峰下见到钙化阴影。年龄较大或病程较长者，X线平片可见到肩部骨质疏松，或冈上肌腱、肩峰下滑囊钙化征。临床表现对于明确诊断意义重大。

（二）康复评定

1. 功能评定

（1）肩关节活动范围评定：肩关节活动度评定采用量角器测量患者肩关节的前屈、后伸、内收、外展、内旋和外旋等活动度。正常肩关节的活动度：前屈0°~170°，后伸0°~60°，内收0°~130°，外展0°~170°，内旋0°~70°，外旋0°~90°。

（2）肩关节功能评定：根据患肩疼痛、ROM、日常生活活动（activities of daily living，ADL）、肌力及关节局部形态等5个方面进行综合评定，总分为100分。疼痛：患者自觉疼痛的程度和是否影响活动评分，最高30分；ROM：患侧肩关节ROM的大小评分，最高25分；ADL：穿上衣、梳头、翻衣领、系围裙、使用手纸、擦对侧腋窝及系腰带7项日常生活活动评分，最高5分，共35分；肌力：Lovette 6级分类法对肩关节五大肌群（前屈、外展、后伸、外旋及内旋肌群）的肌力进行综合评分，最高5分；局部形态：肩关节有无脱位、畸形、假关节形成及其程度进行评分，最高5分。其中疼痛、ROM及ADL的总分占90%，肌力及局部形态总分占10%。在治疗前后分别进行评测，分值愈高，肩关节功能愈好（表3-3）。

（3）肌力的评定：肌力的评定可采用MMT分级法，主要对肱二头肌、三角肌、冈上肌、冈下肌、肩胛下肌、小圆肌等进行肌力评定，具体参见本套教材《康复功能评定学》。

2. 疾病分级方法　肩周炎大致可分为疼痛期，冻结期和恢复期。

（1）疼痛期：又称为早期、急性期或冻结进行期，持续时间为10~36周。该期主要临床表现为肩关节周围疼痛，疼痛剧烈，夜间加重，甚至因此而影响睡眠。压痛范围较为广泛，在喙肱韧带、肩峰下、冈上肌、肱二头肌长头腱等部位均可有压痛表现，伴有肌肉痉挛和肩关节活动受限。但主要是局部急骤而剧烈的疼痛反应性的引起肌肉痉挛。因此，肩关节本身还有一定范围的活动度，一般外展为45°~75°，后伸为10°~30°，外旋为30°，上举为110°。

（2）冻结期：又称为中间期、慢性期或僵硬期，持续时间为4个月。该期患者疼痛症状减轻，但压痛范围仍较为广泛。由疼痛期肌肉保护性痉挛造成的关节功能受限已发展到关节挛缩性功能障碍，肩关节功能活动严重受限，肩关节周围软组织广泛粘连，挛缩，呈"冻结"状态。各方向的活动范围明显缩小，以外展、外旋、上举、后伸等最为显著，甚至影响日常生活，如梳理头发、穿脱衣服、举臂抬物、向后背系扣、后腰系带等动作均有一定程度的困难。做外展及前屈运动时，肩胛骨随之摆动而出现"扛肩"现象，严重者可见三角肌、冈上肌、冈下肌等肩胛带肌，尤其是三角肌的废用性萎缩。肩关节外展可低于45°，后伸仅10°~20°，内旋低于10°，上举小于90°。

（3）恢复期：又称末期，解冻期或功能恢复期，持续时间为5~26个月。该期不仅疼痛逐渐消减，而且随着日常生活，劳动及各种治疗措的进行，肩关节的活动范围逐渐增加，肩关节周围关节囊等软组织的挛缩，粘连逐渐消除，大多数患者的肩关节功能恢复到正常或接近正常。不过肌肉的

表 3-3　肩关节功能评定量表

项目	评分标准						得分
疼痛 （总分30分）	无			30			
	有时略痛，活动无障碍			25			
	轻度疼痛，普通活动无障碍			20			
	中度疼痛，尚能忍受			10			
	高度疼痛，活动严重受限			5			
	因疼痛完全不能活动			0			
肩关节活动范围 （总分25分）		6	5	4/3*	2	1	0
	前屈	>150°	149°~120°	119°~90°	89°~60°	59°~30°	<29°
	外展	>150°	149°~120°	119°~90°	89°~60°	59°~30°	<29°
	外旋		>60°	59°~40°	39°~20°	19°~10°	<10°
	内旋		>60°	59°~40°	39°~20°	19°~10°	<10°
	后伸			>45°	44°~30°	29°~15°	<14°
肌力 （总分5分）	5级 5	4级 4	3级 3	2级 2	1级 1	0级 0	
日常生活活动能力 （总分35分）			容易完成		勉强，疼痛，困难	无法完成	
	穿上衣		5		3	0	
	梳头		5		3	0	
	翻衣领		5		3	0	
	系围裙		5		3	0	
	使用手纸		5		3	0	
	擦对侧腋窝		5		3	0	
	系腰带		5		3	0	
局部形态 （总分5分）	无异常 5		轻度异常 3		中度异常 2	重度异常 0	

备注：* 外旋、内收、后伸为3分

萎缩则需较长时间的锻炼才能恢复正常。虽然肩周炎是自限性疾病，但其症状总的持续时间可达12~42个月。由此表明，肩周炎即使可自发地恢复，但这一过程需要相当长的时间。一般认为，疼痛期时间的长短与恢复期时间的长短相关，即疼痛期时间短者，其恢复期相对也较短；反之，则长。症状的严重程度与恢复期时间长短没有相关性，即症状重者，不一定恢复期长；症状轻者，不一定恢复期短。

肩周炎恢复过程也并非呈直线型发展，肩关节功能运动的改善有时会出现起伏，甚至停滞，而且大约有 1/10 的患者在恢复期后仍存在不愿参加娱乐活动，运动量相对较小等轻微的自我运动限制，被动运动检查也可发现轻微的被动活动受限的表现，这说明某些肩周炎患者的肩关节运动功能可能在恢复期后会遗留一些症状。

（三）康复治疗

1. 康复治疗总则

（1）康复目标：缓解老年患者肩关节周围炎引起的局部疼痛，改善肩关节活动范围，提高患者日常生活能力。

（2）康复策略：肩关节周围炎治疗时应采用综合治疗方法，包括早期药物治疗，中期或慢性期积极物理因子治疗、肩关节松动技术等。

2. 康复治疗方法 因肩周炎的主要临床特点为肩关节疼痛和僵硬，所以康复治疗的目的主要为缓解疼痛和恢复关节活动度。

（1）早期或急性期：早期或急性期缓解疼痛的康复手段主要包括以下 5 种。

1）局部制动。

2）口服药物：如 NSAIDs。

3）局部痛点封闭：常用的有可的松和透明质酸钠，长期效果并不理想。

4）中医推拿：在早期宜采用轻手法，目的是改善患肢血液、淋巴循环，缓解疼痛，保持肩关节功能，待疼痛减轻可增加主动运动，常用手法主要为能作用于浅层组织和深部肌肉的一些手法，如推拿、揉捏、擦法、拿法、弹拨等。

5）理疗：肩周炎早期康复的重点是止痛、消炎、防止粘连，预防肩关节功能障碍。可采用超短波、电脑中频、超声波治疗。超短波治疗可使肩关节局部分子和离子剧烈振动、摩擦，表皮和深部组织都能均匀受热，治疗部位体温升高，增加组织的新陈代谢，促进神经和血管的恢复，消炎止痛，解除粘连。超短波治疗除了温热效应外，还有较明显的非温热效应，提高免疫力、消炎、镇痛。中频电有镇痛作用和明显的促进血液循环作用。超声波治疗可消炎、止痛，松解粘连。

（2）中末期或慢性期

1）运动疗法：可以改善血液、淋巴循环，牵伸挛缩组织，松解粘连，扩大肩部活动范围，改善萎缩肌肉；通常采用主动运动，负重轻器械或在器械上做操，也可徒手体操。要有足够的锻炼次数和锻炼时间，才能取得明显效果。一般每日要锻炼 2~3 次，每次 15~30 分钟。锻炼内容包括肩部 ROM 练习和增强肩胛带肌肉的力量练习。常用具体方法有：①仰卧位，患肢外展并屈肘，作肩内旋和外旋的主动运动或助力运动；②Condman 钟摆运动训练肩部活动度；③双手持体操棒或利用绳索滑轮装置由健肢帮助患肢作肩各轴位的助力运动；④双手握肋木下蹲，利用躯干重心下移作牵伸肩部软组织的牵伸练习；⑤利用哑铃作增强肩胛带肌肉的抗阻运动。

其中医疗体操：①手指爬墙：患者面对墙壁站立，用患侧手指沿墙缓缓向上爬动，使上肢尽量高举，到最大限度，在上做一记号，然后再徐徐向下回原处，反复进行，逐渐增加高度。患侧靠墙站立，上肢外展，沿墙壁手指向上方爬行，余同上。②背动作：患者双手交叉于背后，掌面向上方，左右牵拉并进行有节律的上下移动。③抱颈：患者双手交叉抱住颈项，相当于双耳垂水平线，两肘臂夹住两耳，然后用力向后活动两肘，重复进行。④旋肩：患者站立，患臂自然下垂，肘部伸直，患臂由前向上向后划圈，幅度由小到大，反复数遍。⑤展翅：左右手各向左右伸直平抬、手心向下成飞翔势，上下扇动。

2）关节松动术：是西方现代康复治疗中基本技能之一，近几年来在国内外发展较快，应用广泛，其疗效肯定。关节松动术根据关节运动的生物力学原理，在关节面施以微小活动，从而引起骨关节较大幅度的活动。其主要治疗机制为：①促进关节液流动，增加关节软骨和关节内纤维软骨无血管区的营养，预防因肿胀、疼痛以及关节活动受限所引起的关节软骨退变；②缓解疼痛，刺激关节的力学感受器，减少脑干和脊髓致痛物质的释放，提高痛阈；③松解组织粘连，保持或增加周围软组织的伸展性，改善 ROM；④增加本体反馈，本体感受器位于关节、关节囊和肌腱内，传入神经将关节感受器接受到的冲动传入中枢神经，增加位置感和运动觉。

运用关节松动术治疗肩周炎，根据 Maitland 手法分级对早期疼痛为主者采用Ⅰ、Ⅱ级手法；病程较长以关节活动障碍为主者，采用Ⅲ、Ⅳ级手法。针对不同方向的运动障碍，分别应用分离、长轴牵引、滑动等手法进行治疗。以上手法可根据患者具体的病情不同选用每天 1 次，每次 30~40 分钟，5 次为 1 个疗程，共 3 个疗程。操作中需注意手法轻柔有节律，尽量使患者感到舒适，观察患者反应调整强度。

（3）中医治疗：慢性期可采用稍重手法，并结合运动，目的是缓解疼痛，松解粘连，扩大无痛活动范围，恢复肩胛带肌肉功能。常用手法主要为能作用到深层组织或带有被动运动性质的一些手法，如揉捏、拿法、运法、颤抖等。

（4）理疗：有温热疗法、高压氧、激光、磁疗、超短波治疗及音频电疗法。

（5）手术治疗：对于一些比较难治的肩周炎和一些对生活质量要求较高的人士，近年来随着关节镜微创技术和设备的进步，国际学术界重点推荐采用关节镜技术松解粘连、僵硬的"肩周炎"，甚至门诊手术即可完成，这是治疗肩周炎的重大进步。肩周炎关节镜下松解术具有简单、快速、有效的特点，主要包括肩袖间隙的粘连松解，盂肱上韧带、喙肱韧带的松解。术后对于缓解肩周炎的疼痛和恢复关节活动度，具有明显疗效。关节镜下松解术对于非手术治疗无效的肩周炎病例，是一种较好的治疗手段。

二、狭窄性腱鞘炎

（一）概述

1. 定义　狭窄性腱鞘炎（stenosing tenosynovitis）系指腱鞘因机械性摩擦而引起的慢性无菌性炎症改变。在日常生活和工作中，由于频繁活动引起过度摩擦，加之某些部位有骨性隆起或肌腱走行方向发生改变形成角度，这样就更加加大了肌腱和腱鞘之间的机械摩擦力。这种机械性刺激可使腱鞘在早期发生出血、水肿、渗出等无菌性炎症反应。反复创伤或迁延日久以后，则发生慢性纤维结缔组织增生、肥厚、粘连等变化，鞘的厚度可由正常的 1mm 以内增厚至 2~3mm，由于腱鞘增厚致使腱鞘狭窄。腱鞘与肌腱之间可发生不同程度粘连，肌腱也发生变性。临床表现为局部疼痛、压痛及关节活动受限等。

四肢肌腱凡跨越关节（骨 - 纤维隧道）处均可发生腱鞘炎，如拇长伸肌和指总伸肌腱鞘炎，指屈肌腱腱鞘炎、拇长屈肌腱鞘炎及拇长展肌与拇短伸肌腱鞘炎等。

2. 老年人常见狭窄性腱鞘炎

（1）桡骨茎突狭窄性腱鞘炎

1）病因及发病机制：桡骨茎突部有一窄而浅的骨沟，上面覆以腕背侧韧带，形成一纤维鞘管。拇长展肌腱和拇短伸肌腱通过此鞘管后折成一定角度分别止于拇指近节指骨和第一掌骨。因此肌腱滑动时产生较大的摩擦力，当拇指及腕部活动时，此折角加大，从而更增加肌腱与鞘管壁的摩擦力，久之可发生腱鞘炎，鞘管壁变厚，肌腱局部变粗，逐渐产生狭窄症状。

2）临床表现：主要表现为桡骨茎突部局限性疼痛，可放射至手、肘或肩臂部，无力提物，活动腕部及拇指时疼痛加重，有时伸拇指受限。检查桡骨茎突处有明显疼痛，有时可扪及痛性结节。握拳尺偏腕关节时，桡骨茎突处出现疼痛，称为 Finkelstein 试验阳性。

（2）手指屈肌腱腱鞘炎：手指屈肌腱腱鞘炎又称扳机指或弹响指。拇指为拇长屈肌腱鞘炎，又称弹响拇。本病可发生于不同年龄，多见于妇女及手工劳动者。任何手指均可发生，但多发于拇指。

1）病因及发病机制：发病部位大多在掌骨头相对应的指屈肌腱纤维鞘管的起始部，此处由较厚的环形纤维性腱鞘与掌骨头构成相对狭窄的纤维性骨管。屈指肌腱通过此处时受到机械性刺激而使摩擦力加大，加之该部掌骨隆起，手掌握物时，腱鞘受到硬物与掌骨头两个方面的挤压损伤，逐渐形成环形狭窄。屈指肌腱亦变性形成梭形或葫芦形膨大，因而通过困难，引起患者屈伸活动障碍和疼痛。

2）临床表现：起病多较缓慢，早期在掌指关节掌侧出现局限性酸痛，晨起或工作劳累后加重，活动稍受限，疼痛逐渐发展可向腕部及手指远侧扩散。随着腱鞘狭窄和肌腱变性增粗的发展，肌腱滑动时通过越来越困难，检查时在掌骨头掌侧皮下可触及一结节状物，手指屈伸可感到结节状物滑动及弹跳感，有时有弹响。局部疼痛明显，如狭窄严重时，手指多固定于伸直位不能屈曲或固定于屈曲位不能伸直。

（二）康复评定

腱鞘炎的康复评定主要从关节活动度、疼痛、日常生活能力等方面评定。

1. 关节活动度的评定　测定关节活动范围的主要目的是判断 ROM 受累的程度，关节活动度有很多种测量方法，也有多种工具，如量角器、电子角度测量计、皮尺等。目前临床上最常采用量角器测量，腱鞘炎患者可采用量角器进行 ROM 测定。

2. 疼痛的评定　目前常用的评定方法有，视觉模拟评分法（VAS）、数字疼痛评分法、口述分级评分法、麦吉尔（McGill）疼痛调查量表等。腱鞘炎患者常采用 VAS。

（三）康复治疗

1. 康复治疗总则

（1）康复目标：减轻局部疼痛、改善关节活动范围。

（2）康复策略：采用综合治疗措施，药物治疗、微创治疗结合康复治疗方法。

2. 康复治疗方法

（1）对于症状轻微的患者，可采用制动及双氯芬酸二乙胺乳剂局部外用，都能取得良好的效果。中医药治疗狭窄性腱鞘炎的方法也很多有中药外敷、针灸、熏洗等。

（2）封闭治疗：腱鞘内醋酸泼尼松龙局部封闭治疗有很好的疗效，每周注射一次，连续两次。但注射一定要准确，入皮下则无效。注入药物时，局部应该有明显的胀痛，并向指端及腕部放散，术者可感到注射药物有阻力方证明确实注入鞘内。

（3）小针刀治疗：利用针刀在皮下挑开狭窄的鞘管，能收到显著的效果，甚至可以取代手术治疗。其适应证是病程长、出现交锁、弹响。

（4）物理因子治疗：超短波、超声、中频电治疗均有不同的疗效。

（5）手术治疗：少数非手术治疗无效者，必要时可行腱鞘切开松解术。

三、　肱骨外上髁炎

（一）概述

1. 定义　肱骨外上髁炎是一种肱骨外上髁处，伸肌总腱起点附近的慢性损伤性炎症。因早年发现网球运动员易发生此种损伤，故俗称"网球肘"。

2. 病因及病理

（1）当前臂过度旋前或旋后位，被动牵拉伸肌和主动收缩伸肌将对肱骨外上髁处的伸肌总腱起点产生较大张力，如长期反复这种动作即可引起该处的慢性损伤。因此，凡需反复用力活动腕部的职业和生活动作均可导致这种损伤，如网球、羽毛球、乒乓球运动员，木工，钳工，油漆工，砖瓦工和家庭妇女等。少数情况下平时不做活动的中、老年文职人员，因肌肉软弱无力，即使是短期提重物也可发生肱骨外上髁炎，如出差提较重行李箱、协助搬运大量图书、家具等。

（2）肱骨外上髁炎的基本病理变化是慢性组织损伤性炎症。虽然炎症较局限，但其炎症的范围在每个患者却不尽相同，有的仅在肱骨外上髁尖部，是以筋膜、骨膜炎为主；有的在肱骨外上髁与桡骨头之间，是以肌筋膜炎或肱桡关节滑膜炎为主。

3. 临床表现及功能障碍

肱骨外上髁炎发病缓慢，一般无明显外伤史，多见于 35~50 岁中年男性，男多于女（约 3∶1），右侧多见。

反复用力活动腕部的职业和生活动作的人群逐渐出现肘关节外侧痛，在用力握拳、伸腕时加重以致不能持物，均应考虑此病。严重者扭毛巾、扫地等细小的生活动作均感困难。

检查时发现在肱骨外上髁、桡骨头及两者之间有局限性、极敏锐的压痛，在肱骨外上髁压痛最明显。不少患者在肱桡关节间隙处、环状韧带处，甚至沿伸腕肌方向均存在压痛，皮肤无炎症，肱骨外上髁处有时可触及局限性增生隆起，肘关节活动不受影响。伸肌腱牵拉实验（Mills 征）：伸肘，握拳，屈腕，然后前臂旋前，此时肘外侧出现疼痛为阳性，有时疼痛可牵涉到前臂伸肌中上部。X 线检查多属阴性。

4. 辅助检查

（1）X 线检查：多为阴性，偶见肱骨外上髁处骨质密度增高的钙化阴影。

（2）超声检查：表现为伸肌总腱附着处局限性或弥漫性肿胀，回声减低，肌腱内的纤维结构模糊，肌腱周围可伴有少量积液，肌腱边缘模糊；在慢性病例中，肌腱附着处会有钙化，肱骨外上髁表面不规则，彩色多普勒显像示病变区域血流信号增加。

（3）MRI 检查：肱骨外上髁附着处的伸肌腱内的纤维部分撕裂；T_1WI 上信号增强，T_2WI 上信号无进一步增高，表示肌腱退变（慢性肌腱炎）。与 T_1WI 相比，在 T_2WI 上增加的高信号提示部分肌腱撕裂或者更大可能为急性肌腱炎。此时，T_2WI 上增高的信号也存在于周围软组织，包括肘和外上髁。

5. 诊断及标准

（1）职业性劳损史。

（2）肘关节外侧疼痛，举臂、持物、用力伸屈肘关节或旋转前臂时可诱发或加剧疼痛。

（3）肱骨外上髁有局限性压痛点，伸肌腱牵伸实验阳性。

（二）康复评定

1. **关节活动度的评定** 肘关节活动度的评定可以采用量角器测量方法进行评定，屈伸正常活动范围为 0°~150°；旋前、旋后正常活动范围为 0°~90°。参考本套教材《康复功能评定学》。

2. **疼痛的评定** 临床上最常采用的疼痛评定方法是 VAS。

3. **ADL 评定** ADL 评定对判断患者能否独立生活及独立的程度、判定预后、制定和修订治疗计划、评定治疗效果等有重要意义，临床常采用 Barthel 指数进行评定。肱骨外上髁炎老年患者可重点评估进食、洗澡、修饰、穿衣。

4. **肱骨外上髁炎的特异性评定标准**（表 3-4）。

表 3-4　Roles 和 Maudsley 网球肘评价标准

序号	分级	临床表现
1	优	无疼痛，活动范围正常
2	良	偶尔不适，活动范围正常
3	可	长时间活动后感到不舒服
4	差	疼痛导致活动受限

5. 肱骨外上髁炎的疗效评分通用采用 Verhaar 网球肘疗效评分，可分为优、良、中、差 4 个等级（表 3-5）。

表 3-5　Verhaar 评分

序号	分级	临床表现
1	优	外上髁疼痛完全解除，患者对治疗效果满意，没有感到握力下降，腕关节背伸时不诱发疼痛
2	良	外上髁疼痛偶尔发生，用力活动后出现疼痛，患者对治疗效果满意，没有或感到握力有轻微下降，腕关节背伸时不诱发疼痛
3	可	用力活动后外上髁感到不舒服，但是与治疗以前相比要好很多，患者对治疗效果满意或中等满意，感到握力轻度或中度下降，腕关节背伸时诱发轻度或中度疼痛
4	差	外上髁疼痛没有减轻，患者对治疗效果不满意，感觉明显握力下降

（三）康复治疗

1. 康复治疗总则

（1）康复目标：缓解疼痛，减少肌腱周围粘连形成，恢复肘关节活动度，恢复肌力，避免再次复发。

（2）康复策略：网球肘为自限性疾病，非手术治疗作为首选治疗方案，可采用注射治疗、物理治疗、运动疗法结合药物治疗方法改善症状。经系统保守治疗 1 年症状仍存在，无明显缓解者可考虑手术治疗。

2. 康复治疗方法

（1）网球肘为一种自限性疾病，非手术治疗常能奏效，患者配合医生治疗很重要，限制腕关节的活动，尤其是限制用力握拳伸腕动作是治疗和预防复发的基本原则。本病在治疗后，应加强防护，如反复发作，会增加一定的治疗难度。

（2）急性期以减轻炎症和疼痛为目的，可用相应的伸腕夹板，网球肘支具固定，注意支具为抗力支具，不能有弹性，戴在肘关节上 2~3cm 处，除睡觉、洗澡外应当持续使用，并使肘休息，减少持重和运动。也可口服药物治疗，如可口服双氯芬酸钠每次 75mg，2 次 / 天或塞来昔布每次 200mg，2 次 / 天，止痛；外贴消炎镇痛膏，或外涂双氯芬酸软膏等。

（3）压痛点注射醋酸泼尼松龙 1ml 和 2% 利多卡因 1~2ml 的混合液，只要注射准确，均能取得极佳的近期效果。使用时需注意：①诊断明确，一定是慢性损伤性炎症，而非细菌性炎症或肿瘤；②注射部位准确无误；③按规定剂量及方法进行；④严格无菌技术。最后疗效是否巩固，与能否适当限制腕关节活动关系很大。

（4）运动疗法：由肌肉收缩 - 放松、被动牵伸、主动抗阻三部分内容组成。肌肉放松训练首先让患者作经常导致患部疼痛的前臂肌肉收缩动作，然后放松，反复多次，让患者充分感受紧张与放松的区别以及感受疼痛的原因。被动牵伸训练让患者保持患肢放松状态，由治疗师一手握住并固定肘关节，一手握住手掌，缓慢、轻柔做腕屈动作，其间患者会感到前臂肌肉有牵拉伸长感觉，然后恢复正常位，反复多次，以患者感觉患部轻松时结束，如果某些患者情况特殊，手掌腕屈到最大角度仍未感到伸腕肌被牵拉，可以鼓励患者作前臂肌肉收缩动作，与治疗师作静力性的对抗，保持对抗直到前臂肌肉有牵拉伸长感觉。主动抗阻训练是治疗师给予患肢一定的负荷，让患肢进行静力性或动力性的力量对抗训练。通过运动疗法，可以使前臂伸腕肌的肌肉放松，恢复前臂伸腕肌肌肉正常的生理功能，减少肱骨外上髁炎复发的可能性。

（5）慢性期以恢复为主，中医手法治疗及电针治疗也能获得较好的效果。

（6）物理因子治疗：主要有超短波、超声波、激光、冲击波、中频和磁疗等，据报道冲击波治疗有效率可达 70%~80%。

（7）手术治疗：极少数症状严重、非手术治疗无效者，可行手术治疗。常用的术式有伸肌腱起点剥离松解、环状韧带部分切除、桡侧腕短伸肌腱延长、肌皮神经血管切除或旋后肌浅层筋膜弓切开，以及桡神经深支松解术。

（8）术后康复：鼓励患者于术后 24~48 小时内开始主动活动，通常 3 天内进行随访，随访时鼓励患者开始屈、伸训练。肿胀一般于术后 2~3 周消退，肿胀消退后患者可快速恢复全范围活动及开始力量增强训练。

1）术后 1~7 天：①肩关节活动度练习和肩关节肌力练习；②"张手握拳"练习：用力、缓慢、尽可能大张开手掌，保持 2 秒，用力握拳保持 2 秒，反复进行，在不增加疼痛的前提下尽可能多做，5~10 分钟 / 次；③肘关节屈曲活动度练习：屈曲 90° 范围以内，患侧充分放松，健侧手握住患侧腕关节，在患侧疼痛可耐受范围内逐渐增加屈曲角度；屈曲 90° 范围以上，肌肉完全放松后，身体逐渐前倾，逐渐加大肘关节屈曲角度。

2）术后 2~4 周：①伸展练习（即伸直肘关节）：坐位，伸肘，拳心向上，将肘部支撑固定于桌外，前臂及手旋于桌外。肌肉完全放松，使肘在自重或重物作用下缓慢下垂伸直（必要时可于手腕处加轻小重物为负荷，加大练习力度）。至疼痛处应停止，待组织适应疼痛消失后再加大角度，一般为 10~15 分钟 / 次，1~2 次 / 日。②静力性肌力练习：屈肘肌力（肱二头肌）练习，坐或站立位，上臂保持一定的位置不使之移动，手握哑铃等重物，拳心向上，前臂向内弯曲（即弯曲肘关节），坚持至力竭放松为 1 次，5~10 次 / 组，2~4 组 / 日。伸肘肌力（肱三头肌）练习，坐位身体前倾，上臂紧贴于体侧向后伸直至与地面平行，屈肘手握哑铃等重物，抗哑铃等重物的阻力伸直肘关节，上臂始终贴于体侧。坚持至力竭放松为 1 次，5~10 次 / 组，2~4 组 / 日。

注意：力量练习的重量应根据自身条件而定，练习时不应该有疼痛感可勉强完成规定次数为宜。练后及时予以冰敷。

3）术后 4 周以上：①恢复前臂旋转活动度：旋前活动，健侧主动做旋前动作通过体操棒使患侧做被动的旋前。旋后活动，通过体操棒使患侧做被动的旋后。用力要均匀，缓慢，不可使用暴力，至疼痛处应停止，待组织适应疼痛消失后再加大角度，一般为 10~15 分钟 / 次，1~2 次 / 日。②恢复前臂旋转力量练习：缓慢用力旋转前臂，至最用力处保持 10~15 秒或完成动作为 1 次。10 次 / 组，组间休息 30 秒，2 组连续练习，1~2 次 / 日，必须非常小心。在无或微痛范围内活动，以避免再次损伤。③康复支具保护：运动、劳作时用有弹性的护肘，或专门的肘关节保护带绑紧前臂远端，减少肌肉收缩时对伸肌腱的过度反复牵拉，可有效地缓解症状、避免复发。

四、 肌筋膜疼痛综合征

（一）概述

近20年来，欧美国家的医生逐渐地将肌筋膜组织源性疼痛的病症归类于肌筋膜触发点或肌筋膜疼痛综合征，例如：肌筋膜综合征、肌筋膜疼痛综合征、肌筋膜炎、肌痛征、肌疲劳综合征，等等。

1. 定义 肌筋膜疼痛综合征患者在相应骨骼肌上能够找到激惹疼痛的位置，这个位置通常可以摸到一个绷紧带或疼痛的结节，触压时有疼痛和可能引起的远处牵涉痛，常有交感现象，也称为肌筋膜触发点疼痛。包括临床上所涉及许多头颈、躯干和四肢的疼痛。

最早由美国临床教授 Janet Travell 开创这一事业，通过几十年来对疼痛治疗积累的临床经验总结，她发现众多的来自非器质性神经肌纤维的疼痛综合征都是由于肌筋膜痛性触发点所造成的。这种触发点是由某种原因引起骨骼肌内张力带的形成，造成肌内长期的肌力不平衡，而导致一系列的肌筋膜疼痛综合征。

2. 病因及发病机制

（1）病因：正常人体的每一块肌肉都可以因某些慢性损伤而引起一个或多个潜在的触发点，这些潜在的触发点仅有局部的疼痛，被某些原因致痛后变为活动触发点而患病，然后触发远处的牵涉痛和局部的其他症状。潜在的触发点常处于休眠状态，还可引起肌无力、骨骼肌的牵张范围减小和关节运动受限，并持续多年或被某些原因激活。直接因素有急性重力、反复使用、疲劳、受寒、外伤等。间接因素有其他触发点、内脏疾病、关节炎、情绪压力、病毒感染。

（2）发病机制：肌筋膜疼痛综合征通常是由某些关联因素引起神经骨骼肌肉生理失调，也可能由于某些维持因子（perpetuating factors）的原因而变得愈难或越来越严重。

微电极诊断证据证实异常肌肉运动终板神经末梢处的乙酰胆碱浓度，在休息状况下存在着病理性增高，引起肌细胞后连接持续去极化，从而产生持续性肌节缩短和肌纤维收缩，因此出现了运动终板处的收缩结节。这种慢性持续肌节缩短将大大地增加局部能量的消耗和局部血液循环的减少，局部缺血和低氧又进一步刺激神经血管反应物质的释放，这些物质使传入神经致敏而引起触发点疼痛。同时，这些物质又可以刺激乙酰胆碱的异常释放，形成了一个正反馈恶性刺激环路，被假设为局部能量危机。

如果长期肌节短缩，会引起受累骨骼肌周围筋膜的挛缩，而妨碍肌肉牵张治疗；当伤害性感受器被致敏时，由传入神经将疼痛信号传入脊髓产生了中枢疼痛信号，再扩散到邻近的脊髓节段引起牵涉痛，长期的中枢疼痛致敏可以增高神经元的兴奋性和神经元受体池的扩大，造成顽固性牵涉痛。神经血管反应物质的释放是引起局部交感症状的主要原因，这些症状表现为：皮肤滚动疼痛、对触摸和温度高敏感、血流改变、异常出汗、反应性充血、烧灼和皮肤划痕症等。

触发点引起肌肉痉挛进而造成关节周围肌群正常生物力学的改变，从而产生了一系列的病理改变（如脊柱退行性变和不稳定的功能失调）和继发性的触发点。

3. 临床表现及功能障碍 肌筋膜疼痛综合征的起病年龄在20~60岁，也可以在青少年时期发病。起病时受累的肌肉常有几个固定疼痛点，每一个疼痛点都有自己固定的触发牵涉痛区域。邻近触发点间相互有联系，一个原发疼痛点可触发另一个邻近疼痛点，第二个疼痛点又可触发更远处的疼痛点，从而造成远距离牵涉痛。潜在的触发点处于休眠状态，仅有压痛和引起受累的肌肉无力和关节运动受限。活动的触发点伴有牵涉痛，直接刺激引起触发点的疼痛和牵涉痛。各个触发点引起的临床症候群都有各自的特征。牵涉性的头痛可造成失眠和精神焦虑。

临床上有些患者可以指出原发疼痛点，并告知其牵涉痛的位置。但大多数靠医生的检查来作出诊断，特别在伴有头部、上下肢的远处牵涉痛时，疼痛常掩盖了触发点的位置。

4. 辅助检查 肌筋膜疼痛综合征辅助检查包括常规体格检查、疼痛部位 X 线检查、超声检查、MRI 检查及神经电生理检查。

5. 诊断及标准 肌筋膜疼痛综合征的诊断，首先要排除疼痛是否来自器质性和其他的病变，像非肌筋膜的疼痛（皮肤和瘢痕痛、骨膜痛、针灸穴位痛和运动神经终板痛）、骨骼系统疾病、神经疾病、内脏疾病、感染性疾病、新生物和精神性疼痛等。再根据下列标准确诊：

（1）突然发作的肌肉过度使用或跟随肌肉过度使用发作的一个短暂时期后的疼痛；反复和慢性过度使用受累肌肉而引起的肌痛；不明原因的肌痛。

（2）肌肉疼痛点和痛点处可触及张力带及其上的收缩性结节。

（3）压力和针刺触发点可引发疼痛和牵涉痛。每个肌的痛点（触发点）伴有其特征性的远处牵涉痛。

（4）快速触诊和针刺触发点可引发局部抽搐反应。

（5）肌电图上可记录到触发点处的自发性电位和运动终板神经末梢的去极化的电位。

（6）受累肌肉的运动和牵张范围受限及肌力稍变弱。

（7）睡眠不足时加重。

（二）康复评定

肌筋膜疼痛综合征最主要的临床表现就是疼痛，潜在触发点处压痛或牵涉痛，同时还可能存在关节活动障碍及肌力的低下，因此康复评定可分为疼痛的评定、肌力的评定及关节活动范围的评定。

1. 疼痛的评定 目前常用的评定方法有 VAS、数字疼痛评分法、口述分级评分法、麦吉尔（McGill）疼痛调查量表等。临床最常采用 VAS 进行疼痛评定。

2. 肌力的评定 按照是否使用器械可分为 MMT 与器械肌力评定，按照肌肉收缩类型可分为等长肌力评定、等张肌力评定与等速肌力评定。MMT 徒手肌力评定应用简便，成为使用最为广泛的一种肌力评定方法。肌筋膜疼痛综合征的患者出现肌力减弱，多采用 MMT 分级法进行肌力评定。

3. 关节活动范围的评定 可分为主动关节活动度与被动关节活动度。目前国内外的测量，均使用通用量角器进行，测量时，让受试者处于一定的体位，固定轴心，确定固定臂与移动臂后，让受试者做相应的关节运动，并对其移动度数进行测量，测量时应分别对主动及被动进行测量，以明确受限原因。

（三）康复治疗

1. 康复治疗总则

（1）康复目标：缓解疼痛、改善肌力、改善关节活动范围。

（2）康复策略：治疗策略用不同的方法对受累肌肉或肌群牵张，或破坏张力带和触发点。因真正引起触发点活化的原因并不十分清楚，因此目前还无法做根本性的治疗。

2. 康复治疗方法 现常用的方法有肌疗法、肌肉牵张加冷喷雾疗法、肌内封闭、针刺、牵张法，还有超声波、激光、低中频电等物理因子治疗，但必须在牵张疗法的支持下才能使触发点疼痛得到有效的治疗。

（1）肌疗法：对触发点按压后再对肌肉进行牵张。因为触发点被按压后可以起到镇痛的作用，从而避免了对受累肌肉牵张时的疼痛。按压本身可以破坏触发点。

（2）肌肉牵伸加冷雾疗法：这种方法又称为"牵伸和喷雾"。牵伸是指对有触发点疼痛的肌肉进行持续性牵张。由于关节的存在，不同位置的肌肉有不同的牵张方法。冷喷雾是指快速对表面皮肤冷却的方法来达到神经反馈性镇痛，这种方法是用氯乙烷、氟甲烷或其他冷喷雾剂，按一定的方向（从触发点到牵涉痛处）反复地喷在正在被牵张肌肉的皮肤表面上。必须记住的是在牵张肌肉的状态下进行冷喷雾其原理是应用冷来抑制疼痛向中枢的传入，可使触发点处的张力带能被更大程度上拉松。

（3）针刺加肌肉牵伸法：针刺是反复在不同的方向上穿刺来破坏或刺激触发点和张力带，从而灭活感觉神经元的疼痛感觉。一般有干针和湿针两种方法，干针是用银针和注射针头，而湿针仅用注射针头。用湿针是为了避免反复穿刺和牵张时的疼痛，可以注射镇痛药。其方法是在穿刺碰到疼痛时即刻注射一到两滴镇痛药。结束穿刺后，马上对肌肉进行渐进的和缓慢的牵伸疗法。镇痛药常用的是0.5%普鲁卡因和1%利多卡因，非常严重者才加用可的松类药物。0.5%普鲁卡因还可以扩张注射局部的血管，帮助带走致痛因子，促进损伤处的修复。

（4）肉毒素注射加肌肉牵伸法：肉毒素可以阻断乙酰胆碱在神经肌间隙的释放，使活动过度的肌肉放松，从而也使局部缺血状况得以缓解；同时也阻止乙酰胆碱的摄入，使进入脊髓的通路被阻断。常用的肉毒素有 A 和 B 两型，多用 A 型，如果 A 型失效可以改用 B 型。但仍需要对受累肌的牵伸锻炼来巩固肉毒素的疗效，这种方法操作繁琐故不常用。

（5）药物治疗：治疗的同时要补充各种维生素，同时给予改善周围循环的药物，这种药物配用需要一个长期疗程。维生素在机体内缺乏就可以引起多用肌触发点的产生，特别是水溶性维生素的缺乏更容易引起肌触发点疼痛。西蒙等认为大多数触发点疼痛患者都有机体内的维生素缺乏和正常低线的维生素含量。长期恰当地补给多种维生素，有利于巩固治疗效果和减少复发。由于补给维生素的剂量是药典量，所以对身体无害，停药时间无严格要求。患者可以仅用一些水溶性维生素，如维生素 B_1、维生素 B_6、复合维生素 B、维生素 C 和多种维生素等。

（6）手术治疗：如果肌肉的长期短缩造成肌周围筋膜严重挛缩，用注射针头破坏或刺激触发点是无法得到成功治疗的，可以用小针刀配合牵张方法：先局部镇痛，如注射针头发现所要离断的挛缩纤维太粗和张力过大可改用小针刀离断挛缩纤维后牵张，能起到较好的治疗效果。该方法简单，安全性高。

五、 腰肌劳损

（一）概述

1. 定义　腰肌劳损为腰部肌肉及其附着点的筋膜、韧带甚或骨膜的慢性损伤性炎症，为腰痛常见的原因。

2. 病因及发病机制　腰部在活动时由于其位置较低、所承受的重力较大，从而腰部受力也最集中。躯干的稳定性主要在于脊柱，当脊柱结构失稳时起辅助稳定作用的腰背肌将超负荷工作，以求躯干稳定，日久肌肉即产生代偿性肥大、增生。另外，长期腰部姿势不良可导致腰部肌肉呈持续性紧张状态，使小血管受压、供氧不足、代谢产物积聚，刺激局部而形成损伤性炎症。腰部的韧带、筋膜、肌肉的起止端血管少，血液循环差，一旦发生损伤则修复愈合慢。另一方面脊柱经常活动可干扰愈合的过程，使局部组织的损伤病灶和临床上的疼痛长期存在。即使损伤获得愈合，由于瘢痕组织的结构不够牢固，一旦脊柱活动或承受重物失去平衡，脊柱的杠杆作用又可作用于损伤处而引起腰痛的复发。部分患者也可因腰部外伤治疗不当，迁延而成慢性腰部损伤。

腰部慢性损伤除创伤因素外，还由潮湿、寒冷及腰骶结构本身的因素（先天畸形）引起，在临床上也较常见。

3. 临床表现

（1）患者常有腰部慢性积累性损伤或急性腰扭伤病史。

（2）下腰部或腰骶部疼痛，有酸胀感或沉重感，初为隐痛，劳累后加重，休息后减轻，晨起重，稍事活动后减轻，但过度劳累或睡眠时腰痛又加重，以致影响睡眠，不论坐、卧位均难以持久，常需不断变换体位。疼痛常与天气变化有关，寒冷、潮湿或阴雨天时加重；捶击或按压疼痛部位时疼痛减轻。

（3）查体可见腰部活动轻度受限，以前屈受限明显，单侧或双侧竖脊肌痉挛，有固定压痛点，该点常是肌肉起止处或在神经、肌肉结合点。叩击或按压患处疼痛减轻，此为与深部骨骼疾患的区别点之一。直腿抬高试验与其他神经系统检查均为阴性。

（4）不同压痛点可产生不同部位的放射痛。临床可据此作腰部损伤与腰椎间盘突出症的鉴别诊断。后者可达同侧下肢腘窝、大腿外侧、小腿外侧及足部。

（5）腰椎 X 线检查多无异常，腰痛重者可有生理前凸变小或侧凸；部分患者显示骨质增生等退行性变，少数患者有脊柱失稳表现。

（二）康复评定

1. 疼痛程度的评定　疼痛是腰肌劳损患者的主要症状，对其疼痛程度的评定是一项基本工作，然而由于疼痛是主观感觉，由躯体、精神、环境、认知和行为等多种因素造成及影响，所以疼痛的评定比较复杂。目前常用的评定方法有：视觉模拟评分法、数字疼痛评分法、口述分级评分法、麦吉尔（McGill）疼痛调查量表等。

2. Quebec 下背痛分类评定　Quebec 分类法简单易行，是下背痛患者进行分类的常用方法。该方法是按照患者症状的部位、放射痛症状、神经检查的阳性体征、神经根受压、椎管狭窄、手术等情况将下背痛分为 11 个级别，已经证实有良好的信度和效度。

3. 肌力和耐力评定　下背痛症状严重者常伴有局部肌肉力量和耐力的减弱，因此有必要对患者进行肌力和耐力评定。

（1）躯干肌肉肌力评定

1）躯干屈肌肌力评定：患者仰卧，屈髋屈膝位，双手抱头能坐起为 5 级肌力；双手平伸于体侧，能坐起为 4 级肌力；仅能抬起头和肩胛为 3 级肌力；仅能抬起头部为 2 级肌力；仅能扪及腹部肌肉收缩为 1 级肌力。

2）躯干伸肌肌力评定：患者俯卧位，胸以上在床沿以外，固定下肢，能对抗较大的阻力抬起上身为 5 级肌力；对抗中等阻力抬起上身为 4 级肌力；仅能抬起上身不能对抗阻力为 3 级肌力；仅能抬起头为 2 级肌力；仅能扪及腰背部肌肉收缩为 1 级肌力。

（2）躯干肌肉耐力评定

1）躯干屈肌耐力评定：患者仰卧位，双下肢伸直，并拢抬高 45°，测量能维持该体位的时间，正常值为 60 秒。

2）躯干伸肌耐力评定：患者俯卧位，双手抱头，脐以上在床沿以外，固定下肢，测量能保持躯干水平位的时间，正常值为 60 秒。

（三）康复治疗

1. 康复治疗总则

（1）康复目标：缓解腰部疼痛、提高躯干肌肌力、提高 ADL、改善患者生活质量。

（2）康复策略：腰肌劳损老年人的治疗主要以物理因子治疗、适度的运动疗法、手法治疗为主，同时辅以口服药物改善疼痛症状，避免训练出现心脑血管病等并发症。

2. 康复治疗方法

（1）药物治疗：中西医药物可以缓解腰肌劳损患者的疼痛症状，起到辅助的对症治疗作用。常用的药物有：①非甾体类消炎止痛药；②肌肉松弛剂、麻醉性镇痛药；③血管扩张药；④营养神经药；⑤中成药；⑥外用药。

（2）物理因子治疗：物理因子治疗可以促进局部血液循环，缓解局部症状，减轻水肿和充血，缓解疼痛等。临床常根据患者的症状、体征、病程等特点，可对症选用高频电疗、低中频电疗、直流电药物离子导入、光疗、蜡疗等治疗。

1）高频电疗法：常用的有超短波、短波及微波等疗法，通过其深部透热作用，改善腰部肌肉、软组织、神经根的血液循环，促进功能恢复。超短波及短波治疗时，电极于腰腹部对置或腰部、患肢斜对置，微热量，12~15 分钟 / 次，每日 1 次，15~20 次为一个疗程。微波治疗时，将微波辐射电极置于腰背部，微热量，12~15 分钟 / 次，每日 1 次，15~20 次为一个疗程。

2）直流电离子导入疗法：应用直流电导入各种中西药物治疗。可用中药、维生素 B 类药物、碘离子等进行导入，作用极置于腰骶部疼痛部位，非作用极置于患侧肢体，电流密度为 0.08~0.1mA/cm²，每次 20 分钟，每日 1 次，10~15 次为一个疗程。

3）石蜡疗法：利用加热后的石蜡敷贴于患处，使局部组织受热血管扩张，循环加快，细胞通透性增加，由于热能持续时间较长，故有利于深部组织水肿消散、消炎、镇痛、此法简便易行，家庭亦可采用。常用腰骶部盘蜡法，温度 42℃，每次治疗 30 分钟，每日 1 次，20 次为一个疗程。

4）低频调制中频电疗法：电极于腰骶部并置或腰骶部、患腿下肢斜对置，根据不同病情选择相应处方，如止痛处方、调节神经功能处方、促进血液循环处方，20 分钟 / 次，每日 1 次，15~20 次为一个疗程。

5）红外线照射疗法：红外线灯于腰骶部照射，照射距离为 30~40cm、温热量，20~30 分钟 / 次，每日 1 次，20 次为一个疗程。

（3）运动疗法：运动疗法对缩短病程，减少腰肌劳损的发病率，改善功能有重要作用。一般来说，腰肌劳损急性期疼痛较重时，患者不进行特异性的腰背活动，只是尽可能保持日常活动；疼痛减轻后，患者除了进行有氧运动以外，还应该着重于腰腹肌的训练以及腰、下肢的柔韧性训练。

1）基本原则：①运动前后要放松，以解除肌肉紧张；②运动时动作力求柔和缓慢，每项动作重复 5~10 次；③持之以恒；④穿着宜宽松舒适。

2）运动方法：①放松运动：仰卧位，闭上双眼，做深而慢的呼吸，让全身放松。②骨盆斜抬运动：仰卧位，双膝屈曲，然后臀部用力夹紧，收缩腹部，压迫下背部紧贴在地板上，再抬高臀部，可加强臀肌及腹肌的力量，使腰椎前屈减小。③单侧抱膝运动：仰卧位，双膝屈曲，然后臀部用力夹紧，收缩腹部，再双手抱单膝靠近胸部，然后恢复原来位置，重复 5 次，换另一侧膝部。此运动可牵拉下背部及膝后方肌肉和对侧髋部肌群。④双侧抱膝运动：平躺屈膝，抱双膝触胸，慢慢抱紧，直到感觉背部被伸展为止；重复 5 次，此运动可牵拉下背部及膝后方肌肉，加强腹肌及屈髋肌肌力。⑤单侧直腿抬高运动：仰卧位，单膝弯曲，另一侧伸直平放，夹紧双臀，收缩腹部，将伸直的一侧下肢抬高，然后慢慢放下，重复 5 次，换另一侧肢体。可牵拉下背部及膝后方肌肉，加强腹肌及屈髋肌肌力。⑥先坐后仰运动：先坐位，屈曲双膝，两脚平放于地板上，双臂向前伸直，保持骨盆略斜姿势，使上半身慢慢后仰躺下，再慢慢坐起，重复 5 次。⑦坐位前屈运动：坐在椅上，双脚平放于地板上，双手于体侧自然下垂，夹紧双臀，收缩腹部，使下背部紧贴椅背，然后向前弯腰，双手着地，再恢复至原来姿势，重复 5 次。可强化背肌，牵拉下背及膝后肌。⑧双膝下蹲运动：站在椅后，手扶椅背，夹紧双臀收缩腹部，尽量下蹲，再慢慢站起，重复 5 次。可强化臀部及下肢肌力。⑨跟腱牵拉运动：双脚前后分开，然后身体向前倾，可牵拉跟腱及膝后肌群，双腿交换 5 次。⑩背肌强化运动：俯卧位，髋关节下置一枕头，上部躯干抬起 5 次，然后双膝伸直尽量上抬下肢 5 次；腰部伸展运动，俯卧位，双手后伸置臀部，以腹部为支撑点，胸部和双下肢同时抬起离床然后放松，重复 5 次。可增强髋肌力量。

（4）手法治疗：是国外物理治疗师缓解腰肌劳损所致腰痛的常用方法，手法的主要作用为缓解疼痛，改善脊柱的活动度。各种手法治疗都各成体系，有独特的操作方法。以 Maitland 的关节松动训练和 Mckenzie 脊柱力学治疗法最为常用。

（5）中医传统治疗：包括推拿治疗、针灸诊疗等，可以通过作用于特定的穴位，可起到行气活血、疏通经络、放松肌肉、缓解疼痛的作用。

（孙强三）

第四节　老年足痛症康复

一、概述

足部具有支撑、平衡、运动和感觉功能，老年患者足部损伤可能会带来疼痛或畸形，从而严重影响其生活质量和自理能力，增加行动不便和跌倒风险，造成病残甚至死亡，为家庭及社会带来负面影响。

（一）流行病学

足痛症在老年人中十分常见，也是老年人至康复科就诊的最常见主诉之一。文献指出，65 岁以上的老年人中，约有 90% 存在不同程度足部疼痛，并由此影响其自主活动能力。

（二）病因及发病机制

引发足痛的原因多样，包括骨关节退变，如退行性骨关节病、骨质疏松等；韧带、肌肉、肌腱的慢性劳损；全身疾病在足部的并发症，如糖尿病足。随着年龄增长，某些足部疾病常同时存在、互为因果。机体老化、长期服用药物或滥用药物、足部反复受压、足部畸形等慢性疾病均会造成疼痛。而足部的局部因素如生物力学及病理力学改变、软组织萎缩、脚底脂肪垫移位、关节活动受限、跟腱挛缩等也会引发疼痛。值得注意的是，上述病症可以多年无症状，直到老龄才出现畸形和疼痛，需要详细询问既往病史、全身情况、精神状态及步行状态。

（三）足部解剖

1. 肌肉 可分为外部肌群和固有肌群。外部肌群起于腿部，向下嵌入，可分为后群浅层、后群深层、外侧群、前群。固有肌群包括背侧群和足底群，后者从外/后、向内/前分为4层。

2. 神经支配 腓总神经感觉部分支配：腓深神经及腓浅神经支配足和足趾背侧面感觉；腓肠神经支配足外侧面感觉；隐神经支配足内侧面感觉。腓总神经运动部分支配腓骨长肌、腓骨短肌、蹬长伸肌、趾长伸肌、趾短伸肌、胫前肌及第三腓骨肌。胫神经的足底中间支、外侧支支配足底的感觉和运动。

3. 功能分区 后足包括距骨、跟骨及其附属结构，提供足部稳定；中足包括舟骨、骰骨、楔骨、跗横关节、跗跖关节，提供矢状面和冠状面的运动；前足包括跖骨和趾骨，提供前足蹬地时的支撑。而足部韧带组织可以建立并保持纵弓、趾骨间横弓、籽骨的位置和踝部结构的稳定性。

（四）临床表现及功能障碍

1. 临床表现 患者有足部疼痛和行走困难，主要表现在前足站立负重和行走推进时，穿鞋时前足或中足远侧挤压疼痛。

足部蹬趾或其他足趾生物力学改变为前足疼痛的常见原因：包括槌状趾、蹬趾外翻、蹬趾强直、跖趾关节紊乱、跖骨底疼痛、第1跖趾活动过大和失稳、外伤后关节炎和畸形等。鸡眼和痛性胼胝体会促使患者采取防痛步伐，导致不稳及下肢足部生物力学改变。

退变性骨关节炎、畸形和肌肉失衡是老年性中后足常见致痛因素。踝关节、距下关节和中跗关节可单独发病或联合发病。最常见者为踝关节骨关节炎、踝关节内翻外翻畸形、足下垂、马蹄内翻足、跟腱撕裂、创伤后关节炎、骨折延迟愈合或不愈合等。患者常诉足跟或踝关节周围疼痛、站立困难、长距离行走困难，同时会有肌无力或失衡。

2. 功能障碍 慢性和严重的足部疼痛常伴有平衡功能障碍及行走障碍，导致跌倒风险增加。

（五）康复评定

1. 关节活动度评定 正常踝关节背屈为0°~20°，跖屈为0°~（40°~50°）（注意：踝背屈及跖屈应在屈膝及伸膝位分别测量）；距下关节内翻0°~30°，外翻0°~（30°~35°）；跗骨间关节采用被动测量方法，0°~25°；跖趾关节正常背屈0°~45°，跖屈0°~（30°~40°）。

2. 肌力测量 用于评估足部是否有稳定的站立及步行姿态。

3. 稳定性 取决于韧带、足底筋膜、纵弓和足部固有肌肉。韧带异常可能带来高弓足、扁平足等异常表现。

4. 血管检查 评估足部外周血管。方法有视诊皮肤颜色、触诊皮温及血管搏动、毛细血管充盈时间、血管彩超等。如下肢动脉异常可能引发血管波动减弱、皮温下降等。

5. 神经检查 腱反射、踝阵挛、巴氏征、针刺觉、震动觉、本体感觉等。如糖尿病足等导致周围神经病变的患者感觉减退。

（六）康复治疗

治疗目的为缓解症状、提高生活质量。老年足痛症的治疗应首选非手术治疗。可提供健康教育，指导健康行为，提供改善足部和下肢结构功能的建议。由于不适当的鞋子是足部损伤的主要原因，医师应建议患者使用适合的鞋子。此外要注意足部矫形器的应用。足部矫形器可分为3个部分：鞋内软

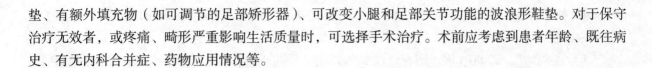

垫、有额外填充物（如可调节的足部矫形器）、可改变小腿和足部关节功能的波浪形鞋垫。对于保守治疗无效者，或疼痛、畸形严重影响生活质量时，可选择手术治疗。术前应考虑到患者年龄、既往病史、有无内科合并症、药物应用情况等。

二、各种常见老年足痛症的康复

虽然患者就诊时，其主诉为类似的"足痛"，但足痛症的病因多种多样，其治疗方案因人而异。我们选择临床较为常见的足痛症，针对其病因、临床表现、诊断标准及治疗方案，逐一介绍。

（一）足底筋膜炎

1. 病因 足底筋膜是一个强健的筋膜，起自跟骨结节中部，通过跖趾关节背屈将足弓撑起。距下关节旋前、扁平足、背屈受限的患者在足跟受到冲击时，由于足部僵硬而产生摇晃，进而增大足底筋膜张力，最终导致炎性疼痛。

2. 临床表现 多数患者晨起下床时或制动一段时间后出现疼痛，短时间步行后疼痛可缓解，负重行走加重。疼痛多可以忍受。临床检查可诱发足跟中部足底筋膜敏感，同时伴有跟腱附着处的紧张感。某些患者会出现扁平足或高弓足等畸形，或有代偿性前足内翻。X线检查可见与承重面平行的跟骨"骨刺"，跟骨骨小梁排列清晰；MRI示足底筋膜较健侧增厚。需注意的是，骨刺并不是足底筋膜炎的特征线改变，疼痛是由于足底筋膜从跟骨被慢性牵拉而致，与骨刺的存在与否并无太大关系。此外，某些患者出现以足跟或足外侧行走的代偿姿态，则会出现外踝或足背外侧疼痛。

3. 康复治疗 多数患者可选用保守治疗。康复训练旨在减轻疼痛及炎症反应，纠正异常步态。

（1）跟腱及足底筋膜简单牵伸练习：患者可利用台阶、墙壁等物自行牵伸跟腱：膝关节伸直，踝背屈每次维持30秒，重复10次。患者也可以利用瓶罐等圆形外观物体滚动放松足弓。

（2）物理因子治疗：电脑中频治疗、短波治疗、磁疗、冲击波治疗均有不错疗效。

（3）药物治疗：非甾体类消炎镇痛药口服或透皮贴膏外用、中药外洗、激素局部注射。应注意，同一部位1年内注射类固醇次数不超过3次。

（4）其他：足部矫形器、支撑鞋。夜间可以应用夹板固定以保持腿后肌群和足底筋膜牵伸状态。

（二）跟腱炎

1. 病因 跟腱由肌腱周围组织覆盖，而这些组织延展性较差。多数跟腱病变与过度应用或薄弱的生物力学有关。该类患者在步行过程中，由于某些足部畸形等，出现踝关节的某些代偿性动作从而使肌腱承担压力过大而出现过度应用性损伤。跟腱中间部分为易受伤区，腱鞘炎及断裂损伤均发生于此区。此外，糖尿病、高血压等合并症降低跟腱愈合能力，并导致血管分布改变。

2. 临床表现 晨僵、跟骨后上外侧骨突出（Haglund畸形）或嵌入点钙化导致局部疼痛及鞋摩擦感。梭形肿胀可导致肌腱中部疼痛，MRI可以确定损伤范围。

3. 康复治疗

（1）一般治疗：休息，冰敷，抗炎药物治疗；早期可应用石膏外固定，后期可应用可拆卸的支具。

（2）牵伸训练：大腿后肌群及筋膜的牵伸和力量训练有助于提高跟腱功能；踝背屈牵伸、足趾抬高可以缓解疼痛；足底深部横向摩擦等。

（3）物理因子治疗：超声、离子经皮导入治疗、低能量体外冲击波治疗等。

（4）鞋子调整：鞋中足跟部垫高 1/4 寸；低帮鞋或足跟部有 U 形跟腱凹口的运动鞋可以改善局部炎症。

（5）手术治疗：若 MRI 提示病变超过 50% 以上，可选择手术治疗。常用术式包括：跟腱病变部位清创、蹞长屈肌肌腱移位术。

（三）蹞外翻

蹞外翻不是单一畸形，而是指伴有其余足趾畸形的足蹞趾序列的复合畸形。

1. **病因** 设计不合理的、过紧的鞋子是蹞外翻的重要病因。如果第 1 跖趾关节外翻角超过 30°~35° 时，就会导致蹞趾旋前，正常位于第 1 跖趾关节屈伸轴跖侧的蹞展肌进一步向跖侧移位。蹞内收肌失去蹞展肌对抗后，进一步牵拉蹞趾使其外翻，牵拉内侧关节囊韧带，使其变薄并使第 1 跖骨头由籽骨处内移。此外，蹞收肌和蹞长屈肌增加了跖趾关节的外翻力矩，加重第 1 跖骨畸形。外侧籽骨半脱位或完全脱位至第 1 和第 2 跖骨间隙。如此，患者第 1 跖骨负重减少，而第 2~5 跖骨负重增加，后者发生转移性跖骨痛、胼胝和应力骨折的可能性增加。

需要注意的是，如果鞋子前部过窄，通常会形成鸡眼，并引起第 1 跖骨头内侧出现蹞囊炎；随着第 1 跖趾关节的外翻、半脱位，常继发骨关节炎。

2. **临床表现** 该畸形为进展性。疼痛常出现于第一跖趾关节背侧中部，关节中间面也会出现红疹及小囊疱。患者常伴有足弓高度下降，X 线提示跖骨间关节角度增大，籽骨背侧和蹞趾外侧移位。但此类患者关节活动度大致正常。

3. **康复治疗** 治疗重点在于减轻疼痛并控制畸形。

（1）保守治疗：适用于疾病初级，虽然不能纠正骨结构改变，但可以缓解疼痛症状。此类治疗主要包括冰敷和口服抗炎药物、关节局部注射可的松。

（2）矫形器：控制生物力学应力的矫形器可以达到缓解疼痛、重组足部结构的目的。

（3）物理因子治疗：短波、磁疗等均有效果。

（4）手术治疗：若疼痛影响日常生活且保守治疗无效，可考虑手术治疗。常用手术方式为截骨术等。术后可联合应用矫形器以增强疗效。

（四）蹞强直

1. **病因** 老年患者蹞强直多源于第 1 跖趾关节退行性变。

2. **临床表现** 持续或间断疼痛。

3. **辅助检查** 负重 X 片第 1 跖骨背伸位可见跖骨头穹窿形关节面上出现小凹陷。后期可在正斜位和侧位上见到关节间隙变窄。

4. **康复治疗**

（1）药物治疗：局部激素封闭。

（2）康复治疗：矫形鞋、物理因子治疗。

（3）手术治疗：多数患者需要手术治疗以减轻疼痛及改善功能。手术方式包括截骨术、关节置换术、第 1 跖趾关节融合术等。

（五）跖趾关节失稳

多发于第 2 跖趾关节，包括跖趾关节滑囊炎、足趾脱位和慢性畸形（锤状趾、爪形趾）。

1. **病因** 该病常见于 50 岁以上穿尖头高跟鞋的女性。关节稳定的静态约束包括侧副韧带和跖板。跖板破裂与跖趾关节失稳有直接关系。

2. 临床表现 锤状趾畸形可能发展为僵直。如果足趾近侧指间关节屈曲挛缩严重并已存在很长时间，可造成跖趾关节背伸畸形，严重者甚至半脱位或脱位。如双骨趾与第 2 跖列过长等解剖因素，或合并结缔组织病与创伤，均可能引起足趾畸形。如果合并糖尿病等造成感觉减退，上述受压部位可出现溃疡与深部感染。小线圈 MRI 能精确诊断跖板损伤。

3. 康复治疗

（1）非手术治疗：非甾体类抗炎药、物理因子治疗，但效果欠佳。

（2）手术治疗：近侧趾间关节切除、近节趾骨基底部切除、近节趾骨远 1/3 或 1/4 切除、近节趾骨完全切除或近侧趾间关节融合术。

（六）扁平足及胫后肌腱功能不全

1. 病因 胫后肌腱是内侧纵弓的动态支持结构，退变性或关节炎继发造成的慢性肌腱炎，可能会导致胫后肌肌腱的跖屈、内翻以及稳定足内侧纵弓的功能减弱，并导致不对称性扁平足。

2. 临床表现 扁平足习惯上是指足部正常的内侧纵弓的丧失，同时可伴有足跟外翻：距下关节轻度半脱位，距骨头内倾、跖屈，在站立位时足的正位 X 线片上可表现为距骨头短缩；中跗关节（距舟和跟骰关节）外展；前足相对于后足的旋后畸形。跟腱经常发生短缩。负重位的正侧位 X 线片及非负重位斜位 X 线片是判断畸形严重程度的必要检查。如果在非负重状态下内侧纵弓的低平不能被接受，则称为固定性或僵硬性扁平足。不对称性扁平足表现为后足外翻，中足在中跗关节处外展、前足在中跗关节处旋前。

胫后肌腱功能不全分期：①Ⅰ期：胫后肌腱炎或腱鞘炎，沿肌腱疼痛、肿胀和胫后肌肌腱腱鞘内积液。沿活动方向被动外翻足可以引起不适感。可有轻度无力，但无畸形，患者单足站立后跟可以抬起，轻度平足畸形，距下关节可屈曲。②Ⅱ期：胫后肌肌腱失去功能，不能够完成单侧提踵试验。后足外翻，前足外展，平足更加明显。有轻度的外侧或跗骨窦挤压性疼痛。③Ⅲ期：胫后肌肌腱失去功能，出现后足固定性的外翻畸形、跟距关节半脱位伴骨关节炎、前足旋后外展畸形，伴或不伴跟腱延长。影像学可以见到退变性改变，会出现严重的跗骨窦疼痛。④Ⅳ期：Ⅳ期病变是在Ⅲ期的基础上出现了踝关节外翻。

患者往往少量活动即感到足踝疲劳，患足行走时支撑无力、穿鞋困难。更常见的是疼痛。初期疼痛位于内侧，长时间旋前后，距骨外侧突前缘撞击跗骨窦底，疼痛反而局限于外侧。查体可见踝关节周围肿胀，内侧纵弓扁平或塌陷，负重后更明显。舟骨结节突出、跟骨外翻、前足外展；跗骨窦、沿胫后肌腱自舟骨结节至内踝压痛明显。特殊体征：多趾征、第 1 跖骨抬高征、提踵试验阳性。

3. 康复治疗 胫后肌腱功能不全Ⅰ期：以保守治疗为主。如果保守失败，进行肌腱清创或腱鞘切除。Ⅱ期以内首先选择休息、冰敷、非甾体类抗炎药、应用短腿行走石膏制动 4~6 周。急性炎症消退后，可进行小腿、下肢的等长收缩肌力训练和小腿三头肌的拉伸训练。可应用跟骨内侧楔形支具和前足内侧垫保持后足中立位。Ⅲ期：距下关节或 3 关节融合。Ⅱ、Ⅲ期均可穿戴有内后侧支持和双侧支撑的足踝矫形器，保持踝关节跖屈 20°~30°、背伸 10°。Ⅳ期患者出现踝关节炎表现，需要固定踝关节、使用足踝矫形支具来缓解痛苦。

（七）足部关节炎

主要有踝关节和后足骨关节炎，发病率低于髋、膝关节。病因尚不明确，可能与解剖结构异常有关：距骨关节面扁平、缺少稳定性、深度及包容性下降，从而减少了关节约束和支撑。治疗方面同其他骨性关节炎。对于终末期骨关节炎，可行关节镜下关节融合术。对于距骨骨软骨损伤，可行关节镜下清创术和骨髓刺激。

（孙强三）

第四章
老年心肺系统常见疾病康复

第一节　冠状动脉粥样硬化性心脏病康复

一、概述

（一）定义

1. **冠状动脉粥样硬化性心脏病**（coronary artery disease）　是由于冠状动脉粥样硬化引起管腔狭窄或者闭塞，导致心肌缺血缺氧或坏死引起的心脏病，简称冠心病，也称缺血性心脏病。

2. **冠心病康复**　指综合采用积极主动的身体、心理、行为和社会活动的训练与再训练，帮助患者缓解症状，改善心血管功能，在生理、心理、社会、职业和娱乐等方面达到理想状态，提高生活质量。同时强调积极干预冠心病危险因素，阻止或延缓疾病的发展过程，减轻残疾和减少再次发作的危险。冠心病康复可影响人们对冠心病风险因素的认识，有利于人们改变不良的生活方式，预防疾病发生。冠心病康复措施可扩展到尚未发病的人群。

3. **冠心病的康复治疗对象**　主要是病情稳定的心肌梗死患者、冠状动脉分流术后和冠状动脉腔内成形术后患者。近年来，康复治疗对象扩大至心绞痛、心律失常、心脏移植术后、安装心脏起搏器后、并发室壁瘤以及心功能衰竭患者。

（二）病因及发病机制

老年人冠心病患病率高，但症状发生率相对少，仅占10%~30%。原因为：①老年人常采取宁静的生活方式，活动少，一般不易达到诱发心肌缺血的负荷；②老年人由于神经系统和免疫系统发生退行性改变，代偿能力差，反应性降低，使一些老年疾病的临床症状不典型，无症状性心肌缺血发生率增高；当出现明显的症状或体征时，往往病情严重或迅速趋于恶化；③心肌、心包增龄性变化，致心肌缺血时气促较胸痛更易发生。

老年期后，由于生理需求和体力活动减少，有功能的心肌细胞逐渐减少，为心肌细胞活动提供能量的ATP酶活性降低，导致对心肌能量和氧供减少；心肌细胞纤维化，心肌细胞中脂褐素的沉积也不断增加，心内膜逐渐增厚，心外膜的脂肪增多，影响心脏的功能。因为这些变化，心肌收缩力以平均每年1%的速度减弱，收缩期延长，心排血量从30岁到80岁减少约40%，心脏向组织的供血供氧减少，向心脏本身的供血量也减少，这是冠心病发生和发展的原因之一。

随年龄增长，由于脂肪沉积、淀粉样变、纤维化和钙化，心脏瓣膜也增厚、变硬，瓣膜、瓣环的钙化增加，常累及主动脉瓣及二尖瓣。由于主动脉瓣及二尖瓣变形，影响瓣膜的正常开放与关闭，从而产生狭窄与关闭不全，影响心脏血流动力学，造成心功能不全。老年人血管壁弹性纤维减少、管壁的钙化使血管壁变厚变硬，其弹性和舒张能力降低。在大、中动脉血管（包括冠状动脉）内壁上可见动脉粥样硬化，血管老化和粥样硬化造成管腔狭窄，血流阻力增加，会导致组织缺氧和缺血。如果血管内有粥样斑块脱落或血栓形成，就会发生更为严重的疾病，例如心肌梗死以及脑卒中。因此，老年人冠心病需要及早发现、确诊并积极治疗。

研究表明，冠心病患者30%活动受限，30%无法正常工作，出院后6个月再住院率、卒中和死亡率高达25%，死亡患者中近半数为再发心肌梗死。临床治疗应该与冠心病康复有效结合。

（三）临床表现及功能障碍

冠心病患者除了由于心肌供血不足直接导致的心脏功能障碍之外，还有一系列继发性身体和心理障碍，这些功能障碍往往被临床忽视，但对患者的生活质量却有直接影响，因此是康复治疗的重要目标。

1. **生理功能障碍**　主要包括循环功能、呼吸功能、运动功能和代谢功能的障碍。

（1）循环功能：冠心病患者往往减少体力活动，从而降低心血管系统适应性，导致循环功能降低。这种心血管功能衰退只有通过适当的运动训练才能解决。

（2）呼吸功能：长期心血管功能障碍可导致肺循环功能障碍，使肺血管和肺泡气体交换的效率降低从而限制了全身运动耐力。运动训练的适应性改变是提高运动功能的重要环节。

（3）运动功能：冠心病和缺乏运动均可导致机体有氧运动能力减退、肌肉萎缩和氧化代谢能力降低，因而限制了全身运动耐力。运动训练的适应性改变是提高运动功能的重要环节。

（4）代谢功能：主要是脂质代谢和糖代谢障碍。血胆固醇和甘油三酯增高，高密度脂蛋白胆固醇降低。脂肪和能量物质摄入过多而缺乏运动是基本原因。缺乏运动还可导致胰岛素抵抗，除了引起糖代谢障碍外，还可促使形成高胰岛素血症和血脂升高。

2. **心理功能障碍**　抑郁是其主要表现。抑郁和社交孤独可增加患者冠脉疾病的危险性，也可增加心脏病发作之后复发和死亡的危险性。冠心病患者往往伴有不良生活习惯，不同程度的焦虑、躯体症状、敌视和社交孤独等行为障碍表现，也是影响患者日常生活和治疗的重要因素。

3. **日常生活活动受限**　全身运动耐力下降、运动功能受限主要影响患者的行走、家务活动、个人卫生及购物等日常生活活动能力。

4. **参与能力受限**　全身运动耐力下降、运动功能受限及抑郁、社交孤独和行为障碍等心理功能障碍常常影响患者的生活质量、劳动、就业和社会交往等能力。

（四）辅助检查

1. **心电图检查**　是发现心肌缺血、有无心律失常、诊断冠心病的常用方法。包括静息时心电图、心绞痛发作时心电图、心电图负荷试验、心电图连续监测等检查。

2. **超声心动图**　二维和M型超声心动图可了解心室壁的运动、心脏瓣膜活动和左心功能，有无室壁瘤和心包积液。

3. **心肌酶学检查**　了解心肌损伤程度和恢复情况。

4. **冠状动脉造影**　目前被称为诊断冠心病的金标准。可明确病变范围、程度，并为选择治疗方法（手术、介入、药物）提供依据并可评估风险，同时可行左室造影确定左室收缩功能和有无室壁瘤。

5. **放射性核素检查**　可了解梗死范围。

（五）诊断及标准

1. 心绞痛 是以发生于心前区、下颌部、左背部或左手臂、剑突下或手部的疼痛和不适为特征的临床综合征。疼痛多为缩窄性、灼烧性或压迫性，疼痛一般在 3~5 分钟内消失，也可能表现为胸闷和心前区不适感。其中静息性心绞痛发作于静息时，新近一周的疼痛时间常持续 20 分钟以上。心绞痛亦可发生于瓣膜性心脏病、肥厚性心肌病和控制不良的高血压患者。冠状动脉正常但由于冠脉痉挛或血管内皮功能失调而导致心肌缺血的患者也可出现心绞痛。心绞痛还可表现为食管、胸壁或肺部等非心脏性疾病的临床症状。病史、体检、心血管应激试验、冠状动脉造影等是十分重要的鉴别诊断手段。根据发作特征，心绞痛分为稳定型（劳力性）和不稳定型两类。稳定型的特征是发作诱因、程度、性质、缓解特征（去除诱因后症状缓解）恒定。不稳定型则不符合上述特征。现在一般将急性冠状动脉综合征作为不稳定型冠心病的主要标志。心绞痛程度的分级方法（加拿大心血管学会）如下：

Ⅰ级：日常体力活动（如散步、登梯等）不会引起心绞痛，但在情绪紧张、工作节奏加快或行走时间延长可发生心绞痛。

Ⅱ级：日常活动轻度受限，心绞痛发生于快步行走和登梯、爬坡、餐后活动、寒冷、刮风、情绪激动，或者发生于睡醒后数小时。心绞痛发生于行走超过 2 个街区的距离，或以通常的速度和状态登二层或以上楼梯时。

Ⅲ级：日常体力活动明显受限。心绞痛发生于在行走超过 1~2 个街区距离或以通常速度登一层楼梯时。

Ⅳ级：任何体力活动均可引起心绞痛，休息时亦可能出现心绞痛。

2. 心肌梗死 包括急性心肌梗死（acute myocardial infarction，AMI）和陈旧性心肌梗死（old myocardial infarction，OMI）。

AMI 最常见的症状是剧烈胸痛，疼痛常持续 20 分钟以上，通常呈剧烈的压榨性疼痛或紧迫、烧灼感，常伴有呼吸困难、出汗、恶心、呕吐或眩晕等。通常在胸骨后或左胸部，可向左上臂、颌部、背部或肩部放散。有时疼痛部位不典型，可在上腹部、颈部、下颌等部位。应注意非典型疼痛部位、无痛性心肌梗死和其他不典型表现。女性常表现为不典型胸痛，而老年人更多地表现为呼吸困难。要与急性肺动脉栓塞、急性主动脉夹层、急性心包炎及急性胸膜炎等引起的胸痛相鉴别。诊断必须具备下列 3 条中的 2 条：①缺血性胸痛的临床病史；②心电图动态演变，ST 段抬高对诊断 AMI 的特异性为 91%，敏感性为 46%；③心肌坏死的血清心肌标志物浓度动态改变。

OMI 是指急性心肌梗死后 3 个月。无急性心肌梗死病史的患者，需要有典型陈旧性心肌梗死的心电图表现。

3. 急性冠脉综合征（acute coronary syndrome，ACS） 由于溶栓治疗和心脏介入治疗的进步，ACS 的概念得到高度重视。该综合征包括不稳定性心绞痛、非 Q 波心肌梗死和 Q 波心肌梗死，可分为 ST 段抬高和 ST 段不抬高两类。诊断标准为：

（1）ST 段抬高的 ACS：缺血性胸痛≥30 分钟，口服硝酸甘油不缓解，心电图至少 2 个肢体导联或相邻 2 个以上的胸前导联，ST 段抬高≥0.1mV。

（2）ST 段不抬高的 ACS：不稳定性心绞痛的诊断：初发劳力性心绞痛或者恶化劳力性心绞痛，可有心肌缺血的客观证据：①胸痛伴 ST 段压低≥0.05mV，或出现与胸痛相关的 T 波变化，或倒置 T 波伪改善；②既往患急性心肌梗死、行经皮腔内冠状动脉成形术（percutaneous transluminal coronary angioplasty，PTCA）或冠状动脉旁路移植手术；③既往冠状动脉造影明确了冠心病的诊断；④肌钙蛋白 T（cardiac troponin T，cTnT）或者肌钙蛋白 I（cardiac troponin I，cTnI）增高。ST 段不抬高的心肌梗死与不稳性心绞痛的区别在于肌酸激酶同工酶（creatine kinase-MB，CK-MB）增高是否大于或等于正常上限的 2 倍。

二、 康复评定

（一）功能评定

运动风险评估 运动是心脏康复的主要部分，是临床必须关注的问题，疗效独立于临床治疗，可以降低心血管疾病风险。运动为患者提供安全和有效的治疗，分两个步骤：①必须对患者进行危险分层，并评估患者运动风险；②根据危险分层及运动处方原则提供个体化运动处方。

评估内容包括：①病史：心血管病及其他器官病史；心血管病危险因素控制情况。②了解近期心血管检查结果，包括是否安装起搏器或植入式心脏复律除颤器及其功能；③服用的药物种类、剂量、服用方法和是否存在不良反应；④日常饮食和运动习惯；⑤体检：重点心肺，肌肉骨骼系统等也应检查。上述评估后，根据运动危险分层进行风险评估。危险分层运动和负荷试验是运动风险评估的重点。

美国医师学会卫生及公共政策专业委员会在 1988 年颁布了冠心病运动危险分层，目前仍在使用。我国 2013 年发布的冠心病心脏康复与二级预防中国专家共识和 2015 年冠心病患者运动治疗中国专家共识均做了引用，主要根据病情、肌钙蛋白水平、是否心肌梗死、左心室射血分数、心功能、运动试验 ST 段变化、恶性心律失常以及有无心理障碍，提出并制定心血管疾病患者的危险分层方法。

冠心病患者运动康复的危险分层：①低危。以下所有项都符合时为低危：左心室射血分数 >50%；心功能储备 ≥7 代谢当量（metabolic equivalent，METs）；运动或恢复期无症状，包括无心绞痛症状或征象（心电图 ST 段下移）；无休息或运动导致的复杂性心律失常；心肌梗死接受冠状动脉旁路移植术或经皮冠状动脉介入治疗血管再通，术后无合并症；心肌梗死接受溶栓后血管再通；运动或恢复期血流动力学正常；无心理障碍（抑郁、焦虑等）；血肌钙蛋白正常。②中危。不符合典型高危或低危者为中危：中等强度运动（5.0~6.9METs）或恢复期出现包括心绞痛的症状或征象；左心室射血分数 40%~49%。③高危。存在以下任何一项为高危：休息或运动时出现复杂性心律失常；左心室射血分数 <40%；心功能储备 <5METs；运动时血流动力学异常（特别是运动负荷增加时收缩压不升或下降，或出现心率不升）；恢复期或者低强度运动出现包括心绞痛症状或征象（<5METs）；心肌梗死或心脏手术等合并心源性休克或心力衰竭；猝死或心脏停搏的幸存者；心理障碍严重；血肌钙蛋白浓度升高。

（二）疾病分级方法

1. NYHA 心功能分级 NYHA 心功能分级是按诱发心力衰竭症状的活动程度将心功能的受损状况分为四级。这一方案由纽约心脏病协会（NYHA）于 1928 年提出，因操作简单，临床上沿用至今（表 4-1）。

2. 6 分钟步行试验 指 6 分钟内步行尽可能远的距离，速度由受试者自己控制，中途可以放慢速度或停下休息。这种由受试者自己控制速度的试验评估患者亚极限运动的耐力，更符合日常活动的情况。然后记录其在规定时间内所能行走的最长距离。监测脉搏、血压和血氧饱和度，Borg 评分评估基础的呼吸困难和总体疲劳程度。6 分钟步行试验用于评价运动耐力、监测治疗反应、评估病情发展，及评估患者某个时间节点的功能状态，以及预测发病率和病死率。

表 4-1　NYHA 心功能分级

级别	分级标准	METs
I 级	患者有心脏病，但日常活动不受限制。日常体力活动不引起过度疲乏、心悸、呼吸困难或心绞痛	患者能够完成任何 ≥7METs 的活动
II 级	患者的心脏病使体力活动轻度受限制。休息时无自觉症状，日常体力活动可引起疲劳、心悸、呼吸困难或心绞痛	患者能够完成任何 ≥5METs 的活动，但不能完成 ≥7METs 的活动
III 级	患者有心脏病，导致体力活动明显受限制。休息时无症状，但较轻的日常体力活动即可引起疲劳、心悸、呼吸困难或心绞痛	患者能够完成任何 ≥2METs 但 <5METs 的活动
IV 级	患者因心脏病不能从事任何体力活动，休息状态下也会出现心衰和心绞痛症状，体力活动后不适加重	患者不能或无法完成 ≥2METs 的活动，不能完成 I~III 级的活动

　　3. 心电运动试验　旨在通过分级运动的方式，充分调用心血管生理储备力，诱发相应的生理和病理表现以确定最大心脏负荷能力；或通过运动检测，了解患者运动训练的安全性。这是心脏康复训练常用的评定方式，也是协助康复方案制定的重要基础。

　　（1）应用范畴

　　1）协助临床诊断：如冠心病的诊断、鉴定心律失常、呼吸困难或胸闷的性质等。

　　2）确定功能状态：①判定冠状动脉病变严重程度及预后；②评定心功能、体力活动能力和残疾程度；③评定康复治疗效果。

　　3）指导康复治疗：①确定患者运动的安全；②为制定运动处方提供定量依据；③协助患者选择必要的临床治疗；④使患者感受实际活动能力，减少顾虑，增强参加日常活动的信心。

　　（2）运动实验类型

　　1）亚极量运动试验：一般适用于无症状心肌缺血及健康人冠状动脉血供和心功能评定，目标心率达到最大心率的 85%，即运动中最高心率 =195- 年龄。

　　2）症状限制性运动试验：以运动诱发呼吸或循环不良的症状和体征，心电图异常及心血管运动反应异常作为运动终点，以帮助评定心功能体力活动能力，制定运动处方等。

　　3）低水平运动试验：即以特定的心率，血压和症状为终止指标的试验方法。适用于急性心肌梗死后或病情较重者的早期运动试验。

　　（3）常用试验方案：常用方案有活动平板试验、踏车试验、手摇车试验、等长收缩试验、简易运动试验等。其中应用最广泛的是 Bruce 方案和 Naughton 方案。

　　1）Bruce 方案：主要特征为变速变斜率运动，是通过同时增加速度和坡度来增加负荷，最高级别负荷量大，是目前最常用的方案。优点是氧耗量值及做功递增量较大，比较容易达到预定心率，但心功能较差或病重患者不易耐受，也不易精确测定缺血阈值。

　　2）Naughton 方案：主要特征为恒速变斜率运动，主要优点为运动起始负荷低，每级负荷增量均为 1MET，适用于急性心肌梗死急性期之后出院时检查，对心衰或体力活动能力较差患者制定运动方案比较有利。总做功量较小，适用于病情较重的患者。

　　（4）常用指标：自觉用力程度分级（rating of perceived exertion，RPE）、心率 - 收缩压双乘积（rate-pressure product，RPP）、心率反应、血压反应等。

　　无论哪种运动方案，一般理想运动测试时间以 8~12 分钟为宜。

　　在心电运动试验的适应证、禁忌证、具体试验方法（登梯、踏车、活动平板）、运动量、终止运动的指征、结果判断以及安全性与注意事项等方面，康复医学与治疗医学的要求基本相同，但应用目的与方案略有不同（表4-2）。

表4-2 心电运动试验应用

	治疗医学	康复医学
试验目的	早期诊断	评估心功能、指导康复治疗（如制定运动处方、判定预后和病情、预测危险性、评定疗效等）
试验方案	常作亚极量或极量运动试验，运动强度高	常作低水平或症状及心电限制性运动试验，运动强度较低

在治疗医学中，AMI 的发生已具确诊冠心病的条件，故 AMI 后一般不再作心电运动试验，三个月内列为禁忌证。但在康复医学中，提倡 AMI 后早期活动和运动训练。为掌握运动量，一般主张 AMI 康复早期（国外为 AMI 后 2~3 周）、冠脉搭桥术后等住院过程中，以及出院前评估，应用低水平运动试验。康复中后期制定运动处方时，应用运动量较大的症状及心电限制性运动试验，运动终点为出现下列情况（表4-3）。

表4-3 运动试验分类特征及其适应证

分类	运动终点	对象
低水平运动试验	运动中最高心率小于 120 次 / 分钟，比安静时增幅小于 20 次 / 分钟左右，收缩压增加不超过 20~40mmHg	适用于急性心肌梗死后 1 周左右的患者
症状及心电限制性运动试验	运动至出现症状、ST 段缺血性下移或血压异常，运动诱发心律失常	通常应用于急性心肌梗死后 14 天以上的患者

注：主观疲劳累计分值（15 级计分法）的 13~15 分可作为低水平运动试验的终点

临床上，应根据患者的病史、心功能和运动能力选择不同的运动负荷方案，包括低水平、症状限制性和亚极量运动负荷试验。

三、 康复治疗

（一）康复治疗总则

1. 康复目标 冠心病康复治疗在住院期间、门诊和社区长期随访期间都应该是整个心脏疾病处理的重要组成部分，主要目标为：①降低心脏病发病率，缓解症状；②加强疾病危险因素的控制和二级预防；③减少焦虑，增加知识和自信；④增加回归正常生活的适应能力。

2. 康复策略 冠心病的康复治疗，重点是体力康复，配合心理康复，包括对患者及其家属进行宣教，为职业康复打下基础。体力康复主要是通过运动治疗（有氧运动训练）来实现，运动治疗应在对患者功能进行完整评估的情况下，按照运动处方进行。

（二）康复治疗方法

1. 运动疗法

（1）治疗原则

1）超负荷原则：即运动量要大于患者平常的活动强度，否则就达不到使其功能增强的效果，可通过调整运动的强度、时间和频率来达到。

2）特异性原则：每种运动产生特定的代谢性和生理适应性效果。以等长运动进行的力量训练可使肌力增强，但可能对耐力无影响。有氧训练则可导致耐力增强，而且这种训练包括了大肌群的运动，可改善心血管系统的功能容量。

3）个体化原则：即每个患者的训练应根据其功能和需要而有所不同。

4）可逆性原则：即训练产生的良好效果并非可永久保存，在停止运动训练2周后其功能上的改善会开始减少。停止训练5周后，训练的效果则可能失去一半。因此，运动训练应持之以恒。

（2）作用机制：临床观察已充分证实了运动疗法的有效性。根据研究，其作用可能通过以下途径而达到。

1）改善心理耐受力：耐力训练后，冠心病患者自觉精神改善、健康感增进。研究表明，焦虑症、抑郁症、疑病症减少，注意力增强，容易放松，对紧张的耐受力增强。

2）抑制病情发展：运动不能使已发生梗死的心肌逆转，但却可抵消危险因素的作用，抑制病变的扩展。例如，运动可使血脂降低，降低血液黏度和血小板凝聚力，提高纤溶蛋白活性，从而明显降低冠心病猝死的发生率。

3）降低心肌的兴奋性：严重的心律失常往往是冠心病患者死亡的直接原因。因此，降低心肌的兴奋性常可改善患者的预后。已知心肌缺氧、血儿茶酚胺浓度增高和吸烟可导致心肌兴奋性增高，而运动可改善心肌供氧，降低血儿茶酚胺水平和促使患者戒烟。

4）降低心脏做功负荷，降低耗氧量：运动锻炼可使患者心率减慢、血压降低，使心脏后负荷减小。另外，运动还可使体重减轻和心肌收缩性增强，使心脏射血能力增强，减小其前负荷。这些均可导致心脏做功负荷下降，减少其耗氧量。

5）改善冠状动脉供氧能力：运动可使心率减慢、心脏舒张期延长，这样可使冠状动脉的血流量增加和左心室血流灌注得到改善；同时可使缺血区有侧支形成、灌注量增加。这些均可使心肌的供氧增加。

（3）运动处方：运动处方的基本内容包括：运动方式、强度、时间、频率以及注意事项。运动试验是运动处方制定的重要依据，患者应在参加运动训练4~6周时复查运动试验，以修正运动处方。

1）运动方式：大肌群参与的活动如步行、慢跑、骑车、游泳、滑冰、园艺、家务劳动等活动都是可选择的有氧耐力训练的运动形式，但对年老体衰者，或有残疾妨碍从事上述活动者，力所能及的日常生活活动同样可产生有益的作用，如整理床铺、收拾房间、打扫卫生等。

2）运动强度：有氧耐力训练的运动强度要根据患者的病情、年龄、心肺功能状况、过去运动习惯及要达到的康复目标，制定出适合患者情况的个体化运动强度。最常用表示有氧训练运动强度的指标有：①最大摄氧量（maximum oxygen consumption，VO_{2max}）：指机体在运动时所能摄取的最大氧量，它是综合反映心肺功能状态和体力活动能力的生理指标，可由最大心输出量与最大动静脉氧差乘积计算出来，但通过症状限制性运动试验时收集的代谢气体直接测得的数据更为准确。为提高有氧耐力，目前推荐以50%~85%VO_{2max}强度为有氧耐力训练程度，但低于50%VO_{2max}强度的运动更适合于心脏病患者及老年人。②心率：运动强度可用靶心率来表达，其计算方法如下：靶心率＝运动试验中所达到的最大心率 ×（60%~80%）。中老年冠心病患者适合的靶心率一般是60%~65%最大心率，另一种计算方法是采用心率储备的概念，公式为：心率储备＝（运动试验的最大心率－安静心率）×（50%~85%），靶心率＝心率储备＋安静心率。无条件作运动试验时可用比安静心率高20次/分的心率作为靶心率。③代谢当量数（MET）：指单位时间内单位体重的耗氧量，以ml/（kg·min）表示，1MET=3.5ml/（kg·min），相当于静息坐位时的能量代谢水平，是康复医学中最常用的运动强度指标。④自觉用力程度分级（RPE）：运动处方也可用Borg建立的RPE来衡量患者的运动强度。RPE分级量表中有点累（11）和累（15）级分别相当于60%~90% HR_{max}范围的运动。因此RPE量表中

11~15 级为推荐运动强度。⑤无氧阈（anaerobic threshold，AT）：是指机体运动过程中清除无氧代谢产物乳酸的能力不能满足机体运动的需要，使乳酸在血液中累积超过某一程度，达到酸中毒水平时的功率水平或需氧量（分别有乳酸无氧阈和通气无氧阈）。超过无氧阈，说明机体无氧代谢供能逐渐占优势，运动强度较大，所以有氧耐力训练要以低于无氧阈的水平进行。可通过测定呼吸商和血乳酸水平来确定无氧阈。

3）运动持续时间：运动持续时间应结合运动强度、患者健康状况及体力适应情况而定。运动强度与运动持续时间的积为运动量。如果运动强度较高，运动可持续较短时间；反之运动强度低，可进行稍长时间的运动活动，这样才能产生运动效果。

4）运动频率：取决于运动量大小。目前一般推荐运动频率为每周 3~5 次。少于每周 2 次的训练不能提高机体有氧耐力，每周超过 5 次的训练，不一定能增加训练效果。训练效果一般在 8 周以后出现，坚持训练 8 个月才能达到最佳效果。训练后患者无持续的疲劳感和其他不适，且不加重原有疾病的症状，是运动量合适的指标。

5）运动过量的表现：当有下列情况出现时，表明运动过量，应立即停止运动：①疲劳和呼吸困难、胸痛、眩晕、恶心、呕吐、下肢疼痛或不适并不断加重，周围循环功能不良；②心电图指征：ST 段偏移 >1mm，严重心律失常；③患者要求停止运动。

6）注意事项：在开始康复训练前需向患者详细介绍运动处方内容并在训练前、中、后及时评估。只在感觉良好时运动，感冒、发热后，要求症状和体征消失两天以上才能恢复运动。根据季节、环境条件和个人能力调整运动。患者应定期检查，修正运动处方。

出现如下症状，应停止运动，及时就医：①上身不适（包括胸、臂、颈或下颌，可表现为酸痛、烧灼痛、缩窄或胀痛感）；②运动时无力和周围循环功能不良；③运动时气短，有交谈困难，气喘恢复时间超过 5 分钟；④运动中或运动后骨关节不适（关节痛或背痛）。

遵循因人而异、循序渐进、逐步适应的原则，避免竞技性运动。药物治疗发生变化时，要注意相应地调整运动方案。有心脏急救应急预案，运动场地需备有心电监护和抢救设施。心脏康复的医务人员需定期接受心脏急救训练，定期参与病例讨论。

（三）治疗分期及康复程序

冠心病的康复治疗可分为三期：即急性心肌梗死住院期康复（Ⅰ期）、急性心肌梗死出院后康复（Ⅱ期）和慢性冠心病或慢性期康复（Ⅲ期）。稳定心绞痛的康复一般列入Ⅲ期康复。冠状动脉分流术和腔内成形术住院期及出院后的康复治疗也可参照上述分期。

1. Ⅰ期（住院期康复）

（1）适应证：患者生命体征平稳，无明显心绞痛，安静心率 <110 次 / 分，无心衰、严重心律失常和心源性休克，血压基本正常，体温正常。

（2）禁忌证：①不稳定性心绞痛；②血流动力学不稳定，包括血压异常、严重心律失常、心衰或心源性休克；③严重合并症，包括体温超过 38℃，急性心肌炎或心包炎，未控制的糖尿病，新近的血栓或栓塞；④手术切口异常；⑤出现新的心电图心肌缺血改变；⑥患者不理解或不合作康复治疗。

（3）目标：低水平运动试验阴性，可以按正常节奏连续行走 100~200m 或上下 1~2 层楼而无症状和体征。运动能力达到 2~3METs，能够适应家庭生活，使患者理解冠心病的危险因素及注意事项，在心理上适应疾病的发作和处理生活中的相关问题。

（4）内容和方法：

1）心理治疗：向患者及家属进行有关的卫生宣教，并有针对性地进行个别心理咨询及指导。

2）早期活动及运动训练：此期为运动处方进程中的开始期，主要进行准备活动的内容，不以有氧训练为主。一般在急性心肌梗死发生后 2~4 天开始，主要是低强度的活动，多以从被动到主动直至低强度抗阻的渐进性关节活动训练或柔软体操的形式进行。康复程序分为 7 步（表 4-4），每步根据患者的训练反应可为 1~3 天，训练时如无不适，心率增加在 10~20 次 / 分为正常反应。运动时心率增加小于 10 次 / 分时可进入下一阶段训练。如运动时心率增加超过 20 次 / 分、出现不适或诱发心律失常和心肌缺血的表现，则应退回到前一运动水平，如仍不能纠正，应暂停运动。对有心律失常可能性的患者应在活动时加以心电监护。在第 7 步骤完成后，基本可以达到出院标准。有条件时，可以进行低水平心电运动试验，以决定是否出院及制定出院后的治疗计划。

目前国外急性心肌梗死的平均住院时间为 7~10 天，而在心脏病康复开展以前，平均住院日在 6 周以上。大部分患者在康复治疗后，各类合并症可以减少，住院时间可以减少 3~4 周以上，出院后恢复工作的比率可提高 30% 以上。

表 4-4　急性心肌梗死康复治疗方案（南京医科大学制定）

活动	步骤						
	1	2	3	4	5	6	7
冠心病知识宣教	+	+	+	+	+	+	+
腹式呼吸	10 分钟	20 分钟	30 分钟	30 分钟 ×2	–	–	–
腕、踝动（不抗阻）	10 次	20 次	30 次	30 次 ×2	–	–	–
腕、踝动（抗阻）	–	10 次	20 次	30 次	30 次 ×2	–	–
膝、肘动（不抗阻）	–	–	10 次	20 次	30 次	30 次 ×2	–
膝、肘动（抗阻）	–	–	–	10 次	20 次	30 次	30 次 ×2
自己进食	–	–	帮助	独立	独立	独立	独立
自己洗漱	–	–	帮助	帮助	独立	独立	独立
坐厕	–	–	帮助	帮助	独立	独立	独立
床上靠坐	5 分钟	10 分钟	20 分钟	30 分钟	30 分钟 ×2	–	–
床上不靠坐	–	5 分钟	10 分钟	20 分钟	30 分钟	30 分钟 ×2	–
床边坐（有依托）	–	–	5 分钟	10 分钟	20 分钟	30 分钟	30 分钟 ×2
床边坐（无依托）	–	–	–	5 分钟	10 分钟	20 分钟	30 分钟
站（有依托）	–	–	5 分钟	10 分钟	20 分钟	30 分钟	–
站（无依托）	–	–	–	5 分钟	10 分钟	20 分钟	30 分钟
床边行走	–	–	–	5 分钟	10 分钟	20 分钟	30 分钟
走廊行走	–	–	–	–	5 分钟	10 分钟	20 分钟
下一层楼	–	–	–	–	–	1 次	2 次
上一层楼	–	–	–	–	–	–	1~2 次

2. Ⅱ期（出院后康复）

（1）适应证与禁忌证：与住院期相似，患者运动能力达到 3METs 以上，病情临床稳定。

（2）目标：逐步恢复一般日常生活活动能力，包括轻度家务劳动、娱乐活动等。运动能力达到 4~6METs，提高生活质量。对体力活动没有更高要求的患者可停留在此期。

（3）内容和方法：此期为急性心肌梗死及冠状动脉搭桥（coronary artery bypass grafting，CABG）后4~8~12周，相当于AMI的恢复期。心肌梗死瘢痕形成需要6周左右的时间，而在心肌瘢痕形成之前，患者病情仍然有恶化可能，进行较大强度的运动危险性较大，因此在此期主要是保持适当的体力活动，逐步适应家庭活动，耐心等待病情稳定性完全确立。

患者出院回家后，除自理生活外，可适当参加家务劳动和娱乐活动（表4-5），包括室内外散步、医疗体操、气功（以静功为主）、家庭卫生、厨房活动、园艺活动或在邻近街区购物、作业治疗。活动强度为40%~50%HR$_{max}$，活动时主观劳累程度不超过13~15。一般活动无需医务监测。在进行较大强度活动时可采用远程心电图监护系统监测，或由有经验的康复治疗人员观察数次康复治疗过程，以确立安全性。无并发症的患者可在家属帮助下逐步过渡到无监护活动。注意此期活动时不能有气喘和疲劳，禁止过分用力，每周需要门诊随访1次。当患者有任何不适均应暂停运动，及时就诊。

表4-5　急性心肌梗死出院后康复治疗程序（南京医科大学制定）

活动内容	第一周	第二周	第三周	第四周
门诊宣教	1次	1次	1次	1次
散步	15分钟	20分钟	30分钟	30分钟×2
厨房工作	–	10分钟	10分钟×2	10分钟×3
看书或电视	15分钟×2	20分钟×2	30分钟×2	30分钟×3
降压舒心操	保健按摩	全套×1	全套×2	全套×2
缓慢上下楼	1层×2	2层×2	3层×1	3层×2

多数患者经2~3个月的锻炼后，可以基本适应一般家务劳动和娱乐活动，生活质量提高。有些老年人如果对体力活动没有更高的要求，可以停留在此期的训练水平。

3. Ⅲ期（慢性期康复）

（1）适应证：临床病情稳定者，包括：陈旧性心肌梗死、冠状动脉分流术、腔内成形术后、心脏移植术后等。

（2）禁忌证

1）绝对禁忌证：主要为临床情况不稳定，包括：未控制的心力衰竭或急性心衰，严重左心功能障碍，血流动力学不稳定的严重心律失常，不稳定型或增剧型心绞痛，急性心包炎，心肌炎，心内膜炎，急性肺动脉栓塞或梗死，肺水肿，全身急性炎症、发热、传染病和下肢功能障碍，确诊或怀疑主动脉瘤，严重主动脉瓣狭窄或主动脉瓣下狭窄等。

2）相对禁忌证：严重高血压，中度瓣膜病变和心肌病，肺动脉高压，心脏明显扩大或代偿期心衰，高度房室传导阻滞及高度窦房阻滞，严重冠状动脉左主干狭窄或类似病变（安静时ST压低>0.2mV）等。

（3）目标

1）进一步增强心脏功能和体力工作能力并加以保持，有可能超过心肌梗死前或术前水平。

2）减少AMI复发，减少冠心病易患因素，提高生活质量。

（4）内容及方法：此期相当于AMI的复原、维持期，患者在家中已恢复原来的体力活动或已返回工作岗位。运动训练按运动处方在家中或社区进行。

南京医科大学制定的康复治疗程序，包括家庭非监护性治疗程序、门诊治疗程序、门诊心电监护性治疗程序和高强度心电监护性治疗程序（表4-6~表4-9）。患者可根据不同的治疗目标和自身的条件选择适合的程序（表 4-10）。程序中的活动强度可以用活动的时间加以调节，例如对于体力较差的患者，上一层楼的时间可为 30 秒，而体力较强者可以用 15 秒完成。程序中所规定的为每天的活动总量，而不等于运动强度。注意：在同一运动总量的前提下，强度和时间成反比。一般训练效应在 2 周左右出现，患者的体力活动能力可以逐步提高，生活质量改善，心脏病复发和猝死率下降。

在疗程方面，国外一般为 2~3 个月。根据我国的实际情况，上述程序和疗程基数定为每周 3 次，持续 36 次，3 个月左右。

表 4-6　慢性冠心病康复治疗方案 – 家庭非监护性程序

活动	第 1 周	第 2 周	第 3 周	第 4 周
门诊宣教	1 次	1 次	1 次	1 次
散步	1km/d	2km/d	2.5km/d	3km/d
做操	10min/d	20min/d	20min/d	30min/d
自由上下楼	2 层 ×2 次 / 天	3 层 ×2 次 / 天	3 层 ×2 次 / 天	4 层 ×2 次 / 天
娱乐活动	30min/d	30min×2 次 / 天	30min×2 次 / 天	30min×3 次 / 天

目标：日常生活活动能力能维持在一定水平（6~7METs）；有氧训练运动强度为 50%~70%HRmax

表 4-7　慢性冠心病康复治疗方案 – 门诊普通程序

活动	第 1 周	第 2 周	第 3 周	第 4 周
门诊宣教	1 次	1 次	1 次	1 次
医疗步行	1km/d	2km/d	2.5km/d	3km/d
降压舒心操	20min/d	30min/d	30min/d	30min/d
力量锻炼	10min/d	15min/d	15min/d	15min/d
气功	20min/d	20min/d	20min/d	20min/d

目标：日常生活活动能力能维持在中等水平（8~10METs）；力量训练强度采用 40% 最大收缩力

表 4-8　慢性冠心病康复治疗方案 – 门诊心电监护程序

活动	第 1 周	第 2 周	第 3 周	第 4 周
门诊宣教	1 次	1 次	1 次	1 次
医疗步行	1km/d	1km/d	1km/d	1km/d
慢跑	0.5km/d	0.5km/d	1km/d	1km/d
降压舒心操	20min/d	20min×2 次 / 天	20min×2 次 / 天	20min×2 次 / 天
力量锻炼	10min/d	15min/d	20min/d	25min/d
有氧舞蹈	10min/d	10min/d	15min/d	15min/d

目标：日常生活活动能力能提高到较高的水平（9~11METs）；力量训练强度采用 50% 最大收缩力；有氧运动强度 70%~85%HRmax

表 4-9　慢性冠心病康复治疗方案 - 高强度心电监护性程序

活动	第 1 周	第 2 周	第 3 周	第 4 周
门诊宣教	1 次	1 次	1 次	1 次
慢跑	1km/d	2km/d	2.5km/d	3km/d

续表

活动	第1周	第2周	第3周	第4周
功率车	10min/d	15min/d	20min/d	20min/d
降压舒心操	20min/d	20min×2次/天	20min×2次/天	20min×2次/天
力量锻炼	10min/d	15min/d	20min/d	25min/d
有氧舞蹈	10min/d	10min×2次/天	15min×2次/天	15min×3次/天

目标：日常生活活动能力能提高到较高的水平（12~15METs）；力量训练强度采用50%最大收缩力；有氧训练运动强度不小于85%HRmax

表4-10　不同慢性冠心病康复治疗程序特点和选择

程序	特点	适宜对象
家庭非监护性程序	简便安全易行，费用低	急性心梗出院后
门诊普通程序	简便安全，费用较低	病情较轻的慢性冠心病
门诊心电监护性程序	安全程度高，运动强度较大，效果较好	慢性冠心病，要求恢复较高体力活动水平者
高强度心电监护性程序	运动强度大，效果最好，安全性较好	慢性冠心病，要求恢复高体力活动水平者

（四）其他疗法在冠心病康复中的应用

1. 健康教育　冠心病的健康教育非常重要，有效降低患者复发率、死亡率以及提高生活质量。健康教育最主要的任务就是使患者能够清晰地认识到冠心病的整个发生发展过程、对危险因素进行积极的干预及倡导健康的生活方式。这是减少冠心病总体负担的基石。预防策略应从幼年时代开始，通过健康教育、环境干预或立法减少有害健康行为而使人群总体受益，以促进危险因素的转变。

2. 作业治疗　作业治疗的目的就是要帮助患者尽可能的恢复和保持原来的生活方式（如工作、生活习惯、社交和娱乐）。患者患病后活动能力可能受到不同程度的限制，治疗师要帮助患者适应，对目前生活方式做适当的调整。指导患者掌握能量节约技术，既要使患者节约能量又要避免过度依赖，非应激状态下逐渐恢复活动能力。合理的时间安排是能量节约技术的主要方法之一，能使患者充分安排活动，而不引起疲劳和能量过度消耗。制定每周和每天合理的活动和休息时间表，定期进行调整，可以逐渐增强患者的活动耐力和精力。

3. 心理治疗　冠心病患者多有不同程度的心理障碍，包括忧虑和压抑，必须予以心理疏导。应积极鼓励家人或照顾者提供支持，一起参与。心理症状和实际心功能之间并无明显的相关性。

其心理治疗方法有：

（1）卫生教育：宣讲冠心病的生理卫生知识、药物治疗、饮食营养选择、吸烟的危害、运动及其康复措施的作用及其预后等，以使患者消除恐惧紧张情绪，建立康复信心。

（2）康复活动：运动本身是生命的象征，是患者恢复信心的最好方法之一，是各种心理紧张、焦虑、忧郁的解毒剂。

（3）药物治疗：可适量服用抗焦虑抑郁药物等。

4. 传统疗法

（1）气功：可消除大脑皮层的紧张状态，减少心肌耗氧量，加强心脏功能，减少多种冠心病危险因素的影响。可用于慢性冠心病预防及康复。

（2）按摩：可促进血液循环，根据病情循经取穴，以缓解心绞痛或消除精神紧张。

（3）针灸：可采用耳压治疗，多循经取穴，以缓解心绞痛、心律不齐等。

5. 危险因素控制 冠心病发生和发展的主要决定因素在于斑块稳定性。研究证实综合控制多种危险因素使易损斑块相对稳定，可以降低猝死和再次心肌梗死发生率。另外，还需要注重睡眠和情绪管理。应该教育患者做好合理膳食、控制身体质量指数，做好高血糖、高血脂、高血压、吸烟、精神应激等冠心病因素的管理控制。

（倪 隽）

第二节 慢性阻塞性肺疾病康复

一、概述

（一）定义

1. 慢性阻塞性肺疾病 慢性阻塞性肺疾病（chronic obstructive pulmonary disease，COPD）是一种以气流受限为特征的可以预防和治疗的疾病，气流受限不完全可逆、呈进行性发展，与气道和肺部对有害颗粒或有害气体的慢性炎症反应增强有关，以慢性进行性肺组织破坏、持久性气道阻塞为共同特征，包括慢性支气管炎、肺气肿及其并发症肺心病等。急性加重和合并症对患者的整体疾病严重程度产生影响。

2. 慢性阻塞性肺疾病康复 是指受慢性肺疾病影响而导致日常生活活动能力下降的患者，以减轻症状、改善心肺功能，提高对体力活动的耐受性，增强体质、保持和获得最大限度的独立生活能力、改善功能和提高生活质量为目的，促进长期坚持的健康行为而参与的全面而个体化的治疗计划和训练措施。这些措施包括但不局限于运动锻炼、健康教育、行为干预。

（二）病因及发病机制

老年人常用口腔呼吸，失去鼻腔对气流的滤过、加温、加湿的功能，气道整体防御功能下降。且老年人容易发生呼气性呼吸困难，并常发生早期小气道萎陷和闭合。膈肌是主要的吸气肌，老年人的膈肌运动功能较年轻人大约平均降低 25%，导致肺活量和最大通气量等相应减少。其原因：①一方面是膈肌本身的退行性改变，如肌纤维数量减少，脂肪组织增多，故肌力减弱；②另一方面是老年人腹腔内脂肪组织增多，在吸气时膈肌下降受到限制。老年人因胸壁硬度增加，肺弹性回缩力下降，呼吸肌肌力减退等使肺活量进行性减退，功能残气量（functional residual capacity，FRC）和残气量（residual volume，RV）增加，时间肺活量和呼气流速也降低。因肺动脉舒缩功能降低，毛细血管数量减少等使肺动脉压力增加，同时生理无效腔增大，中枢及外周感受器的反应性减弱，呼吸肌协调性减退，引起运动时耗氧量增加，使呼吸肌易于发生疲劳。此外，老年人肺换气功能减退，肺通气/血流比例失调，呼吸膜的有效面积减少，肺泡和动脉血氧分压差增大。由于肺泡面积减少，肺泡气体分布不均，老年人休息和运动时的 PaO_2 下降，在 70~74 岁年龄段下降明显，75~90 岁年龄段下降速度减慢。严重影响老年人的通气和换气功能，影响老年人的身体健康。

（三）临床表现及功能障碍

1. 症状

（1）慢性咳嗽：通常为首发症状。初起咳嗽呈间歇性，早晨较重，以后早晚或整日均有咳嗽，但夜间咳嗽并不显著。少数病例咳嗽不伴咳痰，也有少数病例虽有明显气流受限但无咳嗽症状。

（2）咳痰：咳嗽后通常咳少量黏液性痰，部分患者在清晨较多；合并感染时痰量增多，常有脓性痰。

（3）呼吸困难：这是COPD的标志性症状。主要表现为气短或气促，是使患者焦虑不安的主要原因，早期仅于劳力时出现，后逐渐加重，以致日常活动甚至休息时也感气短。

（4）喘息和胸闷：不是COPD的特异性症状。部分患者特别是重度患者有喘息；胸部紧闷感通常于劳力后发生，与呼吸费力、肋间肌等容性收缩有关。

（5）其他症状：晚期患者常有体重下降、食欲减退、精神抑郁和（或）焦虑等，合并感染时可咳血痰或咯血。

2. 病史　COPD患病过程多有以下特征。

（1）吸烟史：多有长期较大量吸烟史。

（2）职业性或环境有害物质接触史：如较长期粉尘、烟雾、有害颗粒或有害气体接触史。

（3）家族史：COPD有家族聚集倾向。

（4）发病年龄及好发季节：多于中年以后发病，症状好发于秋冬寒冷季节，常有反复呼吸道感染及急性加重史。随病情进展，急性加重愈渐频繁。

（5）慢性肺源性心脏病史：COPD后期出现低氧血症和（或）高碳酸血症，可并发慢性肺源性心脏病和右心衰竭。

3. 体征　COPD早期体征可不明显。随疾病进展，常有以下体征。

（1）视诊及触诊：胸廓形态异常，包括胸部过度膨胀、前后径增大、剑突下胸骨下角（腹上角）增宽及腹部膨凸等；常见呼吸变浅，频率增快，辅助呼吸肌如斜角肌及胸锁乳突肌参加呼吸运动，重症可见胸腹矛盾运动；患者不时采用缩唇呼吸以增加呼出气量；呼吸困难加重时常采取前倾坐位；低氧血症者可出现黏膜及皮肤发绀，伴右心衰者可见下肢水肿、肝脏增大。

（2）叩诊：由于肺过度充气使心浊音界缩小，肺肝界降低，肺叩诊可呈过度清音。

（3）听诊：两肺呼吸音可减低，呼气延长，平静呼吸时可闻干性啰音，两肺底或其他肺野可闻湿啰音；心音遥远，剑突部心音较清晰响亮。

4. 功能障碍　患者主观上希望通过限制活动来减轻症状，造成患者体力和适应能力的进一步下降，日常生活不能自理。活动减少使疾病加重，疾病加重使活动进一步受限，导致恶性循环，使低氧血症、红细胞增多症、肺心病和充血性心力衰竭等并发症相继发生。因此，认识COPD对功能的影响十分重要。

（1）生理功能受损：呼吸功能受限是最主要的生理功能受损，主要表现为呼吸困难（气短、气促，或以呼气困难为特征的异常呼吸模式），和（或）病理性呼吸模式形成，和（或）呼吸肌无力，和（或）能耗增加。最严重的呼吸功能障碍是呼吸衰竭。

1）呼吸困难：主要是由于肺通气量与换气量下降、有效呼吸减少所致。COPD患者气道狭窄、肺泡弹性及肺循环障碍使患者在呼吸过程中的有效通气量与换气量降低；长期慢性炎症，呼吸道分泌物的引流不畅，呼气末残留在肺部的气体增加，影响了气体的吸入和肺部充分的气体交换；不少慢性支气管炎患者年龄偏大，有不同程度的驼背，支撑胸廓的肌肉、韧带松弛导致胸廓塌陷，加之肋软骨有不同程度的钙化，都会限制胸廓的活动，影响肺通气和有效呼吸；临床上患者表现为劳力性气短、气促、呼吸困难或出现缺氧症状等，典型者表现为以呼气困难为特征的异常呼吸模式，给患者带来极大的痛苦。

2）病理性呼吸模式：由于肺气肿的病理变化，限制了膈肌的活动范围，影响了患者平静呼吸过程中膈肌的上下移动，减少了肺通气量。患者为了弥补呼吸量的不足，往往在安静状态以胸式呼吸为主，甚至动用辅助呼吸肌，即形成了病理性呼吸模式，这种病理性呼吸模式不仅造成正常的腹式呼吸模式无法建立，而且使气道更加狭窄，肺泡通气量进一步下降、解剖无效腔和呼吸耗能增加、肺通气与换气功能障碍加重和患者的有效呼吸的降低，进而加重缺氧和二氧化碳潴留进一步增加，最终导致呼吸衰竭。

3）呼吸肌无力：肺通气量下降、有效呼吸减少、呼吸困难及病理性呼吸模式的产生导致活动量减少、运动能力降低，进而影响膈肌、肋间肌、腹肌等呼吸肌的运动功能，使呼吸肌的运动功能减退，产生呼吸肌无力。

4）能耗增加：由于患者病理性呼吸模式和呼吸肌无力，使许多不该参与呼吸的肌群参与活动，气喘、气短、气促、咳嗽常使患者精神和颈背部乃至全身肌群紧张，增加体能消耗，呼吸本身所需耗氧量占机体总耗氧量从正常的 2% 增加到近 50%，有效通气量减少的同时伴随体内耗氧量增加，进一步造成患者的缺氧状态。

5）循环功能受限：主要表现在肺循环障碍和全身循环障碍。肺循环障碍以肺泡换气功能障碍或换气功能障碍加右心衰为特征性表现；全身循环障碍表现为末梢循环差、肢冷、发绀和杵状指等。

（2）运动功能受限：主要表现为肌力、肌耐力减退，肢体运动功能下降、运动减少，而运动减少又使心肺功能适应性下降，进一步加重运动障碍，形成恶性循环。同时，COPD 患者常常继发骨质疏松和骨关节退行性改变，也是引起运动障碍的原因之一。

（3）心理功能受限：沮丧和焦虑是 COPD 患者最常见的心理障碍，沮丧常出现在中度到重度的 COPD 患者中。挫败感在健康不良和不能去参加活动的患者中表现为异常的激惹性，使患者变得更悲观并且改变对他人的态度。绝望和自卑常出现在 COPD 的后期，并且呈进行性增加。但最棘手的 COPD 患者是成年人，多伴随个性障碍，或有酒精或药物滥用史，使其心理问题更加复杂和顽固。

（4）日常生活活动受限：由于呼吸困难和体能下降，多数患者日常生活活动受到程度不同的限制，表现为 ADL 活动能力减退。同时，患者因心理因素惧怕出现劳力性气短，限制了患者的活动能力，迫使一些患者长期卧床，丧失了日常生活能力。此外，患者在呼吸急促、气短时，会动用辅助呼吸肌参与呼吸。部分辅助呼吸肌参与上肢的功能活动，患者活动上肢时，限制辅助呼吸肌协助呼吸运动，易引起患者气短、气急，造成患者害怕进行上肢活动，使日常生活受到明显影响。

（5）参与能力受限：COPD 患者的社会参与能力常常表现为不同程度的受限。如社会交往、社区活动及休闲活动的参与常常受到部分或全部受限，大多数 COPD 患者职业能力受到不同程度限制，许多患者甚至完全不能参加工作。

（四）辅助检查

1. 肺功能检查　判断持续气流受限的主要客观目标。使用支气管扩张剂后，$FEV_1/FVC<0.70$ 可确定为持续气流受限。

2. 胸部 X 线片　慢阻肺早期胸片可无异常变化，以后可出现肺纹理增粗、紊乱等非特异性改变，也可出现肺气肿改变。X 线胸片改变对慢阻肺诊断特异性不高，但对于其他肺疾病的鉴别具有非常重要的价值。对明确自发性气胸、肺炎等常见并发症十分有用。

3. 胸部 CT 可发现慢阻肺小气道病变、肺气肿，其主要临床意义为排除其他具有相似症状的呼吸系统疾病。

4. 血气检查 对确定发生高碳酸血症、低氧血症、酸碱平衡失调，判断是否存在呼吸衰竭及类型有重要价值。

5. 其他 COPD 合并细菌感染时，外周血白细胞增高，核左移。痰培养可能查出病原菌。

（五）诊断及标准

COPD 诊断应根据病史、危险因素接触史、体征及实验室检查等资料综合分析确定。存在不完全可逆性气流受限是诊断 COPD 的必备条件，肺功能检查是诊断 COPD 的金标准。用支气管舒张剂后 $FEV_1 < 80\%$ 预计值及 $FEV_1/FVC < 70\%$ 可确定为不完全可逆性气流受限。胸部 X 线检查有助于确定肺过度充气的程度及与其他肺部疾病鉴别。

二、 康复评定

（一）肺功能损害程度的判定

目前国内大多数医院应用《肺功能测定原理与临床应用》的标准来评估肺功能的损害程度（表 4-11~ 表 4-13）。

表 4-11 肺功能不全分级

分级	VC 或 MVV 实 / 预（%）	FEV_1（%）	SaO_2（%）	PaO_2（mmHg）
基本正常	>81	>71	>94	>87
轻度减退	80~71	70~61	>94	>87
显著减退	70~51	60~41	93~90	87~75
严重减退	50~21	<40	89~82	74~60
呼吸衰竭	<20		<82	<60

表 4-12 限制性通气功能障碍分级

障碍分级	TLC 实测值 / 预计值（%）	障碍分级	TLC 实测值 / 预计值（%）
轻度	<80	重度	<40
中度	<60		

表 4-13 阻塞性通气功能障碍分级

障碍分级	FEV_1 实测值 / 预计值（%）	FEV_1/FVC（%）
轻度	<75	70~60
中度	<60	60~40
重度	<40	<40

（二）呼吸功能评定

呼吸功能评定是康复医学用以评估呼吸功能和运动能力的重要指标之一。它除直接反映肺、气道功能以及胸廓顺应性、呼吸肌力量和协调性外，某些指标例如最大吸氧量（VO_{2max}）、代谢当量（METs），还常同时反映心肺功能（对这类指标也称心肺功能指标）。呼吸功能评定包括主观症状和客观检查两大类。

1. 主观症状　通常以有无出现气短、气促症状为标准。

（1）COPD 气喘气急症状分级

0 级：虽存在不同程度的肺气肿，但是活动如常人，对日常生活无影响、无气短。

1 级：一般劳动时出现气短。

2 级：平地步行无气短，速度较快或上楼、上坡时，同龄人不觉气短而自己感觉气短。

3 级：慢走不到百步即有气短。

4 级：讲话或穿衣等轻微活动时亦有气短。

5 级：安静时出现气短，无法平卧。

（2）呼吸困难评定：呼吸困难是 COPD 患者呼吸功能障碍最主要的表现，也是影响患者工作、生活质量的最重要因素。因此，对呼吸困难程度评定是评价患者呼吸功能的基本方法。以下介绍南京医科大学根据 Borg's 量表计分法改进的呼吸困难评分法，该方法根据患者完成一般性活动后，主观劳累程度，即呼吸时气短、气急症状的程度进行评定，共分 5 级。

Ⅰ级：无气短、气急。

Ⅱ级：稍感气短、气急。

Ⅲ级：轻度气短、气急。

Ⅳ级：明显气短、气急。

Ⅴ级：气短、气急严重，不能耐受。

（3）呼吸功能改善或恶化程度：可以用以下分值半定量化评定。

–5　　明显改善

–3　　中等改善

–1　　轻改善

0　　不变

1　　加重

3　　中等加重

5　　明显加重

2. 常用的客观检查

肺功能检查：包括肺活量测定、通气功能检查、换气功能检查、呼吸力学检查、小气道功能检查、血气分析等。

1）肺活量：尽力吸气后缓慢而完全呼出的最大空气量，为潮气量、补吸气量和补呼气量之和，是最常用的指标之一。

2）功能残气量（FRC）及残气量（RV）测定：功能残气量及残气量分别是平静呼气后和最大深呼气后残留于肺内的气量。

3）1 秒用力呼气量（forced expiratory volume in 1 second，FEV_1）：尽力吸气后尽最大强力快速呼气，第 1 秒所能呼出的气体量，其占肺活量比值与 COPD 的严重程度及预后有很大的相关性。

4）每分通气量（minute ventilation volume，VE）：是指每分钟出入肺的气量，等于潮气容积 × 呼吸频率 / 分。正常男性每分钟静息通气量约 6663 ± 200ml，女性约 4217 ± 160ml。

5）最大通气量（maximal voluntary volume，MVV）：是以最快呼吸频率和最大呼吸幅度呼吸 1 分钟的通气量。实际测定时，测定时间一般取 15 秒，将测得通气量乘 4 即为 MVV。

6）血气分析：是对血液中的酸碱度（pH）、二氧化碳分压（PCO_2）和氧分压（PO_2）等相关指标进行测定，医学上常用于判断机体是否存在酸碱平衡失调、缺氧和缺氧程度等。

肺功能不全分级（表 4-14），肺通气功能障碍分型（表 4-15）或可按最大通气量（MVV）占预计值的百分率并参照临床表现对肺功能障碍的程度进行分级（表 4-16）。

表 4-14 肺功能不全分级

分级	（VC 或 MVV）实 / 预（%）	FEV1%
基本正常	>80	>70
轻度减退	80~71	70~61
显著减退	70~51	60~41
严重减退	50~21	≤40
呼吸衰竭	≤20	

表 4-15 肺通气功能障碍分型

障碍分型	阻塞性	限制性	混合型
FEV1%	↓↓	正常 / ↑	↓
VC	正常 / ↓	↓↓	↓
MVV	↓↓	↑ / 正常	↓

表 4-16 肺功能障碍程度的分级

肺功能障碍程度	MMV/ 预计值	临床表现	全国分级
基本正常	>80%	无	
稍减退	60%~79%	活动耐力差，无发绀	轻度
明显减退	40%~59%	快步、上坡、上楼、中度劳动后气短，可有发绀	轻度
严重减退	30%~39%	平地步行、轻劳动后气短，中度发绀	中等
极度减退或衰竭	<30%	休息时气短，不能平卧，明显发绀	重度

（三）运动功能评定

通过运动试验可评估 COPD 患者的心肺功能和运动能力，掌握患者运动能力的大小，了解其在运动时是否需要氧疗，为 COPD 患者制定安全、适量、个性化的运动治疗方案。试验中逐渐增加运动强度，直至患者的耐受极限。为确保安全，试验过程中应严密监测患者的生命体征。常用的方案有活动平板试验、功率自行车试验以及 6 分钟步行试验。

1. 活动平板或功率自行车运动试验 通过活动平板或功率自行车试验，进行运动试验获得最大吸氧量、最大心率、最大 METs 值、运动时间等相关量化指标评定患者运动能力；也可通过患者主观劳累程度分级等半定量指标来评定患者的运动能力。

2. **6分钟步行试验** 详见本章第一节。

3. **呼吸肌力测定**（tests of respiratory muscle strength） 呼吸肌是肺通气功能的动力泵，主要由膈肌、肋间肌和腹肌组成。呼吸肌力测定是呼吸肌功能评定3项指标中最重要的一项，包括最大吸气压（maximal inhaled pressure，MIP）、最大呼气压（maximal expiratory pressure，MEP）以及跨膈压的测量。它反映吸气和呼气期间可产生的最大能力，代表全部吸气肌和呼气肌的最大功能，也可作为咳嗽和排痰能力的一个指标。

（四）心理评定

COPD患者因疾病长期困扰以及长久治疗，容易出现抑郁、焦虑、沮丧等情绪。流行病学报道有接近45%的COPD患者存在心理障碍，对患者身心健康及预后产生极大的影响。临床上常使用SAS、SDS等评定量表。具体可参考《康复功能评定学》中有关心理功能评定的部分。

（五）日常生活活动评定

根据自我照顾、日常活动、家庭劳动及购物等活动，将呼吸功能障碍患者的日常生活活动能力分为六级。

0级：虽存在不同程度的肺气肿，但是活动如常人，对日常生活无影响、无气短。

1级：一般劳动时出现气短。

2级：平地步行无气短，速度较快或上楼、上坡时，同行的同龄健康人不觉气短而自己感觉气短。

3级：慢走不到百步即有气短。

4级：讲话或穿衣等轻微活动时亦有气短。

5级：安静时出现气短，无法平卧。

（六）参与能力评定

主要进行生活质量评定和职业评定。

三、康复治疗

（一）康复治疗总则

1. **康复目标** 减少呼吸困难症状；增加肌力和耐力（包括周围肌和呼吸肌）；增加运动能力；改善日常功能，确保锻炼长期进行；缓解恐惧和焦虑，改善生活质量；增加肺部疾病知识，加强自我管理。

2. **康复策略** 慢性肺疾病以及有气短和（或）疲倦症状的患者、慢性支气管炎和肺气肿患者缓解期、合并肺源性心脏病，心功能Ⅱ、Ⅲ级以上者，均适宜进行康复治疗。对Ⅳ级心功能者，应首先积极进行临床治疗。慢性支气管炎急性发作者，应先控制感染，然后再参加康复训练。喘息性支气管炎并非康复治疗禁忌证，合并有肺大泡者，康复治疗应谨慎进行。所有患者均应自愿参加。

禁忌证：并发支气管扩张症有大量咯血者，严重的精神情绪障碍，严重的认知障碍，运动障碍如因神经系统疾病或肌肉骨骼系统疾病而妨碍患者参与运动，不稳定心绞痛、主动脉瓣疾病、不稳定肺动脉高压等心血管疾病，不适合康复治疗，应积极鼓励家人或照顾者提供支持，一起参与。

（二）康复治疗方法

1. 运动训练 运动训练被认为是肺康复计划的基石，具有改善呼吸肌和辅助呼吸肌、改善心肺功能和整体体能、减轻呼吸困难症状和改善精神状态的作用。运动训练是提高COPD患者日常生活能力最有效的物理治疗手段。运动耐力下降是慢性阻塞性肺疾病患者的常见主诉。通过肺康复，可有效帮助COPD患者增强耐力及运动能力，提高独立生活能力、改善生活质量。整个训练过程注意密切观察患者的心率、血压、血氧饱和度、患者有无不适及异常症状，确保安全。

运动训练应有一份完整、合理、有效和安全的COPD患者的运动训练处方，包括运动方式、强度、时间、频率等。

（1）运动方式：COPD运动训练种类包括下肢训练、上肢训练、腹肌训练、呼吸抗阻练习、耐力和力量训练和间断训练等六种。

1）下肢训练：可增加COPD患者的活动耐力、减轻呼吸困难症状、改善整体体能和精神状态。下肢训练常用活动平板，或者步行、骑车、登山等方法。在肺功能康复中以骑自行车和行走锻炼方式训练耐力，是最常见的训练方法。

2）上肢训练：上肢锻炼能够锻炼辅助呼吸肌群，如胸大肌、胸小肌和背阔肌等，可采用手摇车和提重物训练。其他上肢训练方法包括上肢循环测力器、免负荷训练和弹力带训练。许多日常生活活动涉及上肢，所以上肢的训练也应该合并在运动训练计划中。

3）腹肌训练：腹肌是主要的呼气肌。COPD患者常有腹肌无力，膈肌支托及外展下胸廓能力降低。主要有3种方法：①卧位腹式呼吸抗阻训练：患者卧位，将1kg重的沙袋放在脐与耻骨间的下腹部，每2日增加1次重量，渐加至5~10kg，每次5~20分钟，每日训练2次。②吹蜡烛训练：患者坐位，将距离口腔10cm处、与口同高点燃的蜡烛的火苗吹向偏斜，逐渐增加吹蜡烛的距离直到80~90cm。③吹瓶训练：用两个有刻度的玻璃瓶，瓶的容积2000ml，各装入1000ml水。将两个瓶用胶管或玻璃管连接，在其中的一个瓶插入吹气用的玻璃管或胶管，另一个瓶再插入一个排气管。训练时用吸气管吹气，使另一个瓶的液面提高30mm左右。休息片刻后可反复进行。通过液面提高的程度作为呼气阻力的标志。每天可逐渐增加训练时的呼气阻力，直到达到满意的程度为止。

4）呼吸抗阻训练（respiratory resistance training，RRT）：RRT能够提高呼吸肌的强度和耐力，预防和解除呼吸困难。虽然在训练的时候呼气肌也会被涉及，但呼吸抗阻练习更多关注的是吸气肌的训练。呼吸抗阻练习通常有两种方式，一种是吸气抗阻训练，另外一种是使用重量的膈肌训练。①吸气抗阻训练：应用吸气肌训练器（inspiratory muscle trainers，IMT）专门训练吸气肌功能。其原理是让患者经由不同口径的管道吸气，对吸气肌施加不同程度的负荷，而对呼气过程则不加限制，主要达到对吸气肌肌力和耐力增强的作用。开始练习时3~5分钟/次，每天3~5次，以后练习时间可增加至20~30分钟/次，以增加吸气肌耐力。②膈肌抗阻训练：使用很小的重量如小沙袋等来增强膈肌的强度和耐力，将患者安置在头部稍微抬高的位置，如果可能，最好将患者安置于仰卧位。将一个1.4~2.3kg的沙袋置于患者剑突下缘的上腹部，要求患者深吸气但保持上胸部平静，逐渐增加患者对抗阻力的时间，如果患者能在不使用辅助呼吸肌肉参与的情况下对抗阻力15分钟不感到费力，就可以再增加阻力。

5）力量和耐力训练：对COPD患者的力量（或者阻力）训练也是值得做的。这种训练对提高肌肉的质量和力量比耐力训练有更大的潜力。力量训练一般包括2~4组强度范围是从50%~85% HRmax的6~12个重复动作。COPD患者运动训练联合耐力和力量训练，提高肌肉力量和整个身体的耐力，而不会延长不必要的训练时间。

6）间断训练：对于一些患者，要达到高强度或长时间的连续性训练可能比较困难，甚至需要近距离的监护。在这种情况下，可以选择间断训练。间断训练是把长时间的训练分割为休息期和低强度训练期几个短的部分。

（2）运动强度：训练效果与运动训练强度相关。运动强度要根据患者的病情、年龄、心肺功能状况、过去运动习惯及要达到的康复目标，制订出适合患者情况的个体化运动强度。虽然低强度运动训练能够改善症状、健康相关生活质量和日常生活活动能力的某些方面，但是高强度的训练才会获得更多的有效的运动训练好处。一般来说，运动训练的目的应该是试图获得最佳的训练效果。但因为疾病的严重程度、症状的限制和训练动机的不同，运动训练计划应该是可调节的。在肺功能康复的人群中，因为受到身体情况改善之前的肺功能受损的种种限制，高强度训练方案还没有普遍被接受。

（3）运动时间：比较衰弱的患者，初期的运动时间可以稍短，例如 10 分钟左右，以后逐渐延长，两周左右调整至 30 分钟。建议下肢耐力运动时间为 30 分钟。如果具备固定自行车，计划可分为 15 分钟自行车训练和 15 分钟步行训练。

（4）运动频率：每周 3~5 次。训练计划应该持续至少 6~8 周。运动能力有所改善的研究一般使用 8~12 周的训练计划。

此外，运动训练时定期使用血氧监测仪测量血氧饱和度是非常必要的，尤其是在做下肢运动训练、训练刚开始时或增加运动时间或强度的时候。如患者在运动训练期间血氧饱和度下降低于 88%，在已使用间歇性训练的情况下，可考虑间歇运动训练时使用辅助氧疗。

2. 呼吸训练（breathing training） 具有促进膈肌呼吸、减少呼吸频率、提高呼吸效率、协调呼吸肌运动、减少呼吸肌及辅助呼吸肌耗氧量、改善气促症状的作用。呼吸训练的目的是使患者建立生理性呼吸模式，恢复有效的腹式呼吸。全身性有氧训练无疑可改善呼吸肌的力量和耐力，但针对性的专项训练更为有效。呼吸肌的训练原理与其他骨骼肌相似，主要通过施加一定的负荷来使其收缩能力增强。呼吸肌的训练原则：①过量负荷，指超过所能承受的负荷训练强度，即运动再学习中的"过量运动"；②可逆能力，呼吸训练的效果是暂时的、可逆的，"用进废退"。因此训练需要循序渐进，持之以恒。

具体方法有：

（1）体位摆放：在轻微出现呼吸困难的时候就要告诉患者立即停止目前正在执行的动作，并且使用呼吸控制和缩唇呼吸来防止呼吸困难的进一步加重，使患者处于轻松的位置，通常是将身体前倾。

（2）膈肌呼吸训练（diaphragmatic breathing training）：又称为腹式呼吸训练（abdominal breathing training），是正常的也是最有效的呼吸方式。COPD 患者由于通气不足，加上横膈活动受限，常代偿性使用胸式呼吸，甚至动用辅助呼吸肌进行呼吸，形成浅快用力的异常呼吸模式，即使能维持通气量，但因肺泡通气量减少，呼吸肌的耗氧量又增加，也不能纠正低氧状态。横膈被肿大的肺泡下压，使其活动范围受限，但由于它是由一层较薄的横纹肌组成，耗氧很少，而横膈活动每增加 1cm，可增加肺通气量 250~350ml，是经济有效的呼吸模式。所以只要教给正确的训练方法，就可有效增加横膈的活动，提高呼吸效率，降低耗氧量。

（3）缩唇呼吸练习（pursed-lip breathing training）：所谓缩唇呼吸，是指在呼气时缩紧嘴唇如同吹笛一样，使气体缓慢均匀地从两唇之间缓缓吹出。其方法是：将患者安置于舒适放松的位置，向患者解释在呼吸时候应该放松，不要引起腹部肌肉的收缩，将治疗师的手放在患者腹部上面，感觉患者的腹部肌肉是否收缩，要求患者深而慢地吸气，然后缩唇将气体缓慢地呼出，用鼻吸气，用口呼气，吸与呼之间比为 1∶2。

（4）深慢呼吸训练：有助于减少解剖无效腔的影响而提高肺泡的通气量，因此对COPD患者康复是有利的。具体方法：吸气和呼气的时间比例是1：2。每次训练前，先设置呼吸节律，可用节拍器帮助，随着训练次数增加，所设置的节律逐渐减慢，适当延长呼吸过程，使呼气更加完善，减少肺泡内的残气量。

3. 排痰训练 详见本章第三节。

（1）体位引流：利用重力作用，使分泌物沿支气管的走向流到大支气管开口处，进而引流至总支气管内，最后咳出。多用于分泌物较多不易咳出者。

（2）胸部叩击、振动：有助于黏稠、浓痰脱离支气管壁。

（3）气道廓清技术：具有训练有效咳嗽反射、促进分泌物排出、减少反复感染、缓解呼吸困难和支气管痉挛及维持呼吸道通畅的作用。咳嗽是一种防御性反射，当呼吸道黏膜上的感受器受到微生物性、物理性、化学性刺激时，可引起咳嗽反射。COPD患者咳嗽机制受到损害，最大呼气流速下降，纤毛活动受损，痰液本身比较黏稠。无效的咳嗽只会增加患者痛苦和消耗体力，加重呼吸困难和支气管痉挛。因此教会患者正确的咳嗽方法尤为重要。

（4）主动循环呼吸技术（active cycle of breathing techniques，ACBT）：分为呼吸控制、胸部扩张运动和用力呼吸技术三个部分。只要患者存在支气管分泌物过多的问题，都可以单独应用此技术或辅以其他技术。

4. 物理因子治疗 具有改善循环、消除炎症和化痰的作用。一般在COPD发作期合并感染时使用。常用的治疗有：超短波疗法、紫外线疗法、直流电离子导入疗法、超声雾化吸入等。

（1）超短波疗法：超短波治疗仪输出功率一般在200~300W，两个中号电极，并置于两侧肺部，无热量，12~15分钟，每日1次，15次为1疗程。痰液黏稠不易咯出时，不宜使用此疗法。

（2）紫外线疗法：右前胸（前正中线右侧），自颈下界至右侧肋缘之间。左前胸，方法同右侧，注意正中线紧密相接。右背，后正中线右侧，自颈下界与右侧第十二胸椎水平线。左背，同右背。胸3~4最小红斑量（minimal erythema dose，MED），背4~5MED，10~15分钟，每日1次，5~10次为1疗程。

（3）直流电离子导入疗法：电极面积按感染面积决定，一般用200~300cm^2，患处对置，局部加抗生素（青霉素由阴极导入，链霉素、红霉素、庆大霉素等由阳极导入）。抗生素在导入之前一定要做皮试。

（4）超声雾化吸入：超声雾化吸入器，1MHz左右的高频超声震荡，超声雾化药物可以使用抗生素和化痰剂。化痰剂可用3%盐水或4%碳酸氢钠溶液加溴己新每次4~8mg，每次吸入10~15分钟，每日1~2次，7~10次为1个疗程。

（5）作业治疗：以减轻患者临床症状，改善机体运动能力，减轻心肺负担，提高呼吸功能，减轻精神压力，改善日常生活自理能力及恢复工作能力为目标。通过日常活动能力训练、适合患者能力的职业训练、有效的能量保护技术及适当环境改建等来实现使患者减少住院天数，最终摆脱病痛的折磨，提高生活质量，早日重返家庭和社会，并延长患者寿命和降低死亡率的目标。

5. 心理治疗与健康教育 COPD患者普遍存在焦虑、抑郁和其他心理健康障碍。逐渐加重的呼吸困难又可导致"恐惧-呼吸困难"的恶性循环。即使较少劳力，也可产生较重的呼吸困难，从而更进一步加重恐惧和焦虑，最终患者完全避免任何活动，尽管与病情程度并不相符。实践表明，通过积极的心理干预能够有效地缩短物理治疗的疗程和提高物理治疗的效果，帮助患者减少不良的情绪和促进其适应社会环境。

针对以上情况，应对患者和家属进行健康教育，在治疗的同时让患者了解相关疾病的知识，如介绍肺的结构和呼吸病理生理，康复计划的依据及具体技术，生活指导（如戒烟、节省能量、适应环境），药物治疗的目的及其副作用，以及生活自理、职业等方面可能达到的改善程度，并以实例打破患者对活动的顾虑，帮助患者重拾信心。良好的健康教育是控制疾病、延缓疾病发展的重要手段。

四、疗效及预防

（一）疗效

COPD 患者经康复治疗后生活质量改善，症状明显减轻（即诱发呼吸短促的机会减少），活动强度增加，运动时间延长，能自理生活并具有更多独立性，减少了依赖程度。忧郁和压抑等症状也减轻，有较强的自制力，对生活充满希望。因呼吸功能失常而住院的次数减少，住院日数缩短，费用节省，寿命延长，轻至中度肺气肿的慢性支气管炎患者可存活 30~40 年。在死亡率方面，国内外的资料都显示康复治疗能明显降低 COPD 患者在肺心病或呼吸功能衰竭上的死亡率。

COPD 患者的工作安排取决于呼吸残疾的程度和表现，越是在 COPD 病程早期制定职业康复计划，其潜在结果也就越好。轻度呼吸困难者一般可望继续工作 5 年以上，重度呼吸困难者可能坐位工作 1~2 年。休息及运动时血气分析正常，能上四层楼者一般可做重体力劳动；能上三层楼者可作中等体力劳动；能上二层楼者可做家务；只能上一层楼者，做家务会感到吃力。由于 COPD 患者的人数在持续增长，改善的临床医疗方式只能使肺部疾病患者的生存率提高。临床得到治疗的 COPD 患者，常常在心脏呼吸功能恢复方面不能满足他们以前职业的需要，这并不意味着他们必须靠人赡养，过着无目标和在经济上无生产能力的生活。康复能帮助总人口中这部分不断增加的人们，去过有意义的、能自给自足的和在经济上有生产能力的生活。

（二）预防

慢性阻塞性肺疾病因反复急性发作，病情呈不断恶化趋势，应重视缓解期的预防及治疗并长期坚持，以最大限度地延缓病情发展。

1. **消除或减轻对支气管的刺激** 减轻大气污染、工厂防尘雾吸入（通风、过滤），特别要强调戒烟。美国公共卫生机构 1994 年调查报告指出，流行病学、尸检、实验室资料均证实，吸烟是慢性支气管炎和肺气肿的主要病因。特别当已患有支气管炎继续吸烟，常可加重对支气管的刺激。刺激性或无效咳嗽常可使肺内压明显增高，使支气管过早闭塞，从而加速形成肺气肿或使肺气肿症状加重。戒烟后可减少刺激性咳嗽，若仍不能减轻，则可考虑选用镇咳剂。即使是晚期慢性阻塞性肺病患者戒烟仍可使功能改善，咳嗽减轻甚至消失。

2. **防治感染** 对慢支患者长期应用抗生素并不合适，但一旦出现脓痰应及早进行治疗，以免发生严重感染，用抗生素要直至痰液变清后数天。为消除支气管炎症，常用超短波无热剂量治疗 1~2 个疗程，应注意不宜经常应用，否则可促进肺组织的纤维化。

在防治感染的治疗中可应用紫外线对胸壁前后进行分区性的红斑剂量照射治疗。此外，为防止感冒的发生，除加强对寒冷的适应性锻炼如冷水洗脸等外，还可进行防感冒的自我按摩，常用有擦鼻、按迎香穴、揉合谷穴、刺激耳垂部穴位等。

要积极控制可能存在的感染灶，如副鼻窦炎等。

（倪　隽）

第三节　坠积性肺炎康复

一、概述

（一）定义

坠积性肺炎是指呼吸道分泌物难于排出，淤积于中小气管，成为细菌良好的培养基，诱发肺部感染性疾病，多见于严重消耗性疾病，尤其是由于心功能减弱，长时间卧床，肺底部长期处于充血、淤血、水肿最终引起肺部发炎。是老年患者常见的临床并发症。

坠积性肺炎属于细菌感染性疾病，多数为混合感染，以革兰氏阴性菌为主。临床症状为发热、咳嗽和咳痰为主，特别是咳痰不利，痰液比较黏稠不易咳出，容易引起呛咳的发生。

老年人肺炎患者呼吸系统症状和体征不典型，或被全身疾病所掩盖，表现为嗜睡、意识模糊、表情迟钝、功能状态的改变、精神状态的改变，原有疾病的恶化或新陈代谢紊乱，因此老年人表现为不舒服的时候最好给老年人进行全面检查。

（二）病因及发病机制

1. **年龄因素**　老年人易患坠积性肺炎，衰老使肺纤毛运动功能下降，咳嗽反射减弱，呼吸道分泌物不易清出呼吸道，随重力流向肺底并积蓄。

随着年龄增长，许多老年人器官都会出现功能衰退和功能障碍，这些功能障碍发展到一定程度就会出现很多临床症状，比如：老年性痴呆、呼吸系统疾病等，这些疾病在老年期表现明显，与老年人生理性老化、生活活动习惯不佳、机体免疫功能下降等身体素质下降有关。这些病变在老年人这个年龄层更有特殊性，具有病情比较严重，症状不明显等特点。

2. **胸廓改变**　长期卧床老年人胸廓最显著的改变就是胸廓的前后径增大，横径变小，前后径与横径比值变大，多是桶状胸。另外，肋软骨钙化，肋-胸关节及关节周围韧带钙化，肋骨活动度减少，整个胸廓的活动度受到限制。老年人如果长期卧床，有可能不能自主改变体位，胸廓活动度小，双肺野后部易蓄积分泌物。

3. **呼吸肌麻痹**　老年人的膈肌出现退行性改变、肌纤维数量减少、脂肪数量增多，膈肌力量降低，膈肌的运动功能较年轻人大约下降了四分之一。另外，老年人腹腔内的脂肪组织变多，吸气过程时膈肌下降幅度会受到限制，各种原因结合导致老年人的肺活量和最大通气量等都相应减少。

T_4 以上脊髓损伤可造成肋间瘫痪，呼吸肌麻痹，影响胸式呼吸，造成呼吸困难、呼吸变浅、肺不张、肺萎缩等情况，这些因素会加重肺底分泌物蓄积。

4. **呼吸道清除功能减弱或消失**　老年人器官内径增大，以横径增大为主。气管、支气管黏膜上皮出现萎缩、增生，纤毛出现倒伏；黏膜弹性组织减少，纤维组织增生；黏膜下腺体和平滑肌萎缩；外膜中软骨逐渐退变；老年人小气道的杯状细胞数量增多，分泌亢进，黏液滞留，导致部分管腔管径变窄，气流阻力变大，容易出现呼气性呼吸困难，并经常出现早期小气道塌陷和闭合。各种原因引起的呼吸道清除无效，气管及双肺小气道的纤毛运动障碍，导致管腔内分泌物排泄不畅，咳嗽、喷嚏反射等保护性反射减弱，患者不能将痰液、分泌物有效排出，增加感染的机会。

5. **侵入性操作**　部分患者需气管切开、全麻气管插管等，破坏了呼吸道原有的屏障功能，增加细菌侵入呼吸道概率，造成肺部感染。严重者炎性充血，水肿渗出，并发坠积性肺炎。

6. **全身性因素**　老年人由于生理功能的减退，机体抗病能力和对疾病的反应性也会出现不同程度的降低，老年人的器官组织结构和功能先后发生减退，经常往往有多重疾病和多种并发症同时存在；另外老年人的组织器官的储备能力和代偿能力比较差，不论患何种疾病，都容易发生意识障碍。有研究表明：昏迷的患者格拉斯哥评分越低，越容易并发坠积性肺炎，可能与昏迷后口咽部、消化道分泌物误吸有关。

（三）临床表现及功能障碍

1. **临床表现**　以发热、咳嗽和咳痰为主，尤以咳痰不利，痰液黏稠而致呛咳发生为其主要特点。老年人肺炎和青年人肺炎症状会有所不同，部分老年人肺炎可能没有发热、咳嗽、咳痰等症状，有典型症状者仅占35%，首发症状为气急及呼吸困难者占56%，或有意识障碍、嗜睡、脱水、食欲减退等，无症状者占10%。

2. **功能障碍**　坠积性肺炎功能障碍主要表现在以下四个方面。

（1）生理功能障碍：主要表现在运动功能障碍，长期卧床的患者多表现为"失用"，患者肌肉萎缩，肌力、耐力下降，不同程度的关节活动受限；脑血管病变的患者可能伴有不同程度的意识障碍、吞咽障碍等功能障碍。

（2）心理功能障碍：主要表现在焦虑、抑郁甚至绝望。一方面是由于疾病本身带来的各种功能障碍可能引起心理问题，另一方面可能因为患者长期卧床与社会脱节可能引起的情绪低落。呼吸系统疾病一般病程较长，也会引起患者严重的心理功能障碍。

（3）日常生活活动能力障碍：长期患病会使患者的身体"失用"，肌力下降，耐力下降，关节活动度也会受限，严重影响患者进食、个人卫生、大小便等日常生活能力。

（4）社会参与能力受限：坠积性肺炎患者一般病程较长，严重影响患者日常生活能力的同时，也会影响患者的生活质量、工作能力，与社会脱节，影响其社会参与能力。

（四）辅助检查

1. **实验室检查**　血常规一般为白细胞增多，中性粒细胞比例增高；痰菌检查和痰培养阳性；动脉血气分析，是判断肺炎严重程度的重要指标，肺炎患者可由于弥散面积减小，导致血氧饱和度下降，氧分压下降，酸碱失衡。

2. **胸部影像学检查**　双肺野斑片状、小点状、双小片状模糊致密影，或双侧或单侧肺下部不规则小片状密度增高影，边缘模糊密度不均匀。

提高对坠积性肺炎警觉性是早期诊断的关键，胸片是诊断的基本依据，但要注意肺部基础疾病的干扰。对疑似患者均需要常规做X线检查或胸部CT检查，CT诊断肺炎的敏感性和特异性要优于X线，其应用价值较高。

二、康复评定

（一）身体结构与功能

1. 呼吸功能评定　运用肺功能指标来评定，主要检测指标有肺总量（total lung capacity，TLC）、残气量（residual volume，RV）、肺活量（vital capacity，VC）、动脉血气分析、支气管分泌物清除能力测定等。

支气管分泌物清除能力测定：因为肺炎患者可能存在气道分泌物潴留，要求患者咳嗽或辅助下咳嗽，测定其最大呼气力。

2. 运动功能评定　临床上主要运用徒手肌力评定（MMT），关节活动度评定，运动耐力可采用简易的 6 分钟步行试验评定。

3. 其他系统功能评定　老年患者常伴有基础性疾病，如胃肠紊乱、电解质紊乱等消化功能问题，心血管问题等。

4. 吞咽功能评定　可选用洼田饮水试验等评定方法。

5. 心理功能评定　可选用焦虑自评量表（SAS）、抑郁自评量表（SDS）等。

（二）活动与参与

1. 日常生活活动能力评定　可用改良 Barthel 指数等。

2. 生存质量评定　可用医疗结局研究简表、世界卫生组织生活质量量表 -100、疾病影响调查表、功能活动问卷、呼吸障碍问卷等。

（1）疾病影响程度量表：是用于评估疾病对日常生活行为的影响，分为 12 个方面 136 个问题，包括了活动能力、独立能力、警觉行为、饮食、睡眠、文娱活动、社会交往等，用来判断疾病对躯体、心理、社会参与造成的影响。

（2）呼吸障碍问卷：最早专用于慢性支气管炎患者，分 2 个部分 33 个问题。简略版本含有 10 个问题，对肺康复患者治疗前后的变化敏感性较高。

（3）功能活动问卷：与基础日常生活活动比，反映较精细的功能，结果≥5 分为异常，表示患者在家庭中不能独立生活，该问卷在 ADL 评定工具中效度比较高（表 4-17）。

表 4-17　功能活动问卷

评定内容 / 依赖程度	正常或从未做过，但能做（0分）	困难，但可单独完成或从未做过（1分）	需要帮助（2分）	完全依赖他人（3分）
1. 每月平衡收支的能力，算账的能力				
2. 患者的工作能力				
3. 能否到商店买衣服、杂货和家庭用品				
4. 有无爱好、会不会下棋和打扑克				
5. 会不会做简单的事，如泡茶等				
6. 会不会准备饭菜				
7. 能否了解最近发生的事件				
8. 能否参加讨论和了解电视、书刊的内容				

续表

评定内容 / 依赖程度	正常或从未做过，但能做（0分）	困难，但可单独完成或从未做过（1分）	需要帮助（2分）	完全依赖他人（3分）
9. 能否记住约会时间、家庭节日和吃药				
10. 能否拜访邻居、自己乘坐公共汽车				

3. 社会功能评定 主要评定患者的社会活动参与能力，如工作、社交以及参与各种娱乐活动等能力。评定工具可用：社会生活能力概括评定问卷、社会功能缺陷筛选量表。

（三）环境因素

环境因素的评估主要有空气质量、气候；家属、朋友及医护人员的态度；患者本人对待疾病的态度，受教育程度；所处的卫生体制；职业环境、就业政策等。

三、康复治疗

（一）康复治疗总则

1. 康复目标 早发现、早治疗，以改善预后，防止发生更为严重的并发症。帮助患者有效控制感染和排痰、保持呼吸道通畅，提高患者的生活质量。

2. 康复策略 主要是采用综合治疗的手段，在针对原发病的治疗，抗菌药物的使用的基础上，辅以物理因子治疗、体位排痰、传统医学、心理治疗等康复方法，提高疗效，促进疾病的康复。

（二）康复治疗方法

1. 呼吸训练

（1）腹式呼吸训练：膈肌在呼吸中起到重要的作用，特别是长期卧床的老年人常伴有膈肌粘连，活动度下降，转用胸式呼吸，因此要指导患者改善呼吸模式，重建腹式呼吸。

呼吸训练前应教会患者放松体位，放松紧张的辅助呼吸肌群，减少呼吸肌耗氧量，缓解呼吸困难症状。可以在卧位下进行，也可以让患者取半卧位、前倾依靠位、椅后依靠位，情况较好的患者可以取前倾站立位。帮助患者减少不必要的肌肉紧张的技巧包括：声音的适当运用、手势、体位的建议。注意：不要忽视放松的作用。简单的体位，通过声音以及使患者安心，均会显著影响焦虑引起的呼吸做功增加及支气管痉挛。在尝试患者放松之前，治疗师也需要确保自己已经充分放松。可以合并不同方面的放松技巧（可以让患者自我放松，也可以通过手法放松）来处理呼吸问题。另外，呼吸训练时的环境也要尽可能的安静，因为吵闹的病房环境会降低治疗的效果。

在患者放松的情况下，指导患者腹式呼吸的口诀：经鼻吸气，经口呼气，吸鼓呼憋，深吸慢呼，不可用力。可将治疗师的手或患者的手置于腹部，感受呼吸时腹部的上下活动。对于怀疑有膈肌粘连的老人，情况允许的条件下，可以配合屈髋屈膝踩在床上，配合抬臀呼气法，重力作用下，利用腹腔脏器的活动来增加膈肌的活动度。

（2）呼吸肌训练：详见慢性阻塞性肺气肿康复章节。

2. 气道廓清技术
体位引流、叩击和振动咳嗽的组合已成为气道清除技术的金标准。选用适当的方法可以提高治疗效果，减少并发症的发生并提高治疗的依从性。这将可以减少气道阻塞，改善通气并优化气体交换。在实施分泌物清除技术之前都应对患者肺部状况进行评估，体格检查包括视诊、触诊、生命体征测量和胸部听诊，为治疗效果提供评估。其他评定的方法包括胸片、动脉血气分析和肺功能。

（1）体位引流：指利用重力作用将呼吸道分泌物或痰液流入主支气管后排出，适用于身体状况较好的患者。根据听诊或胸部 X 线确定需要引流的肺叶后，将患者安置在合适的位置，并在该体位下给予患者感到舒适的支撑，一般引流的部位应处在最高处，配合叩击震动胸背部，使附着于气管壁的痰液松动脱落排出体外。或指导患者缓慢吸气后通过腹式呼吸的方法，先缓慢吸气，后收腹咳嗽，将痰液排出体外。体位引流适用于身体状况较好者。引流的体位应使痰液积聚的部位处于最高处。根据肺部病变部位，选择患者合适的引流体位。缓慢吸气后通过腹式呼吸的方法，忽然收腹咳嗽，将痰液咳出。主要引流肺部节段见表 4-18。

表 4-18 重力辅助的体位引流（Prasad 和 Pryor，2002）

肺叶		体位
上叶	尖段	直立坐位
	后段	左侧卧位，与床面水平成 45°夹角
	右侧	背后和头部分别垫一个枕头
	左侧	右侧卧位，与床面水平成 45°，用 3 个枕头将肩部抬高 30cm
	前段	屈膝仰卧位
舌段	上舌段	仰卧位将身体向右侧稍稍倾斜，在左侧
	下舌段	从肩到髋部垫一个枕头支持胸部朝下与地面成 15°夹角
中叶	外侧段	仰卧位将身体向左侧稍稍倾斜，在右侧
	内侧段	从肩到髋部垫一个枕头支持胸部朝下与地面成 15°夹角
下叶	背段	俯卧位，腹部垫一个枕头
	内基底段	右侧卧位，胸部朝下与地面成 20°夹角
	前基底段	屈膝仰卧位，胸部朝下与地面成 20°夹角
	外基底段	俯卧位在腹下垫一个枕头，胸部朝下
	后基底段	与地面成 20°夹角

首先引流最严重的部位，体位引流宜在饭前，晨起或睡前进行，引流时间每日 2~3 次，每次10~15 分钟。有支气管痉挛者，引流前可使用支气管扩张剂；分泌物黏稠的患者引流前可做雾化吸入，稀释痰液。饭后不要立即采取头低位，体位需维持至少 10 分钟，以产生有效的效应。可调整为受累肺处于上方的侧卧位，肺部分泌物较多时可采取头低位，若有禁忌证，则不采用头低位。引流后，对患者配合进行胸部叩击、振动，有助于黏稠、浓痰脱离支气管壁，具体方法：治疗者手指并拢，掌心成杯状，运用腕关节摆动在引流部位胸壁上轮流轻叩 30~45 秒，患者可自由呼吸。

叩击拍打后治疗者用手按在病变部位，嘱患者做深呼吸，在深呼气时作胸壁颤摩振动，连续 3~5次，再作叩击重复 2~3 次，再嘱患者咳嗽以排痰。

注意患者的基本身体情况，对身体虚弱、近期肋骨骨折、咯血、骨质疏松等老年患者在配合叩击、震颤时要注意力度，避免对老年患者产生二次损伤。

（2）咳嗽训练：咳嗽的全过程可分解为 5 个阶段：①进行深吸气，以达到必要吸气容量；②吸气后要有短暂闭气以使气体在肺内得到最大分布；③关闭声门以进一步增强气道中的压力；④增加胸膜腔内压来进一步增加肺内压；⑤声门突然打开，形成由肺内冲出的高速气流，促使分泌物移动，随咳嗽排出体外。咳嗽训练又分为主动咳嗽训练和辅助咳嗽训练。

1）主动咳嗽训练：让患者取半卧位或坐位，鼓励患者做深呼吸 3 次，在第 3 次深吸气后先屏气几秒钟后，然后张开嘴做短暂又有力的咳嗽 2~3 次，将呼吸道深处的痰液咳出，咳嗽后做平静而放松的呼吸。可以教患者的自行辅助咳嗽技巧：①患者在坐位下，吸气时，头与上肢做伸展动作，在深吸气末快速的屈曲躯干，增加腹内压，协助呼气运动；②患者俯卧位时，用手肘支撑，吸气时让颈部辅助呼吸肌群共同参与让患者伸展颈部增加肺活量，呼气时让头颈部前屈协助用力呼气，达到咳嗽的目的。

2）辅助咳嗽训练：治疗师通过用手向上推压膈肌代替膈肌的作用，协助有脊髓损伤或神经肌肉病变的患者咳嗽。随着患者的咳嗽，治疗师通过前臂向内上挤压胸部，通过双手稳定胸部，或者治疗师将双手放置于患者的下胸部，伸直肘关节，通过双臂向内上挤压，对于痰液积聚较多或较黏稠的患者，可以两个治疗师一起进行挤压，上述辅助措施都应与患者的咳嗽同步，当咳嗽完成时，应立即放松对胸壁的按压。

（3）排痰机训练：在老年人身体情况允许的情况下，可以选用振动排痰，可透过皮层，肌肉组织传到细小支气管，利用振动排痰机在患者胸背部特定方向周期变化的治疗促使呼吸道黏膜表面黏液和代谢物松动液化，使痰液向主支气管移动，并鼓励老年人咳嗽而排出体外，对无力咳嗽的患者可经吸痰吸出痰液。

（4）主动循环呼吸技术（active cycle of breathing techniques，ACBT）：用于清除气道分泌物，包括呼吸控制、胸廓扩张运动和用力呼气技术。呼吸控制是放松上胸部和肩部，同时进行轻柔的潮式呼吸。胸廓扩张阶段包括深吸气，治疗师同时进行叩击或振动。用力呼气技术包括呵气，像吹气一样。根据患者主要症状的不同，ACBT 每部分可单独进行，也可以选择重点进行部分训练，也可以与其他治疗方法联合运用，如徒手技术、体位摆放等。

1）呼吸控制：指导患者用放松的方法以正常的潮气量进行呼吸。持续时间应与患者对放松的需求相适应，为下一个阶段做准备，一般为 5~10 秒。

2）胸廓扩张：强调的是吸气，让患者采取深呼吸，被动呼气。患者呼气时候，可以配合叩击、摇动或振动。对于有肺塌陷的患者，在吸气末可以配合屏气，使空气重新分配协助肺的复张。胸廓扩张训练适用于胸廓塌陷所致的扩张受限、痰液潴留、肺不张、疼痛以及患者对疼痛或活动的恐惧。如果需要，应在开始治疗前确保已对患者进行了充分镇痛，确保患者处于适当的体位。

3）用力呼气：是用快速但不太用力的呵气，在一个有效的呵气中，腹部肌肉应该收缩以提供更大力呼气。当呵气从中等肺容量吸气到完整呼气不能达到预期效果而且连续两个循环无痰声音，则可以得出治疗结束的结论。

3. 运动训练　是肺康复的主要内容，虽不能提高肺炎患者的肺功能，但是能改善患者的运动能力、呼吸困难和生存质量。一般坠积性肺炎的患者多为老年人，为避免运动不当造成的损伤，运动训练要掌握运动强度，并且要注意运动过程中的检测，通常采用运动处方的形式进行，主要包括运动方式、运动强度、运动频率和运动周期，以及注意事项。可以运用血压计、听诊器、心脏监测仪和脉搏血氧饱和度仪等监测运动时患者的训练反应。为了帮助患者坚持运动，应给患者制定适合的系统性运动计划。

（1）运动方式的选择：

1）上肢训练：可以提高上肢肌肉耐力，减少与上肢运动有关的代谢需要及呼吸困难，从而降低耗氧量，同时对上肢肌群及肩胛带周围肌群的训练，可增强辅助吸气功能。常用的上肢训练有手摇车，臂力仪，也可以重复提举重物（重量从轻到重）棍棒操。

2）下肢训练：有大量的临床研究表明，下肢训练可明显增加肺炎患者的活动耐量，减轻呼吸困难症状，改善精神状态。通常训练方法有快走、功率自行车等。也可以上肢和下肢训练联合进行。实施步行计划时要注意让患者在合适安全的地点进行，让患者穿适合运动的鞋子和服装。

（2）运动类型：运动时可以选择连续性或者间断性进行。连续性训练时指在整段时间内按照处方的运动强度做运动。间断性训练是在运动训练的期间将高强度运动和休息或低强度运动做交替。运动中尽量采用缩唇呼吸或腹式呼吸。

（3）运动强度：根据患者的身体情况，采用运动负荷试验、靶心率和主观运动强度等方法确定运动强度。一般要求达到最大摄氧量的 40%~85%，老年患者的强度可以适度降低。高强度训练易引起呼吸困难而终止训练，中低强度训练可增强患者的依从性，因此，运动强度的制定可以按照患者的身体状态，基本功能指标，6 分钟步行试验等指标为依据。

1）6 分钟步行运动测试：结果可以用作处方步行计划或功率自行车训练计划的训练强度。步行训练强度：一般步行训练开始的强度为 6 分钟步行试验平均速度的 80% 左右。举例如下：

6 分钟步行距离 ÷6=1 分钟的距离，步行 10 分钟的距离 =1 分钟步行的距离 ×10，步行 20 分钟、30 分钟等，均以此类推。患者不能在整个步行训练中均保持他们在 6 分钟步行试验中相同步行速度。因此，处方应该为计算距离的大约 80%。

如果患者在 6 分钟步行了 300m：

1 分钟步行距离 =300÷6=50m；

30 分钟步行距离 =50×30=1500m；

1500m 的 80%= 在 30 分钟内步行 1200m。

如果知道步行跑道的距离，可以把距离转化为圈数。如步行跑道为 40m，那么患者需要在 30 分钟内步行 30 圈（即 1200÷40=30 圈，处方 30 圈）。注意把处方的步行距离转换为患者较为熟悉的距离单位。患者会更容易记住步行圈数，而不是记住步行距离。

在训练初期，尤其那些是不活动的患者，这些患者以 10 分钟开始，然后逐渐增加到 30 分钟。

6 分钟步行试验也可以作为在平板跑步机步行的运动强度的依据。6 分钟步行试验时平均速度 =6 分钟步行距离 ÷100km/h。平板跑步机速度约为测试时 6 分钟步行平均速度的 80%。考虑患者不熟悉平板跑步机因素，速度设定比测试时 6 分钟步行平均速度的 80% 慢 0.5~1.0km/h。但一般不能低于 2km/h，因为低于该速度很难步行。

2）根据气短程度的检测处方运动强度：应该鼓励患者在运动时达"中等"程度，气短指数约 3 分，在此气短程度下做运动。功率自行车的训练强度：一般开始运动训练处方运动强度则可使用 0~10 分的伯格测量表中 3~4 分的气短程度或自觉用力程度为依据调节。

（4）运动时间：建议下肢耐力运动课时间为 30 分钟。比较衰弱的患者，初期的运动课时间可以稍短，例如 10 分钟左右。以后逐渐延长，两周左右调整至 30 分钟。如果具备固定自行车，计划可分为 15 分钟自行车训练和 15 分钟步行训练。

（5）训练频率：每周 3~5 次。训练计划应该持续至少 6~8 周。运动能力有所改善的研究均使用 8~12 周的训练计划。

（6）热身和放松运动：可以在运动训练课中包括热身和放松运动。每节运动课的热身和放松运动中也可以包括柔韧性、牵拉（伸展）、平衡力训练。运动疗法作用：①改善患者的呼吸功能；②提高活动时能量的利用率；③提高患者日常生活活动能力。患者因伴呼吸困难在日常生活中不活动，容易肌力低下和肌肉失用性萎缩，进一步加重呼吸困难，运动疗法可阻断该恶性循环。

4. 作业治疗

（1）休闲娱乐活动：鼓励患者多做有兴趣的休闲娱乐活动，可以根据患者的身体情况，制定作业活动计划，比如手工活动、园艺活动、棋牌活动、厨艺活动等，可以安排集体活动，有利于提高患者的兴趣性和参与性。

（2）职业训练：康复治疗的目的就是让患者回归家庭，回归社会。模拟患者从前的工作岗位和工作环境，在治疗师的指导下进行工作模拟训练，根据患者的兴趣和身体状况，选择更适合患者的工种进行练习。另外，对于行走困难的患者可以帮其选用合适的轮椅或助行器等改善其行走功能。

5. **日常生活活动能力训练** 鼓励患者多做力所能及的生活自理活动，比如洗漱、自己进食、坐便等，将正常呼吸模式与日常生活协调起来，指导患者在日常生活中的自我放松和能力保存技术，指导患者在日常生活中的身体姿势。

6. **物理因子治疗** 可采用超短波、微波、紫外线等，通过改善局部血液循环，促进炎症吸收、改善循环、减轻症状和增强机体免疫力。

7. **中国传统康复治疗** 针灸、拔火罐有一定的作用。根据患者的症状，在有资质的中医师的指导下，按照个体化原则，辩证论证。患者病情稳定时，为保持良好的呼吸功能，松弛训练可以阻止恶性循环，缓解疼痛，消除不安，改善睡眠状态，缓解全身状态，让病情向治愈的方向发展。可以指导患者练习太极拳、五禽戏、八段锦，提高患者的整体功能、对呼吸功能有较好的促进作用，在训练的时候强调身心合一，精神集中，配合呼吸。

8. **心理治疗** 坠积性肺炎患者多病程长，影响功能较多，患者多有心理抑郁，情绪焦虑，应多鼓励病友之间或与病愈患者多交流，多沟通，鼓励患者保持积极的心态，减轻心理压力，缓解抑郁焦虑等负面情绪，积极配合治疗。

对于一些由于生理及病理原因导致不同程度的语言沟通障碍患者，需要通过眼神、表情、动作或空间距离来进行。医务人员应用平静、肯定的目光注视患者，鼓励其树立信心。要面带亲切、真诚的微笑以得到患者的好感与信任。因此，应根据患者的不同情况，恰当运用非语言交流优势，做好心理护理，使患者心情愉快，思想放松，以改善全身血液循环和提高免疫力，促进其早日康复。

9. **其他治疗**

（1）超声雾化吸入：药液经过超声发生器高频振荡，使液体成为细微雾滴，药液随患者吸气到达终末支气管及肺泡，起到抗菌、消炎、解痉、湿化气道黏膜、减轻呼吸道黏膜水肿、稀化痰液、促进排痰的作用。

雾化吸入可将药液直接送到呼吸道局部，可深达下呼吸道，起到湿化气道、稀释痰液的作用。常用的药物有：支气管扩张剂、抗生素、化痰祛痰药和非特异性抗炎和抗过敏药物。注意使用超声雾化装置时用新鲜药液为宜，现配现用。

对于年老体弱的患者，雾化量不宜太大，防止发生窒息，应进行缓慢深呼吸，整个雾化吸入过程中，应严密观察患者的反应、面色、呼吸情况等，患者不能耐受时可将剂量调小或暂停使用。雾化吸入宜在饭前进行，治疗前让患者尽量将痰咳出，治疗后及时协助患者翻身拍背，鼓励咳嗽，促进排痰，治疗后对相关面罩等进行消毒。

（2）翻身拍背：若患者长期卧床，久病体弱，咳嗽无力，应每2~3小时翻身1次，拍背3~4次/小时。翻身时避免推、拉、床单衣物等对皮肤的切力，防止皮肤擦伤。

（3）吸痰：患者咳嗽无力，呼吸道分泌物易潴留，是造成坠积性肺炎的主要原因，吸痰是关键。吸痰时先吸气管内的痰，然后再吸口腔或鼻腔内的分泌物，顺序不可颠倒。吸痰时严格无菌操作。避免导管在气管内反复上、下提插而损伤气道黏膜。

（4）清洁

1）空气清洁：老年患者长期卧床及大、小便失禁是病房空气污染的重要原因。维持患者所处空间的空气清洁非常必要，应每天自然通风 2~3 次，每次 20~30 分钟，每天用消毒液擦地擦桌。

2）皮肤清洁：定期更换床单、衣物等，使患者保持皮肤干燥、清洁，每天温水擦拭皮肤，做好病房内清洁和消毒工作，防止长时间卧床产生褥疮。

（5）保暖：寒冷会使患者气管血管收缩，局部小血管痉挛，纤毛运动障碍，黏膜上皮抵抗力下降，细菌容易侵入呼吸器官，温度过低可使老年人的呼吸道黏膜干燥，痰液易附在气道上，不易咳出。因此，应注意开窗通风，保持室温在 20℃左右，时刻注意患者的保暖。给患者翻身、拍背、更换衣物、尿布和治疗时尽量少暴露患者。及时为患者增添衣物的同时，做好保暖措施。

另外也可以帮助患者加强身体的耐寒训练，教会患者用手按摩面部，从夏季开始用冷水擦洗面部，以提高耐寒能力，预防和减少肺炎的发作。

（6）口咽部护理：口咽部是消化道与呼吸道的共同口处，口咽部的细菌极易移行致呼吸道而导致肺部感染。保持口腔卫生，加强口腔护理。选用生理盐水漱口，也可以根据 pH 值选用漱口液，以达到改变口腔酸碱环境，抑制细菌生长的作用。清洁口腔后要留意棉球不要遗留在口腔内，防止误吸。

对有吞咽功能障碍者，应及时指导患者做吞咽功能训练，防止误吸误咽，如有食物滞留口内，鼓励患者用舌头的运动将食物后送有助吞咽。

坠积性肺炎的患者可能伴有不同程度的咳嗽、喘息，容易引起呼吸道黏膜的干燥，增加痰的黏稠度，应保持足量的饮水，降低痰液的黏稠度，促使痰液的排出。

（7）保障充足营养：长期慢性肺炎的患者，蛋白质消耗较多，病变组织和创伤的修复能力降低，患者的免疫力下降，因此要给予患者高蛋白、高热量、高维生素和易消化的饮食。维生素 A 缺乏会让支气管黏膜的柱状上皮细胞及黏膜修复功能减弱，溶菌酶活力降低；维生素 C 缺乏，会使机体的抵抗力降低，血管通透性增加，所以肺炎的患者补充维生素 A 和维生素 C 十分重要，而且不要饮食生冷，过于油腻，辛辣的食物。

10. 健康教育 坠积性肺炎重在预防，根据老年人的生理特点、坠积性肺炎的病因、危险因素和保护因素，探讨有效的预防措施，通过通俗易懂的宣教，让患者了解基本的呼吸系统生理及肺炎的病因，如卫生宣教、合适的生活方式和营养饮食，不仅要预防病残，还要提高老年人的生活质量。

（1）伴随着年龄的增长，老年人出现多系统的变化，包括循环系统、消化系统、呼吸系统等结构和功能的相应衰退，生理、生化储备能力均降低，调节功能均减退。注意老年人增强体质，增强身体的疾病抵抗力，注意保暖，防止病菌侵入。

（2）一旦发生，尽快及时地有效控制感染和促进排痰、保持呼吸道畅通是关键。应告知患者及其家属勤翻身、拍背的重要性，告知患者及家属的正确的手法和注意事项，取得患者和家属的理解和配合。

（3）对于身体情况尚可的患者，应鼓励其多做力所能及的活动，比如日常生活自理活动，休闲娱乐活动等；改善不良的生活习惯，平时加强体育锻炼，合理饮食，生活规律，增强抵抗力，提高机体对寒冷的适应能力，减少呼吸系统感染的发病率，避免受凉、疲劳、酗酒等危险诱发因素。

（4）指导患者能量节约技术：指导老年人利用人体工效学原理进行自我保护、节约体能和预防继发性损害，达到患者独立生活。节约能量就是避免无谓的能量消耗，在日常生活和工作中多注意，养成良好的习惯。比如：

1）合理的安排活动，提前安排好每日的活动，繁重和轻巧的工作交替进行，减少不必要的活动。

2）在活动前准备好所需要的物品，将常用的物品放在比较容易拿到的地方，减少身体不必要的活动。

3）活动完要及时注意休息。

4）简化活动，使用自动化或者电动产品代替人工活动。

5）保持正确的姿势，活动时运用合适的身体力学：进行活动时挺直腰背，尽量使用双手活动，活动时配合呼吸节律。

（5）戒烟、戒酒吸烟是引起慢性肺炎的主要因素，也是老年人肺炎危险因素中能控制的因素，烟雾对周围人群也会带来危害，有烟酒史的老年人要建议其戒烟戒酒，并避免被动吸烟，避免尘埃等刺激物对患者呼吸道的刺激。

康复治疗可能改善坠积性肺炎患者的生理功能、心理功能、社会功能，提高患者的生活质量，因此应尽早介入，尽早康复治疗。

（倪 隽）

第五章
老年代谢系统常见疾病康复

第一节 骨质疏松症康复

一、概述

骨质疏松症根据是否有明显的发病原因分为原发性或继发性。原发性骨质疏松症又分为绝经后骨质疏松症（Ⅰ型）、老年性骨质疏松症（Ⅱ型）和特发性骨质疏松症（包括青少年型）。本节主要介绍老年性骨质疏松症的康复。

（一）定义

1. **骨质疏松症（osteoporosis，OP）** 是一种以骨量低下、微结构破坏，脆性增加，易于发生骨折为特征的全身代谢性骨病。

2. **骨质疏松性骨折** 属于脆性骨折，是在骨脆性增加的基础上，无暴力或暴力很小情况下发生的骨折，易发生在腰椎、桡骨远端、髋部、肩部等，是骨质疏松症的最大危害。

3. **骨密度（bone mineral density，BMD）** 全称骨骼矿物质密度，可反映老年人骨量变化，且在一定程度可预测骨折的发生。

骨密度是一个绝对值，以 g/cm^3 表示。在临床使用 BMD 值时由于不同类型骨密度检测仪的绝对值不同，通常使用受测者骨骼 BMD 与年轻同性别成年人（35 岁）峰值 BMD 标准差的比值 T 值及同龄同性别骨量标准差的比值 Z 值判断骨量的变化。

（二）病因及发病机制

1. **年龄因素** 人体骨量一般在 35~40 岁达到高峰，50 岁起骨量平均每年丢失 0.5%~1%，绝经后妇女平均每年丢失 3%~5%；女性骨丢失最终可达峰值骨量的 30%~40%，男性丢失 20%~30%。

2. **性别与性激素** 老年女性由于雌激素缺乏造成骨质疏松，老年男性则为睾酮水平下降所致。雌激素缺乏后将不再刺激肠道钙的吸收和肾脏对钙的再吸收，血钙水平下降将引起继发性甲状旁腺功能亢进，骨量进一步减少。

3. **人种及遗传因素** 骨质疏松症以白人尤其是北欧人多见，其次为亚洲人，而黑人少见。研究表明，骨密度与维生素 D 受体基因多态性密切相关。

4. **营养状况** 由于自身或疾病导致的钙摄入和吸收量不足、维生素（如维生素 D 等）缺乏、蛋白质不足等都会导致峰值骨密度的降低和骨量的减少，使得骨质疏松的发病率增加。

5. **失用或废用** 卧床是加重老年人骨质疏松症的常见原因。卧床导致活动减少、机械刺激少、肌肉强度减弱、骨量减少。肌肉强度的减弱和协调障碍使老年人更易跌倒，易于发生骨折，进一步增加卧床时间。

6. **不良生活习惯** 长期大量饮酒、吸烟、喝浓茶及饮用咖啡者，骨密度可有不同程度下降。

7. **疾病与药物** 患有肾病、肝病、糖尿病、高血压、甲状腺功能亢进、风湿性关节炎、强直性脊柱炎或者某些癌症可以影响患者的骨密度。另外，如长期服用含铝的抗酸药及糖皮质激素等也会影响骨密度。

（三）临床表现及功能障碍

1. **疼痛** 是 OP 最常见症状；包括肌肉疼痛与骨痛，可发生在全身各部位，以腰背痛多见，占 OP 疼痛患者的 70%~80%。疼痛常沿脊柱向两侧扩散，仰卧或坐位时疼痛减轻，直立时后伸或久立、久坐时疼痛加剧，日间疼痛轻，夜间和清晨醒来时较重，弯腰、肌肉运动、咳嗽、大便用力时加重。

2. **躯体形变** 主要表现为身长缩短、驼背。骨骼非负重方向重建，使椎体高度降低，身长缩短；尤其是椎体前柱高度的降低，使脊椎前倾，形成驼背；随着年龄增长，骨质疏松加重，驼背曲度加大，膝关节代偿性拘挛。

3. **骨折** 是 OP 最大的危害，好发部位为胸、腰椎椎体，桡骨远端，股骨近端，肱骨近段等部位；胸、腰椎压缩性骨折可以加重身长缩短和驼背；15%~20% 的髋关节骨折会导致患者死亡。

4. **呼吸功能等障碍** 常为上述症状的继发障碍，"驼背"或胸、腰椎压缩性骨折，脊椎后凸，胸廓畸形，可使肺活量和最大换气量显著减少，患者往往出现胸闷、气短、呼吸困难等症状，甚至导致肺栓塞、坠积性肺炎等致命性并发症。

（四）辅助检查

1. **骨密度测定** 临床常用测定方法主要包括普通 X 线片、定量 CT 法、单光子吸收法、双能 X 射线吸收法及超声波检测法等。

（1）普通 X 线：普通 X 线可进行定性和半定量的评定。根据 X 射线表现可将骨质疏松分为 3 度：①轻度骨质疏松：表现为骨小梁变细、中断、皮质轻微变薄或无明显改变；②中度骨质疏松：表现为骨皮质变薄，小梁变细少，分布不均，可见区域性小梁缺少或消失；③重度骨质疏松：表现为骨密度明显降低，皮质薄，小梁稀少消失，髓腔扩大，骨密度与软组织密度接近，可发生于椎体、桡骨远端、股骨近端、肱骨近段等部位。

（2）定量 CT 法（quantitative computed tomography，QCT）：是用 CT 进行骨密度测量的方法。由于 QCT 的测量不受相邻组织影响，其测量结果具有较高的敏感性和准确性，也具有较高的重测精度。QCT 还能精确选择测试部位，能分别评估皮质骨和松质骨。目前只有定量 CT 法能够精确测量脊椎骨的松质骨，这是反映患者发生骨质疏松最早、最重要的部位。这些特点使其在骨质疏松的研究领域中占有不可替代的地位。

（3）单光子骨密度测定法：利用骨组织对放射物质的吸收与骨矿含量成正比的原理，以放射性同位素 ^{241}Am 为光源，测定人体四肢骨的骨矿含量。一般选用部位为桡骨和尺骨中远 1/3 交界处（前臂中下 1/3）作为测量点。右利手测量左前臂，左利手测量右前臂。该法不能测定髋骨及中轴骨（脊椎骨）的骨密度。

（4）双能 X 线吸收法（dual-energy X-ray absorptiometry，DXA）：是利用 X 射线球管获得两种能量，即低能和高能光子峰。这些光子峰穿透人体后，计算机根据扫描系统所接受的信号计算出骨矿物质含量。该设备可测量全身任何部位骨骼的骨密度，精确度高，对人体危害小。临床上推荐的测量部位是腰 1~ 腰 4、总髋部和股骨颈。DXA 是目前世界公认的较好骨密度测定工具，也是最常用的非侵入骨密度测量方法。1994 年 WHO 843 号技术文件指出，双能 X 线骨密度仪检查骨密度是诊断骨质疏松的金标准。

（5）超声波测定法：超声波测定法所测定的骨基本是末梢骨。尽管超声波测定法可以反映骨结构及强度的变化，但是末梢骨变化能否反映躯干骨的变化仍存在争论。

2. 骨代谢指标检测

（1）血钙、磷和碱性磷酸酶：在原发性骨质疏松症中，血清钙、磷以及碱性磷酸酶水平通常是正常的，骨折后数月碱性磷酸酶水平可增高。

（2）血甲状旁腺激素：应检查甲状旁腺功能，除外继发性骨质疏松症。原发性骨质疏松症者血甲状旁腺激素水平可正常或升高。

（3）骨重建标记物：骨质疏松症患者部分血清生化指标可以反映骨转换（包括骨生成和骨吸收）状态。骨生成的标志物包括特异性碱性磷酸酶、I 型原胶原羧基端前肽和 I 型原胶原氨基端前肽、骨钙素、护骨素；骨吸收的标志物包括抗酒石酸酸性磷酸酶、吡啶啉和脱氧吡啶啉、I 型胶原末端肽等。

（4）晨尿钙 / 肌酐比值：正常比值为 0.13 ± 0.01，尿钙排量过多则比值增高，提示有骨吸收率增加可能。

3. 其他骨代谢测量技术

（1）核素骨显像诊断技术：核素骨显像成像基于骨代谢，观察骨对造影剂的吸收和清除过程，是功能与形态相结合的一种显像方法，其敏感性高，便于动态观察及定量分析，而且一次检查可获得全身的骨影像资料，对于代谢性骨病的研究更为有利。但由于代谢性骨病的骨代谢病理变化的复杂性，以及各种不同代谢性骨病之间的病理变化又存在着密切的相互关系，核素骨显像对各种代谢性骨病的鉴别诊断尚存在一定困难。

（2）骨组织形态计量学诊断法：近年来，骨组织形态计量学已越来越广泛地应用于骨质疏松症的临床和科研领域。骨组织形态定量检查，即骨形态计量，能够准确地测量骨矿化的动态指标，并能客观地记录经过治疗以后骨组织的变化。骨组织切片有脱钙和不脱钙两种，不脱钙切片的制备较脱钙切片复杂，但可克服脱钙切片不能观察到的骨化类骨组织及其矿化的动态过程。

（五）诊断及标准

世界卫生组织认为 BMD 低于年轻健康峰值平均 BMD 的 2.5 个标准偏差（T 值 ≤ -2.5）即为骨质疏松症（表 5-1）。T 值表示受测者骨骼的密度与年轻同性别成年人（35 岁）峰值骨量标准差的比值。另外，临床还有用 Z 值记录的方法，是将测得的骨密度值与同年龄、同性别、同种族的正常人群 BMD 的比较得出的值。例如，一个 75 岁的女人，Z 值为 –1.0，是低于 75 岁女性平均 BMD 一个标准偏差，但其 T 值可能是 –3.0，因为其可能低于同性别正常成年人 BMD 三个标准偏差。

表 5-1　骨质疏松症的诊断及分级

骨质疏松症的诊断	BMD
正常	T 值 >–1
骨量减少	–2.5<T 值 <–1
骨质疏松症	T 值 ≤–2.5
严重骨质疏松症	伴有骨折

二、 康复评定

骨质疏松症的康复评定不仅包括疼痛的评定、身高测量、呼吸功能评定、日常生活活动能力评定等，而且包括对骨质疏松发病和跌倒风险的评估，分析影响平衡功能的因素，为 OP 的康复治疗及骨折预防提供依据。

（一）骨质疏松症及其骨折风险筛查工具

1. 国际骨质疏松症基金会骨质疏松症风险一分钟测试　测试题目如下。

（1）您是否曾经因为轻微的碰撞或者跌倒就会伤到自己的骨骼？

（2）您的父母有没有过轻微碰撞或跌倒就发生髋部骨折的情况？

（3）您经常连续 3 个月以上服用 "可的松" "泼尼松" 等激素类药品吗？

（4）您身高是否比年轻时降低了（超过 3cm）？

（5）您经常大量饮酒吗？

（6）您每天吸烟超过 20 支吗？

（7）您经常患腹泻吗（由于消化道疾病或者肠炎而引起）？

（8）女士回答：您是否在 45 岁之前就绝经了？

（9）女士回答：您是否曾经有过连续 12 个月以上没有月经（除了怀孕期间）？

（10）男士回答：您是否患有阳痿或者缺乏性欲这些症状？

只要其中有一题回答结果为 "是"，即为阳性。阳性仅代表有发生骨质疏松症的危险性，并不代表已经有骨质疏松症。

2. 亚洲人骨质疏松自评筛查工具　通过亚洲地区绝经后妇女骨质疏松相关风险因素的研究，学者发现年龄和体重能够比较好地反映骨质疏松症发病风险。结合年龄和体重，设计出一个简单的工具，即亚洲人骨质疏松自评筛查工具（Osteoporosis Self-assessment Tool for Asians，OSTA）（表 5-2）。

表 5-2　亚洲人骨质疏松自评筛查工具

风险级别	OSTA 指数
低	>-1
中	-1~-4
高	<-4

注：OSTA 指数 =（体重 – 年龄）×0.2

例如：体重 50kg，年龄 60 岁、70 岁、80 岁时的风险级别

（50-60）*0.2=-2　中风险

（50-70）*0.2=-4　中风险

（50-80）*0.2=-6　高风险

3. 骨折风险评估工具（Fracture Risk Assessment Tool，FRAX）　由世界卫生组织开发，用于评估患者的骨折概率。该软件工具计算受试者未来 10 年发生髋部骨折及任何重要骨质疏松性骨折的发生风险。骨折部位包括髋部骨折百分率，也能计算出脊柱、髋部、前臂及肱骨骨折的百分率。应用 FRAX® 计算，髋部骨折概率≥3% 或任何重要的骨质疏松性骨折发生概率≥20% 被列为骨质疏松性骨折高危患者。

（1）使用方法：在电脑上直接访问 www.shef.ac.uk/FRAX/，录入患者的性别、年龄、身高和体重。还有 WHO 所认可的 7 个骨折危险因素：是否有既往低能量骨折史、是否父母有髋部骨折史、是否目前依然吸烟、是否长期服用糖皮质激素类药物、是否有风湿性关节炎、是否有其他继发性骨质疏松因素、是否每日饮酒超过 3 个单位。若希望测定骨密度，则需要提供股骨颈骨密度的 T 值。

（2）适用人群：无骨折史但伴随低骨量的人群（T 值 >–2.5），因临床难以作出治疗决策，使用 FRAX 工具，可以方便快捷地计算出每位个体发生骨折的绝对风险，为制定治疗策略提供依据。适用人群为 40~90 岁男女，<40 岁和 >90 岁的个体可分别按 40 岁或 90 岁计算。

（3）不适用人群：临床上已确诊骨质疏松，即骨密度（T 值）低于 –2.5，或已发生了脆性骨折，本应及时开始抗骨质疏松治疗，不必再用 FRAX 评估。

（二）平衡功能评定

骨质疏松症康复的一个重要目标是预防跌倒骨折，因此必须重视平衡功能的评定，包括主观评定和客观评定两个方面。主观评定以观察和量表为主，客观评定主要是指平衡测试仪评定。

1. 观察法　观察坐、站和行走等过程中的平衡状态。

2. 量表法　虽然属于主观评定，但不需要专门的设备，应用方便。信度和效度较好的量表主要有 Berg 平衡量表（BBS）、Tinnetti 量表以及"站起 - 走"计时测试。

3. 平衡测试仪　是近年来国际上发展较快的定量评定平衡能力的一种测试方法，其种类包括 Balance Performance Monitor、Balance Master、Smart Balance、Equitest 等。平衡测试仪能精确地测量人体重心位置、移动的面积和形态，评定平衡功能障碍或病变的部位和程度，其结果可以保存，不仅可以定量评定平衡功能，还可以明确平衡功能损害的程度和类型，有助于制定临床治疗和康复措施，评价临床治疗和康复效果，同时，平衡测试仪本身也可以用作平衡训练，因此，临床应用范围广泛。

三、康复治疗

（一）康复治疗总则

1. 康复目标　控制骨痛，延缓骨量丢失，增加骨强度；增强机体功能，预防和治疗脆性骨折及其并发症；提高患者的日常生活活动能力，重返社会和工作。

2. 康复策略　骨质疏松症的防重于治，要未病防病，病后防骨折，骨折后防并发症。平时在饮食上应多摄入含有丰富钙质及维生素 D 的食物，要养成进行户外运动的习惯，养成良好的生活方式，不吸烟，不酗酒，定期检查，并在医生指导下服用防治骨质疏松药物。

无论原发性骨质疏松症、继发性骨质疏松症和特发性骨质疏松症的治疗和预防原则都是相同的，主要包括以下 3 个方面：

（1）对症治疗：骨质疏松症的临床表现主要为腰背或全身酸痛、驼背和骨折等，临床上要根据症状和体征，采取物理因子疗法、运动疗法、作业疗法、药物、营养等治疗措施来对症处理，改善或消除症状，提高患者生命质量。

（2）延缓骨量丢失或增加骨量：特别要强调年龄段，女 35 岁、男 40 岁前为骨量增长期，此后，骨量逐渐丢失，50 岁以后快速丢失。骨量增长年龄段应尽量使骨峰值加大，并使骨峰值维持较长时间；在骨量丢失年龄段，应延缓其骨量丢失；但 70 岁以后的老年人想通过治疗来延缓骨量丢失则较为困难。

（3）预防骨折的发生：骨折是骨质疏松症最严重的并发症，所以预防骨折是骨质疏松症治疗和预防的重要环节，采取的措施包括：①使骨峰值达最大，延缓骨量丢失，这是预防骨质疏松性骨折最有效的措施；②增加骨的韧性，提高骨的抗折弯和抗扭转性能，降低骨折发生率；③减少跌倒的机会，尽量消除骨质疏松性骨折发生的外因。

（二）康复治疗方法

骨质疏松症的康复治疗首先要基于骨密度 T 值的分阶段、分层治疗（表 5-3）。

表 5-3　基于骨密度 T 值的康复治疗

T 值 >-1（正常）	T 值≤-2.5（骨质疏松症）
<ul><li>不需特殊治疗</li><li>患者教育，预防措施</li><li>起身训练</li><li>合理饮食（钙和维生素 D）</li><li>慢跑（短距离）</li><li>负重训练</li><li>有氧运动</li><li>腹肌和腰背肌训练</li><li>骶棘肌协调性训练</li></ul>**-2.5<T 值 <-1（骨量减少）**<ul><li>治疗咨询</li><li>患者教育，预防干预</li><li>疼痛管理</li><li>腰背肌训练</li><li>有限载荷训练（≤5~10kg）</li><li>有氧运动：步行 40 分钟 / 天</li><li>力量训练：每周三次以上</li><li>姿势训练：负重后凸畸形矫形器结合骨盆倾斜和背伸训练</li><li>Frenkel 体操等，预防跌倒</li><li>如果喜欢可以进行太极训练</li><li>需要时可应用抗吸收药</li></ul>	<ul><li>药理干预</li><li>疼痛管理</li><li>关节活动度、肌力和协调性训练</li><li>需要时，适当休息，热或冷治疗，按摩</li><li>腰背肌训练</li><li>耐受情况下，行走 40 分钟 / 天；Frenkel 体操等</li><li>每周一次或两次水中运动</li><li>防跌倒训练</li><li>姿势训练：负重后凸畸形矫形器结合骨盆倾斜和背伸训练</li><li>预防椎体压缩性骨折（根据需要应用矫形器）</li><li>预防脊柱应力（举重≤2~5kg）</li><li>平衡、助行器的评估</li><li>生活环境的安全改造，如改造浴室（扶手杆）和厨房（柜台调整），作业治疗咨询</li><li>开始肌力训练，手握 1kg，并逐渐增加，至每手可提起 3kg</li><li>需要时进行动态脊柱本体感觉伸展训练</li><li>髋关节保护措施</li></ul>

1. 物理因子治疗

（1）人工紫外线疗法

1）原理：中长波紫外线照射皮肤时，可在体内引起一系列光生物学效应，能使皮肤内的 7- 脱氢胆固醇转化成内源性维生素 D_3，进而调节钙、磷代谢，促进肠黏膜吸收食物中的钙质，促进钙在骨中沉积，有利于骨生成。

2）紫外线照射方法：紫外线照射治疗骨质疏松症时，可采用全身照射法。具体可分为二野法、四野法、八野法。一般根据患者身体状况及对紫外线的敏感性等来决定使用何种方法。现介绍常用的二野法照射的步骤：①嘱患者戴墨绿色防护镜，以免刺激角膜；②要求除内衣外，人的身体应尽量完全裸露；③照射前面一野时，光源中心应正对前正中线与双股上 1/3 中点连线的交点；照射后面一野时，光源中心应正对后正中线臀纹处；④照射距离可用 100cm，注意采用二野照射法全身照射时不宜使用超过 E0 级的剂量，根据患者的耐受情况等可选择不同的进度法。一般分为基本进度法、加速进度法及缓慢进度法。

（2）日光浴疗法：日光浴照射方法包括局部照射法和全身照射法。

日光浴时必须严格掌握照射剂量，最精确的方法是：用日照计测量某地当时获得4.18J热量所需要的日照时间，根据所需要的治疗剂量计算照射时间。

（3）高频电疗：高频电疗具有止痛、改善组织血液循环、消炎、降低肌张力和结缔组织张力、改善骨代谢等作用。

（4）水疗：应用水疗治疗骨质疏松症的主要作用机制如下。

1）温热作用：水疗的水温多选择温水浴，即36~38℃，其温热疗法的治疗作用与高频热效应相似。

2）药物作用：在溶解有无机盐类、矿物质、芳香药类、中草药等的温热淡水中进行水浴，具有温热疗法与药物的协同治疗作用。

3）水中运动：水疗主要是通过静水压力作用，水流的冲击作用、浮力作用，即机械作用的媒介进行治疗。

（5）磁疗：骨质疏松性骨折时，可选用脉冲磁疗，磁疗具有促进血液循环、消炎、消肿、止痛以及促进微骨折愈合等作用。

2. 运动疗法

（1）运动疗法的原理：运动通过肌肉活动产生对骨的应力，刺激骨生成。机械的变形压力可使骨矿含量沿外力方向增加。

运动通过神经内分泌调节机制，影响机体钙平衡，对骨生成提供充分的矿物营养素，使局部及全身的骨矿含量增加。运动使绝经后妇女的血中雌激素水平轻度增加。伴随雌激素的增加，组织对甲状旁腺激素的感受性降低，减弱了破骨细胞的活动，引起血中的钙磷含量减少，作为代偿，机体尿钙排泄减少，并通过增加$1,25(OH)_2D_3$，促进肠的钙吸收及骨组织以外的钙磷再吸收、利用。另外，长期运动可以降低胰岛素水平，提高血中的胰高血糖素、儿茶酚胺及促甲状腺激素的水平，从而增加骨矿含量。

（2）运动疗法的种类：根据肌肉所受外力的不同，可将运动类型分为以下4类。

1）被动运动：通过外力使某个部位活动，未引起肌肉收缩，多用于维持或增大关节活动范围。

2）主动辅助运动：肌力较弱尚不能完成主动运动时，借助于帮助者或器械，使某个部位活动，可引起肌肉收缩。多用于维持关节活动度的同时，提高肌力和控制本体感受器。

3）主动运动：肌力应在Ⅲ级以上，即通过自身的肌力进行抗重力运动。多用于维持关节活动度、提高耐力、改善协调性。

4）抗阻运动：即有阻力抵抗的运动。抵抗包括徒手抵抗和器械抵抗两种。徒手抵抗的优点在于训练中可随时根据患者的肌力情况，给予最恰当的抵抗；器械抵抗则适用于需要较大的抵抗时，或者在自己家里进行。规律负重运动是治疗骨质疏松症最好的运动方式。

（3）运动疗法的应用：对可主动步行者（绝大多数骨质疏松症患者都属此类型），其运动目的在于增强肌力，以维持日常生活所必需的最小活动量。运动种类包括抗阻运动和主动运动。

1）抗阻运动：通常根据患者的实际情况，先进行有针对性的徒手抵抗，然后利用一些运动器械，如哑铃、自行车、划船器、股四头肌训练器及综合训练器等等，进行器械抵抗训练。

2）主动运动：包括步行、上下台阶以及防止和治疗骨质疏松症的体操。有氧运动、负重和力量训练都能提高绝经后妇女的脊柱骨密度。中等强度的步行训练还能同时增加髋关节骨密度。

骨质疏松运动处方见表5-4。

表 5-4 骨质疏松运动处方

运动项目	运动目标	强度/频率/时间	实施要点
有氧运动 有氧舞蹈、爬山、慢跑、爬楼梯、快步走、羽毛球、网球、太极拳、八段锦等	增加心肺功能 提高钙质吸收 增强平衡能力，避免跌倒	强度：65%~85% 时间：至少15~20分钟以上 频率：每周3~5次	体力不佳者可减少时间再作调整
肌力训练 哑铃训练、俯卧撑、仰卧起坐等	刺激成骨细胞产生新骨 加强肌肉与韧带，免于跌倒时的伤害	每个动作可做15~20次 每次3~5组、每组休息相隔30秒	重量可从轻至重逐渐加强，配合呼吸、不可闭气用力
柔韧性训练 伸展操、瑜伽等	加强平衡性 增加关节活动度	时间不限	配合呼吸、不可闭气用力，动作从静态至动态为佳

3. 康复医学工程 骨质疏松症的疼痛和骨折后脊柱后凸等可应用支具进行治疗（图5-1）。

4. 预防和药物干预措施

（1）基础措施

1）调整生活方式：①富含钙、低盐和适量蛋白质的均衡膳食；②注意适当户外活动，有助于骨健康的体育锻炼；③避免嗜烟、酗酒和慎用影响骨代谢的药物等；④采取防止跌倒的各种措施，如注意是否有增加跌倒危险的疾病和药物，加强自身和环境的保护措施（包括各种关节保护器）等。

2）骨成分补充剂：①钙剂：我国营养学会制定成人每日钙摄入推荐量800mg（元素钙量），绝经后妇女和老年人每日钙摄入推荐量为1000mg。我国老年人平均每日从饮食中摄入钙约400mg，故平均每日应补充的元素钙量为500~600mg。②维生素D成年人推

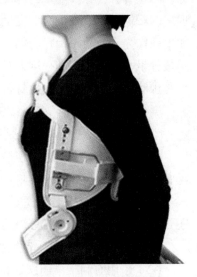

图 5-1 脊柱后凸矫形支具

荐剂量为200IU（5μg）/d，老年人推荐剂量为400~800IU（10~20μg）/d。治疗骨质疏松症时剂量可为800~1200IU（目前国内销售的钙剂和维生素D复合制剂中维生素D含量普遍偏少）。建议老年人25（OH）D水平应为30ng/ml（75nmol/L）以上，以降低跌倒和骨折风险。应定期监测血钙和尿钙，酌情调整剂量。但是，如患者伴有肾结石及高尿钙，则应慎用钙剂及维生素D制剂。

（2）药物干预：仅补充钙剂对于骨质疏松的治疗是远远不够的，需根据患者情况加用药物。现代治疗骨质疏松的药物主要有三类：①第一类为骨吸收抑制剂，包括雌激素、降钙素、异丙氧黄酮等；②第二类为促进骨形成药，包括氟化物、生长激素等；③第三类为矿化作用药，如钙制剂和维生素B等。

1）药物治疗适应证：已有骨质疏松症（T≤-2.5）或已发生过脆性骨折；或已有骨量减少（-2.5<T<-1.0）并存在一项以上骨质疏松症危险因素者。无条件测定骨密度，但具备以下情况者，也需药物治疗：①已发生过脆性骨折；②OSTA筛查为高风险；③FRAX工具计算出髋部骨折发生概率≥3%或任何重要的骨质疏松性骨折发生概率≥20%。

2）抗骨吸收药物：①双膦酸盐类可选择的药物有阿仑膦酸盐（Alendronate）、唑来膦酸钠、利塞膦酸钠等。②降钙素类更适合有疼痛症状的骨质疏松症患者，但不宜长期使用。鲑鱼降钙素，皮下或肌肉注射，根据病情每周2~5次；鲑鱼降钙素鼻喷剂；鳗鱼降钙素，肌肉注射。③选择性雌激素受体调节剂，用于女性患者，能降低雌激素受体阳性浸润性乳癌的发生率，不增加子宫内膜增生及子宫

内膜癌的危险。雷洛昔芬（raloxifene），有静脉栓塞病史及有血栓倾向者如长期卧床和久坐期间禁用。④雌激素类只能用于女性患者，应全面评估利与弊，再使用。

3）促进骨形成药物甲状旁腺激素，治疗时间不宜超过2年。肌肉注射，用药期间要监测血钙水平，防止高钙血症的发生。

4）锶盐：雷奈酸锶，睡前服用。不推荐肌酐清除率<30ml/min者使用。

5）其他药物：①活性维生素D更适合老年人，肾功能不全，1α羟化酶缺乏者。包括1α羟维生素D（α骨化醇）和1，25双羟维生素D（骨化三醇）两种。②维生素K_2（四烯甲萘醌）餐后服用。禁用于服用华法林的患者。

5. 康复教育　骨质疏松症的预防和治疗从任何时候开始都不晚。从青少年期就应当加强运动、保证足够的钙质摄入，同时防止和积极治疗各种疾病，尤其是慢性消耗性疾病与营养不良、吸收不良等，防止各种性腺功能障碍性疾病和生长发育性疾病；避免长期使用影响骨代谢的药物等，尽量获得理想的峰值骨量，减少今后发生骨质疏松的风险。成人期补充钙剂是预防骨质疏松的基本措施，但不能单独作为骨质疏松治疗药物，仅作为基本的辅助药物。成年后的预防主要包括两个方面：一是尽量延缓骨量丢失的速率和程度，对绝经后妇女来说，公认的措施是及早补充雌激素或雌、孕激素合剂；二是预防骨质疏松患者发生骨折，避免骨折的危险因素，可明显降低骨折发生率。

（三）脆性骨折的治疗与康复

由骨质疏松症引起的病理性骨折的治疗除遵循一般创伤性骨折处理的原则外，还要兼顾骨质疏松这一因素。

1. 骨质疏松性骨折处理的一般原则和目的　除遵循骨折处理的原则（复位、固定、康复）外，还要遵循骨质疏松症骨折处理的一般原则和目的。

（1）对老年人有效治疗的目的在于及早恢复活动和功能。

（2）采用有利于早期恢复和稳定骨折的有效固定方法。对骨折稳定性的要求比解剖复位还重要。

（3）选择有利于骨折片稳定的内固定，因为骨的强度与矿化密度密切相关，采用内固定时要慎重。

（4）骨科手术要求尽量做到安全、有效、简便及减少手术时间和次数。

（5）可靠的功能恢复有赖于早期而有效的制动。

（6）骨折后的功能锻炼时间一般稍迟于普通骨折。

2. 脊柱骨折　脊柱骨折是骨质疏松性骨折最常见的类型，尤以椎体压缩性骨折最为常见，其好发部位为胸腰段脊椎。治疗可分为解除疼痛的对症治疗、骨折的治疗和骨质疏松程度的改善治疗。对脊柱椎体骨折的急性期来说，以解除疼痛为主的对症治疗很重要。对症治疗包括物理治疗和药物治疗。物理治疗主要为安静卧床（一般不超过2天）和温热疗法，但长期卧床会导致骨的进一步疏松，因此在疼痛减轻后应尽早加强功能锻炼，尤其是腰背肌的训练，早日恢复正常生活，骨折的治疗一般为非手术治疗。微创手术经皮椎体成形术（vertebroplasty）和后凸成形术（kyphoplasty）是脊柱微创治疗的新进展之一，适用于新鲜不伴脊髓或神经根症状、疼痛严重的椎体压缩性骨折，有很好的止痛效果。

腰背肌肌力降低和腰背部筋膜的过度牵拉是导致疼痛的主要原因。矫正畸形和改善腰背肌肌力的训练方法有助于缓解这种慢性疼痛，并改善患者的平衡功能，预防跌倒，避免骨折和再骨折。

3. 髋部骨折　髋部骨折是一种紧急情况。跌倒后，下肢外旋和缩短。X线检查可以区分是股骨颈骨折，还是粗隆间骨折。为缩减卧床时间，手术是治疗股骨颈骨折和粗隆间骨折的最常用方法。手术方式包括内固定、人工关节置换和外固定器等。但当患者严重虚弱、合并严重颅脑损伤等情况时，保守治疗是不得已的选择。

（1）股骨颈骨折：股骨颈骨折是骨质疏松性骨折常见的类型之一，治疗的原则是：

1）正确复位，及时制动。

2）合理选择内固定及髋关节成形术，必要时行人工关节置换术。

3）争取早日离床，预防髋内翻或髋外翻畸形，减少并发症。

4）应采取积极态度，不应把年龄偏大视为手术禁忌证，努力降低死亡率。

（2）股骨粗隆间骨折：又称股骨转子间骨折，也是骨质疏松性骨折较为常见的类型，其治疗原则是：

1）稳定型骨折以非手术疗法为主，如手法复位、牵引、制动。

2）不稳定性骨折多采用内固定术，较常用的内固定物是加压螺纹钉、加压滑动鹅头钉、Y钉等。

3）治疗方法以简单安全为原则。

4）注意纠正髋内翻、肢体短缩畸形。

4. 桡骨远端骨折　根据受伤时姿势及骨折远端移位方向，可分为伸直型和屈曲型两种。伸直型骨折受伤时手掌先着地，腕关节呈背伸位，骨折远端向桡、背侧移位；屈曲型骨折受伤时手背先着地，腕关节呈掌曲位，骨折远端向桡、掌侧移位。骨质疏松性桡尺骨远端骨折多为粉碎性骨折，且累及关节面，骨折愈合后易残留畸形，常造成腕关节和手指功能障碍。治疗方法一般采用手法复位，可用夹板或石膏固定，或外固定器固定。对于少数不稳定的骨折可考虑手术处理。

（安丙辰）

第二节　糖尿病康复

一、概述

（一）定义

糖尿病（diabetes mellitus，DM）是一组由多病因引起的以慢性血浆葡萄糖水平升高为主要特征的代谢性疾病。胰岛素分泌绝对和（或）相对不足是发病的核心环节。长期糖、脂肪、蛋白质、水及电解质等的代谢紊乱，可导致肾、心脏、神经、脑、眼等多组织器官系统的进行性病变、功能减退及衰竭。严重或应激时可导致急性严重代谢紊乱和酸碱平衡失调，如糖尿病酮症酸中毒（diabetic ketoacidosis，DKA）等。

糖尿病是最主要的慢性非传染性疾病之一，近年来其患病人群快速增加，其中老年患者（我国标准年龄≥60岁）是糖尿病的主流人群。患病率随年龄而增长，45岁后明显上升，60岁达到高峰。据国际糖尿病联盟（International Diabetes Federation，IDF）统计，2011年全世界糖尿病患者达3.66亿，较2010年的2.85亿增加近30%。近年来随着我国经济发展、生活方式的改变、人口老龄化、肥胖率上升等，糖尿病患病率也呈快速增长趋势，2007年对20岁以上人群应用糖耐量筛查结果显示，2型糖尿病患病率高达 9.7%，糖尿病前期的人群更高达 15.5%；2013 年再次报道 2 型糖尿病高达 11.6%，而≥60 岁人群糖尿病患病率高达 22.86%，更令人担忧的是我国约有 60% 的糖尿病患者未被诊断，而已接受治疗者，糖尿病的控制状况也不理想。

糖尿病患者中，T2DM 最多见，占 90%~95%。T1DM 在亚洲较少见，我国 T1DM 占糖尿病的比例小于 5%。

（二）糖尿病分型、病因及发病机制

糖尿病的分型依据是临床表现、病理生理及病因认识。我国目前采用国际上通用的 WHO 的分型标准（1999）。

1. 1 型糖尿病（type 1 diabetes mellitus，T1DM）　该型绝大多数为免疫介导性疾病基础上，遗传因素（如 HLA 基因和非 HLA 基因）和环境因素（如病毒感染、化学毒物和饮食因素等）共同参与引起自身免疫反应性疾病，导致胰岛 β 细胞的破坏和功能衰竭，进行性加重的胰岛素分泌不足。近年发现胰岛素抵抗亦参与诱发 T1DM 发病和（或）加速病情恶化。T1DM 多见于小儿及青少年，酮症酸中毒是常见的并发症，对胰岛素治疗敏感。在 T1DM 患者循环血中可发现多种 β 细胞自身抗体，如胰岛细胞自身抗体（islet cell autoantibodies，ICAs）、胰岛素自身抗体（insulin autoantibodies，IAAs）、谷氨酸脱羧酶抗体（glutamic acid decarboxylase antibody，GADA）等，其中 GADA 最具特征。

2. 2 型糖尿病（type 2 diabetes mellitus，T2DM）　发病机制与 T1DM 不同，是在遗传因素缺陷和环境因素的基础上存在胰岛素抵抗和胰岛素分泌障碍共同作用形成的多基因遗传性疾病。环境因素包括高热量饮食、体力活动不足、肥胖、增龄、子宫内环境及应激等，尤其上述因素所致的中心性肥胖，与胰岛素抵抗和 T2DM 的发生关系密切。T2DM 的基本特征是胰岛素抵抗、胰岛 β 细胞功能缺陷、胰岛 α 细胞功能异常和胰高血糖素样肽 -1（glucagon-like peptide-1，GLP-1）分泌缺陷。胰岛素抵抗是多数 T2DM 发病的始发因素，β 细胞功能缺陷、β 细胞对胰岛素抵抗的失代偿是导致 T2DM 发病的最后共同机制。

3. 其他特殊类型糖尿病　指目前病因相对明确的糖尿病类型，如胰岛 β 细胞功能基因缺陷，胰岛素作用基因缺陷等。

4. 妊娠期糖尿病（gestational diabetes mellitus，GDM）　指在妊娠期发生的糖尿病，常发生于妊娠的终末期。但在孕前已患糖尿病的患者称为糖尿病合并妊娠，不属于此型。多数患者分娩后可恢复正常，30% 以下的患者可能于 5~10 年转变为糖尿病，故应长期进行随访观察。

糖尿病的病因和发病机制极为复杂，至今仍未完全阐明。不同类型糖尿病的病因不尽相同，即使在同一类型中也存在着异质性。总的来说，遗传因素和环境因素共同参与其发病过程。

（三）临床表现及功能障碍

发病可缓可急，成年患者起病大多隐袭。青年儿童患者发病较急，症状也较重。

1. 代谢紊乱症状群　多数患者可无任何症状，仅因健康体检或因其他疾病就诊时发现高血糖。典型病例常出现"三多一少"的症状，即多饮、多尿、多食和体重减轻。患者血糖升高导致渗透性利尿引起多尿，继而口渴多饮，同时外周组织对葡萄糖不能充分利用，大量脂肪和蛋白质分解，机体处于能量饥饿状态，故多食、体重逐渐减轻。

2. 其他症状　还可出现视力模糊（血糖升高过快时，眼房水与晶状体渗透压改变引起屈光改变）、乏力、皮肤干燥和瘙痒等。

3. **生理功能障碍**　长病程者多合并视网膜病变、肾、心、脑、及血管和神经的慢性并发症而发生相应组织器官的功能障碍；步入老年期后，老年综合征（智能、体能的缺陷，自伤和他伤防护能力的下降，跌倒和骨折风险的增加，认知障碍和抑郁，尿失禁，疼痛，用药过多等）的发生风险将随年龄增加而增加。

（1）肾功能障碍：20%~40% 的 2 型糖尿病患者会发生糖尿病肾病，它是导致肾衰竭的主要原因。病变可累及肾小球、肾小管间质、肾血管等。持续白蛋白尿和（或）肾小球滤过率进行性下降是主要的临床特征。

（2）视力障碍：是导致 20~74 岁成人新发失明的最常见病因，可出现视网膜内出血、视网膜内微血管异常、黄斑水肿等。2 型糖尿病患者也是发生其他眼部疾病的高危人群，这些眼病包括白内障、青光眼、视网膜血管阻塞及缺血性视神经病变等。

（3）心血管功能障碍：糖尿病患者大血管疾病的患病风险是非糖尿病患者的 2~4 倍，严重影响患者的生存质量，已成为致死致残的主要原因。常合并有高血压、冠心病、心功能减退。

4. **步行障碍**　常由糖尿病神经病变和下肢血管病变引起，它是糖尿病患者尤其是老年糖尿病患者严重的并发症，重者可导致截肢。由于下肢感觉异常、减退影响患者的步行能力，截肢者还存在步行困难；病程中感觉异常导致平衡能力不断丧失，例如本体感觉缺失致力量逐渐变弱，加上增龄，导致步态不稳和平衡丧失，加上认知功能损害、药物治疗副作用、嗜睡、视力模糊等都增加跌倒风险。

5. **心理障碍**　心理因素常影响 DM 的发生和发展，而疾病本身也直接影响患者的情绪和精神状态，患者常有不同程度的焦虑、恐惧或忧郁情绪，尤其是部分患者由于并发症（高血压、中风、失明、肾功能不全、下肢溃疡或坏疽等）给娱乐、工作、生活带来诸多影响而表现出自卑、烦躁、失望、沮丧等，均加重了 DM 病情，形成恶性循环。

6. **日常生活活动能力障碍**　当患者合并感觉异常、体位性低血压、排尿障碍和消化道症状时，导致日常生活能力降低；出现末梢感觉障碍和肌肉萎缩时，影响日常生活动作的完成和各项活动的参与。

7. **社会参与能力受限**　由于生理功能障碍和心理的障碍，可不同程度的影响患者的社会参与能力。

（四）辅助检查

1. **尿液检查**　尿糖阳性可为糖尿病提供诊断线索，但无确诊意义；尿糖、尿酮测定有助于判断酮症酸中毒；并发肾病时，可有微蛋白尿和临床蛋白尿。

2. **血液检查**

（1）空腹血糖（fasting plasma glucose，FPG）测定：是诊断糖尿病的主要依据。采用葡萄糖氧化酶法测定静脉血浆葡萄糖，正常 3.9~5.6mmol/L。空腹血糖正常不能完全排除糖尿病，还需依靠餐后两小时的血糖测定或口服葡萄糖耐量试验（oral glucose tolerance test，OGTT）肯定诊断。治疗过程中，可用便携式血糖仪随访血糖控制情况。

（2）血浆胰岛素和 C 肽测定：C 肽不受血清中胰岛素抗体和外源性胰岛素的影响，故能更准确地反映胰岛 β 细胞功能，T1DM 患者胰岛素分泌表现为空腹及餐后持续低水平曲线，T2DM 患者胰岛素分泌总水平可以正常、偏高或降低，但表现为延迟曲线。

（3）病情监测指标：如糖化血红蛋白（glycosylated hemoglobin，GHb/HbA1c）水平可反映近2~3 个月的平均血糖水平；果糖胺（fructosamine，FA）与血糖浓度和持续时间相关，可反映患者近2~3 周内平均血糖水平，是近期病情检测的指标。

（五）诊断标准

我国糖尿病诊断和糖代谢状态分类标准见表 5-5 和表 5-6（1999 年 WHO 标准）。

表 5-5　糖尿病的诊断标准

诊断标准	静脉血浆葡萄糖水平（mmol/L）
（1）典型症状（多饮、多尿、多食、体重减轻）加上随机血糖检测 或加上	≥11.1
（2）空腹血糖检测 或加上	≥7.0
（3）OGTT 2 小时血糖检测 无糖尿病症状者，需改日重复检测	≥11.1

注：空腹状态指至少 8 小时没有进食热量；随机血糖指不考虑上次用餐时间，一天中任意时间的血糖，不能用来诊断空腹血糖受损或糖耐量异常

表 5-6　糖代谢状态分类（WHO 1999 年）

糖代谢分类	FPG（mmol/L）	OGTT 2 小时 PG（mmol/L）
正常血糖	<6.1	<7.8
空腹血糖受损（IFG）	6.1~<7.0	<7.8
糖耐量减低（IGT）	<7.0	7.8~<11.1
糖尿病	≥7.0	≥11.1

注：IFG 和 IGT 统称为糖调节受损

二、康复评定

（一）生理功能评定

1. 胰岛 β 细胞功能评定　主要是血糖、血浆胰岛素和 C 肽测定等。

2. 靶器官损害程度评定

（1）糖尿病性肾病评定：根据肾小球滤过率（glomerular filtration rate，GFR）和尿白蛋白排泄率（urinary albumin excretion rate，UAER）将糖尿病肾病的发生、发展分为 5 期：Ⅰ期（糖尿病初期）肾体积变大，GFR 明显升高；Ⅱ期 UAER 多数正常，但在运动后、应激状态可间歇性升高，GFR 轻度升高；Ⅲ期（早期糖尿病肾病期）持续微量蛋白尿，UAER 持续 20~200μg/min，GFR 高于正常或正常；Ⅳ期（临床糖尿病肾病期）尿蛋白逐渐增多，UAER 持续 >200μg/min，GFR 下降，可伴有水肿、高血压、肾功能减退和肾病综合征；Ⅴ期（尿毒症）UAER 降低，血肌酐升高、血压升高。

（2）糖尿病视网膜病变评定：根据散瞳后眼底检查将视网膜改变分为 2 类 6 期（2002 年国际临床分级标准）。Ⅰ期：小出血点，微血管瘤；Ⅱ期：有硬性渗出；Ⅲ期：棉絮状软性渗出；Ⅳ期：玻璃体淤血、新生血管形成；Ⅴ期：玻璃体机化、纤维血管增殖；Ⅵ期：视网膜剥离、失明。其中Ⅰ~Ⅲ期称为非增殖期的视网膜病变（non-proliferative diabetic retinopathy，NPDR），Ⅳ~Ⅵ期称为

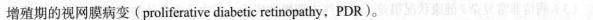

增殖期的视网膜病变（proliferative diabetic retinopathy，PDR）。

（3）大血管病变评定：大血管（主动脉、冠状动脉、脑动脉、肾动脉等）检测需要多系统的综合评估，以明确部位、性质与程度。

1）主要评价血管结构的方法：包括：①使用超声成像、CT、磁共振成像等影像学手段检测动脉的管壁内中膜厚度和粥样斑块形成情况；②测量上臂与踝部血压，计算踝臂血压指数（ankle-brachial index，ABI），评估下肢动脉血管的开放情况。

2）评价血管功能的主要方法有：①心电图运动试验（electrocardiogram exercise test，EET）；②血管内皮舒张功能（flow-mediated dilation，FMD）；③动脉脉搏波传导速度（pulse wave velocity，PWV）；④其他：通过进行脉搏波波形分析，计算反射波增强指数（augmentation index，AI）及使用超声成像直接检测某个特定动脉管壁的可扩张性和顺应性。35岁以上的患者应进行心电运动实验以判断患者心血管系统的反应能力和体力活动能力，明确是否存在缺血性心脏病。

（4）神经系统病变评估：包括中枢神经、周围神经、自主神经功能的评定。

（5）糖尿病足评定：糖尿病足是一组足部的综合征，形成的基本要素是糖尿病的患者有组织营养障碍局部溃疡或坏疽的形成，同时伴有下肢神经和血管病变。因而糖尿病足的评定包括神经功能的评定、下肢血管功能评定和病变程度的评定等。

1）神经功能的评定包括：运动功能评定和手法肌力测试可评定下肢肌肉的运动功能；也可用肌电图检查、神经传导速度和运动诱发电位等电生理检查评定，表现为传导速度减慢，同时可明确病变是否存在及程度；保护性温度觉检查，让患者对凉热的感觉进行判断；保护性痛觉检查，针刺下肢或腿部的局部皮肤，以判断患者对疼痛的感觉；音叉振动感觉检查，是对深部组织的感觉半定位检查；Semmes-Weinstein5.07（10g）尼龙单丝垂直于足部，沿足的周边接触，评价足部的感觉，正常足部的感觉阈值是5.07，如患者在感觉相低于此水平，则提示有发生糖尿病足溃疡的风险。

2）下肢血管功能评定包括：触摸足部动脉搏动是一种简单、经济而又实用的检查方法，如动脉搏动均可触及，则足部严重缺血的可能性小，如两条动脉的搏动均消失，则应进一步对腘动脉和股动脉进行检查，以初步判断血管狭窄的部位；踝臂血压指数（ABI）测定，是一种反映下肢血压和血管状态的有价值指标，因简便敏感而被广泛采用，ABI=踝动脉收缩压/肱动脉收缩压，正常为1.0~1.4，0.7~0.9提示轻度缺血，0.4~0.7中度缺血，<0.4为重度缺血，重度缺血患者易发生下肢的溃疡及坏疽；经皮氧分压测定反映足部微循环的状态和周围动脉供血的状态，正常人>40mmHg，如<30mmHg，提示局部缺血存在，<20mmHg则足部的溃疡难以愈合，需要进行外科血管手术以改善血供；下肢血管超声多普勒是了解下肢血管狭窄、斑块病变部位及血流状况常用的手段，也是下肢缺血和严重程度的参考；数字减影造影直接显示血管的形态与走向，是下肢血管检查和诊断的金标准，用于患者截肢的客观评估。

3）病变程度的评定：分为0~5级。0级有发生足溃疡危险，皮肤无开放性病灶；1级为表面有溃疡，临床上无感染；2级为较深的溃疡感染灶，常合并软组织炎，无脓肿或骨的感染；3级为深度感染，伴骨组织病变或脓肿；4级为骨质缺损，部分趾、足坏疽；5级为足的大部或全部坏疽。分级越低，治疗效果越好，分级越高，截肢的风险性可能就越大。

3. 康复疗效的评定 老年糖尿病患者临床与功能表现均有异质性。根据美国糖尿病学会（American Diabetes Association，ADA）老年糖尿病管理指南（2015年），将患者大致分为3类。

（1）健康：几乎无伴随的慢性疾病，无认知功能障碍，功能状态未受损。

（2）病情复杂/中等健康：伴随多种慢性疾病，或日常活动能力有2项或多项受损，或轻、中度认知功能障碍。

（3）病情非常复杂／健康状况很差：或伴终末期慢性疾病，或中、重度认知功能障碍，或2项或多项日常生活不能自理（注：①伴随的慢性疾病：指需药物或生活方式管理的疾病，如关节炎、癌症、充血性心力衰竭、抑郁、肺气肿、跌倒、高血压、尿失禁或3级以上的慢性肾脏病、心肌梗死和脑卒中。②多种是指至少有三种疾病以上。）。基于上述3种情况，ADA（2015年）标准提出了不同的血糖、血压、血脂控制目标（表5-7）；中国2型糖尿病防治指南提出了综合控制目标（2013年中国2型糖尿病防治指南）（表5-8）。

表5-7　老年糖尿病患者的血糖、血压、血脂的控制目标

健康状态	预期寿命	HbA1c控制目标（mmol/mol）	空腹血糖（mmol/L）	睡前血糖（mmol/L）	血压（mmHg）	血脂
健康	较长	<7.5%（58）	5.0~7.2	5.0~8.3	<140/90	使用他汀类药物
健康状态中等	中等生存期（治疗负担较重，低血糖，屠弱，有跌倒风险）	<8.0%（64）	5.0~8.3	5.6~10.0	<140/90	同上
健康状态差	预期寿命有限、受益不明	<8.5%（69）	5.6~10.0	6.1~11.1	<150/90	考虑他汀类药物的益处

表5-8　中国2型糖尿病综合控制目标（2013年中国2型糖尿病防治指南）

指标	目标值	指标	目标值
血糖（mmol/L）*		低密度脂蛋白（mmol/L）	
空腹	4.4~7.0	未合并冠心病	<2.6
非空腹	<10.0	合并冠心病	<1.8
糖化血红蛋白（%）	<7.0	体重指数（kg/m²）	<24.0
血压（mmHg）	<140/80	尿白蛋白/肌酐比值（mg/24h）	
总胆固醇（mmol/L）	<4.5	男性	<2.5
甘油三酯（mmol/L）	<1.5	女性	<3.5
高密度脂蛋白（mmol/L）		尿白蛋白排泄率［μg/min（mg/d）］	<20.0
男性	>1.0	主动有氧活动（分钟/周）	≥150.0
女性	>1.3		

注：* 毛细血管血糖

（二）心理功能评定

DM患者的主要心理障碍是敏感多疑、自卑、抑郁、焦虑、孤独、恐惧等，可使用量表进行评定，如抑郁自评量表（Self-rating Depression Scale，SDS）、焦虑自评量表（Self-rating Anxiety Scale，SAS）、症状自评量表（SCL-9）等。如并发脑血管病变时需进行相应运动功能、言语功能和认知功能障碍的评定，如简易精神状态检查量表（MMSE）和蒙特利尔认知功能评估（MoCA），有助于老年糖尿病患者的神经心理评估，尤其是怀疑有痴呆的患者进行认知功能的筛查与监测。

（三）日常生活活动能力评定

DM 患者常由于疾病或合并症的存在导致日常生活活动能力的降低，可采用相应量表进行测试和评定，如功能独立性评定（FIM）、Barthel 指数评定表、功能活动问卷（the Functional Activities Questionary，FAQ）等。

（四）社会参与能力评定

常选用相应的量表进行测试和评定，如糖尿病生活质量评定等。

（五）并发症

1. 急性并发症 酮症酸中毒最常见，是部分患者的首发表现。其他还包括高渗性非酮症性昏迷、乳酸性酸中毒等。

2. 慢性并发症 主要累及大血管和微血管所引起，可单独或不同组合同时或先后出现。

（1）心、脑血管病：主要侵犯主动脉、冠状动脉、脑动脉、肾动脉、四肢动脉等，可导致冠心病、缺血性或出血性脑血管病、肾动脉硬化、肢体动脉硬化等。也可因为糖尿病微血管病变引起糖尿病性心肌病变，诱发心力衰竭、心律失常。心、脑血管病是糖尿病患者致死的主要原因。

（2）糖尿病肾病：糖尿病肾病以蛋白尿为主要表现，常伴有水肿及高血压等，最终导致慢性肾衰，是 T1DM 的主要死因，常见于病史超过 10 年的患者。

（3）眼部病变：糖尿病可引起青光眼、白内障及视网膜病变、增生性视网膜病变，严重者可造成视网膜剥离，是糖尿病患者失明的主要原因。

（4）神经病变：可影响中枢神经、周围神经及自主神经，其中以周围神经病变最为常见。出现对称性四肢麻木、蚁行感、感觉过敏或减退等症状，下肢较上肢严重，也可有肌张力下降、肌无力、肌肉萎缩等。

（5）糖尿病足：下肢远端神经异常和不同程度周围血管病变导致足部溃疡、感染和（或）深层组织破坏，可引起足部疼痛、溃疡及肢端坏疽，是糖尿病非外伤性截肢的最主要原因。

三、康复治疗

（一）康复治疗总则

1. 康复目标 使血糖达到或接近正常水平，纠正糖尿病引起的症状，调节糖尿病引起的代谢紊乱，防治心、脑、肾、血管、神经、眼等并发症，改变患者的心理状态，降低致残率和死亡率，提高生活质量，回归家庭和社会。

2. 康复策略 通过控制高血糖和相关代谢紊乱来消除糖尿病症状和防止出现急性代谢并发症；通过良好的代谢控制达到控制体重、维持较好健康和劳动能力、预防慢性并发症；通过综合的饮食治疗、运动疗法、药物治疗、健康教育、心理治疗完成糖尿病患者的管理。

（二）康复治疗方法

康复治疗常采用综合治疗方案，主要包括糖尿病教育、医学营养治疗、运动疗法、血糖监测、药物治疗和心理治疗，其中医学营养治疗、运动治疗和药物治疗是糖尿病治疗的基础，糖尿病教育、血糖监测和心理治疗是保障治疗的必要手段。减重手术也是目前治疗伴有肥胖的 2 型糖尿病的有效手段之一，适用于 BMI>40kg/m²（亚裔美国人 BMI>37.5kg/m²）的成人 2 型糖尿病患者以及 BMI 35.0~39.9kg/m²（亚裔美国人 BMI 32.5~37.4kg/m²）通过生活方式和药物治疗血糖仍然控制不佳者。

1. 糖尿病健康教育 对医疗保健人员、糖尿病患者及家属进行宣传教育，是糖尿病防治的核心，也是实现良好代谢控制的重要环节，对控制危险因素和疾病的进一步发展具有重要的意义。教育内容包括：①对疾病的认识：包括糖尿病的自然进程、临床表现、危害及如何防治急慢性并发症。②医学营养的指导：如何根据个体化的治疗目标和个体化的生活方式制定干预措施和饮食计划。③运动指导：规律运动、运动处方和运动注意事项等。④药物使用：包括口服药、胰岛素治疗及规范的胰岛素注射等具体操作技巧。⑤自我监测：自我血糖监测、尿糖监测及结果的意义和应采取的干预措施。⑥糖尿病日记：观察和记录每天饮食、体力活动、精神状态、临床表现、药物使用及血糖、尿糖和尿酮的结果。⑦其他：口腔、足部、皮肤护理的具体技巧；特殊情况应对措施（如疾病、低血糖、应激和手术）。⑧糖尿病患者的社会心理适应。

2. 医学营养治疗 医学营养治疗是糖尿病治疗的最基本措施。通过控制总热量摄入，调整营养素结构，使胰岛素负担减轻，维持理想体重，有利于血糖控制，使患者身心处于最佳状态。

（1）计算每日总热量：先计算理想体重，理想体重（kg）=［身高（cm）-100］×0.9，再根据患者性别、年龄、理想体重和工作性质，参考原来生活习惯，计算每日的总热量：成人休息状态理想体重热量为 25~30kcal/（kg·d）；轻体力劳动为 30~35kcal/（kg·d）；中度体力劳动为 35~40kcal/（kg·d）；重度体力劳动 40kcal/（kg·d）以上。儿童、孕妇、乳母、营养不良及伴有消耗性疾病者热量酌情增加，肥胖者酌减至体重逐渐恢复到理想体重的 ±5%。

（2）合理的营养素结构：①脂肪：脂肪提供的能量占饮食总能量的 25%~35%。其中单不饱和脂肪酸的供能比宜达 10%~20%，多不饱和脂肪酸不宜超过 10%；饱和脂肪酸不超过 7%，胆固醇 <300mg/d，尽量减少反式脂肪酸摄入。②碳水化合物：所提供的能量占总能量的 45%~60%。每日定时进餐，尽量保持碳水化合物均匀分配。③蛋白质：占供能比的 15%~20%，保证优质蛋白质摄入超过 50%，如有显性蛋白尿的患者蛋白质宜限制在 0.8g/（kg·d）；当肾小球滤过率（GFR）下降，应实施低蛋白饮食 0.6g/（kg·d），为防止发生蛋白质营养不良，可适当补充复方α-酮酸制剂。④饮酒：一般不推荐糖尿病患者饮酒。酒精可诱发低血糖，应避免空腹饮酒，一般女性饮酒的酒精量不超过 15g/d，男性不超过 25g/d（15g 酒精相当于 450ml 啤酒、150ml 葡萄酒、50ml 低度白酒），每周不超过 2 次。⑤膳食纤维：水果、蔬菜、豆类、富含纤维的谷物类（每份食物≥5g 纤维）和全麦食物均为膳食纤维的良好来源。⑥盐：食盐摄入量≤6g/d，合并高血压患者更应严格限制摄入量。⑦微量营养素：糖尿病患者容易缺乏维生素 B、维生素 C、维生素 D 以及铬、锌、硒、镁、铁、锰等多种微量营养素，可根据营养评估结果适量补充。长期服用二甲双胍者应防止维生素 B_{12} 缺乏，但维生素 E、维生素 C 及胡萝卜素等具有抗氧化作用的制剂长期安全性仍待验证。

（3）膳食模式：地中海膳食、素食、低碳水化合物饮食、低脂肪低能量饮食等膳食模式均在短期有助于体重控制，需在专业人员的指导下完成，同时监测血脂、肾功能等变化。老年糖尿病患者不建议过度限制能量减轻体重。

（4）合理分配：根据生活习惯、病情和治疗药物需要，总热量和营养素可按每日三餐进行分配：1/5、2/5、2/5 或 1/3、1/3、1/3。

3. 运动治疗 是糖尿病重要基础治疗之一。

（1）运动治疗的好处：①增加肌肉组织对葡萄糖的利用而使血糖降低；②提高胰岛素受体的亲和力和敏感性，改善机体对胰岛素的抵抗；③提高高密度脂蛋白，降低胆固醇和甘油三酯的含量，使血脂降低；④消除体内多余的脂肪，使脂肪细胞缩小，达到减肥的目的；⑤加强心肌收缩力和血管的强性，促进血液循环，改善心肌代谢状况，使血压降低；⑥增强呼吸肌的力度、胸廓活动范围和肺活量，改善肺的通气能力；⑦增加胃肠蠕动，减少腹胀、便秘等消化不良反应；⑧增加骨基质、骨钙的含量和骨骼的强度，防治骨质疏松，改善老年人骨质疏松症状；⑨减少和延缓糖尿病并发症的发生及发展。

（2）运动疗法适应证与禁忌证

1）适应证：轻至中度肥胖的2型糖尿病患者；病情稳定的1型糖尿病患者可适当进行运动治疗。

2）禁忌证：①病情未控制的严重1型糖尿病；②空腹血糖>16.7mmol/L、反复低血糖或血糖波动较大、有糖尿病酮症酸中毒等急性代谢并发症、合并急性感染、增殖性视网膜病、严重肾病、严重心脑血管疾病（不稳定性心绞痛、严重心律失常、一过性脑缺血发作）等情况下禁止运动，病情控制稳定后方可逐步恢复运动；③老年糖尿患者伴有下列情况者为绝对禁忌证：各种感染、肝肾衰竭、心功能不全、新发的心肌梗死、严重心律不齐、期前收缩、Ⅱ~Ⅲ度房室传导阻滞、严重肺心病、换气功能障碍等。

（3）运动处方

1）运动的方式：低至中等强度有较多肌群参与的持续性周期性有氧运动，是糖尿病患者适宜的运动。根据患者的兴趣、爱好生活习惯等选择喜欢的且简单易坚持的项目，是确保运动持续进行的重要因素，通常步行、乒乓球、羽毛球是合理和安全的运动方式；游泳是运动量较大的运动方式，适用于部分患者。合并周围神经病变者可选择上肢运动、低阻力功率车等运动；下肢足部溃疡者可选择上肢运动和腹肌训练；老年糖尿病患者采用步行、太极拳和轻度家务劳动等低强度的运动；1型糖尿病患者多为儿童和青少年，不适合于无氧的剧烈运动，可选择踢球、舞蹈等娱乐性运动训练。

2）运动量：是运动处方的核心，由运动强度、运动持续时间和运动频率决定。适当的体育运动有利于降低血糖和血脂，减轻体重，增强体力和体质，但剧烈的运动可使儿茶酚胺等升糖激素分泌增加，所以必须按病情制定具体方案。运动量合适与否是以运动后患者的反应作为评判标准，适合的运动量是运动后心率常在10分钟内恢复至安静心率且精力充沛、无疲劳感。运动治疗的效果取决于运动强度，靶心率是运动中能获得好的运动效果，并能确保安全的运动心率，是评定运动强度的指标。靶心率通常通过运动试验获得，以运动试验中最高心率的60%~80%作为靶心率；靶心率也可通过简单的公式获得：靶心率=［220- 年龄（岁）×（60%~80%）］，或靶心率 = 安静心率 +（最高心率 - 安静心率）×（60%~80%）。开始运动时宜从低运动强度开始，适应后逐步增加至高限。如无禁忌证，每周最好还进行2次抗阻运动、锻炼肌肉力量和耐力，训练时阻力为轻或中度。联合进行抗阻运动和有氧运动可获得更大程度的代谢改善。

3）运动时间：包括准备活动、运动训练和放松活动三部分。每次运动时间一般为40~50分钟，其中20~30分钟是达靶心率的运动时间，训练一般先从10分钟开始，适应后逐渐增加至30~40分钟。成年糖尿病患者每周至少150分钟（如每周运动5天，每次30分钟）中等强度（50%~70% 最大心率，运动时有点用力，心跳和呼吸加快但不急促）的有氧运动。研究发现即使一次进行短时的体育运动（如10分钟），累计30分钟 / 天，也是有益的。

4）运动频率：每周可 4~5 次运动或每天一次，每次 30~60 分钟。具体为：1型、2型糖尿病或糖尿病前期的儿童和青少年每天参加≥60分钟中等强度或更剧烈的有氧体力活动，每周至少3天；1型或2型糖尿病的成年患者每周进行≥150分钟中等强度有氧体力活动（最大心率的50%~70%），每周至少3天，不能连续超过2天不运动，每周进行至少2次不连续耐力锻炼。老年糖尿病患者每周进行 2~3 次灵活性和平衡性训练，可根据个人偏好选择瑜伽、太极活动以增加柔韧性、肌肉力量和平衡。

（4）运动注意事项

1）运动前对患者询问病史，进行全面的医学检查，如血糖、血脂、酮体、尿常规、肝肾功能、眼底、血压、心率、关节和足的检查、心电图、胸片、肺功能、运动负荷试验等。

2）运动前后充分进行热身运动和放松运动，一般5~10分钟，避免肌肉关节损伤和心脑血管意外等。

3）运动中为防止发生低血糖和意外，需随身携带糖块和糖尿病病情卡，如本人姓名、年龄、家庭住址及电话。

4）运动中还应随时注意心率的变化及感觉，如感觉身体状况不好的，应立即停止运动并救助。

5）做运动记录，定期监测体重、血脂和血糖的变化，以评价运动治疗的效果。

6）运动性低血糖在运动中时有发生，原因可能有：①口服降糖药、胰岛素用量过大或运动时间处于药物作用高峰期；②运动强度过大或运动持续时间过长；③运动前摄入糖类食品不足；④运动前血糖水平低。

应对措施是：①运动宜在餐后30分钟~1小时进行；②运动前口服降糖药和胰岛素使用酌情减量；③运动中适当补充糖，如糖水等；④胰岛素注射应避开运动肌群，以免胰岛素过快吸收导致低血糖，可选择腹壁脐旁进行注射。

4. 药物治疗 包括口服降糖药和胰岛素，目前批准使用的口服降糖药包括促胰岛素分泌剂（磺脲类药物、格列奈类药物）和非促胰岛素分泌剂（α-糖苷酶抑制剂、双胍类药物和格列酮类药物）。糖尿病的医学营养治疗和运动治疗是控制2型糖尿病高血糖的基本措施。当饮食和运动不能使血糖控制达标时应及时采用药物治疗。目前多项研究推荐二甲双胍作为2型糖尿病患者控制高血糖的一线用药和药物联合中的基本用药。

5. 心理治疗 糖尿病患者大多数有不同程度的心理障碍，合理的心理康复治疗能减少发病率、预防和延缓DM慢性并发症，减少致死或致残，提高患者的生存质量。常用的手段有心理分析法、生物反馈法、音乐疗法、座谈会、交流会等。

6. 手术治疗 减重手术可以明显改善2型糖尿病患者的血糖控制水平和缓解部分症状，"腹腔镜下可调节胃束带术"和"胃旁路术"是常用的术式。进行减重手术的患者应该进行全面的心理健康评估：有酗酒或药物滥用史、显著抑郁症、自杀倾向或其他精神健康问题时，应暂缓手术，直到这些问题被充分解决；术后评估以帮助他们适应手术后的医疗和社会心理变化。

（三）糖尿病足的康复治疗

糖尿病足是在糖尿病大血管和微血管病变的基础上，同时伴有糖尿病的周围神经病变，导致下肢的血液供应不足，在外力的作用下引起下肢、足部的感染、溃疡。患者多表现为下肢或足部的对冷、热、疼痛的感觉减退，轻微烫伤或擦伤易引起局部溃疡，不易愈合。感染可向深部发展造成足趾或肢体坏死。病程长、血糖控制较差、有周围神经病变、视力差的老年糖尿病患者易患糖尿病足。

一般采用综合治疗，包括外科、内科和康复治疗三方面。

1. 内科治疗 控制血糖、感染，改善下肢循环等。

2. 外科治疗 血管重建术、介入放射治疗和截肢术等。

3. 康复治疗 主要是改善下肢循环及治疗感染溃烂的创口和坏疽。

（1）改善下肢循环

1）按摩治疗：自感染溃烂或坏疽部位以上用适当的力量做向心性推摩 10~12 分钟，每天 1~2 次，有助于静脉和淋巴液回流和水肿的消退。

2）运动治疗：患者平卧，患肢伸直抬高 45°，作足趾的背伸跖屈活动 30 次，每天 1~2 回，同时作踝关节的伸屈活动 30 次，每天 1~2 次；患者平卧，患侧靠床缘，患肢伸直抬高 45° 维持 2~3 分钟，最后平放床上 2~3 分钟，如此重复 5~6 遍，每天 1~2 次。

3）正负压治疗：负相阶段下肢动脉灌注非常快而充分，正相阶段静脉和淋巴回流快而充分。反复进行，下肢的血液循环可得到被动的有效加强。压强在 −6.8~+13.4kPa 之间交替进行，每相均 30 秒，每次 1 小时，每天 1 次。需注意有感染的创口部分禁止施加压力，否则有脓、毒、菌进入血液循环而引发脓毒血症或菌血症。

（2）感染溃烂创口和坏疽的处理

1）清创：采用蚕食法。每隔 1~2 天清理一次，把腐烂的组织、无生机的组织剪去，当创面有肉芽组织形成，创面周边的痂皮应尽量撕去，使创面周边皮肤生发层细胞匍伏地向中央爬行生长。

2）物理因子治疗：①漩涡浴治疗：每天 1~2 次，每次 30 分钟，其作用是将创口的脓、血、痂和腐烂组织清除干净，减少创面的细菌数量，对创面浅层有减渗透压作用，有利于创面的微循环，有利于控制感染，有利于每次蚕食方式清创的顺利进行。②超短波治疗：电极于患部对置，无热量，10~15 分钟，可抗感染并促进溃疡愈合。③紫外线治疗：小剂量紫外线（1 级 ~2 级红斑量）可促进新鲜溃疡愈合，大剂量紫外线（3 级 ~4 级红斑量）可清除溃疡表面感染坏死组织。④红外线治疗：温热量局部照射可促进新鲜溃疡加速愈合，如患者合并肢体感觉障碍、缺血应慎用，如溃疡面有脓性分泌物则禁用。⑤激光治疗：He-Ne 激光可刺激血管扩张，促进上皮细胞及毛细血管再生，减少炎症渗出，使组织代谢加强，促进肉芽组织生长，从而达到抗感染、镇痛、加速溃疡面愈合的作用。一般采用散焦照射，输出功率 25mW，光斑直径 75px，实用照射电流 10mA，距离 25~1250px，照射时间 15 分钟，照射时应保持光束与溃疡面相垂直，溃疡面若有渗液应及时蘸干，每日照射 1 次，15 次为 1 疗程，疗程间隔 1 周，照射完毕用无菌纱布敷盖溃疡面。

3）作业治疗：糖尿病足溃疡或截肢可影响患者的步行功能，对患者的日常生活活动影响较大。作业治疗的作用主要在于改善患者的步行功能，提高患者日常生活能力，具体方法包括 ADL 训练、矫形器具的正确使用和穿戴、拐杖或轮椅的操作技能训练、假足步行训练、适合患者的职业训练以及适当的环境改造等。

4）康复工程治疗：康复工程在糖尿病足的运用有采用特殊鞋袜以减轻足部压力；足前部损伤可以采用只允许足后部步行的装置来减轻负荷，即"半鞋"（half-shoes）或"足跟开放鞋"（heel-sandals）；全接触式支具或特殊支具靴通过把足装入固定型全接触模型可以减轻溃疡部分的压力；对于步行障碍的患者还可以使用拐杖或轮椅，截肢患者则可根据情况安装假肢，以改善患者的步行功能。

5）健康教育：①积极控制糖尿病，严格控制高血糖；②严格控制高血脂及各种动脉粥样硬化；③保持足部卫生，每天用温水洗足，但注意避免热水烫伤；④鞋袜要清洁、宽松、柔软、合脚，通气要良好；⑤不宜赤脚行走，不宜穿拖鞋外出；⑥足部有畸形，要看骨科医师；⑦自行用刀片修剪胼胝要小心，不要削得太深，不要削得出血，以免引起感染；⑧使用鸡眼膏要小心，它是腐蚀性药物，腐蚀过深易引发感染；⑨适当运动，不要抽烟；⑩有足病、足癣要及时治疗。

（覃 霞）

第三节 肥胖症康复

一、概述

（一）定义

肥胖症（obesity）是一组在遗传、环境等多种因素相互作用下，导致能量过剩使体内脂肪储存过多和（或）分布异常，超过正常生理需要量，且达到一定值时渐变为肥胖症的慢性代谢性疾病。其实质是体内脂肪绝对量的增加，是 2 型糖尿病、冠心病、高血压、高脂血症、脑血管疾病、肿瘤等严重疾病的重要危险因素，对人类身心健康、生活质量和寿命造成严重影响，因而对肥胖症进行防治有着十分重要和广泛的临床意义。

近 20 年超重和肥胖发生率在全球呈上升趋势。2014 年世界卫生组织（WHO）发布报告称，全世界约有 39% 的 18 岁（含）以上成人（男性 38%，女性 40%）超重，逾 19 亿人；13% 的成人（男性 11%，女性 15%），超过 6 亿人肥胖；全球肥胖流行率在 1980—2014 年之间翻了一倍以上，其中 100 万 5 岁以下儿童超重或肥胖。我国肥胖人群也在迅速增加，《2010 年国民体质监测公报》显示我国成人的超重和肥胖率分别为 32.1% 和 9.9%。

（二）分类

临床常分为无明显内分泌、代谢病病因和诱因的单纯性肥胖症（又称原发性肥胖）和有明确病因的继发性肥胖症，其中单纯性肥胖最常见。

1. 单纯性肥胖症 分为：①体质性肥胖症：与家族遗传有关，食欲良好，自幼年起营养过度致肥胖直至成年，脂肪全身均匀分布，脂肪细胞不断增生肥大，胰岛素治疗不敏感，控制饮食和运动等减肥效果差。②过食性肥胖症：由遗传因素、营养过度和体力活动减少的相互作用导致，多于成年后起病，以四肢肥胖为主，胰岛素敏感，治疗后可恢复，控制饮食和加强运动疗效较好。

2. 继发性肥胖症 是下丘脑垂体性病变或皮质醇增多症等疾病导致的肥胖。①下丘脑性：伴摄食、睡眠、体温异常，自主神经功能紊乱，闭经和性功能减退等。②内分泌性：胰岛素瘤、甲状腺功能减低症、皮质醇增多症、多囊卵巢综合征等。③药源性：长期使用抗分裂症药物、糖皮质激素、胰岛素、雌激素、抗组胺类药等可刺激食欲亢进致肥胖，多数停药后可缓解。

（三）病因及发病机制

人体能量的摄取和消耗受到中枢神经和内分泌系统的双重调节作用，下丘脑是调节能量平衡最重要的中枢，各种影响食欲中枢的信号，如迷走神经、激素和代谢产物等传入中枢神经，调节各种下丘脑肽的表达和释放，传出信号通过神经-体液途径作用于效应器，从而调节能量和体重的平衡。但目前肥胖症发病机制未明，认为与环境因素、遗传因素等多种因素相互作用有关。

1. 环境因素 不良饮食习惯和体力活动的减少是主要因素。能量脂肪摄入过多、不规律进食、进食过快、喜甜食等都是导致肥胖的因素。体力活动的减少（久坐、体育锻炼减少、过度使用交通工具等），使能量消耗减少，而且在肌肉组织中，存在胰岛素抵抗性增加而直接导致糖耐量减低，诱发肥胖的发生。故运动锻炼和饮食控制有利于肥胖的控制。

2. 遗传因素 一般认为遗传在发病中起着一个易发的作用，不是肥胖患者的主要原因。

（四）临床表现及功能障碍

1. 临床表现 任何年龄均可发病，女性多于男性，多有过食、运动减少和肥胖症家族史。病因不同临床表现也不同，如继发性肥胖除肥胖外还有原发病的临床表现。脂肪在体内的分布有性别差异：男性为腹型、苹果型或中心性肥胖，脂肪分布以内脏和上腹部皮下为主；女性型为梨型或外周性肥胖，以下腹部、臀部、股部皮下为主。中心性肥胖易发生代谢综合征，外周性肥胖减肥更困难。早期肥胖症多无症状，中重度肥胖时患者常感到气急、行动困难、怕热多汗等。

2. 运动生理功能障碍

（1）代谢功能障碍：能量摄入过多、运动不足导致消耗减少。表现为高血糖、高胰岛素血症、高胆固醇血症、高甘油三酯血症和低高密度脂蛋白血症等。

（2）平衡协调功能障碍：肥胖症可引起姿势、步态及整个运动系统活动的改变。常有运动不协调、走路不稳和跌倒倾向。

（3）运动功能障碍：负重关节因所承受的负荷增加易发生退行性改变。常见关节疼痛、腰腿痛等，膝关节负荷集中致膝内翻畸形，膝关节炎发病率高。

（4）心血管功能障碍：体重增加和体力活动减少，常导致心血管功能减退、循环功能降低。

（5）呼吸功能障碍：颈部脂肪堆积，使上气道口径小而松软，易挤压，导致气流阻塞，阻塞性睡眠呼吸暂停综合征是常见的合并症；体重增加也使得呼吸的机械负荷增加、胸壁顺应性下降、功能残气量减少、肺泡通气不足、肺血管和肺泡气体交换的效率降低，摄氧能力下降，缺氧症状加重。

（6）运动耐力下降：体重增加、缺乏运动、心肺功能障碍等均导致运动耐力和全身体力活动的能力减退，骨骼肌萎缩、氧化代谢能力障碍，氧化酶活性降低，骨骼肌毛细血管密度减少。

3. 日常生活活动能力障碍 由于体重增加和合并糖尿病、高血压、冠心病、骨关节病变等，导致运动系统功能障碍和运动耐力降低，患者不愿意参加社交活动而影响日常生活活动和工作学习。

4. 心理功能障碍 患者常因其体形或外观、性功能障碍等因素而出现抑郁、自卑、情绪紊乱、饮食行为异常等心理功能障碍，同时社交活动范围也受到一定的限制。

5. 社会参与能力受限 由于肥胖和系列慢性合并症的发生，对患者的健康、正常生活及工作能力、精神方面、自我感觉等方面造成影响，使其社会关系不佳、受教育及就业困难，社会参与能力受限。

（五）合并症或伴随疾病

1. 内分泌代谢异常 高胰岛素血症和胰岛素抵抗（空腹和餐后血浆胰岛素增加）程度与体重呈正相关，患糖尿病的风险与腰围、腹部脂肪量及腰臀比呈正相关。女性常有闭经不孕、男性化、多毛等症候群，或多囊卵巢综合征等。男性可有类无睾症、阳痿不育等。

2. 低换气综合征 常伴胸壁、肺的顺应性下降、肺泡通气量不足、换气功能下降，重者导致继发性红细胞增多症、阻塞性呼吸睡眠暂停综合征、肺动脉高压及肺心病。

3. 心血管疾病 肥胖是冠心病、高血压、心力衰竭及脑血管病的独立危险因素。

4. 其他 肥胖还和多种癌症的死亡率增加有关，如男性前列腺癌、结肠直肠癌、食管癌、胰腺癌，女性卵巢癌、宫颈癌、子宫内膜癌、乳腺癌和胆囊癌。肥胖也使麻醉和手术的风险增加。

二、 康复评定

（一）临床评定

肥胖症的诊断标准目前国内外尚未统一。评估常包括身体肥胖程度、脂肪分布等。常用：

1. **体质指数（body mass index，BMI）** BMI=体重（kg）/身高^2（m^2），反映全身性肥胖水平，是目前国际认可的判断肥胖首选指标。中国人群成年人预防控制指南（2003 年）参考标准：24~27.9 为超重 / 肥胖前期，>28 为肥胖；国外（WHO1997 年）多采用 25~29.9 为超重 / 肥胖前期，>30 为肥胖，其中 30~34.9 为 I 度肥胖，35~39.9 为 II 度肥胖，≥40 为 III 度肥胖。

2. **理想体重（ideal body weight，IBW）** 是测量身体的肥胖度，用于计算饮食中热量和各种营养素的供应量。IBW（kg）= 身高（cm）–100 或 IBW（kg）=［身高（cm）–100］× 0.9（男性）或 0.85（女性）。肥胖度 >20% IBW 为轻度肥胖，>30% IBW 为中度肥胖，>40% IBW 为重度肥胖。

3. **腰围或腰 / 臀比（waist/hip ratio，WHR）** 反映脂肪总量和脂肪分布最重要的简易指标。受试者站立位，双足分开 25~30cm，体重均匀分配，腰围测量髂前上棘和第 12 肋下缘连线的中点周长，臀围测量绕臀部骨盆最突出点的周长，WHR>0.9（男），>0.8（女），为中心性肥胖；男性腰围≥85cm 和女性腰围≥80cm 为腹型肥胖，以上可使糖尿病、高脂血症、高血压、冠心病的发病率增高。

4. **皮肤皱褶卡钳皮下脂肪厚度测量** 一定程度上可以代表身体脂肪含量，测量简便、可重复。常测量部位为三角肌外及肩胛角下皮脂厚度。成人两处相加，男性 >4cm，女性 >5cm 可诊断为肥胖。如多处测量则更可靠。

5. **CT 或 MRI 测量脂肪厚度和内脏脂肪面积** 是评估体内脂肪分布最准确的方法。

（二）运动功能评定

1. **肌力评定** 常选择上肢、下肢代表性各组肌群进行肌力和耐力的测定，如肘关节和膝关节的屈、伸肌力等。

2. **平衡协调功能的评定** 具体参照本套教材《康复功能评定学》。

3. **心功能评定** 分级运动负荷实验是常用的评价患者心功能、体力活动和指导运动处方及康复治疗效果评定的依据。

4. **肺功能评定** 肺功能测定（如肺活量、残气量、最大通气量等）可以正确的判断肺功能损害的程度、类型和指导制定治疗方案。

（三）日常生活活动能力评定

参考本章第二节糖尿病康复部分。

（四）生活质量评定

主要通过量表评定，包括 MOSSF-36 量表、WHOQOL-100 量表、诺丁汉健康调查量表、生活质量指数量表、社会支持量表、生活满意度量表等。

三、 康复治疗

减少热量的摄取和增加热量的消耗是治疗肥胖症的重要措施。强调个体化，采用行为、饮食和运动等多种生活方式干预为主的综合治疗，预防、纠正和减少各种合并症。改善患者的身体、心理、行为和社会活动障碍，使身心健康达到理想状态，回归社会，劳动就业，提高生活质量的康复治疗目标。

（一）康复治疗原则

1. 控制饮食减少能量来源。
2. 加强运动锻炼使能量消耗，维持负氮平衡状态，达到减脂、减重目的。
3. 纠正不良生活习惯和饮食行为，防止肥胖复发。
4. 必要时选用药物或手术辅助治疗。

（二）康复治疗方法

饮食控制和运动锻炼是肥胖症治疗和维持疗效最重要和最基本的方法。运动疗法可以改善脂质代谢水平和胰岛素受体功能，促进糖代谢，同时增强运动能力和运动耐力，改善心肺功能，提高人体健康水平。

1. 医学营养治疗 控制饮食是减肥最基本的措施。低热卡、低脂肪，适量蛋白质、碳水化合物和盐，丰富微量元素、维生素饮食是肥胖症饮食治疗的原则。根据年龄、活动强度、标准体重及身体健康情况所需热卡制定个性化饮食方案。根据能量的限制程度，分为低能量疗法（low calorie diet，LCD）、极低能量疗法（very low calorie diet，VLCD）以及绝食疗法。低能量疗法每日摄入能量3360~6300kJ（800~1500kcal），极低能量疗法每日摄入能量在3360kJ（800kcal）以下。绝食疗法的缺点是过多脂肪、蛋白质丢失，易产生较多不良反应，仅适用于应用极低能量治疗效果不明显的重度肥胖患者，有一定的危险性，因此少用。低能量疗法是常用的饮食控制方法，饮食中有足够的脂溶性维生素和必需脂肪酸，糖类存在有抗生酮作用，在较长时间内达到减重效果，适用于中度肥胖患者。极低能量疗法是一种快速减肥的饮食控制方法，仅适用于重度肥胖及采用低能量疗法加运动治疗无效的肥胖患者，因减肥幅度较大，停止后易反弹，还可引起组织蛋白分解增多，而出现不良反应。故体重下降到一定程度时，应逐步过渡到低能量疗法。老年肥胖者减重应谨慎，需在医生的指导下进行，不可过度限制能量摄入减轻体重，以避免去脂体重丢失和发生危险。

多数肥胖患者如能坚持每日较既往摄入量减少420kJ（100kcal），约1年可以明显减轻体重。而积极的减肥建议是减少2100kJ/d（500kcal/d）总热量，女性一般控制进食量在4200~5040kJ/d（1000~1200kcal/d），男性进食量控制在5040~6720kJ/d（1200~1600kcal/d），每周可以减重0.5~1.0kg。采用混合的平衡饮食，食物中糖类、蛋白质、脂肪提供的能量分别为40%~55%、15%~20%、20%~30%，其中动物性蛋白应占蛋白总量的1/3，动物性脂肪的量不超过总热量的10%，还应含有足够的新鲜蔬菜（400~500g/d）和适量的水果（100~200g/d）。在饮食疗法时还需注意进餐要定时定量，食物要三餐平均分配，避免晚餐过饱。

2. 物理治疗

（1）物理因子治疗：利用电、热、震动等物理手段，增强肌肉收缩、增加热能消耗、促进皮下脂肪分解和加强局部血液循环，达到减肥目的。①石蜡敷身法：石蜡敷全身，引起大量流汗而减肥。

使用的石蜡熔化温度要求比普通石蜡的熔化温度低，密度较小。此种敷身总共要做两次。②低周波法：适用于大腿或手臂部肥胖。根据肌肉受到震动时消耗脂肪的原理，逐渐增强电流强度，使身体慢慢适应，身体震动，肌肉收缩运动。每次需要40分钟，长期持续才有效。③磁力线减肥：通过磁力线的穿透力，调动经络潜能，激活分解脂肪的酶系统并排出体外，达到减肥效果。

（2）运动疗法：可纠正肥胖者较低的基础代谢率、产热能力减弱和体力活动过少等不利因素，增强老年人心肺适应性，增加脑血流量和能量的消耗，降血脂，减少心血管病发生率，还有助于保持心理健康，是肥胖的另一种重要基础治疗。

中老年人由于各器官功能相对衰退还伴有不同程度的并发症，因而在制定运动处方时更要注意安全性。选择的运动项目和强度个体化，根据个体的体质、健康状况、有无心血管疾病或其他慢性病、日常活动特点（如体力或脑力劳动）、生活环境、生活条件及个人爱好而定。

1）运动方式：选择以大肌群参与的动力型、节律性的有氧运动，如长距离步行或远足、慢跑、骑自行车、爬山、健身操、自行车和游泳等等，并辅以太极拳、乒乓球、羽毛球、爬楼梯等，有助于维持能量平衡、保持体重不反弹、提高心肺功能。其中游泳和水中运动尤适合肥胖者，可增加左心室收缩和舒张末直径，改善有氧运动能力，水的浮力可减轻关节负荷，可结合患者的具体情况进行选择。

2）运动强度：有氧运动中，运动强度应因人而异，由小强度开始。开始进行时，运动强度应从$50\%VO_{2max}$或60%的最大心率开始，逐渐增加。一般40岁的人心率控制在140次/分以内、50岁者130次/分以内、60岁以上者120次/分以内为宜。

3）运动时间：有氧运动时，每次运动时间应持续30~40分钟，其中包括准备运动时间5~10分钟，靶运动强度运动时间15~20分钟，放松运动时间5~10分钟。根据不同年龄和体质配合运动强度调节运动量，中老年、体质较差的肥胖者可进行运动强度较低、时间较长的运动项目，而年轻体质较好的肥胖者可进行强度较大、时间相对较短的运动。最好养成长年进行运动锻炼的习惯。

4）运动频率：中老年人由于机体代谢水平降低，疲劳后恢复的时间延长，因此，运动频率可视具体情况增减，一般每周3~4次为宜。

5）注意事项：①运动疗法与营养疗法同步进行；②运动前后准备运动和放松运动充分，防止心脑血管意外事件发生；③老年患者（尤其合并骨关节退行性改变者），运动中易招致膝、踝等关节损伤，需在指导下选择适当的下肢减重的运动方式；④运动循序渐进，逐渐延长时间，增加强度。

3. 作业治疗　根据患者自身特点和爱好，维持各项日常生活活动、职业性工作活动和娱乐性作业活动，改善运动生理功能障碍和心理状态，克服孤独感、自卑感等心理障碍，提高生活质量，很好的回归社会。

4. 康复辅具　拐杖、轮椅和减重支架可以改善重度肥胖导致的行走困难，矫形器固定减轻肥胖引起的腰腿痛和膝踝关节疼痛等。

5. 行为心理疗法　了解患者肥胖病因及有关影响因素、减重经历与结果等，掌握其体重变化及对减肥的认识，对患者进行教育，消除可能存在的心理障碍，帮助其明确减肥的目的和减肥带来的好处，提高疾病风险性意识，树立信心，改变不良生活习惯，建立健康的饮食和运动习惯，如有可能应寻求社会和家庭的监督和支持。

6. 中国传统康复治疗　研究证明对穴位进行针灸、推拿和耳穴贴压治疗能够抑制患者过亢的食欲和亢进的胃肠道消化功能，增加能量代谢和消耗，促进体脂的动员与分解，同时疏经通络，宣通气血，调节脏腑阴阳，对治疗单纯性肥胖有一定的效果。随着技术的发展，中医综合治疗集中药复方、针灸、穴位埋线、推拿等为一体，取得更好的减重效果。

7. 药物治疗　是饮食、运动治疗的辅助手段，需在医生的指导下使用，但目前上市的减肥药极少。研究发现二甲双胍和阿卡波糖有确切的减重作用，二甲双胍疗效呈剂量依赖关系，在安全的前提下用量为 2000~2500mg/d；阿卡波糖 300mg/d 的减重效果优于二甲双胍 1500mg/d；现还发现二甲双胍与阿卡波糖联合使用减重效果更佳。

8. 手术治疗　反复采用其他治疗手段失败的极度肥胖患者在一定的条件下可慎重考虑手术治疗。垂直捆绑胃成形术和 Roux-en-Y 胃旁路术是目前较为被认可的治疗肥胖症的手术方法。

9. 康复护理　建立健康档案；监护、督促和指导患者的日常饮食和运动治疗调整和实施；对有肥胖合并症的患者进行合并症的护理。

（覃　霞）

第六章
老年综合征康复

第一节　预防跌倒康复策略

一、概述

（一）定义

1. **平衡（balance）**　是指身体保持一种姿势以及在运动或受到外力作用时自动调整并维持姿势的能力。

2. **姿势（posture）**　是指躯体的一种非强制性、无意识状态下的自然状态。

3. **人体重心（center of gravity，COG）**　是指人体所受重力的合力的作用点。不同的姿势决定不同的重心，一般来说，站立位时人体重心位于第 2 骶骨前缘，两髋关节中央。

4. **支撑面（support tope）**　是指人体在各种体位下（坐、卧、站立、行走）所依靠的接触面。站立式的支撑面为包括两足之间的面积，支撑面的大小影响身体的平衡。

5. **失衡**　是指身体的重心落在支撑面之外，反之，重心落在支撑面内，就能保持平衡。由失衡引发的老年人跌倒会导致严重的并发症。

6. **跌倒**　是指突发、不自主的、非故意的体位改变，倒在地上或更低的平面上。

跌倒是我国伤害死亡的第 4 位原因，而在≥65 岁的老年人中则为首位。老年人跌倒死亡率随年龄的增加急剧上升。跌倒除了导致老年人死亡外，还导致大量残疾，并且影响老年人的身心健康。如跌倒后的恐惧心理可以降低老年人的活动能力，使其活动范围受限，生活质量下降。

（二）分类

1. **人体平衡可分为以下两类**

（1）静态平衡：人体处于某种特定的姿势时保持稳定的状态。

（2）动态平衡：①自动动态平衡：是指人体在进行各种自主运动时能重新获得稳定状态的能力，如由坐到站或由站到坐的姿势转换。②他动动态平衡：是指人体对外界干扰产生反应、恢复稳定状态的能力。

2. **按照国际疾病分类（ICD-10）对跌倒进行分类，跌倒包括以下两类**

（1）从一个平面至另一个平面的跌落。

（2）同一平面的跌倒。

（三）老年人跌倒流行病学

老年人跌倒发生率高、后果严重，是老年人伤残和死亡的重要原因之一。我国已进入老龄化社会，≥65岁的老年人已达1.5亿。按30%的发生率估算，每年将有4000多万老年人发生≥1次跌倒。2006年全国疾病监测系统死因监测数据显示，我国≥65岁的老年人跌倒死亡率男性为49.56/10万、女性为52.80/10万。老年人跌倒造成沉重的疾病负担，严重威胁着老年人的身心健康、日常活动及独立生活能力，也增加了家庭和社会的负担。

（四）人体平衡的维持机制

保持平衡需要三个环节的参与：感觉输入、中枢整合、运动控制，而前庭系统、视觉调节系统、本体感觉系统、大脑平衡反射调节、小脑共济协调系统以及肌群的力量在人体平衡功能的维持上也起到了重要作用。

1. 感觉输入 适当的感觉输入，特别是躯体、前庭和视觉信息对平衡的维持和调节具有重要作用。

（1）视觉系统：由视网膜收集，经视神经传入视中枢，提供周围环境及身体运动和方向的信息。在视环境静止不动的情况下，视觉系统能准确感受环境中物体的运动以及眼睛和头部的视空间定位；当平衡受到干扰或破坏时，通过颈部肌肉收缩，使头保持向上直立位，并保持视线水平，从而使身体保持或恢复到原来的平衡。当阻断视觉输入（如站立时闭眼）时，姿势的稳定性将较视觉输入通畅时显著下降，这也是视觉障碍者或老年人平衡能力降低的原因之一。

（2）躯体感觉：在维持身体平衡和姿势的过程中，与支撑面相接触的皮肤的触、压觉感受器向大脑皮质传递有关体重分布情况和身体重心位置的信息；分布于肌肉、关节及肌腱等处的本体感受器收集随支持面而变化的信息（如随面积、硬度、稳定性以及表面平整度等而变化的各部位的空间定位和运动方向），经深感觉传导通路向上传递。正常人站立在稳定的支撑面上时，足底皮肤的触、压觉和踝关节的本体感觉输入起主导作用；当足底皮肤和下肢本体感觉输入完全消失时，人体失去感受支持面情况的能力，姿势的稳定性立刻受到严重影响。

（3）前庭系统：感知与角加速度运动、瞬时直线加速运动与直线重力加速有关的头部位置改变的信息。在躯体感觉和视觉系统正常的情况下，前庭控制人体重心位置的作用很小。只有当躯体感觉和视觉信息输入均不存在或输入不准确而发生冲突时，前庭系统的感觉输入在维持平衡的过程中才变得至关重要。

2. 中枢整合 三种感觉信息在脊髓、前庭核、内侧纵束、脑干网状结构、小脑及大脑皮质等多级平衡觉神经中枢中进行整合加工，并形成运动方案。当体位或姿势变化时，为了判断人体重心的准确位置和支持面的情况，中枢神经系统将三种感觉信息进行整合，迅速判断何种感觉提供的信息是有用的，何种感觉所提供的信息是相互冲突的，从中选择出那些提供准确定位信息的感觉输入，放弃错误的感觉输入。

3. 运动控制 中枢神经系统在对多种感觉信息进行分析整合后下达运动指令，运动系统以不同的协同运动模式控制姿势变化，将身体重心调整到原来的范围内，或重新建立新的平衡。

当平衡发生变化时，人体通过3种调节机制或姿势性协同运动模式来应变，包括踝调节机制、髋调节机制及跨步调节机制。①踝调节机制（ankle strategies）：是指人体站在一个比较坚固和较大的支持面上，受到一个较小的外界干扰（如较小的推力）时，身体重心以踝关节为轴进行前后转动或摆动（类似倒钟摆运动），以调整重心，保持身体的稳定性。②髋调节机制（hip strategies）：正常人站立在较小的支持面上（小于双足面积），受到一个较大的外界干扰时，机体为了减少身体摆动使重心重新回到双足的范围内，通过髋关节的屈伸活动来调整身体重心和保持平衡。③跨步调节机制（stepping strategies）：当外力干扰过大，身体的摇动进一步增加，重心超出其稳定极限，髋调节机制不能调整平衡的变化时，人体启动跨步调节机制，自动向用力方向快速跨出或跳跃一步，来重新建立身体重心支撑点，重新为身体确定稳定站立的支持面，避免跌倒。

此外，前庭神经系统中，内侧纵束向头部投射影响眼肌运动，经前庭脊髓通路向尾端投射维持躯干和下肢肌肉兴奋性，经 γ 运动纤维传出的冲动调整梭内肌纤维的紧张性；而经运动纤维发放的冲动调整骨骼肌的收缩，使骨骼肌保持适当的肌张力，能支撑身体并能抗重力运动，但又不会阻碍运动。交互神经的支配或抑制作用使人体能保持身体某些部位的稳定，同时可选择性地运动身体的其他部位，产生适宜的运动，完成大脑制定的运动方案。其中静态平衡需要肌肉的等长收缩运动维持，动态平衡需要肌肉的等张收缩运动维持。上述几方面的共同作用，使人体保持平衡或使之处于一种稳定的状态。

二、跌倒的危险因素及康复评定

（一）老年人跌倒的危险因素

老年人跌倒是可以预防和控制的，其发生并不是一种意外，而是存在潜在的危险因素。根据中国康复医学会老年康复专业委员会、上海市康复医学会制定的预防老年人跌倒康复综合干预专家共识（2017 年），老年人跌倒既有内在的危险因素，也有外在的危险因素，是多因素交互作用的结果。

1. 内在危险因素

（1）生理因素

1）步态和平衡功能：步态的稳定性下降和平衡功能受损是引发老年人跌倒的主要原因。步态的步高、步长、连续性、直线性、平稳性等特征与老年人跌倒危险性之间存在密切相关性。老年人为弥补其活动能力的下降，可能会采取更加谨慎地、缓慢地踱步行走，造成步幅变短、行走不连续、脚不能抬到一个合适的高度，引起跌倒的危险性增加。另一方面，老年人中枢控制能力下降，感觉对比降低，躯干摇摆较大，反应能力下降、反应时间延长，平衡能力，协同运动能力下降，从而导致跌倒危险性增加。

2）感觉系统：感觉系统包括视觉、听觉、触觉、前庭及本体感觉，此外，尚有感觉对比等功能，感觉对比（sensory contrast）是指同一感受器在不同刺激作用下，感受性在强度和性质上发生变化的现象。这些功能通过影响传入中枢神经系统的信息，影响机体的平衡功能。老年人常表现为视力、视觉分辨率、视觉的空间 / 深度感及视敏度下降，并且随年龄的增长而急剧下降，从而增加跌倒的危险性，老年性传导性听力损失、老年性耳聋甚至耳垢堆积也会影响听力，有听力问题的老年人很难听到有关跌倒危险的警告声音，听到声音后的反应时间延长，也增加了跌倒的危险性；老年人触觉下降，前庭功能和本体感觉退行性减退，导致老年人平衡能力降低。以上各类情况均增加跌倒的危险性。

3）中枢神经系统：中枢神经系统的退变往往影响认知能力、肌力、肌张力、感觉、反应能力、反应时间、平衡能力、步态及协同运动能力，使跌倒的危险性增加。例如，随年龄增加，踝关节的躯体振动感和踝反射随拇趾的位置感觉一起降低而导致平衡能力下降。

4）骨骼肌肉系统：老年人肌肉、骨骼、关节及韧带的结构、功能损害和退化是引发跌倒的常见原因。骨骼肌肉系统功能退化会影响老年人的活动能力，影响步态的敏捷性、力量和耐受性，使老年人举步时抬脚不高，行走缓慢、不稳，导致跌倒危险性增加。老年人肌力、肌耐力、肌肉质量、最大等长收缩力随着年龄增加而减少，肌细胞凋亡后，被结缔组织和脂肪组织取代，用于姿势控制的 I 型肌纤维和用于跳跃的 II 型肌纤维都存在年龄相关性丢失，最新证据表明更多的肌纤维变成了有 I 型和 II 型两者特性的混合体。

老年人股四头肌力量的减弱与跌倒之间的关联具有显著性。老年人骨质疏松会使之与跌倒相关的骨折危险性增加，尤其是跌倒导致髋部骨折的危险性增加。老年人关节活动度减少，比起其他关节，脊椎的屈伸能力随年龄的增长而降低的最明显，导致以屈曲或驼背为特征的姿势。

5）神经肌肉系统：神经肌肉系统通过调整身体空间姿势的协调来进行姿势控制。静态站立平衡能力的下降包括压力中心（center of pressure，COP）偏移增大，功能稳定边界变小等。干扰状态下运动方式的改变包括：相关肌群启动的反应时间延长；肌肉反应组织出现混乱，即近端肌肉比远端肌肉更早被激活；关节的主动肌和拮抗肌更频繁的共同激活，使得在应对干扰时老年人关节僵硬的角度更大；老年人频繁地使用髋调节机制替代踝调节机制；适应环境改变时的反应能力下降。

（2）病理因素

1）神经系统疾病：常见的神经系统疾病有痴呆（尤其是 Alzheimer 型）、卒中、帕金森病、脊椎病、小脑疾病、前庭疾病、外周神经系统病变等。痴呆以及大部分其他神经系统疾病均会有认知功能受损，认知是一切行为的基础，因此认知功能受损患者跌倒风险大幅度增加。同时神经系统病变还影响了平衡维持过程中的中枢整合，使跌倒的风险增加。

2）循环系统疾病：心律失常晕厥、体位性低血压、小血管缺血性病变等心血管疾病会影响中枢神经以及外周感受器和效应器的供血供氧，从而影响了平衡的维持，增加了跌倒的风险。

3）运动系统疾病：骨关节炎是一种常见的关节软骨病性疾病，主要影响下肢承重关节（髋关节、膝关节、踝关节），导致关节疼痛、畸形，影响老年人的平衡功能，降低了老年人的活动能力，增加了跌倒风险。

4）内分泌系统疾病：绝经后女性由于雌激素水平下降，导致骨质疏松和代偿性骨质增生，容易引起跌倒。糖尿病患者可出现低血糖昏厥，增加了跌倒的风险。

5）影响视力的眼部疾病：白内障、偏盲、青光眼、黄斑变性等疾病会影响老年人的视力。从而导致视觉传入中枢神经系统的信息敏感度下降，影响机体的平衡功能，增加了跌倒风险。

6）泌尿系统疾病：老年人泌尿系统疾病或其他因伴随尿频、尿急、尿失禁等症状而匆忙去洗手间、排尿性晕厥等也会增加跌倒的危险性。

7）其他昏厥、眩晕、惊厥、偏瘫、足部疾病及足或脚趾的畸形等都会影响机体的平衡功能、稳定性、协调性，导致神经反射时间延长和步态紊乱。感染、肺炎及其他呼吸道疾病、血氧不足、贫血、脱水以及电解质平衡紊乱均会导致机体的代偿能力不足，常使机体的稳定能力暂时受损。

（3）药物因素：研究发现，是否服药、药物的剂量以及复方药都可能引起跌倒。很多药物可以影响人的意识、精神、视觉、步态、平衡等方面而引起跌倒。可能引起跌倒的药物包括：

1）精神类药物：抗抑郁药、抗焦虑药、催眠药、抗惊厥药、安定药。

2）心血管药物：抗高血压药、利尿剂、血管扩张药。

3）其他：降糖药、非甾体类抗炎药、镇痛剂、多巴胺类药物、抗帕金森病药。

药物因素与老年人跌倒的关联强度见表 6-1。

（4）心理因素：沮丧、抑郁、焦虑、情绪不佳及其导致的与社会的隔离均增加跌倒的危险。沮丧可能会削弱老年人的注意力，潜在的心理状态混乱也和沮丧相关，都会导致老年人对环境危险因素

表 6-1　药物因素与老年人跌倒的关联强度

药物因素	关联强度	药物因素	关联强度
精神类药	强	降糖药	弱
抗高血压药	弱	使用 4 种以上的药物	强

的感知和反应能力下降。另外，对跌倒的恐惧也使行为能力降低，行动受到限制，从而影响步态和平衡能力而增加跌倒的危险。

2. 外在危险因素

（1）环境因素：室内昏暗的灯光，湿滑、不平坦的路面，在步行途中的障碍物，不合适的家具高度和摆放位置，楼梯台阶、卫生间没有扶栏、把手等都可能增加跌倒的危险，不合适的鞋子和行走辅助工具也与跌倒有关。

室外的危险因素，包括台阶和人行道缺乏修缮、雨雪天气、拥挤等，都可能引起老年人跌倒。

（2）社会因素：老年人的教育和收入水平、卫生保健水平、享受社会服务和卫生服务的途径、室外环境的安全设计，以及老年人是否独居、与社会的交往和联系程度都会影响其跌倒的发生率。

（二）老年人跌倒的康复评定

失衡跌倒的康复评定应包括跌倒风险的筛查、多因素跌倒风险评估。医务人员通过筛查问卷定期对老年人进行跌倒风险的规范筛查，将高跌倒风险的老年人群筛查出来。问卷内容：①过去的一年里是否发生两次及两次以上跌倒；②是否有严重跌倒；③是否有平衡及步行困难。问卷中只要有一项回答"是"，则需进行下一步的多因素跌倒风险评估。多因素跌倒风险评估包括病史的询问、功能评估、环境评估。评估需由具有相关技能、经过训练的临床医师进行（图 6-1）。

1. 病史询问

（1）跌倒史：医护人员应常规询问就诊老年人在过去的 1 年里是否发生过跌倒，如果是，还应详细描述跌倒发生的频率、环境以及跌倒发生时的症状，有无受到损伤及其他结果。

（2）药物史：所服药物均需进行重新审核并重新核对剂量。

（3）相关危险因素史：包括急慢性医学问题，如骨质疏松、尿失禁、心血管疾病等。

2. 体格检查

（1）循环系统：包括心率和心律，直立位脉搏、血压及颈动脉窦刺激后心率和血压的变化等。

（2）神经系统：包括认知功能、下肢神经功能、深浅感觉、反射、皮质功能、锥体外系功能及共济（协调）功能测试等。

（3）骨骼肌肉系统：包括下肢肌力、肌张力、关节活动度评定等。评定的主要目的是判断肌力减弱、肌张力异常及关节活动度受限的部位和程度，预防下肢肌力减弱、肌张力失衡及关节活动度受限引起的跌倒和损伤。常用的肌力评定方法有徒手肌力测试（MMT）、等长肌力测试（isometric muscle test，IMMT）、等张肌力测试（isotonic muscle test，ITMT）、等速肌力测试（isokinetic muscle test，IKMT）。肌张力评定临床上最常用的是改良 Ashworth 痉挛评定量表。关节活动度评定临床上最常采用量角器测量。

（4）其他：视力的评估，双足、鞋袜的检查等。

3. 功能评定

（1）平衡功能评定：平衡功能的损伤与跌倒有着密切相关性，对老年人进行平衡功能的评定可以有效预测老年人的跌倒风险。包括主观评定和客观评定两个方面。主观评定以观察和量表为主，客

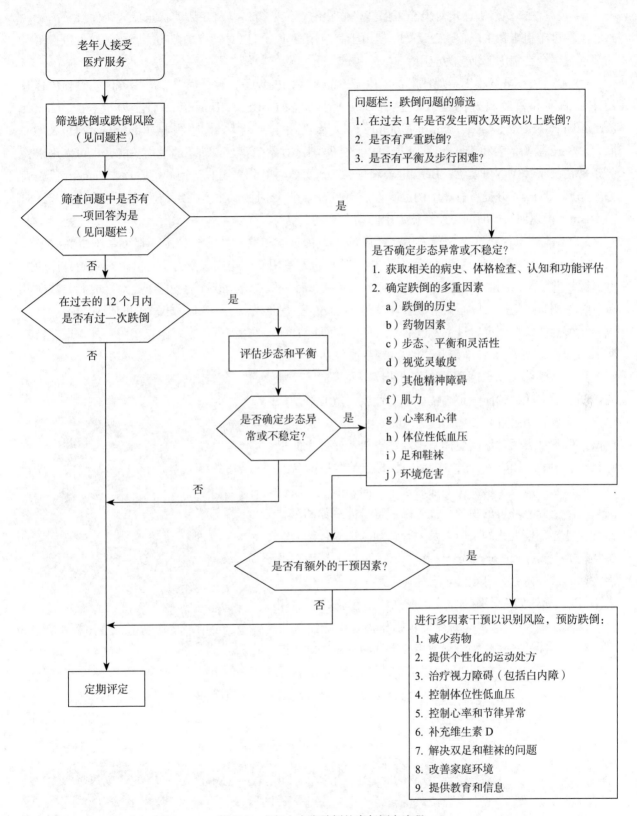

图 6-1　老年人失衡跌倒的康复评定流程

观评定多用平衡测试仪评定。

1）观察法：观察被评定对象能否保持坐位和站立位平衡，以及在活动状态下能否保持平衡。观察法虽然过于粗略和主观，缺乏量化，但由于其应用简便，可以对具有平衡功能障碍的患者进行粗略的筛选，至今在临床上仍广为应用。

2）量表法：虽然属于主观评定，但由于不需要专门的设备、评分简单、应用方便，故临床普遍使用。信度和效度较好的量表主要有 Berg 平衡量表（BBS）、Tinnetti 活动能力量表（Tinnetti's Performance-oriented Assessment of Mobilily）以及"站起 - 走"计时测试（the timed "Up & Go" test）。Berg 平衡量表和 Tinnetti 量表既可以评定被测试对象在静态和动态的平衡功能，也可以用来预测正常情况下摔倒的可能性。Berg 量表满分 56 分，低于 40 分表明有摔倒的危险性。Tinnetti 量表满分 44 分，低于 24 分提示有摔倒的危险性。"站起 - 走"计时测试主要评定被测试者从座椅站起，向前走 3m，折返回来的时间以及在行走中的动态平衡。

3）平衡测试仪：这类仪器采用高精度的压力传感器和电子计算机技术，整个系统由受力平台（force plate），即压力传感器、显示器、电子计算机及专用软件构成。受力平台可以记录到身体的摇摆情况，并将记录到的信号转化成数据输入计算机，计算机在应用软件的支持下，对接收到的数据进行分析，实时描记压力中心在平板上的投影与时间的关系曲线，将结果以数据及图的形式显示。

平衡测试仪的评定项目主要包括以下几个方面：①静态平衡测试：在睁眼、闭眼、外界视动光的刺激下，测定人体重心平衡状态。主要参数包括重心位置，重心移动路径总长度和平均移动速度，左右向（X 轴向）和前后向（Y 轴向）重心位移平均速度，重心摆动功率谱，睁眼、闭眼重心参数比值等（图 6-2）。②动态平衡测试：被测试者通过活动躯体来跟踪计算机荧光屏上的视觉目标，并保持重心平衡；或在被测试者无准备的状态下，支撑面突然发生移动（如前后水平方向、前上、后上倾斜）以及外界环境的视觉干扰，以了解机体感觉和运动器官对外界环境变化的反应以及大脑感知觉的综合能力。感觉统合测试（sensory organization test，SOT）是动态平衡测试的核心内容，可定量客观地评定感觉功能。采用动态平衡测试仪改变周围的环境，视觉环境包括睁眼、闭眼、视觉干扰环境，支撑面环境包括稳定、不稳定环境等。利用不同的环境变化，刺激相应视觉、本体感觉、前庭觉响应，产生动作输出，从而明确障碍所在，以进行相应针对性训练（表 6-2）。当老年人综合评分低于其年龄组正常值 15 分以上时，则有跌倒风险。

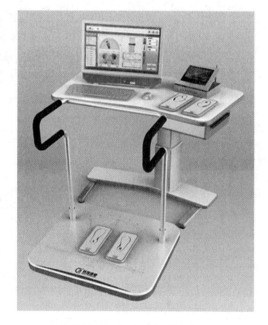

图 6-2　静态平衡测试仪

表 6-2　SOT 评定方法与原理

项目	评定方法	感觉输入	平衡维持原理
1	支持面稳定，睁眼	本体感觉、视觉、前庭觉	以本体感觉信息为主
2	支持面稳定，闭眼	本体感觉、前庭觉	依赖本体感觉信息
3	支持面稳定，周围环境不稳定	本体感觉	依赖本体感觉信息
4	支持面不稳定，睁眼	视觉、前庭觉	以视觉信息为主

项目	评定方法	感觉输入	平衡维持原理
5	支持面不稳定，闭眼	仅前庭觉	依赖前庭觉信息
6	支持面不稳，周围环境不稳	前庭觉	依赖前庭觉信息

（2）步态分析：是研究步行规律的检查方法，旨在通过生物力学、运动学和肌肉电生理学等手段，揭示步态异常的关键环节和影响因素，从而指导康复评估和治疗，也有助于临床诊断、疗效评估、机理研究等。由于步行功能的损伤与跌倒有着密切相关性，对老年人进行步态的评定可以有效预测老年人的跌倒风险。分析方法分为临床步态分析和实验室步态分析两个方面。

1）临床步态分析：一般采用自然步态的步态观察，包括前面、侧面和后面。需要注意步行节律、稳定性、流畅性、对称性、重心偏移、手臂摆动、诸关节姿态和角度、患者神态与表情、辅助装置（矫形器、助行器）的作用等（表6-3）。在此基础上，可以要求患者加快步速，减少足接触面（踮足或足跟步行）或步宽（两足沿中线步行），以凸现异常；也可以通过增大接触面或给予支撑（足矫形垫或矫形器），以改善异常，从而协助评估。

表6-3 临床步态观察要点

步态内容	观察要点		
步行周期	时相是否合理	左右是否对称	行进是否稳定和流畅
步行节律	节奏是否匀称	速率是否合理	时相是否流畅
疼痛	是否干扰步行	部位、性质与程度与步行障碍的关系	发作时间与步行障碍的关系
肩、臂	塌陷或抬高	前后退缩	肩活动过度或不足
躯干	前屈或侧屈	扭转	摆动过度或不足
骨盆	前、后倾斜	左、右抬高	旋转或扭转
膝关节	摆动相是否可屈曲	支撑相是否可伸直	关节是否稳定
踝关节	摆动相是否可背屈和趾屈	是否足下垂、足内翻或足外翻	关节是否稳定
足	是否为足跟着地	是否为足趾离地	是否稳定
足接触面	足是否全部着地	两足间距是否合理	是否稳定

2）实验室步态分析：是现代实验室所采用的数字化的、高科技的步态分析系统，集运动学分析和动力学分析于一体，是现代步态评定的必备手段。运动学分析研究步行时肢体运动时间和空间变化规律的方法，主要包括人体重心分析、廓清机制、步行时间-空间测定和肢体节段性运动测定。动力学分析是研究步行作用力和反作用力的强度、方向和时间的方法，特征包括：地面反作用力、剪力、关节力矩、测力平台、足测力板等。

步态分析系统由以下部分组成：①摄像机：一般配备4~6台，带有红外线发射源，固定于实验室不同位置。②体表标记点：小球状，粘贴在骨性标志部位，利于定位采集步行中运动参数的信息并作出分析。③测力台：用来测量步行时地面反作用力。④表面肌电图：用于检测步行时肌肉活动与步行的关系。表浅肌肉一般采用表面电极，置于与相邻肌肉距离最远并且接近肌腹的部位；深部肌肉可以采用植入式线电极，导线表面有绝缘物质覆盖，导线两端裸露，一端与肌肉接触，另一端与肌电图仪连接。

（3）认知功能评定：认知功能筛查临床上主要采用蒙特利尔认知评估（MoCA），简易精神状态检查（MMSE）。全面认知评定包括Halstead-Reitan成套精神心理测验（Halstead-Reitan neuropsychological battery，HRB）。记忆测试包括韦氏记忆量表、临床记忆量表、Rivermead行为记忆功能评定。注意功能评定包括等速拍击试验、数字复述、连减或连加测验等。知觉障碍评定包括 Albert 划线测验、Schenkenberg 等分线段测验等。

（4）ADL 评定：ADL 评定对判断老年人跌倒前后能否独立生活及独立的程度、评定治疗效果、判定预后、制定和修订治疗计划、重返家庭和事业都十分重要。临床常用的评定量表为 Barthel 指数评定、功能活动问卷（FAQ）。

（5）焦虑、抑郁评定：老年人因衰老、病、残发生很大的情绪变化，常常出现焦虑、抑郁，害怕跌倒，甚至悲观失望。临床常用的量表为汉密尔顿焦虑量表（HAMA）、汉密尔顿抑郁量表（HAMD）。

4. 环境评估　参考附录一（预防老年人跌倒干预基本要求）。

（1）居家安全评估

1）不合理的楼梯设计，包括不均匀的台阶高度、台阶过窄、台阶表面光滑、不合适的扶手设计等。

2）厨房、浴室湿滑的地面或过于松软的地毯。

3）散乱的电线等室内障碍物。

4）昏暗的灯光、不充分的照明或者过度照明。

（2）社区安全评估

1）崩裂的花园小路。

2）雨雪后或覆盖苔藓的湿滑的地面。

3）社区内过多的台阶设计。

三、 康复治疗

（一）康复干预目标

1. 增强下肢肌力　改善平衡及步态功能。

2. 增强认知功能　改善老年人对外界环境抗干扰能力。

3. 改善跌倒的危险因素　从内因到外因，从生理性到病理性。

（二）康复干预方法

根据预防老年人跌倒康复综合干预专家共识（2017 年），预防老年人跌倒的康复干预方法主要包括运动疗法、认知双重任务训练、环境改善等。

1. 运动疗法　以训练肌力，步态平衡功能以及协调功能为主。运动项目如太极、抗阻力量训练、平衡功能训练、协调功能训练、核心控制训练、全身振动训练、耐力及柔韧性训练等。

（1）肌力训练

1）抗阻力量训练：美国运动医学学会（ACSM）认为，使用自由重物或固定器械，进行单关节或多关节的抗阻训练，可以增加老年人的力量和肌肉体积。包括沙袋、哑铃、弹力带训练等，但哑铃等器械抗阻时，老年人很容易屏气完成动作，加重心血管负担。而弹力带训练是一种柔性抗阻训练，集合了力量训练、平衡练习两种运动形式的特点，且负荷可以改变。老年人可根据自身的情况调整动作的难度、幅度、次数，随时随地、安全有效地进行训练。

2）核心力量训练：在传统力量训练的基础上增加不稳定因素，主要针对人体核心肌群进行训练，通过增强机体的姿势控制能力来改善老年人平衡能力。核心肌群系人体胸部的中部到大腿中部，包括正面、两侧和后面能够调控人体重心达到维持躯干平衡稳定的肌肉的统称。核心训练的重要目的之一就是维持躯干的稳定状态。①平板支撑：平板训练初期，需要学习如何控制躯干，让躯干维持脊柱中立的状态。平板支撑的标准动作中，脊柱是处于一个相对中立的状态。②臀桥支撑：仰卧位，双手掌心向下平放于身体两侧，双脚并拢，双腿并弯曲呈60°，收紧臀部并依靠臀部（髋）将臀部抬起，至最高点，使身体成一条直线，收紧背部与腹部。强壮的臀大肌可以帮助患者控制骨盆，从而进一步控制核心。

（2）平衡功能训练：根据老年人的体位可以分为前臂支撑下的俯卧位训练、肘膝跪位训练、双膝跪位训练、半跪位训练、坐位训练、站立位训练。按是否借助器械如平衡板、训练球或平衡仪等可分为徒手平衡训练和借助器械平衡训练。健康老年人平衡功能较患者好，推荐通过太极拳及器械来训练平衡功能。

1）器械平衡训练：与平衡板、巴氏球等传统的平衡训练相比，静态平衡仪可通过增加视觉刺激和本体感觉体验的方式来提升平衡能力。通过视觉可以发现重心的偏移和姿势的不对称，然后根据显示屏的重心轨迹图进行重心调整，协调肌群运动来改善和维持姿势的稳定性和对称性，然后加强正确姿势下的本体感觉的体验。

动态平衡仪在静态平衡仪的基础上，支撑面可以突然发生前后、左右移动以及前上、后上倾斜，外界环境也可产生视觉干扰。根据不同的视觉环境及足支撑面见表6-2，分别训练了视觉功能、本体感觉功能、前庭觉功能和运动器官对外界环境变化的反应能力，以及大脑感知觉的综合能力，最终达到训练老年人平衡功能和预防跌倒的目的。此外，应进行感觉统合训练，其原理为：阻断或打破视觉、本体感觉、前庭觉三种感觉中的一种或两种，观察并训练余留的感觉系统功能。如在患者闭眼足底支撑板摆动时，视觉传导被阻断，本体感觉传入受阻，此时主要依赖前庭觉维持平衡，该模式主要训练前庭觉功能，同理训练视觉和本体感觉功能。以上感觉系统的传入多次阻断或打破后，达到训练目标感觉系统功能的目的。

2）徒手平衡训练：除常规的静态、自动态和他动态平衡训练外，还可进行太极拳等训练。太极拳可增强老年人的下肢肌力，改善平衡、步态功能。太极练习过程中，下肢动作要求髋部放松、屈膝下蹲，反复转换身体重心，左右摇摆。太极拳动作缓慢柔和、自然屈伸、平稳，练习过程需集中注意力，可减轻焦虑、抑郁等情绪。练习强度为中等强度，练习时间一般为1小时左右，一周3~5次，1小时应包括各5~10分钟的热身运动和整理运动。研究表明，3个月的中等强度太极练习能够提高预防跌倒的能力，练习6个月后效果更显著。练习过程中应避免不规范的动作，如膝关节位于脚尖前方和脚不随身体的转动而转动，预防髌骨磨损和半月板撕脱。初学老年人应有专业人士指导，或跟随录像学习，避免错误动作。

（3）协调功能训练：影响协调功能训练的因素包括本体感觉、视觉等感觉，运动控制系统，协调动作的频率，认知、精神、心理等因素。老年人感觉系统、运动控制系统等功能减退，并伴随着增龄化的认知障碍，焦虑、抑郁等，均会影响老年人的协调功能。协调功能训练侧重于动作的灵活性、稳定性和准确性，以肢体远端关节的精细动作、多关节共同运动的控制为主，同时强调动作完成过程的质量。协调功能训练的关键点是重复，如果一种动作重复的足够多，这种过程将被学会并存储，并且在不断重复练习的过程中，完成这种运作所花费的精力会越来越少。

1）传统协调功能训练：传统协调训练动作有轮替动作、方向性动作、整体动作等。轮替动作包括双上肢交替摸肩上举、交替屈肘、前臂旋前旋后、双手交替掌心拍掌背、交替屈髋、交替伸膝、坐位交替踏步、拍地练习等。方向性动作包括指鼻练习、对指练习、指敲桌面等。整体动作包括原地踏步走、原地高抬腿跑、跳绳、踢毽子等，这些均可以编成操或娱乐项目来进行训练。

2）仪器协调功能训练：目前机构内可使用多功能康复训练仪等来进行协调功能训练。多功能康复训练仪的运动平台在半球形底座上进行椭圆形旋转，实现在上下、前后和左右方向的三维空间的运动。三维空间运动更充分地在各个方向上活动身体关节，同时激活更多的肌群，并加强对深层肌肉和小肌群的刺激。一次训练可激活全身高达 90% 以上的肌肉，充分训练了动作的协调性。

（4）全身振动训练：全身振动训练通过非生理性机械刺激，给予运动者以垂直方向的扰动，提供不稳定的环境以及利用肌梭的扰动刺激，进而增进血液循环能力，达到提高肌力、改善柔韧性、关节稳定性、增强本体感觉功能、改善运动能力和促进疲劳恢复等效果，因而被广泛应用于运动医学领域。训练仪借助一个能发送振动的平台，平台可被设定为特定且安全的频率和时间。仅需个体以不同姿势站立于振动平台上，如下蹲、提踵、单脚站立等，无需具备专项运动能力。能有效降低老年人运动时滑倒与绊跌风险，因此该训练十分适合体能不佳或不宜参与激烈运动的老年人。运动时间为每周训练 3 次，每次持续时间 30 分钟以上，每组动作练习重复 5~10 次，组间间歇 1~3 分钟；运动强度根据老年人的耐受量进行调节。

（5）耐力及柔韧性训练：有证据表明，耐力及柔韧性训练对预防跌倒有效，但应与力量训练同步进行。

1）耐力训练：耐力是指人体长时间进行持续肌肉工作的能力，即对抗疲劳的能力。耐力训练诱导心肺功能的中心机制和外周机制适应，提高心血管功能，同时通过改善有氧代谢使骨骼肌能量供应增加。可以有效预防老年人因骨骼肌力量不足及心脑血管供血、供氧不足引起的跌倒。老年人可以通过游泳、蹬功率车、慢跑等代替长跑来进行耐力训练。运动时间及强度为 30~45 分钟 / 天、60%~70% 最大心率，3~5 天 / 周，每周至少 150 分钟。

2）柔韧性训练：柔韧性是指在一个完全活动的范围内关节的活动能力，柔韧性训练是指通过全范围的运动使肌肉变长以增加关节的活动能力，包括静态伸展（保持伸展状态，然后放松）和动态伸展（如瑜伽、平衡球等）。老年人髋部、膝盖和踝部关节活动范围受限，增加了跌倒的危险性，而柔韧性训练能促进运动，并有助于防止老年人受伤，降低跌倒风险。利用静态和动态的技巧来伸展所有肌群，在中度不适的位置保持伸展状态。每周训练 2~3 次，每 1 种伸展运动重复 3~4 次，保持静态伸展状态 10~30 秒，在两次伸展之间休息 30~60 秒。

（6）步行功能训练：老年人躯干肌力、下肢肌力、平衡协调能力、感觉功能及空间认知功能是步行能力的基础，要保证步态正常，就必须对以上能力进行基础训练。包括肌力训练、耐力训练、平衡协调性训练、步态训练、过障碍物步行训练等（详见本节其他内容）。对于有异常步态的老年人，可适当采用垫高鞋垫、膝 - 踝 - 足矫形器、拐杖等辅具辅助下步行训练。步行能力的减退是衰老最明显的特征，也是导致老年人跌倒的最直接原因之一，因此，进行步行功能训练可以有效预防跌倒。

2. 认知 - 平衡双重任务训练 认知双重任务是指人体同时执行认知任务和平衡任务。老年人利用平衡训练仪，通过重心维持训练、左右摆动训练、前后摆动训练、打酒瓶训练、射击训练、走迷宫训练、识别图片训练等策略性靶向训练方案，训练患者前后左右方向上的重心摆动及主动调整注意力的能力，通过监视屏向患者提供身体重心变化，利用实时的视觉和听觉反馈实现对身体重心的控制和注意力的转移训练，提高患者站立对称性、静态和动态稳定性。这些训练项目中涵盖了注意、记忆、知觉、判断等方面的内容，平衡能力训练的过程就是认知能力不断提高和发展的过程，也是人体平衡功能提高的过程，而认知功能的提高对平衡功能的改善有正向促进作用。研究表明，老年人通过平衡功能训练仪器中的小游戏加强靶向认知注意力训练，即认知 - 平衡双重任务训练，是有效预防跌倒的康复干预手段。

3. 环境的改善 家庭环境的改善需包括对已评估的障碍进行移除，对于危险因素进行再评估和干预以提高日常活动的安全性。如居住环境保持行走过程中地面干燥无水渍、过道通畅无障碍，设置

"小心地滑"提示。浴室、洗手台设置扶手，浴室地面铺防滑垫。室内光照充足，设置夜灯等。社区内应做好环境改善工作，保持安全稳定的社区环境。

（三）预防、保健与临床治疗

1. 药物治疗 对老年人目前所服药物进行重新调整，应减少镇静药、抗抑郁药和其他影响中枢神经系统药物的剂量。对于确定维生素 D 缺乏的老年人，每天至少需补充维生素 D 800IU。维生素 D 的摄入会使提升骨密度和肌肉量，并且能够减轻骨质疏松和跌倒的危险因素。研究表明，补充维生素 D 6~36 个月，跌倒风险降低 17%。

2. 相关危险因素的治疗

1）骨质疏松的治疗。

2）尿失禁的治疗。

3）心血管疾病的治疗。

4）视觉功能障碍的治疗。

有白内障手术适应证的老年人，应尽快进行手术，以降低跌倒风险。老年人步行时尤其是走楼梯时，不要多戴多焦镜片。

3. 预防跌倒教育 告知有跌倒风险的老年人其危险因素以及进行跌倒预防安全教育，减少老年人对跌倒的恐惧。

（四）跌倒发生后的干预策略

跌倒发生后，不要急于扶起，要分情况进行处理。预防老年人跌倒康复综合干预专家共识提出：如老人意识清楚，应询问老年人跌倒情况及对跌倒过程是否有记忆；如不能记起，可能为晕厥或脑血管意外，应立即护送老人到医院或打急救电话。

（五）预防跌倒的展望

1. 多学科结合预防跌倒 以通信技术应用、工程学技术应用等新技术为载体，多学科结合预防跌倒。主要包括基于多传感器的跌倒检测报警装置、基于移动终端的跌倒检测方法、基于无线网络的人体跌倒检测系统、远程护理中老人跌倒检测等。

2. 建立医 - 康 - 养 - 护为一体的新型跌倒预防模式。

（郑洁皎）

第二节 认知功能康复

一、概述

（一）认知功能与认知功能障碍

认知（cognition）是人脑接受外界信息，经过加工处理，转换成内在的心理活动，从而获取知识或应用知识的过程，即人脑对感觉输入信息的获取、编码、操作和使用的过程，是输入与输出之间发生的内部心理过程，这一过程包括知觉、注意、记忆、语言及执行等。

认知过程是高级脑功能活动，是通过脑这一特殊物质实现的。任何原因造成的大脑皮层或皮层下病变均有可能造成认知功能障碍（cognitive impairment）。不同脑区的损伤引起的认知障碍可表现为注意、知觉、记忆、执行等功能中的一项或多项受损，不同程度地影响患者家庭生活与社会生活的参与能力，甚至影响其处理个人日常事务和保护自身安全的能力，从而降低其本人和家属的生存质量。

（二）分类

1. 按病因分类

（1）原发神经系统疾病导致的认知障碍或痴呆：包括阿尔茨海默病（Alzheimer disease，AD），血管性认知障碍（vascular cognitive impairment，VCI）或血管性痴呆（vascular dementia，VD），感染性痴呆，正常颅压脑积水、脑外伤、脑肿瘤、脱髓鞘病等所致认知障碍或痴呆等。

（2）神经系统以外疾病导致的认知障碍或痴呆：包括甲状腺功能低下、维生素缺乏等代谢性疾病、中毒性脑病（酒精中毒、毒品、药物慢性中毒等）认知障碍或痴呆。

（3）同时累及神经系统以及其他脏器的疾病导致的认知障碍或痴呆：例如艾滋病所致艾滋病痴呆综合征以及梅毒、肝豆状核变性等疾病所致认知障碍或痴呆。

2. 按认知障碍的程度分类

（1）认知功能老化（normal brain aging，NBA）：是指老年人存在同龄正常范围内与老化相关的正常的认知衰退。例如，人的记忆力一般在20~40岁相对保持稳定，40岁以后记忆能力出现衰退，故国际老年心理学会（International Psychogeriatric Association）提出"老化相关认知功能衰退"的概念，认为其属于随年龄增长而出现的正常生理现象。然而，有部分最初表现为正常认知功能老化的患者会逐渐发展为AD。

（2）轻度认知障碍（mild cognitive impairment，MCI）：是介于正常衰老和痴呆之间的一种中间状态。与年龄和教育程度匹配的正常老人相比，患者存在轻度认知功能减退，但日常能力没有受到明显影响。轻度认知障碍的核心症状是认知功能的减退，根据病因或大脑损害部位的不同，可以累及记忆、执行功能、语言、运用、视空间结构功能等一项或一项以上，导致相应的临床症状。

根据损害的认知域，轻度认知障碍症状又可以分为两大类：

1）遗忘型轻度认知障碍（amnesic mild cognitive impairment，aMCI）：患者表现有记忆力损害。根据受累的认知域数量，又可分为单纯记忆损害型（只累及记忆力）和多认知域损害型（除累及记忆力，还存在其他一项或多项认知域损害），前者常为阿尔茨海默病的早期导致，后者可由阿尔茨海默病、脑血管病或其他疾病（如抑郁）等引起。

2）非遗忘型轻度认知障碍（non-amnesic mild cognitive impairment，na-MCI）：患者表现为记忆功能以外的认知域损害，记忆功能保留。也可以进一步分为非记忆单一认知域损害型和非记忆多认知域损害型，常由额颞叶变性、路易体痴呆等的早期病变导致。

（3）痴呆（dementia）：是有大脑多方面高级心理功能减退的综合征，是一种获得性、持续性智能障碍，即在无意识障碍的情况下，在认知、记忆、语言、视空间功能、情感或人格等五项心理活动中，有认知和记忆功能障碍和后三项中至少一种功能缺损，且影响患者的日常生活以及社会和职业功能。根据痴呆患者的具体表现和对日常生活的影响，还可进一步将痴呆分为轻度痴呆、中度痴呆和重度痴呆三个等级。

（三）诊断标准

1. 轻度认知障碍的（MCI）的诊断标准

（1）患者或知情者报告，或有经验的临床医师发现认知的损害。

（2）存在一个或多个认知功能域损害的客观证据（来自认知测验）。

（3）复杂的工具性日常能力可以有轻度损害，但保持独立的日常生活能力。

（4）尚未达到痴呆的诊断。

2. 痴呆的诊断标准　国际疾病分类（international classification of diseases，ICD）1992 年第 10 次修订本（ICD-10）痴呆诊断标准。

（1）痴呆的证据及严重程度

1）学习新事物发生障碍，严重者对以往的事情回忆有障碍，损害的部分可以是词语或非词语部分，不仅是根据患者的主诉，而且通过客观检查作出上述障碍的评价。根据下列标准分为轻、中和重度损害：

A. 轻度：记忆障碍涉及日常生活，但仍能独立生活。主要影响近记忆，而远记忆可以受或不受影响。

B. 中度：较严重的记忆障碍，已影响到患者的独立生活，可伴有括约肌障碍。

C. 重度：严重的记忆智能障碍，完全需他人照顾，有明显的括约肌障碍。

2）通过病史及神经心理检查证实智能减退，思维和判断受到影响。

A. 轻度：其智能障碍影响到患者的日常生活，但患者仍能独立生活，完成复杂任务有明显障碍。

B. 中度：其智能障碍影响到患者的独立生活能力，需他人照顾。对任何事物完全缺乏兴趣。

C. 重度：完全依赖他人照顾。

（2）上述功能障碍不只出现在意识障碍或谵妄时期。

（3）可伴有情感、社会行为和主动性障碍。

（4）临床诊断出现记忆和（或）智能障碍至少持续 6 个月以上，出现下述皮质损害体征时更支持诊断，如：失语、失认、失用。影像学出现相应改变，包括：CT、MRI、单光子发射断层扫描（single-photon-emission computer tomography，SPECT）和正电子发射断层扫描（positron emission computed tomography，PET）等。

二、 康复评定

（一）临床评定

1. 病史　通过询问患者家属了解患者是否存在头部外伤史、脑血管因素（高血压、糖尿病、冠心病、卒中史）、帕金森病、精神疾病、药物、毒品、颅内感染、肿瘤、代谢性疾病（肝性脑病以及甲状腺功能减退、尿毒症、维生素 B_{12}/ 叶酸缺乏）、中毒（酒精、毒品及其他有毒化学品）等病史，有利于初步判断患者认知功能障碍或痴呆的类型、进程及预后。

2. 个人史　了解患者的教育水平、生活经历、工作经历及性格特点有利于在做认知功能康复计划时挑选患者乐于接受的康复训练形式，以便最大程度调动患者的积极性，更好地配合训练，并取得令其满意的疗效。

3. 体格检查及颅脑影像学表现　震颤及共济运动迟缓、笨拙等锥体外系的异常体征常提示帕金森病或路易体病等皮质下损害；面颊、手臂、大腿等部位的非可凹性黏液性水肿体征提示需注意是否存在甲状腺功能低下所致认知障碍；颅脑影像学表现，如脑组织内存在缺血病灶提示 VD 可能，海马和颞叶的萎缩提示 AD 的可能性较大。因此，体格检查及颅脑影像学表现均有助于明确患者的认知障碍或痴呆类型，使认知功能评定和康复计划的制订更有针对性。

（二）认知功能评定

1. 认知功能评定的目的和作用

（1）筛查：了解患者的认知功能是否存在异常？存在哪些方面的异常？

（2）诊断：明确患者在哪些认知域存在功能障碍，并进行鉴别诊断。

（3）制订康复计划：在了解患者的需求、认知障碍的范围及程度以及保留较好的可用于代偿的高级皮层功能的基础上，需要进行行为评价，明确有无行为异常。

（4）疗效评定：通过康复中期评定，了解干预和治疗是否有效，并据此预测患者经过认知功能康复是否能够在一定程度上提高生存质量。

2. 认知功能评定的方法

包括筛查类评定，对具体认知域（注意、知觉、记忆、执行功能等）的特异性评定和对整体认知功能的成套评定。针对老年患者筛查类评定多用简明精神状态检查（MMSE）和蒙特利尔认知评估（MoCA），其中 MoCA 适用于对 MCI 的筛查，对 MCI 具有较高的敏感性和特异性，成套认知功能评定一般采用韦氏成人智力测验（Wechsler adult intelligence scale，WAIS）和洛文斯顿作业疗法认知评定量表（Loewenstein occupational therapy cognitive assessment，LOTCA），LOTCA 具有项目简化、费时少等优点。上述认知功能评定的具体方法详见本套教材《康复功能评定学》相关章节。

三、康复治疗

（一）治疗的基本原则

1. 尽可能延长患者维持生活自理状态的时间　尽早开始康复干预至关重要，可在发现其出现认知障碍的早期即进行干预。因为此时患者仍存在一定的自知力、主动康复的意愿和表达能力，可以参与到康复计划的制订过程中，康复专业人员共同确定康复目标，根据自己的兴趣、目标选择合适的训练项目。随着认知障碍或痴呆症状的加重，外界的帮助再逐步加入，有利于患者尽可能长久地维持自理状态。

2. 通过支持和鼓励，使患者尽可能参与其喜爱的活动，以保持一定的生存质量　安排丰富的、多样化的活动，如能使患者延长带薪工作同时利用业余时间从事志愿者活动的状态，将非常有利于患者保持较高的生存质量。另一方面，应随着患者痴呆症状的逐渐显现和加重，分析患者参与各类活动所需要的代偿策略，逐步由看护者提供确实必要的帮助。

3. 根据患者的兴趣和功能，个体化地为患者选择康复训练的具体方法。

4. 全面康复　对于患者的认知功能障碍，应将桌面作业活动、电脑辅助训练、虚拟情境训练、文娱活动和实际生活相结合开展综合的认知康复训练，同时，还应鼓励患者坚持肌力、柔韧性、有氧运动等运动功能训练，保持良好的机体功能有利于维持认知功能。

5. 由于患者已进入老年，特别是已达到痴呆状态的患者，即使长期坚持康复训练，认知功能仍有可能呈持续性衰退表现。康复医师和康复治疗师对于自己的患者认知障碍进行性加重的情况不应感到气馁，还需根据患者的训练作业完成情况做出训练任务的相应调整：如患者有进步，则应循序渐进地增加难度；如患者有退步，则应适当降低作业难度，使患者保持一定的正确率，以激励患者坚持康复训练。

（二）常用方法

1. **传统作业活动**　利用纸笔练习、桌面作业活动器具，如纸牌、棋类、积木、拼图、模型图片及零件等安排作业疗法具有简便易行，可因地制宜地安排较为丰富多彩的康复训练活动且与日常生活联系较为紧密等特点。

2. **电脑辅助认知功能康复**（computer-assisted cognitive rehabilitation，CACR）　是目前逐渐普及的训练方法，由专业人员针对不同认知障碍的类型及其程度编写训练软件，可从基本训练开始，根据患者的成绩逐步增加难度，过渡到较为复杂的认知功能训练，且可保留患者的训练数据，能够更为科学地安排有针对性的训练任务，循序渐进，及时反馈患者训练成绩，易于提高患者兴趣和积极性的优点。

3. **远程康复技术**（teletherapy）　利用互联网远程进行CACR，使患者足不出户即可使用家中的电脑进行认知功能训练，减轻家属接送患者的负担，但应考虑到部分患者及其照护人员缺乏对有计划康复训练的依从性，不能持之以恒坚持训练的问题，应进行定期随访和督导。

4. **虚拟现实**（virtual reality，VR）**训练**　近年来不断发展完善的虚拟现实训练是一项将集成技术、计算机图形学、传感技术、人机交互技术和人工智能等领域的高新技术综合运用产生的三维虚拟人工环境。可向使用者提供关于视觉、听觉、触觉等感官的模拟，使其形成身临其境一般的体验，实时、没有限制地观察三维空间内的事物。当使用者进行位置移动时，系统通过专用的3D时差测距摄像头，捕捉患者的三维运动轨迹，将精确的3D世界影像传回，令使用者感到作为主角存在于模拟环境中。理想的模拟环境应该使用户难以分辨真假，使用户全身心地投入到计算机创建的三维虚拟环境中，并且能直接对模拟环境内物体进行操作并得到反馈，引导患者完成特定的动作任务。患者可以在虚拟的复杂环境中进行复杂活动，较真实环境中的训练更具安全性。虚拟现实技术通过各种游戏的反复训练，不仅有助于维持和提高患者的逻辑推理、思维、记忆、协调、注意力等认知功能，还可以用于运动功能的训练，从而综合提高患者处理复杂事物的能力。

（三）注意障碍的康复

1. **注意功能的训练**　根据患者注意力障碍的类型和生活、工作的需要，有针对性、有重点地选择训练方式。

反应时训练、注意的稳定性训练和注意的选择性训练均可借助电脑辅助进行（表6-4），有以下优点：①显示题目的多样性、随机性；②对患者的表现给予及时反馈，提高患者参与训练的兴趣；③记录患者的反应时、正确率方面都极为便利，且有利于训练数据的长期保存和比较。

除电脑辅助训练外，也可以训练患者通过其他作业疗法训练注意力，例如，为患者准备两种不同的作业，当治疗师发出"换"的指令时，患者立即停止当前的作业而改做另一项作业，训练患者的注意转移能力；在电视机或收音机播放节目的同时，让患者做注意稳定性训练，提高注意分配能力等。

2. **提高患者注意力的策略**

（1）使用必要的药物治疗，辅以心理治疗。

（2）保证患者休息充足。

表 6-4　电脑辅助注意功能训练项目举例

	视觉注意	听觉注意
（1）反应时训练	视觉目标出现时及时按键	听觉目标出现时及时按键
（2）注意的稳定性训练	1）数字轨迹连线作业 2）连线绘图作业（图 6-3）	数字复述：包括正向复述和逆向复述 倒数年份：今年是 2017 年，那么去年是……，再前一年是…… 连加、连减训练：例如 2 加 3，再加 3，再加 3……；或 100 减 7，再减 7，再减 7…… 电话交谈：使用电话交谈比面对面谈话更容易使人集中注意力，指导患者打电话前列出要交谈的简要提纲，随时查看以免跑题
（3）注意的选择性训练	1）字母删除作业（图 6-4） 2）符号删除作业（图 6-5） 3）字母选择作业（图 6-6） 4）图形选择作业（图 6-7）	1）以每秒一个字的速度，以普通的音调读一系列无序的数字或字母，让患者听到指定的数字或字母时拍一下桌子或按键来表示 2）将 5 种类似音以不规则形式排列，如"啪、嗒、呀、哈、啦"等 5 个类似音，并以每秒一个音节的速度读出，要求听到特定发音时拍一下桌子或按键来表示 3）一边播放背景音乐或歌曲一边进行上述两种作业
（4）注意转移性训练	交替选择删除作业：屏幕显示一组随机排列的数字，要求患者依次删除其中的奇数，在患者操作过程中突然改变命令，要求其依次删除偶数，反复改变指令直至作业完成	电脑音频播放一组随机排列的数字，要求患者在听到奇数时按键；在患者操作过程中突然改变命令，要求患者在听到偶数时按键；反复改变指令直至作业完成
（5）注意分配训练	1）在进行数字连线等视觉注意稳定性训练作业的同时播放听觉注意选择作业的音频材料，每当听到目标数字或字母或发音时立即用不握鼠标的手按键，同时继续数字连线作业 2）播放患者熟悉的乐曲，嘱患者边随之哼唱边注视屏幕，当屏幕上显示目标信号时（事先规定的色块、图案、字母等）立即按键	

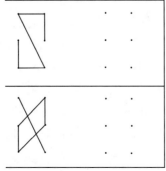

作业任务：请按照左侧的图

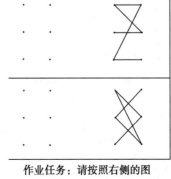

作业任务：请按照右侧的图

图 6-3　连线绘图作业

注：引自 Mary Evanofski. Attention：simple Cognitive Tasks. AliMed.1997

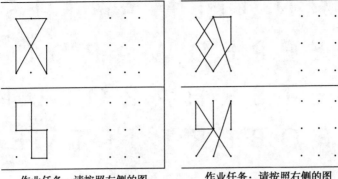

作业任务：请按照左侧的图　　　　作业任务：请按照右侧的图

图6-3（续）

W Q N D I D K S U O R A K P

S Z E U Y D G N L J H S N R F

T N D B L K A E P O I Q Z S A

I Y H L D X N V L S Q O G P F

D K R U V N X B S E W J K M

A W R Y P V A Q G R Q U P F

作业任务：请删除所有的字母"N"和字母"Q"

图6-4　字母删除作业

! ¥ & * ^ $ @ ^ * # % &

$ ^ # % @ * ! @ % * $!

$ ~ % * % # ¥ ! ¥ @ *

& @ ^ $ * ! @ % ^ * ! #

% % & ¥ % $ * # @ $ * !

$ & % ~ $ ^ @ * $ ¥ ^

作业任务：请删除所有的符号"$"和"#"

图6-5　符号删除作业

J O H N U I L M A R K J S C
O T Y E P E D W A R D U H
O P E T E R H A R O L D P I
Y F R O B E R T J F T V E C
L A U D T O M N C O N S T
A N T I S C O T T H O N Y

作业任务：请逐个圈出下列英文人名："EDWARD"，"HAROLD"

图 6-6 字母选择作业

注：引自 Mary Evanofski. Attention：simple Cognitive Tasks. AliMed.1997

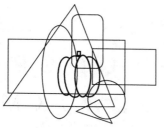
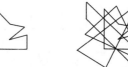

作业任务：请在上图中指出南瓜　　　作业任务：请在右图中找出左侧

图 6-7 图形选择作业

注：引自 Mary Evanofski. Attention：simple Cognitive Tasks. AliMed.1997

（3）鼓励患者以直立姿势工作。

（4）房间中尽量避免使用灰暗的颜色，也应避免颜色过于纷乱。

（5）有新的刺激进入时对患者予以适当提示。

（6）将患者完成的每一项任务记录在册，增强患者的自信心。

（7）每日记录治疗所能维持的时间长度，对患者的进步予以赞扬和鼓励。

3. 日常生活、工作中注意力障碍的代偿策略

（1）选择安静的环境，排除不必要的干扰。

（2）根据患者的情况选择合适的日常工作。

（3）根据患者警觉水平安排适当的活动。

（4）要求患者一次只完成一个任务。

（5）将较复杂的学习或工作任务打断成各个部分来完成，要求患者按照顺序逐一完成。

（6）在必须打断一项任务进入另一个任务之前，使用记号标记当前尚未完成的任务。

（7）缩短任务的持续时间，鼓励患者经常休息。

（8）按要求集中患者的注意力：例如当干扰即将来临时提醒患者，要求他们尽力忽视这种干扰。

（9）由其他人来监督患者的工作效率，如发现患者的注意力发生漂移，可以暗示其回到相关的

任务中来。

（10）将较感兴趣和较不感兴趣的任务交替安排。

（四）知觉障碍的康复

1. 躯体构图障碍的康复训练　见表 6-5。

表 6-5　躯体构图障碍的康复训练

类型	感觉整合疗法——将特殊的感觉输入与特定部位相联系	概念强化疗法
左右失认	对患者的左侧或右侧肢体的皮肤进行摩擦和本体感觉刺激以帮助患者区分左右	在训练活动中，结合任务反复使用"左"和"右"的口令，提示患者正确使用左、右手，左、右下肢，正确完成向左、向右转体等动作
躯体失认	用患者的手触摸身体的某部位并同时说出部位名称	治疗师指向患者某一身体部位，让患者说出部位名称；也可利用人体拼图，让患者按部位名称指图或指图上的部位让患者命名
手指失认	增加手指皮肤的触觉和压觉输入	要求患者按照手指名称找到自己、治疗师或手指图上的相应手指，或对治疗师点到的手指进行命名

2. 视、听、触觉失认的康复训练　见表 6-6。

表 6-6　视、听、触觉失认的康复训练

失认类型		辨识训练	特征描述练习	利用其他感官帮助认知
视觉失认	物品失认	图形 - 名称匹配：看图片说物品名称，按物品名称指出相应图片 实物 - 名称匹配：看实物说物品名称，按物品名称指出相应实物	练习描述图画、物品的形象特征；也可以通过做出使用该物品的动作示范以及语义提示，来帮助患者辨认该物品，掌握其名称和用途，例如用毛巾做出擦脸的动作同时说：这是用来擦脸、擦手的毛巾	触摸实物，与视觉信息相结合，对该物品及其零部件进行命名
	颜色失认	颜色 - 颜色名称匹配：给仅有轮廓的自然景物（如树木、香蕉、柑橘、草莓、西瓜、虎、豹等颜色比较固定的动植物或包括天空、花草、树木、江河湖海的风景）图片按写实风格进行着色	练习用水彩混合颜料，了解色彩变化规律；描述不同色系的特征按颜色变化的规律（红 - 蓝紫）排列水彩笔或色卡	通过结合实物或图片听讲解重新学习颜色知识（视、听结合）
	面容失认	照片 - 姓名匹配：请患者家属准备某几位亲友在不同场景、不同距离、不同角度的照片，让患者进行辨识；准备合影照片，让患者在人群中找出其熟悉的某个人	描述照片上人物的面部特征	播放照片上人物的说话或唱歌的录音，再让患者说出人物的姓名
	同时失认	描述图画，画面内容从简单到复杂	描述复杂图画（风景、叙事）的局部特征	根据语言总结的画面各个部分特征，叙述出整幅画所要表现的主要内容或故事

续表

失认类型		辨识训练	特征描述练习	利用其他感官帮助认知
听觉失认	环境音失认	听声命名，例如：播放犬吠的声音，让患者在若干词汇中指出"狗"； 听声音指图，例如：听犬吠声音，在若干图片中找到画着狗的图片	听声音指出声音的类别，比如属于动物还是交通工具发出的声音	播放某人说话或唱歌的录音，如患者不能说出人物的姓名，则给患者看该人物的照片，再让患者说名字
	感觉性失语	听词指图练习：呈现若干图片（不少于3张），治疗师说出某一物品名称，让患者指出相应图片，交换图片位置后，再次让患者指出上一物品名称对应的图片 听故事指图：同上方法，呈现若干描述不同情节的图片，让患者按照治疗师的描述的内容指出相应图片	由于感觉性失语的患者往往也不能进行准确的口头表达，故无法进行此类练习	指导患者按指令听写并绘图，例如：苹果，患者不能画出时，治疗师一边画一边描述苹果的基本特征，并在旁边注明"苹果"二字，再让患者临摹，抄写，以加深对"苹果"这一来自听觉的词语的综合理解
触觉失认		1）闭目时用手感觉和分辨不同的材料、形状，或命名物品，先睁眼，后闭眼 2）将1）中练习触摸过的物品放入不透明的箱子中，让患者按指令到箱中摸出相应的物品	刺激触、压感受器，让患者描述该感觉	触摸的同时结合观看，说出物品的材料、形状，或命名物品

3. 空间定位障碍的康复训练

（1）让患者按要求完成火柴或积木的搭建，例如请将三角积木摆到方形积木的上方，再将长条形积木方在方形积木左侧，将圆柱形积木放到长条形积木后面。

（2）摆好积木后让患者逐一说出每一块积木的相对位置。

（3）让患者按要求完成家具的摆放，例如：请将椅子放到左侧靠墙的位置。

（4）让患者记住目前家具的位置，然后走出房间等待，治疗师重新摆放家具，然后患者回到房间将家具恢复到原位，每次挪动家具的数目从一件、两件开始，根据患者的实际能力逐渐增多。

（5）根据治疗师的提示画路线图，例如：从老张的家出门向右走到第二个十字路口，向左拐，经过一家超市，就可以看到马路的左侧有一个公园。

（6）治疗师在地图上标出甲地和乙地，让患者看地图按照（5）的方法说出从甲地去往乙地的最佳路线。

4. 单侧忽略的康复训练

（1）不断提醒患者集中注意于忽略的一侧。

（2）站在忽略侧与患者谈话和训练。

（3）对忽略侧给予触摸、拍打、挤压、冰刺激等感觉刺激。

（4）将患者所需物品放置在忽略侧，要求其用健手越过中线去拿取。

（5）鼓励患侧上下肢主动参与翻身，必要时可用健手帮助患手向健侧翻身。

（6）在忽略侧放置色彩鲜艳的物品或灯光提醒其对患侧的注意。

（7）患者阅读文章时，在其忽略侧一端放上色彩鲜艳的规尺，或使其用手摸着书的边缘，从边缘处开始阅读。

5. 失用症的康复训练 见表6-7。

表6-7 各类失用症的评定及康复训练方法

类型	康复训练方法
意念运动性失用	设法触动患者无意识的自发运动，如让患者刷牙，患者不能完成；让他假装刷牙或模仿刷牙都不能完成时可以将牙刷放在患者手中，通过触觉提示完成一系列刷牙动作 在实际动作训练前和过程中，给予视觉、触觉、本体感觉和运动刺激，以加强正常运动模式和运动计划的输出 在实际动作训练前，要求患者进行流畅、准确、协调的运动模式的想象
意念性失用	可通过视觉暗示帮助患者，如让患者倒一杯茶，患者常会出现顺序上的错误，这时可以把动作一个个分解开来，演示给患者看，然后分步进行训练，上一个动作要结束时，提醒下一个动作，启发患者有意识的活动，或用手帮助患者进行下一个运动，直到有改善或基本正常为止
肢体运动性失用	先训练粗大运动，再逐步练习精细动作
结构失用	可训练患者对家庭常用物品进行排列、堆放等，可让治疗师先示范一下，再让患者模仿练习，开始练习时一步一步给予较多的暗示、提醒，有进步后逐步减少暗示和提醒，并逐步增加难度 可让患者进行图表对拼，完成图形的组合等
穿衣失用	（1）建立一个容易让患者本人识别衬衫袖子的左右关系的场景 （2）让患者先穿麻痹侧的袖子，并拉到肩部 （3）系钮扣时，要对着镜子，边看边系，注意不要上下错位 （4）如果出现错误，要让患者重新再来，否则在错误的状态下，继续进行反复的更衣动作，会使患者变得更糊涂
口颜面失用	可以通过指令让患者做口颜面动作、复述等训练，也可以利用镜子进行有目的的面部动作的模仿练习

（五）记忆障碍的康复

1. 记忆功能的训练 虽然已有改善记忆的药物用于临床，但其疗效不尽人意，且持续时间短暂。相对而言，非药物的、直接针对记忆功能的训练效果更为明显。

（1）内辅助——记忆的内在策略：即通过对记忆力的训练和记忆技巧的学习，提高、改善患者记忆能力的方法。

1）恢复记忆法

A. 复述法：要求患者无声或大声重复要记住的内容（如一组数字、名称、词汇等），复述一遍，背诵一遍，可循环数次，提高信息储存能力。

B. 无差错学习法：大多数人可以从犯过的错误中学习或吸取教训，从而避免在今后再犯类似错误，而对于记忆障碍患者，不仅不能记住并纠正错误，还有可能会出现强化错误行为的现象。因此，对于严重记忆障碍患者，康复训练应保证患者要强化的行为是正确的。无差错学习法主要通过提示来增强对正确事物的记忆，避免患者随意猜测。例如，在词汇记忆练习中，需要记忆的3个词汇分别是：汽车、火车、飞机。当患者不能马上背诵出上述词汇时，治疗师给予正确的引导：这3个词都是交通工具的名称，第一个词是……（患者没有答出），在马路上行驶的……（患者仍没有答出），汽……患者说出"汽车"，治疗师立即予以肯定：非常正确！是汽车！那么第二个词还是交通工具，不过是在铁轨上行驶的……（患者没有答出），很多车厢连在一起长长的……（患者仍没有答出）火车（在患者随意猜测之前给出整个词），请跟我读一遍：火车。

C. 逐渐减少提示法：即通过在学习中逐渐减少提示来训练患者的记忆能力。

D. PQRST 训练：PQRST 五个字母分别代表记忆力训练的五个步骤：

P（preview）：浏览阅读材料的大概内容。

Q（question）：就有关内容向患者提问。

R（read）：患者再次仔细阅读。

S（self-recitation）：患者复述阅读内容。

T（test）：通过回答问题检查患者是否记住了有关信息。

2）重新组织记忆法——助记法（mnemonic）：是指利用记忆游戏和训练，以另外一种记忆方式弥补丢失的记忆存储技能，从而增强记忆。

A. 利用视觉意向：把需要记忆的内容在头脑中形成一幅图以巩固记忆，也可以由治疗师为其画一幅"记忆图"。例如，为了记住"钢琴"和"狗"这两个词，可以想象狗在弹钢琴的卡通画面。该方法可提高记忆的提取能力。

B. 面容 - 姓名联合记忆。

C. 首词记忆法：把需要记住的每一个词语或短句的第一个字组成熟悉或便于记忆的成语或句子。

D. 谐音记忆法：例如背诵圆周率 π 的数值：3.1415926535……可以编成诗句：山巅一寺一壶酒，尔乐苦煞吾……

E. 精细加工法：帮助患者对需要记忆的信息进行详细的分析，找出各种有联系的细节，通过编一个句子或简单的故事来帮助巩固需要记忆的信息。

对于上述内在策略的学习和练习，需要患者具有明确的目的性，能够积极主动地参与训练，因此，痴呆患者很难完成训练。临床研究的结果亦显示，主诉记忆力减退的正常老年人（正常衰老伴随的记忆减退者）即使年龄很大也可以学习这些策略并且获益，而对于痴呆患者效果有限且短暂。

（2）外辅助——记忆的外在策略：这是一类减少对良好记忆力的需求而通过外在设施的帮助代偿受损记忆力的方法，对于改善记忆力明显减退的老年人的生活状态更为实用、有效。

1）利用日历、日记、掌上电脑，要求患者记录重要的谈话内容，对需要做的事情进行列表。

2）多功能手表或计时器。

3）购物清单。

4）保持特定物品的特定位置。

5）给房间里的抽屉和橱柜贴标记、标签，以增加患者的定位能力。

6）语音记录，记忆辅助设备。

7）运用患者的穿着或者携带的东西作为提示物来提示重要的事件或任务。

8）将家庭用具与声音联系在一起，以便提醒可能会忘记关掉用具的患者。如可鸣叫的烧水壶，在水烧开时鸣叫，以提示患者关闭加热源。

9）在家庭以外的场所的设计能够提示患者周围环境中各种场所可能在什么地方。如彩色的标示箭头等。

内在策略与外在策略的区别见表 6-8。

2. 记忆障碍的代偿策略

（1）为患者提供一个外部刺激最小的环境以使患者不易发生注意力分散。

（2）帮助患者集中注意力，要求患者一次只做一件事。

（3）为患者提供信息时，要用眼睛注视他们。

（4）多为患者提供他们感兴趣的信息。

表 6-8　内在策略与外在策略的比较

内在策略所需条件	外在策略所需条件
主观上存在努力训练的意愿	习惯性地，自动处理
积极回忆——主动进行	经验和实践——机械地执行
内在监视——在自身头脑中的信息处理，包括对事物的描述和再现，保存的时间和准确性很难确定	外在监视——外部环境中的物品，是以实物的形式存在的，能可靠保存的

（5）多为患者提供重复的信息。

（6）鼓励患者提问。

（7）建立日常活动常规，培养患者养成固定的生活习惯。

（六）执行功能障碍的康复

1. 执行功能的训练

（1）对比与分类训练：对不同事物进行对比，分类。

1）分类列举：请说出 5 种蔬菜的名称；请说出 5 种家具的名称；请说出 5 个国家的名称等。

2）相似性比较：请患者判断成对列出的物品、问题是否存在共性或相似之处，并用一个概念贴切地概括两个词，例如：茄子 - 西红柿（同为植物的果实，蔬菜），诗词 - 小说（同为文学作品）等。也可采用韦氏成人智力量表中等相似性分测验进行测试。

3）差异性测验：请患者指出所列的成对词语之间的差异，例如：狼 - 狗（狼是野生动物，狗是经过驯养的动物），鹰 - 飞机，歌曲 - 雕像，等。

4）利用作业疗法器具（图 6-8）或平面图形（图 6-9）进行形状的比较，训练患者对非言语信息的类比。

（2）社会适应能力和判断力训练：向患者提问有关生活常识、社会价值观念、社会习俗和一些现象的理由等问题。例如：油锅里起火应该怎么办？

（3）抽象与概括能力训练：分析成语或谚语。例如："过河拆桥"是什么意思？"条条大路通罗马"是什么意思？

（4）推理训练：利用图形或数字的排列、填空游戏来进行推理训练。

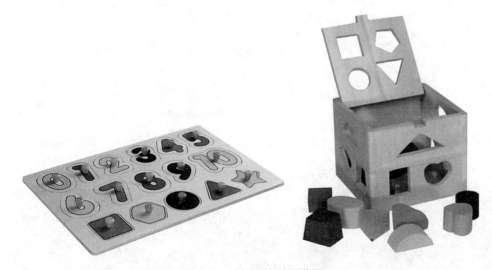

图 6-8　形状比较训练器具

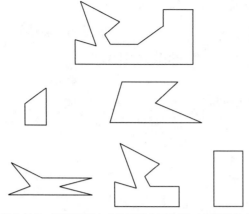

图6-9 图形比较与组合

注：引自 Mary Evanofski. Problem Solving：simple Cognitive Tasks. AliMed. 1997

作业任务：请指出最上方的图形由下方哪三个图形组成？

1）数字 - 字母连线：纸上有 25 个圆圈（图 6-10），其中 13 个分别任意标上数字 1~13，另外 12 个圆圈则任意标上 A、B……L 诸字母，要求患者按 1-A-2-B-3……13-L 的顺序连接数字和字母。

2）数字 - 符号转化：首先呈现印刷好的数字 - 符号对应关系表（表 6-9）。

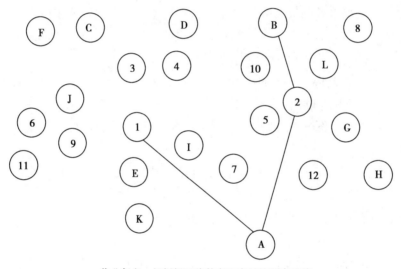

作业任务：根据提示将数字和字母按顺序连线

图6-10 数字 - 字母连线

表6-9 符号 - 数字对应关系表

符号	(	⊤	⊦	⌐	⊣	>	+	)	⊥
数字	1	2	3	4	5	6	7	8	9

再请患者根据规定的对应关系，将题目中无规律排列的符号（表 6-10）转化为相应数字。

表6-10 符号 - 数字转换练习

符号	⊣	+	(	>	⊤	⌐	⊣	)	>
数字									
符号	⊦	⊦	⌐	⊤	>	+	(	+	⌐	⊥
数字										

3）数字推理：列出由若干数字组成的数列，该数列中的数字按一定规律排列，请患者找出其中的规律，并按照这一规律在所给出的空格上填写适当的数字。如：1、4、7、10、_____。

4）字母推理：与数字推理类似，列出按一定规律排列的若干字母或字母串，请患者在指定的空格处填写适当的字母。如：AZ、BY、CX、D__、EV，等。

5）图形推理：举例如图6-11。

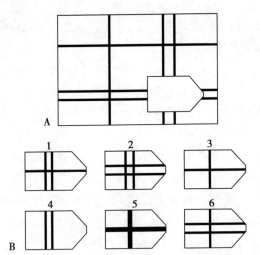

作业任务：在B组图1~6中选择适当图形填充至图A的空白处

图6-11　图形推理
引自：瑞文标准推理测验（Raven's standard progressive matrices）

6）语言逻辑的推理：例如，甲是男的，乙是女的。甲是乙的哥哥，丙是甲的儿子，9岁，丁是乙的女儿，13岁。丙是丁的什么亲戚？

（5）解决问题的能力训练：训练患者综合运用积累的知识、常识（长时记忆）、结合判断力、抽象概括能力、推理能力、工作记忆等认知能力解决实际问题的能力。

1）计算力：主要包括心算和笔算。

心算可进行简单的个位数加、减、乘、除，根据患者的成绩逐步将难度提高，如两位数的加减法等；笔算则应进行两位数、三位数的加、减、乘、除等，也可以是应用题，例如：汽车每小时行驶60km，行驶420km需要几小时？一斤土豆1元3角，老李买了4斤土豆，给了商贩10元钱，应找回多少零钱？

2）实际操作：如拼图、迷宫、汉诺塔游戏等。

2. 改善执行功能障碍　患者日常表现的策略。

（1）重复训练以改进行为。

（2）给患者提供从基本到复杂的有等级的任务。

（3）充分利用仍保存的技能或功能，补偿已损伤的功能。

（4）改变患者的生活环境、社会或工作角色，或个人的资源。

（5）使每天的活动尽可能规律。

（6）指导患者调整自己的节奏，以保证有充足的、额外的时间以避免感觉匆忙。

（7）训练不要超过患者能够承受的限度。

（霍　速）

第三节　吞咽功能康复

一、概述

（一）定义

1. **吞咽**　是指从外部摄取的食物和水经过口腔、咽和食管进入胃的过程。吞咽是人的基本生命活动之一，也与人们的生存质量存在密切关系。

2. **吞咽障碍（dysphagia）**　是指食物和水不能安全、顺利地经过口腔进入胃，包括吞咽过程中出现咀嚼动作、口腔内食团的形成和传送、吞咽反射启动（同时软腭上抬关闭鼻腔，声门闭合关闭气道，会厌封闭喉口）、咽 - 食道蠕动、食管上括约肌（包括下咽缩肌和环咽肌）开放等一个或多个步骤出现异常，以及食物受到阻碍而产生的咽部、胸骨后或剑突部位的黏着、停滞、梗塞或疼痛的症状，均称为吞咽障碍。

广义的吞咽障碍还应包含摄食障碍，即由于精神、心理、认知等方面的问题引起的行为和动作异常所导致的进食问题。

在老年患者中，摄食 - 吞咽障碍的发生率很高，据统计，美国 60 岁以上的正常老年人中，约50% 存在不同程度的吞咽障碍；老年痴呆患者中，仅有 7% 无吞咽障碍；如包括极轻度的吞咽障碍，则帕金森病患者吞咽障碍的发生率为 95%。

（二）临床表现

1. **咽下困难**　可表现为咽下无力，需多次小口进食，甚至吞咽唾液亦有困难；或因吞咽启动不顺利而出现动作延迟；有些患者长时间咀嚼仍不能将食物在口中形成有利于吞咽的食团。上述原因均可导致进食时间延长甚至不能经口进食。

2. **呛咳**　呛咳可发生于各个阶段：有的发生于吞咽时，有的发生于吞咽后，亦有食 / 水入口未来得及吞咽即发生呛咳（启动吞咽动作之前，食 / 水提前进入咽部，直接流入气道内产生误吸）。可由吞咽控制失灵、吞咽反射延迟或消失、喉关闭不全、咽蠕动减弱、一侧咽肌麻痹、喉抬高不够或食管上括约肌功能障碍造成。胃 - 食道反流和胃灼热提示可能存在胃食管括约肌功能不全，而胃内容物反流，特别是在夜间，极易导致吸入性肺炎。部分患者呛咳可同时伴有食、水经鼻孔反流（软腭上抬不充分，未关闭鼻腔或咽收缩无力可引起）。

3. **呕吐**　部分患者呕吐系由于食管狭窄或食管蠕动功能异常，部分患者呕吐系因呛咳过于严重引发。

4. **咽部异物感，吞咽时烧灼感，堵塞、梗阻感**　多发生于有进食通路炎症、肿物、狭窄、黏膜损伤的患者。部分神经伤病患者因食管上括约肌不能松弛也可出现食物在咽部的梗阻。

5. **流涎**　咽下无力严重的患者吞咽唾液亦有困难，口唇放松时即有唾液流出；部分患者同时存在唾液分泌过多现象。

6. **口臭**　存在口、鼻至食管区域肿瘤、感染或食管咽憩室的患者口臭明显；此外，咀嚼障碍，口腔食物滞留等可引起口臭。

7. 消瘦无力 长时间存在摄食 - 吞咽障碍而未进行有效干预的患者会因进食量少而出现消瘦、无力，体质下降。

（三）分类

1. 按有无解剖结构异常分型

（1）功能性吞咽障碍：指口、咽、喉、食管等解剖结构无异常，而由于口、咽、食管运动异常引起的吞咽障碍。老年人功能性吞咽障碍的主要原因包括：脑卒中、脑部肿瘤、帕金森病及帕金森综合征等引起的神经性吞咽障碍；多发性肌炎等引起的吞咽相关肌肉无力（肌性吞咽障碍）；反流性食管炎、弥漫性食管痉挛等食管动力性问题；此外，一些药物也可影响吞咽控制、咽部反射、唾液分泌和食管蠕动。

（2）结构性吞咽障碍：指口、咽、喉、食管等解剖结构异常引起的吞咽障碍。发生于老年阶段的结构性吞咽障碍常见的原因包括：面、口部至食管肿瘤及其放疗、化疗后损伤，骨性赘生物（如颈椎椎体前侧的骨质增生），头颈部手术后，口咽部至食管区域内的感染和腐蚀性损伤（如反流性食管炎等）。

2. 按吞咽异常发生的阶段和部位分型

（1）认知期 - 口腔准备期吞咽障碍：指从看到食物或水到认识所摄取食物的硬度、温度、一口量，预测口腔内处理方法，计划摄食程序到完成咀嚼动作这一系列过程中发生的异常。

（2）口咽吞咽障碍：指从液体或咀嚼后形成的食团运送至咽部到液体 / 食团经过咽部进入食管入口（同时呼吸动作暂停）的过程中发生的异常。

（3）食管吞咽障碍：指食管以蠕动运动将食团或液体向胃部移送过程中发生的异常。

（四）吞咽障碍的危害

吞咽障碍可导致以下严重问题，威胁患者的健康和生命安全。

1. 吸入性肺炎。

2. 窒息。

3. 营养不良。

4. 水、电解质平衡失调。

5. 整体健康受损，生存质量下降。

二、 吞咽障碍的评定

（一）临床检查

吞咽障碍的临床检查包括完整的病史、症状，与吞咽有关的运动、感觉的检查。

1. 病史

（1）神经系统疾病史：如脑卒中、帕金森病、脑外伤、中枢神经系统感染等；头颈部手术史、肿瘤放疗、化疗史。

（2）用药情况。

（3）吸入性肺炎或院外患者不明原因反复发热史。

2. 症状描述

（1）吞咽困难特别是呛咳发生的频度：偶尔发生，或是每次饮水或进食均有发生，或是每进一口食 / 水均会发生。

（2）何时发生：吞咽前、吞咽中、吞咽后。

（3）引起症状加重的因素：特别是食物性状（流质、半流质、固体食物等）方面的因素。

（4）吞咽时伴随的症状：包括烧灼感、梗阻、鼻腔反流、口臭等。

（5）有无非进食时段发生反流、呛咳。

3. 床边检查

（1）观察患者的意识状态，以及检查时能否合作。

（2）双侧面部、颈部肌肉功能：通过检查面部表情及咀嚼或咬牙时，触摸咬肌和颞肌，了解两侧面、口、颈部肌肉是否对称或无力。下颌向一侧运动，了解对侧翼外肌的功能。

（3）喉上抬幅度：在患者进行干吞咽（口腔内无食 / 水时做吞咽动作）时，从体表观察其喉上抬的幅度。具体方法是：检查者将一手手指伸平，示指放置于下颌骨下方的中部，中指放置于舌骨处，环指放置于甲状软骨下缘，嘱患者做吞咽动作，以甲状软骨上缘接触到检查者中指为正常喉上抬幅度，约为 2cm。

（4）原始反射：注意观察患者是否在咀嚼或吞咽时存在脑干水平的原始反射，如吸吮动作或不能遵嘱控制的咬合。这些病理反射常见于双侧额叶损伤的患者。

（5）口腔检查

1）注意口腔内是否有残渣、异常活动及口干或流涎。

2）检查者戴手套，触摸硬腭、齿龈、扁桃体窝和舌，有助于发现赘生物，观察舌肌是否有萎缩、束状条纹。

3）检查舌肌肌力：嘱患者伸舌及向左、右两侧分别用力，检查者用戴手套的手指或压舌板抵抗舌的运动。

4）用压舌板分别刺激两侧咽后壁，出现呕吐反射，并可见腭咽肌收缩，观察两侧反射是否对称。

（6）咳嗽力度：观察患者自发咳嗽情况，或嘱患者咳嗽，通过声音判断咳嗽的爆发性和力度。

4. 影像学检查
影像学检查结合患者的症状、体征，有助于判定患者吞咽障碍发生的原因及预后。

（二）吞咽试验

1. 反复唾液吞咽检查

（1）目的：测定随意性吞咽反射引发是否存在。

（2）方法：坐位，反复快速吞咽 30 秒。口腔干燥可于舌面注入 1ml 水，再吞咽。

（3）评价：正常高龄者≥3 次 /30 秒。

2. 冷按摩引发吞咽测试

（1）目的：观察处于意识障碍状态或存在高级皮层功能障碍而不能配合检查的患者的吞咽动作和时间。

（2）方法：以蘸有冰水的棉棒将口唇、舌尖、舌面、舌后部、口腔内黏膜充分湿润，然后轻微刺激舌腭弓、舌根、咽后壁等能够引发吞咽反射的部位。

（3）评价：刺激至吞咽动作发生的时间

≤3 秒　临床跟踪

3~5 秒　继续进行饮水测试

>5 秒　仔细检查

仅此项测试就出现呛咳的患者可基本确定为吞咽障碍。

3. 饮水试验

（1）目的：床边评定是否存在吞咽异常及其程度。洼田饮水试验是经典的床边检查方法。

（2）方法：让患者按习惯自己喝下 30ml 温水，观察所需时间及呛咳等情况。

（3）评价：将吞咽功能分为 5 级。

Ⅰ级为 30ml 温水能顺利地一次咽下；

　Ⅰa 级：5 秒钟之内喝完；

　Ⅰb 级：5 秒钟以上喝完；

Ⅱ级为 5~10 秒内分两次以上咽下，不发生呛咳；

Ⅲ级为 5~10 秒内能一次咽下，但有呛咳；

Ⅳ级为 5~10 秒内分成两次以上吞咽，有呛咳；

Ⅴ级为屡屡呛咳，10 秒内全部咽下有困难。

吞咽功能判定标准：正常：Ⅰa 级；可疑：Ⅰb、Ⅱ级；异常：Ⅲ、Ⅳ、Ⅴ级。

4. 床边误吸试验

（1）目的：精确判断急性脑病患者是否存在吞咽过程中的误吸。

（2）方法：在进行上述床边饮水试验的同时测定患者的血氧饱和度。

（3）评价：血氧饱和度下降 2% 以上为误吸阳性。

该方法对误吸判定的准确性为 95%~100%。

（三）进食试验

进食试验是临床检查吞咽功能的一个简便方法，也是观察患者摄食表现最直接的方法。

1. 适应证和禁忌证

（1）适应证：意识清楚，能够遵循指令；病情稳定，运动控制较好的患者。

（2）禁忌证：干吞咽时候上抬缺失或明显减退，中至重度构音障碍，重度智力障碍，严重的肺部疾患和保护性咳嗽缺失。

2. 方法　在日常进食时观察患者的进食速度以及对食物的反应。如果进行正式评价，则应使用最不易误吸的食物，如菜泥，根据患者的耐受力，逐步增加食物的控制难度，如半固体食物、软固体食物、常规食物。液体的控制难度顺序是：黏稠状液体（如稠酸奶）、蜂蜜状液体、稀薄状液体（如牛奶）、水状液体。

在进食过程中，检查者需要密切观察的项目包括：

（1）日常进食过程的整体表现

1）进食速度是否正常，有无过慢或过快。

2）有无仰头吞咽（可能是吞咽无力的表现）。

3）有无食物在口中停留时间过长等问题。

4）进食过程包括对食物的认知以及头、颈、上肢、下颌、唇、舌、颊部、咽、喉的一系列主动和反射性运动。一些存在认知障碍的患者，特别是患有痴呆的老年患者，甚至是无明显认知障碍的帕金森病患者，在进食时可表现为一方面不停地将食物送入口中，另一方面咀嚼、吞咽存在困难，导致口腔内塞满食物，非常容易导致误吸的发生。

（2）咳嗽：发生误吸时（食物落入真声带以下），正常情况会引起咳嗽。咳嗽可将误吸的食物咳出，是一种防止吸入性肺炎和窒息的保护机制。吞咽障碍患者可能出现的异常情况如下：

1）吞咽前咳嗽：提示舌咽控制差或吞咽反射启动延迟，食物过早流入咽喉部。

2）吞咽中咳嗽：提示吞咽相关动作协调性障碍或会厌运动、声带闭合差。

3）吞咽后咳嗽：一般是吞咽后口、咽部的食物残渣落入气道，提示可能存在舌运动和咀嚼障碍（不能充分地将所有入口食物形成食团，造成残渣过多），咽喉蠕动差，或食管上括约肌不能松弛。

4）咳嗽无力：多与吞咽障碍并存，是神经控制障碍的表现之一；亦可发生于久病卧床体力差的患者。咳嗽无力或不能有效咳嗽的患者更易发生吸入性肺炎或窒息。

（3）喉上抬：详见本节吞咽障碍的评定。

（4）呼吸和音质：将听诊器听诊头置于患者喉部，调整听诊头的位置，直到可以清楚地听到喉部呼吸音。吞咽中和吞咽后的正常表现为：开始吞咽时呼吸暂停，吞咽后的立即呼气，可听到清晰、干净（不夹杂液体、固体随呼吸经过的音质）的呼吸声音。异常表现包括：

1）吞咽开始而呼吸不停。

2）吞咽后颈部呼吸音质可伴有汩汩声（gurgling），多是由于咽喉部唾液聚积或渗入咽喉部的食物造成的。渗入（penetration）是指食物或液体进入声带水平以上的喉部。

3）吞咽后清嗓子的次数增多。

（四）口面功能评价

1. 对口面肌肉的运动、力量以及控制的评价

（1）检查内容：闭唇、唇角上抬、噘嘴；咬合、张嘴；伸舌、舌尖上抬、舌根上抬、舌向两侧运动；软腭抬高等。

（2）检查方式：包括遵嘱主动运动和反射性活动。反射性活动的检查方式是对上述提前施加相反方向的压力，观察患者反射性动作（如下压舌根观察舌根上抬），与患者主动运动的力度进行对比。当患者遵嘱活动时唇运动无力，舌后部抬高不能，但在进食饮水过程中唇闭合充分，上抬的舌后部与硬腭接触恰当（即可完成反射性吞咽动作）时，提示上运动神经元性麻痹（假性延髓性麻痹）。

2. 舌感觉功能检查

患者闭目，给予面、唇、口内机械刺激，评价痛觉；用舌舔冷、热水，检查温度觉；用棉花蘸上酸或甜味食品触舌的不同部位，检查味觉的辨别力。

3. 口腔反射活动检查

见表 6-11。可观察到不同类型的反射性行为。前 7 项是原始口腔反射。在某些情况下，反射模式存在，其程度允许口腔进食（如张口、吸吮、咀嚼、反射性吞咽完整）；另一些情况下，进食是障碍的（如强烈的咬合、反射性吞咽启动延缓）。

原始口腔反射的存在，表明上运动神经元的损害；咽反射、吞咽反射的消失，表明下运动神经元的损害（脑干颅神经核或其外周神经损害），肌肉软瘫，在反射活动时无肌肉功能性活动。

（五）仪器评估

1. 吞咽造影检查

又称电视 X 线吞咽功能检查（video fluoroscopic swallowing study，VFSS），是在 X 线透视下，针对口、咽、喉、食管的吞咽运动所进行的特殊造影。由于口咽至食管上段的吞咽过程十分迅速，X 线动态造影录像或快速摄片能够记录其活动，并且可以逐帧仔细分析，发现其中活动的异常。

（1）检查目的：发现吞咽障碍的结构性或功能性异常的部位、程度和代偿情况，有无误吸等，

表6-11 口腔反射的检查

反射名称		刺激	反应	评价（＋，－）
原始口腔反射	口面反射	在口周强烈拍打	噘唇成圆形	
	唇反射	拍打口角或轻触	双唇噘起或闭唇	
	搜寻反射	轻触唇或口角	转头试图使刺激入口	
	张嘴反射	将刺激物送向口（勺子、压舌板、手指）	张嘴	
	咬合反射	刺激物置于牙齿之间，尤其是磨牙之间	紧咬刺激物	
	吸吮反射及咀嚼反射	手指放入口中再拉出	舌有节律地伸出和缩回，伴有咀嚼运动，有淤积的唾液	
	咀嚼反射	拍打牙齿和齿龈；将食物或其他刺激物置于口中	颌上下运动；吸吮、咀嚼或吞咽系列动作	
咽反射		压舌板或棉签轻触咽后壁	恶心反射性吞咽动作	
吞咽反射		让患者吞咽唾液或含服1~2ml水	吞咽系列动作或咳嗽	

是选择有效治疗措施和观察治疗效果的可靠依据。

（2）检查方法

1）设备、药剂：VFSS所必需的设备包括X线透视仪以及能够将透视下的动态影像同步记录下来的设备，同时该设备还可提供一些后期处理的功能，能够对距离（如喉上抬的高度）、时间（如喉上抬所需时间）等进行测量。检查前，需准备三种黏度的食物（即稀液体、稠糊状以及固体食物），另外，还需要准备钡剂（一般为60%硫酸钡混悬液）以便清晰地在X线下显影。

2）对患者的要求：患者必须能够保持坐位或立位，并能够执行指令，配合检查。

3）检查方法：分别于垂直坐位、30°及60°坐位对患者进行VFSS。一般记录正位和侧位的影像。图像范围包括口、咽、喉和食管的上端。不同黏度、不同分量的食物依次进行，一般从小量开始，如1ml，然后依次增加剂量至3ml、5ml、10ml等。如果患者有一定的吞咽功能，则根据具体情况在食物中混入钡剂，尽量避免对钡剂的误吸。

4）误吸处理：如果患者检查中出现了少量的误吸，则立即进行体位引流——使患者以头低脚高位趴在检查床上，并用力咳嗽，将误吸的食物或钡剂咳出。

5）观察内容

A.舌、软腭、咽喉，食管上段括约肌的解剖结构。

B.是否有舌肌无力（不能将钡剂送入咽部启动吞咽，口内滞留）、吞咽延迟、误吸，软腭、舌骨、舌根的活动。

C.有无吞咽反射减弱，有无喉闭合不良（钡剂进入咽部，但喉口仍未关闭），食管上括约肌开放程度及食管上括约肌张力过低的表现。

D.梨状隐窝、会厌谷是否有食物滞留（一侧咽肌无力，吞咽完毕后该侧梨状窝内滞留，双侧会厌谷滞留）及其清除能力。

E.患者吞咽的最佳体位，食物放入口中的最佳部位，患者适宜选择的食物性状以及最佳一口量（量过少则口腔内压力过低不易于完成吞咽动作，过多则不能一次咽下造成误吸）。

VFSS需要专业的设备和实验室，也需要专业的人员进行具体操作，对是否应用钡剂以及应用的量、种类以及何时停止检查进行决策，最大限度地获得吞咽功能的信息并最大限度地减少误吸的发生，还要对检查结果进行后期分析和后处理，做出全面的诊断，为治疗决策提供依据，判断是否需要管饲饮食，或是否可撤除鼻饲管。

2. 电视内窥镜吞咽功能检查（fiberoptic endoscopic evaluation of swallowing，FEES）

（1）检查方法：使用内窥镜经过咽腔或鼻腔直接观察咽喉部解剖结构，还可以在吞咽唾液或进食时观察上述结构的功能状态。

（2）观察内容

1）会厌，杓状软骨，声带，食管入口处等解剖结构。

2）吞咽启动的速度。

3）梨状隐窝内唾液或食物潴留。

4）唾液流入喉部的情况。

5）声门闭锁功能，状态及有无器质性异常。

3. **超声检查** 通过放置在患者颏下的超声探头观察吞咽过程中口腔和咽部软组织活动情况，以及食团的运转和咽部食物残留情况，可在床边进行。但由于气体的影响，该检查不适用于观察喉部及食管的情况。

三、 吞咽障碍的康复治疗

（一）吞咽障碍康复的基本原则

1. **重视康复宣教，安全第一** 误吸和严重误吸引起的窒息是吞咽障碍患者应重点防范的问题，必须加强对患者及其陪护人员的宣教，在日常进食、饮水和吞咽功能训练中保证患者的安全。

2. **根据患者吞咽障碍的原因和程度制订康复计划** 临床上可应用才藤氏吞咽障碍7级评价法（表6-12）作为指导吞咽功能训练的基本框架。

表6-12　才藤氏吞咽障碍7级评价法

分级	吞咽障碍程度	误吸情况	进食策略	是否应进行吞咽训练
7级	正常范围	无	正常进食	否
6级	轻度问题	无	改变食物性状	不一定
5级	中到重度	无	摄食过程需要他人的提示或者监视	积极训练，可进行直接咽下训练
4级	机会误咽	有	调整姿势或一口量；间歇性地补给静脉营养	积极训练，可进行直接咽下训练
3级	水的误咽	有	需要考虑胃造瘘，否则需要长期静脉营养	直接训练需要在专门设施进行
2级	食物误咽	有	积极地进行胃造瘘	直接训练需要在专门设施进行
1级	唾液误咽	有	持续静脉营养	不能试行直接训练

3. **避免患者发生严重营养不良或水、电解质失衡** 老年患者发生严重营养不良极难纠正。医患双方均需避免认为经过积极的康复治疗就一定能恢复正常进食的观念，必须根据患者的疾病诊断、病情、吞咽障碍的程度进行合理的训练，必要时应尽早采取管饲饮食或补充静脉营养，以保障患者的基

本健康状态。

（二）针对吞咽器官异常功能的训练

1. 针对感觉减退的训练 目的是增加口腔内外感觉输入，促进吞咽反射的灵敏性。

（1）以冰的勺柄、蘸冰水的棉棒（棉头需缠紧防松脱坠落至咽喉部）利用电动牙刷改造的振动棒或由气囊核导气管组成的脉冲气流装置反复刺激软腭、咽腭弓、舌腭弓基底部、舌后部、咽后壁。

（2）可将手轻放在患者的双唇上，轻拍患者的嘴唇发出"哇，哇，哇，…"的声音，使唇发生震动，增强唇部感觉。

2. 针对下颌运动异常的训练 目的是增加下颌力量和稳定性。

（1）张口无力：张开口停留5秒，为了有效提高肌力，可将手心放在下颌下方，患者开口时手往上推施加阻力。

（2）张口受限：手法辅助增加下颌开口度。

（3）咬合无力：将压舌板放在一侧磨牙上，嘱患者尽量咬住，不让压舌板拉出，肌肉无力侧要加强训练，平时可咀嚼口香糖。

3. 针对面部运动异常的训练

（1）肌张力异常：可对面颊、口唇进行牵拉。肌肉张力过低时进行快速牵拉，肌肉张力偏高时进行缓慢、持续的牵拉，以改善肌肉的弹性。

（2）唇闭合无力：表现为流口水和进食、饮水、漱口时的食/水外溢。

1）唇闭合抗阻训练：将压舌板放在患者双唇之间令其闭唇夹住（勿用牙咬），能夹住静置的压舌板后，治疗师可试图抽动压舌板而令患者继续夹住不放，训练其唇闭合力量。

2）发闭唇音、和咬唇音：闭唇音如："宝贝""版本""婆婆""批评"等；咬唇音如："发奋""方法""反复"等。

4. 针对舌运动异常的训练

（1）舌运动无力：舌的各向主动运动及抗阻运动。

（2）舌后缩：用干纱布包住舌，用拇指、食指向外牵拉舌；也可以用简易负压舌吸引器吸住舌前端进行向外牵拉。

5. 针对软腭运动异常的训练 软腭的运动异常主要表现为单侧或双侧软腭上提无力。软腭上提与咽后壁相贴可将鼻咽与口咽隔开。故软腭上抬无力可引起吞咽时食/水经鼻腔反流。

针对此问题可采取以下训练：

（1）冷刺激腭弓：压舌板压住舌头，暴露会厌，嘱患者发"啊"并观察运动情况，冰棒快速自内向外、自下而上地划过软腭。

（2）鼓腮练习：深吸气，鼓腮，维持数秒，然后呼出；也可吹堵住的吸管。鼓腮闭嘴时，如有漏气（手指挤压面颊，气流从鼻孔漏出），让患者说s、s、s，不让气流由鼻漏出。

（3）分别发出鼻音与非鼻音：让患者发"na、ba""bo、mo""bei、mei"等，体会气流经过鼻腔与不经过鼻腔的区别，并加以控制。

6. 针对咽收缩无力的训练

（1）打哈欠训练法：增加咽后壁运动。

（2）Masako手法：舌伸出门牙外，吞咽唾液，强化咽收缩运动。

7. 针对喉上抬无力的训练

（1）练习发假声。

（2）干吞咽：请患者做吞咽动作，并提示其注意自己咽喉部的感觉。

（3）拇指顶下颌：吞咽时，用拇指顶住下颌，拇指用力向上，抵住舌根。

（4）Shaker 训练法：患者去枕平卧在床上，抬头看脚尖（注意肩膀不能抬起），维持 1 分钟，然后将头放回床面并休息 1 分钟。之后重复上述动作 2 次或更多。此方法可加强颈前部参与吞咽肌肉的力量，辅助食管上括约肌开放。

（三）影响吞咽动作的其他训练

1. 放松运动　全身放松状态有利于吞咽动作的完整和协调。

（1）放松头颈肌肉。

（2）放松肩膀肌肉。

（3）用力咬牙 4 秒，然后放松。

（4）用力闭唇 4 秒，然后放松。

2. 呼吸训练　呼吸运动的停止和重新开始需要与吞咽动作启动和结束相协调，否则极易发生误吸；另一方面，吸气肌和呼气肌的肌力，以及呼吸运动与声门运动的协调是保证有效咳嗽的基本条件。

（1）呼吸控制训练

1）双手往上抬，同时深吸气，然后双手慢慢放下，同时吐气。

2）双手往上抬，同时深吸气，手提到最高点时停止呼吸 3 秒钟，再慢慢吐气。

3）双手往上抬，同时深吸气，手提到最高点时停止呼吸 3 秒钟，慢慢放手同时喊"啊"，保持匀速，尽量延长时间。

4）用吸管吹泡泡，尽量延长吹气时间，保持匀速，每次练习 10 分钟。

（2）腹式呼吸训练　参考第四章第三节康复治疗部分。

3. 声带运动训练

（1）发音训练：学习控制发音的持续性、音量及音调。

（2）声门内收训练：练习在躯干及上肢用力的同时说出"一、二、三、四、五"，可增加声门闭合的力量，防止食／水进入肺部。

（四）吞咽运动训练

1. 吞咽功能训练

（1）冷刺激治疗：刺激软腭、咽腭弓、舌腭弓基底部、舌后部，咽后壁等部位诱发空吞咽动作，反复进行。

（2）促进吞咽反射的手法：用手指沿着甲状软骨到下颌缘之间的皮肤上下摩擦，或用手指快速按摩该部位的皮肤和肌肉促进吞咽反射的触发。近年来，对于上述部位的电刺激疗法已有逐渐取代手法治疗的趋势。

（3）用冰勺或压舌板下压刺激舌体中部，促进吞咽反射的快速触发。

（4）声门上吞咽：嘱患者在非进食、饮水期间，按照"吸气 - 屏住呼吸 - 吞咽口水 - 呼气 - 主动咳嗽"的程序进行反复训练，熟练掌握吞咽时声门闭锁，吞咽后及时清除声门附近食物残渣的动作流程，避免或减少吞咽前、吞咽中和吞咽后的误吸。

（5）门德尔松法：让患者在吞咽中注意感觉喉位置的提升，并尽量延长喉在最大提升位置的时间，即主动延长并加强喉上抬。此方法有助于增强食管上括约肌打开的程度。生物学分析显示食管上括约肌开放是舌骨上肌群和舌骨下肌群收缩的结果，喉和舌骨最大程度的地前置和上提时食管上括约

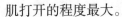

肌打开的程度最大。

（6）球囊扩张法：需 2 名治疗师配合，使用管头或靠前部位有球囊的导管，经鼻腔或口腔送入患者食管方向，经过食管上括约肌后，一名治疗师负责充气或充水，使球囊直径增大，另一名治疗师嘱患者反复用力吞咽球囊，吞咽后放松，观察患者的动作、反应，并控制导管和球囊的位置。此方法适用于神经源性食管上括约肌舒张障碍和食管肿瘤术后吻合口狭窄，放疗术后或化学灼伤后瘢痕狭窄等食管上段功能性及机械性狭窄的患者。对于此类患者，球囊吞咽训练与实际进食训练相比更为安全。球囊扩张的直径（充气或充水量）宜从小到大，循序渐进，减少患者的不适感，避免机械性损伤。

2. 吞咽代偿方法　目的是在吞咽功能尚未完全恢复正常的情况下经口进食，同时减少在吞咽前、中、后发生的误吸。运用时需严格掌握每种方法的适应证。

（1）转头吞咽：对于一侧咽肌麻痹的患者，将头旋转向患侧再进行吞咽。此方法可关闭患侧梨状隐窝，减少食物进入隐窝并滞留；同时，关闭患侧，可引导食团经健侧咽部下行。

（2）侧方吞咽：对于一侧咽肌麻痹的患者，还可以嘱其练习颈椎向健侧屈，即将头偏向健侧，使患侧咽部处于较高的位置，从而使吞咽的食物或水在重力的作用下经健侧咽部运向食管。

（3）低头吞咽：对于吞咽动作延迟的患者，低头时下颌回缩，可防止食物过早滑过舌根部；另一方面，低头动作可将会厌谷加宽，把会厌推向更高的悬吊位置，从而增加对气道的保护。

（4）点头吞咽：对于吞咽无力且存在会厌谷滞留的患者，点头动作中的低头可辅助吞咽动作的完成；而仰头（颈后伸）时会厌谷变小，有利于挤出、清除会厌谷内的食物残渣，从而减少吞咽后误吸。

（5）仰头吞咽：仅适用于舌运动障碍不能将口腔内的食团运送至咽部的患者，利用重力作用辅助食团的向后运送，禁用于吞咽启动延迟的患者。

（6）反复空吞咽：对于存在咽部滞留的患者，每次吞咽食物后，再反复做几次空吞咽；或在进食固体食物时，每次吞咽后饮少量水，可减少食物在咽部的滞留。

（五）直接摄食训练

1. 进食体位

（1）躯干与地面成 45° 或以上角度。

（2）躯干 30° 仰卧位，头前屈，偏瘫侧肩部垫起，辅助者位于健侧。

（3）不能坐起者，采用吞咽器官的健侧卧位。

2. 食物和液体的送入

（1）食物性状：应根据患者的咀嚼、吞咽功能向其提供适当性状的食物。

1）对于咀嚼困难的患者，应提供糊状或细颗粒食物。

2）对于唾液分泌过少的患者，应提供足够湿润的食物。

3）对于舌运动无力的患者，应提供有适度黏性的食物，使其在口腔中易形成食团，但又不会黏附于颊部或上腭造成口腔内壁食物大量残留。

4）对于咽收缩无力的患者，则应提供较为润滑易于咽下的食物，如稠酸奶，蛋羹等。

5）对于易在吞咽中发生呛咳的假性延髓性麻痹患者，应提供密度均一的固体或半固体食物（例如米糊优于米粥）以及流动性稍差的液体，例如在白水中加入增稠剂。

（2）食量：小量、最好用勺，每口之间间隔至少 30 秒，鼓励干吞咽。

（3）控制送入节奏：口内食物吞咽完毕后再送入下一口。

（六）对老年病患者的摄食 - 吞咽障碍的干预

1. 脑卒中患者的吞咽问题干预 由于脑卒中多造成颅内局灶性病变，同是卒中患者，不同位置的病灶可引起完全不同类型的吞咽障碍，包括延髓麻痹、假性延髓性麻痹、吞咽动作共济失调和对食物、摄食的认知障碍。

（1）延髓麻痹性吞咽障碍：由于脑干延髓部第Ⅸ、Ⅹ、Ⅺ和Ⅻ对颅神经及其神经核损伤所导致。吞咽障碍的发生原因是舌、咽部感觉及下运动神经元麻痹。

1）主要表现：摄食 - 吞咽障碍主要发生在咽期。吞咽反射微弱甚至消失，吞咽中误吸情况突出；由于喉上抬不充分，且食管上括约肌扩张状况不好，导致食物在咽部滞留，亦常发生吞咽后的误吸。

2）干预方法

A. 改善舌后部及咽部的感觉、运动和吞咽反射的敏感性。

B. 提高喉上抬力度。

C. 反复吞咽训练，可用手法或电流在颌下位置刺激颌下腺，诱发吞咽动作。

（2）假性延髓性麻痹：为脑干上部至大脑半球的双侧病变导致吞咽相关核团的核上性麻痹。

1）主要表现是：在摄食 - 吞咽准备期、口腔期障碍严重，咀嚼、食团形成、食团移送困难。但吞咽反射仍有一定程度的存留，吞咽反射表现迟缓，然而一旦受到诱发，其后的吞咽运动就会依次顺利进行，这种时间差会引发误咽。

2）干预方法：重点应放在改善摄食 - 吞咽程序方面，帮助患者重新整合摄食 - 吞咽运动的自动控制程序。对于吞咽训练无效的患者，应尽早开始管饲饮食。

（3）吞咽动作共济失调：小脑对于调控吞咽相关肌群活动的精确性和协调性起着重要作用。小脑卒中后产生的共济失调可造成进食饮水过程中的明显呛咳。

共济失调性吞咽障碍很难在短时间内通过训练得到改善，应尽早开始管饲饮食，以保证患者的营养摄入和安全。仍经口进食的患者进餐后应及时检查、清理口腔，保持口腔卫生，避免进食后误吸食物残渣。

（4）对食物、摄食的认知障碍：参考本节相关内容。

2. 帕金森病或帕金森综合征患者的吞咽问题干预

（1）帕金森病或帕金森综合征患者吞咽问题的主要表现

1）帕金森病患者一般存在口、舌及咽部的肌肉僵硬和运动失调，可引起食团形成困难；病理学研究发现舌、咽部亦有不同程度的失神经性肌萎缩和快肌纤维向慢肌纤维的转变，致使吞咽起始难度增加；加上食管上括约肌运动障碍的共同影响，使得吞咽效率低下，进食速度缓慢，食物在口腔和咽喉部堆积。

2）即使是无明显认知障碍的患者，也有可能出现未咽下口腔内食物便不断将新的食物送入口中的表现，这可能与患者无意中发现口腔内积存大量食物时吞咽动作的启动较为顺利有关，但该方法易造成噎塞和误咽。

3）帕金森病中晚期的患者由于药物的"开 - 关"现象和异动症等副作用的出现，一天之中会出现精神状态及各部位肌肉运动表现的波动，进食、吞咽动作亦可受此影响。

4）部分患者存在唾液过多、流涎的表现，亦有可能引起唾液误吸，同时影响患者的个人形象，使其失去自信。

5）中晚期帕金森病患者常伴有抑郁，影响食欲，减少进食，造成营养不良。

（2）干预措施

1）观察患者进食的具体表现，必要时进行相关运动以及吞咽功能的全面评估，根据评估结果选择相应的康复措施。

2）对于面、口、舌运动幅度过小的患者，宜进行肌肉的牵拉，帮助其肌肉放松，以便在口腔中对食物进行充分的咀嚼和搅拌，形成利于推送至咽部的食团。

3）对于舌、咽肌肉运动无力的患者，应进行相应的肌力训练；对于运动失调的患者，应配合以帕金森药物治疗。

4）对于唾液过多的患者，应提示其主动吞咽唾液，必要时进行相关肌肉的力量性训练和吞咽动作训练。

5）指导患者本人及其家属仔细了解患者在一天中的状态起伏，尽量将进食安排在药效最好，患者能够全身放松，不自主运动最少的时段进行，必要时在专科医师指导下调整服药时间和药物剂量。

6）在上述训练和干预的基础上，对于进食速度仍明显高于吞咽速度的患者，应嘱陪护人员在其进餐时提示其放慢将食物放入口中的速度，待口腔内食物吞咽完毕后再放入新的食物；同时训练患者主动控制进食节奏，牢记"细嚼慢咽"，例如将食物放入口中，默数咀嚼次数，满10~15次后再吞咽，确认吞咽完成后再吃下一口。

7）进餐后及时将口腔清理干净，保持口腔卫生，避免进食后误吸食物残渣。

8）对于出现抑郁表现的患者，及时采取心理干预及药物治疗。

9）由于帕金森病一般会进行性加重，当患者的吞咽障碍不能经康复训练得到有效改善并影响患者的进食安全和营养状态时，应及时开始管饲饮食。

3. 痴呆患者的吞咽问题干预

（1）痴呆患者吞咽障碍的特点

1）许多患者逐渐对食物失去适当的兴趣，部分患者表现为不知道进食时间，不知饥饱，不知各类食物的搭配，这意味着患者会出现营养不良；部分患者表现为进食过多，过急，狼吞虎咽。

2）由于神经退行性变，口咽部精细动作协调性降低，加之中、重度痴呆患者由于注意力障碍，更易出现进食过程中的误吸。

3）绝大部分重度痴呆患者会出现明显的吞咽障碍，频繁发生呛咳，极易造成吸入性肺炎，甚至窒息、致死。

（2）干预措施

1）每天在固定的时间进餐。

2）由于痴呆患者往往在晨起时是一天中精神状态最好，注意力最易集中的时间，因此，早餐量应在三餐中占最大比例，以保证患者尽可能多地，安全地经口摄入营养。

3）检查患者牙齿或义齿是否坚固。过多缺齿及牙齿松动会影响患者进食的舒适性及安全性。

4）保持进餐环境安静，关掉电视、音响或收音机。

5）不要同时将多种食物同时摆在患者面前，要一种一种地吃。

6）餐具色彩宜鲜艳，以便患者注意食物。

7）交给患者的食物不宜体积过大，例如，可将馒头切片或切条后再递给患者。

8）对于咀嚼、吞咽无力的患者，宜将高蛋白、高热量、富含膳食纤维和各类维生素的健康食物，如牛奶、谷物、蔬菜等混合搅拌为糊状。

9）进餐后及时清理口腔，保持口腔卫生，避免进食后误吸食物残渣。

10）控制餐间进食，必要时将冰箱和食品柜门锁好。

11）患者进食量偏大、偏胖或伴有糖尿病、高脂血症及心、脑血管疾病时应控制热量摄入，有疑问时咨询医生或营养师。

12）或出现明显的、不可控制的误吸，或不能通过经口摄食保证自身营养，体重明显减轻时，应及早开始管饲饮食，甚至酌情补充静脉营养，而不应过分强调、夸大吞咽功能训练的作用。

（霍　速）

第四节　老年卧床综合征康复

一、概述

目前，我国乃至世界人口老龄化的趋势逐年加重，老年人长期卧床已逐渐成为突出的社会问题。卧床不起除导致老年人活动减少、身体功能减退和情感障碍外，还会导致多系统的并发症，严重甚至危及生命，不仅严重降低了老年人的生活质量，而且给社会和家庭带来沉重的经济和精神负担。如何预防老年人卧床不起，并为卧床老年患者提供较全面的康复及护理，是广大医护人员和患者家属亟待解决的重要问题。

（一）定义

1. **卧床状态**　卧床状态是以日常生活的自理程度来确定的，是指室内生活需要某些辅助，一天中以床上生活为主；或者是在床上度过一天，进食、大小便、体位变换等需要辅助的状态。随着社会老龄化趋势的加重，越来越多的老年人由于各种原因处于卧床状态。

2. **卧床不起**　老年人卧床不起是指老年人因衰老、长期患病、伤残或人为因素造成护理不当，导致日常生活能力减退，部分或全部需要他人帮助的一种临床现象，包括长期卧床、坐椅及只能室内活动而不能单独外出者。当老年人因各种原因进入卧床状态后，如不进行有效的干预，就会转化为完全的卧床不起，或称久病卧床、长期卧床。

3. **卧床综合征**　指老年人因衰老、长期患病、伤残或人为因素造成护理不当等原因，导致日常生活能力减退，部分或全部需要他人帮助，进入卧床不起状态，继发多系统并发症，导致躯体结构、功能及心理状况受损。

老年卧床综合征的最终状态为进入卧床不起状态，本章节中的老年卧床综合征泛指老年卧床不起。

（二）病因及发病机制

1. **高龄**　高龄是引起卧床不起的一项重要危险因素。有资料表明，高龄老年人虽不及老年人群的 10%，却可占老年卧床不起患者的 46.3%，可使卧床不起发生的危险性增加 5.65 倍。由于高龄老年人各项生理储备功能明显减退，各器官功能逐渐退化，并有一部分器官处于衰竭的边缘，在各种诱因作用下极易患病，即使感冒、肺部感染等疾病引起的卧床，也可在短期内引起一系列的连锁反应，出现多器官受累或衰竭，导致长期卧床不起的发生，而这些疾病则不会是非老年人和低龄老年人卧床不起的原因。因此，高龄老年人是卧床不起的易感和重点防治人群。

2. **跌倒**　老年人的步态的稳定性下降和平衡功能受损，是引发老年人跌倒的主要原因。一方面，老年人为弥补其活动能力的下降，可能会采取更加谨慎地缓慢蹭步行走，造成步幅变短、行走不连续，脚不能抬到一个合适的高度，引发跌倒的危险性增加；另一方面，老年人中枢控制能力下降，感觉对比降低，躯干摇摆较大，反应能力下降、反应时间延长，使平衡能力、协同运动能力下降从而导致跌倒危险性增加。跌倒会给老年人带来一系列不良后果，一方面，老年人跌倒后如发生骨折可引起卧床不起；另一方面，跌倒后老年人由于心理受损，自信心丧失，因恐惧再次跌倒而限制自己的日常生活活动，体质更加衰弱，则形成更易跌倒的恶性循环，最终导致卧床不起。

3. 治疗及护理因素 对于老年性疾患，医疗上常常实行以输液为主的治疗方法，常留置各种管道如输液管、导尿管、吸氧管等，这成为限制老年患者活动的不利因素。目前，医护人员、患者本人及家属对老年人卧床不起的危害认识不足，从而未能引起足够的重视。老年患者发病后卧床休息仍是医疗护理的常规概念和治疗的辅助手段。Brown 等的调查研究显示，33% 的 70 岁以上的住院老年患者在治疗期间被给予卧床的医嘱，而其余 60% 没有卧床医嘱的患者因护理原因其活动已不知不觉地被限制，护士认为，让患者卧床休息是医生的医嘱或者为常规措施，这种观点也影响着对卧床老人的护理，很少考虑如何让老人从床上起来活动。另外，对于生活自理能力差的老年患者，护理工作相当繁重，但护士的时间和精力是有限的，病房护士因人力不足，不能有计划地促进患者活动，也是导致老年患者卧床不起的原因。

4. 躯体疾病 与卧床不起相关的躯体疾病包括脑卒中、认知功能障碍、骨折及骨关节疾病、晚期恶性肿瘤、器官功能衰竭、重症肌无力、特发性肺纤维化、帕金森病等。

（1）脑卒中：脑卒中是老年人的常见病、多发病，脑卒中后往往遗留肢体功能障碍、吞咽障碍、智能或某些功能的缺失，是导致老年人卧床不起的首要原因，约占老年卧床不起的 50% 以上。有研究表明脑卒中能使卧床不起发生的危险性增加 4.94 倍。

（2）认知功能障碍：认知功能障碍是老年人常见的功能障碍之一，包括轻度认知障碍及痴呆。存在认知功能障碍的患者生活自理能力严重下降，常存在定向力障碍，不能主动要求外出或起床，是造成卧床不起的又一主要原因。

（3）骨折及骨关节疾病：骨折后尤其是下肢的骨折，由于肢体的运动功能障碍常使患者处于卧床状态；骨关节疾病，如类风湿性关节炎、风湿性关节炎、痛风性关节炎等，可造成关节变形、强直，均可使患者活动受限，进一步导致卧床不起。

值得重视的是，10% 以上卧床不起的老年人患有两种以上的躯体疾病，如先因脑卒中导致卧床不起，后因肢体活动障碍而跌倒，导致股骨颈骨折，加重卧床不起的发展。多种疾病导致卧床不起使得病情变得更严重、更复杂，治疗难度加大，预后更差。

5. 心理因素

（1）传统观念：受中国传统文化的影响，认为得病后就要卧床休息，家属对患者给予过度的帮助和保护，尤其是对老年人，使其产生依赖心理而不愿活动，生活自理能力过度减退，从而导致卧床不起。

（2）抑郁及焦虑状态：老年卧床不起患者常常存在抑郁、焦虑，而且卧床不起的程度越重，抑郁症状越突出。卧床不起与抑郁、焦虑有一定的关系。一方面，抑郁症是致使机体功能残疾的一项独立危险因素，可导致卧床不起。另一方面，引起卧床不起的躯体疾病可导致抑郁、焦虑状态，其中，脑卒中、心脏病、恶性肿瘤等疾病伴发抑郁的概率明显增高。这些躯体疾病既是导致卧床不起的直接病因，也是产生抑郁状态的原因。同时，卧床不起本身可直接导致抑郁状态。卧床不起患者因活动空间缩小、社会联系和社交明显减少，而产生抑郁状态，后者又因自卑、自责及动作迟缓而加速卧床不起的发展，二者互为因果，形成恶性循环，促进了卧床不起的发生和发展。

6. 社会因素 研究调查表明，老年卧床不起患者生活满意度明显降低，究其原因，除了躯体病痛、负面情绪的影响，还与社会支持不足有关。老年卧床不起患者社会支持水平明显降低，主要表现在主观支持水平低下，即患者在社会中受尊重、被支持、被理解的情感体验低下，而且病情愈重主观支持水平愈低。其次是患者对社会支持利用度降低，即虽能获得支持，却拒绝接受，在遇到困难时不能正确求助。社会支持可有效拮抗应激对健康的不利影响，被称为应激反应的缓冲剂，对老年人的健康及疾病康复至关重要。社会支持水平降低就意味着患者不能有效地拮抗应激时对健康的负面影响，导致心身症状加重，从而促进了卧床不起的发展。

（三）临床表现及功能障碍

由于卧床是一种失重力体位，各器官系统处于适应不良状态，且老年人储备能力低下，卧床不起对老年患者身体各系统造成很多不利影响，即使偶尔短暂的卧床也可能对机体产生不利影响，长期卧床对循环系统、骨骼肌肉系统、泌尿系统、呼吸系统、消化系统、皮肤组织带来不同程度的损伤，出现多种并发症。常见的有压疮、坠积性肺炎、下肢静脉血栓、肺栓塞、肌萎缩、关节挛缩强直、骨质疏松、便秘、营养不良等。同时，老年患者卧床后，因活动限制，社会联系和交往减少，易产生丧失、孤独感，出现抑郁、焦虑等状态，进一步促进老年患者的卧床，形成恶性循环，从而使身体健康状况进一步恶化。

（四）辅助检查

根据卧床老年人原发病及并发症进行相应的辅助检查，包括相应的实验室检查和器械检查等。

（五）诊断及标准

目前国内外对卧床不起还没有统一的诊断标准。20 世纪 70 年代日本提出老年人因病残经过治疗及康复无再起床希望并卧床 6 个月以上称为卧床不起。然而，由于老年人的个体差异较大及卧床的病因不同，不能一概而论，即使卧床 1 个月，也可根据疾病的种类和程度确定为卧床不起。因此，随着人口老化和疾病谱的变化，提高老年人生活质量逐步受到重视，90 年代日本再次提出卧床不起的诊断标准，即卧床状态持续 1 个月且不能自行恢复者为卧床不起。

二、 康复评定

（一）功能评定

根据卧床老年人原发病及并发症进行相关的康复评定，如脑卒中评定、认知功能评定、心理评定、关节活动度评定、日常生活活动能力评定等。

（二）疾病分级

根据老年人日常生活自理程度可将卧床不起进行分级：①生活自理：虽有残疾，但日常生活一般能自理，并能自行外出。②卧床前期：室内生活一般能自理，但无人扶持则不能外出。③卧床期 A 级：室内生活需人扶持，床上生活为主。④卧床期 B 级：全天床上生活。

三、 康复治疗

（一）原发病治疗

治疗相关的躯体疾病包括脑卒中、认知功能障碍、骨折及骨关节疾病、晚期恶性肿瘤、器官功能衰竭、重症肌无力、特发性肺纤维化、帕金森病等。

（二）并发症治疗

1. 压疮

（1）皮肤减压：皮肤减压是治疗压疮的最重要的手段。减压既可以解除造成压疮的各种力学因素等，还能预防新的压疮形成。可应用各种减压装置，包括软垫、海绵垫、缓释气式气囊褥垫床、交替压力气垫、悬浮床等，以及使用吊式或提式床单帮助患者在床上移动，以减轻对皮肤的摩擦。不建议使用气垫圈，因其使局部血液循环受阻，可造成静脉充血，妨碍汗液蒸发而刺激皮肤。

（2）疮面处理：轻度的红斑在解除压迫后多很快恢复正常，如红斑不消失可用酒精或热毛巾局部轻柔按摩，每日数次。皮肤的小水疱一般不可弄破，以防感染。较大的不易吸收的水泡可在消毒后用注射器吸出液体。溃疡面应根据情况换药，保持创面清洁，也可用去腐生肌的中草药直接外用或用浸有药液的纱布条填充，合并感染者合理应用抗生素。

（3）物理治疗：可采用红外照射、微波、多功能电脑压疮治疗仪、周林频谱仪等物理治疗促进创面愈合。

（4）加强营养：蛋白质、维生素、微量元素等是促进压疮愈合的重要物质。需调整患者的饮食结构，增加蛋白质、维生素等物质的摄入，治疗营养不良、贫血等，促进伤口愈合。

（5）外科治疗：对陈旧性溃疡或较大的溃疡多种方法治疗不理想时可选择手术治疗，包括直接闭合、皮肤移植、皮瓣、肌皮瓣、游离瓣等。

（6）预防：处理压疮的关键是预防，如已经发生压疮，还应该预防其他部位发生新的压疮，并防止已经愈合的压疮复发。

1）变换体位：应避免卧床患者长时间同一部位持续受压，注意变换不同体位，每2小时翻身一次，翻身时勿拖、拉、推，避免剪切力和摩擦力对皮肤、皮下软组织的损害。

2）减压装置：可应用各种减压装置减轻对局部组织的压力。

3）保持皮肤、床单清洁及干燥：注意受压部位皮肤的清洁，避免大小便、引流液、出汗等潮湿刺激，可在洗净后局部涂滑石粉，保持皮肤干燥。经常整理床面，保持床铺清洁、干燥、柔软、平整、无渣屑。

4）营养支持：保证患者足够的营养，予以高维生素、高蛋白质、易消化的食物，昏迷患者要给予鼻饲饮食。

2. 坠积性肺炎

（1）药物治疗：由于坠积性肺炎常为多种细菌的混合感染，应早期足量应用广谱抗生素。以第三代头孢类药物为首选，待痰培养和药敏结果报告后，再根据个体情况调整用药。患者痰多且浓稠不易咳出时，可以采取雾化吸入，同时给予稀释痰液的药物，以使痰液稀薄，易于排出。因老年人坠积性肺炎用药时间相对较长，应注意药物对肝、肾功能的影响及损害，尽量少用对肝、肾功能有损害的药物。

（2）预防及护理：对于长期卧床的老年人，要注意提高机体抵抗力和免疫力，协助患者进行翻身活动，同时鼓励患者咳嗽及深呼吸，帮助其拍背，特别是存在意识障碍的患者，可叩击前胸和后背亦有利于痰液咳出，对有吞咽功能障碍者，一定要给予鼻饲饮食，不要任由家属强行喂食，以免造成患者误吸、呛咳，导致或加重坠积性肺炎的发生。此外，应注意保暖，避免受凉，注意室内通风，保持空气清洁等。

3. 下肢深静脉血栓形成 治疗深静脉血栓形成的主要目的是预防肺栓塞，特别是在病程早期，血栓松软与血管壁粘连不紧，极易脱落，应采取积极的治疗措施。

（1）非手术疗法：包括卧床休息、抬高患肢以及药物治疗。

1）卧床休息、抬高患肢：一般需卧床休息1~2周，使血栓紧紧黏附于静脉内膜。在此期间，避免用力排便以防血栓脱落导致肺栓塞。患肢抬高需高于心脏水平，离床20~30cm。开始起床活动时，需穿弹力袜或用弹力绷带，适度地压迫浅静脉，以增加静脉回流量，以及维持最低限度的静脉压，阻止下肢水肿发展。

2）抗凝治疗：抗凝治疗是目前最主要的治疗方法，其目的是防止新的血栓形成。一般应用普通肝素或低分子肝素抗凝3天，同时加用华法林治疗，3天后停用肝素，继续华法林维持抗凝治疗3~6个月，期间检测国际标准化比值（international normalized ratio，INR），并根据INR调节华法林用量。

3）溶栓疗法：在发病1周内应用溶栓治疗可溶解形成的血栓。可应用纤维蛋白溶解剂如链激酶及尿激酶治疗。对肺动脉栓塞大量使用溶栓药是必要的抢救治疗方法，但应注意出血并发症，尤其是脑出血。

（2）手术疗法：下肢深静脉血栓形成，一般不做手术取栓。但对于广泛性髂股静脉血栓形成伴动脉血供障碍而肢体趋于坏疽者，则常需手术取栓，但必须是早期治疗，3天以内的新鲜血栓取出效果较好。

（3）预防：由于深静脉血栓形成容易造成严重的致死性并发症即肺栓塞，以及遗留慢性静脉功能不全综合征，故对所有发生深静脉血栓形成的高危患者均应提前预防。建议所有卧床患者尽早开始肢体的主动及被动活动。外部气体加压装置是目前应用最广泛的方法；下肢肌肉功能性电刺激可使静脉血流加速，目前已被证明对深静脉血栓的预防是有益的；皮下注射小剂量低分子肝素，可降低深静脉血栓的发病率。

4. 骨质疏松 目前骨质疏松症尚无一种特效的治疗方法，必须坚持综合治疗的原则，包括运动、理疗、药物、饮食等治疗方法。

（1）运动疗法：运动疗法不仅是骨矿化和骨形成的基本条件，而且能促进性激素分泌、改善骨皮质血流量、阻止骨量丢失、促进钙吸收和骨形成，是防止长期卧床性骨质疏松症的有效途径。只要病情允许就要尽早进行运动疗法训练，并根据病情安排运动项目，包括在床上坐起，练习负重站立和行走。运动疗法应循序渐进，运动量应逐渐增加，运动范围应从小到大。在训练过程中工作人员及家属一定要了解病情，禁止暴力，避免软组织损伤，避免跌倒造成骨折。

（2）物理治疗

1）光线疗法：骨的形成与钙的顺利吸收和正常代谢有密切关系，而钙的吸收又与维生素D有密切关系。紫外线照射能在体内引起一系列光生物学作用，生成活性维生素D，从而调节钙磷代谢，因此治疗骨质疏松症时配合应用人工紫外线照射，常可收到更好的效果。

2）高频电疗法：常用的方法有短波、超短波、微波及分米波，具有止痛、改善局部微循环以及消炎等作用。

（3）药物治疗：骨质疏松症的治疗药物从治疗机制上包括抑制骨吸收、增加骨量和改善骨质量三类药物。

1）抑制骨吸收的药物：如雌激素、雄激素、双磷酸盐类、钙制剂、降钙素、维生素 D 等。

2）增加骨量的药物：如氟化物、孕激素、甲状旁腺激素、骨生长因子等。

3）改善骨质量的药物：降钙素、活性维生素 D 衍生物、甲状旁腺激素、双磷酸盐。

（4）饮食疗法：饮食中含有人体骨形成所需的各种营养物质，如钙、磷、维生素、蛋白质等，卧床老年人常存在营养不良，增加了发生骨质疏松的危险性。因此，应合理安排饮食，多选择富含钙、磷、维生素的食物，以保证骨形成所需的基本原料。

（5）预防：骨质疏松症一旦发生，目前尚无有效的方法使之恢复到病前状态，因此，预防重于治疗，包括早期适当运动，注意合理营养，并给予药物预防等。

5. 失用性肌萎缩

（1）运动及功能训练：运动及功能训练多年来一直是临床上预防和治疗肌萎缩的重要方法。合理的运动方案能够增强肌肉的有氧代谢能力，增加骨骼肌质量，促进肌纤维类型的转变，提高肌肉氧化能力，改善血流供应。常用的功能训练包括耐力训练、阻力训练、被动运动等。耐力训练可以通过增加肌肉的线粒体、氧化酶活性及毛细血管的数量而增强肌纤维的氧化能力。耐力训练及阻力训练均可以通过促使肌纤维类型发生转变而增强肌力，促进肌萎缩的恢复。被动肌牵张刺激可促进肌蛋白合成或抑制分解，对肌萎缩也有一定的促恢复作用。

（2）物理治疗：多种物理治疗方法可以促进萎缩肌肉功能的恢复，常用的理疗方法有电刺激治疗、热应激治疗、血管阻塞治疗等。它们通过不同的机制提高萎缩骨骼肌的质量、肌纤维横截面积、增强肌蛋白合成、抑制分解、增加骨骼肌血供、稳定肌纤维类型、提高肌肉组织氧化能力，从而有效地改善了萎缩骨骼肌的形态和功能。

（3）传统中医治疗：推拿、针灸治疗、拔火罐治疗等。

（4）药物治疗：生长激素可促进蛋白质的合成，改善肌肉萎缩；抗氧化剂维生素 E 具有高效的抗氧化作用，可保护肌肉生物膜免受过氧化物损害；其他如钙离子通道阻断剂、糖皮质激素抑制剂等也具有一定的防治肌萎缩作用。

6. 关节挛缩 对于卧床老年人，预防挛缩比治疗挛缩容易且更为重要，因为关节固定 3 周以内的挛缩是可逆的，固定 40 天以上者恢复缓慢，如固定 2 个月以上则是不可逆的。

（1）体位变换：长期卧床的老年人，长时间处于一种体位容易出现关节挛缩，应不断变换体位，一般 2 小时应翻身一次。要注意床垫不宜太软，以免出现髋关节屈曲挛缩。尽早下地活动可防治踝关节等挛缩。对于脑卒中后偏瘫的患者应采取抗痉挛体位以预防痉挛引起异常体位和关节挛缩。

（2）关节活动：对于卧床老年人，尤其是伴有运动障碍的患者，可通过全关节活动范围的被动运动来维持正常的关节活动范围，一般主张早期每日 2 次，每次每个关节做 3~5 遍，其后每日 1 次。自助被动运动也是常用的维持关节活动范围的方法，可与被动运动交替进行，或在早期仅做自助被动关节活动范围训练。

（3）牵拉：牵拉是治疗关节挛缩最常用的手段，如手法牵引、夹板、站立平台、重物等。牵引的强度以患者出现轻度可忍受的疼痛为度，每次牵引的时间多在 20 分钟左右。短暂牵引所获得的关节活动度改善（弹性延长）往往不能维持，故对较重的挛缩宜采用持续的牵引法，以便取得较好的效果。

（4）应用支具：对尖足内翻者可试用短下肢支具，轻度踝关节挛缩伴明显挛缩而出现尖足内翻者应用短下肢支具后多可恢复步行能力，部分尖足患者可试用坡底鞋。

（5）手术治疗：对上述方法难以奏效者，可行手术治疗。例如，针对髋关节内收挛缩的内收肌切断术，针对尖足内翻的肌腱移行术及跟腱延长术，针对肩关节挛缩的肩关节松解术等。

7. 泌尿系感染 结合患者自身心理、生理及合并前列腺疾病等情况，应给予以下预防措施：①心理护理：护理人员应尊重患者，了解其排尿窘迫的原因，给予安慰和开导，消除其焦虑、紧张情绪，鼓励其主动适应卧床排尿，留置尿管排尿等。②鼓励患者多喝水，增加尿量，起到冲刷膀胱、利于引流的作用，同时减少细菌进入尿道的机会。③保持尿道口、会阴干燥、清洁，对留置尿管的患者，每天用碘伏或 0.1% 苯扎溴铵消毒外阴及尿道口周围 2 次。④导尿时严格无菌操作，应选用硅尿管，插尿管应轻柔，避免损伤尿道黏膜。留置导尿管者应选用封闭式导尿系统，以减少细菌污染，尽量保持其密闭性，尿袋每周更换 1~2 次，放尿或更换尿袋时应严格无菌操作。⑤对糖尿病患者监测血糖，严格控制血糖。⑥定期行尿常规、尿培养及药敏等检查。

（三）康复治疗及护理对策

老年人因各种原因进入准卧床不起状态后，如果不进行有效的干预，就会转化为完全的卧床不起，继续放任，将使老年人丧失一切能力，并且继发各种并发症，导致躯体功能及心理状况严重受损。采用综合的康复和护理措施对不同程度卧床不起老年人进行干预，将有助于提高患者的日常生活能力，改善生活质量。

1. 改变传统观念 研究调查发现，60%~70% 的老年卧床不起患者是人为因素造成的，因此改变老年人患病后需长时卧床休息的传统观念，强调早活动、早下床、坚持活动具有重要意义。

（1）制订活动医嘱和计划：除非因为某些特别理由禁止患者活动，或特别的目的、指定的卧床期间，医生应给予书面医嘱强调活动的必要性，尽早制订离床活动的护理计划及早期的出院计划，指导患者尽快离床活动，防止人为造成的卧床时间延长，以保持残留功能，增强日常生活活动能力。

（2）健康教育：采用知识讲座、播放录像、出板报、发放宣传手册等方式，对老年人及其家属、陪护进行健康教育，向他们灌输新的照顾理念，使其认识到照顾方法不当这一人为因素对老年卧床不起患者带来的负面影响，了解卧床不起后产生的危害，从而纠正认识上的错误，改变以往的照顾模式。在病情允许的情况下，要促使卧床老人活动，改善其活动能力；鼓励运动，早起换衣、吃饭等日常活动不应躺在床上进行；减少依赖行为，鼓励老人尽量自己完成日常生活及活动。健康教育不仅能使患者养成良好的遵医行为，改变生活方式，而且还能减轻心理压力，更重要的是让老年卧床不起患者及其生活圈中的人们认识到要想方设法减少老年人卧床，鼓励其活动，不能放任，也不能过度照顾。

2. 肢体功能康复训练 早期、科学、合理地对卧床老年人进行康复训练，可由专业康复治疗师根据患者的具体情况进行各种功能训练，从而最大限度地利用肢体的残存功能，使患者早下床、早活动，促进功能康复。

（1）体位变换：对于还处于卧床状态的患者，应不断变换体位，一般应 2 小时翻身一次。只要病情允许，就应该尽早变平卧、半坐卧位为坐位。从早期开始，每日数次抬起床头，如果生命体征无变化，逐渐增大抬高床头的角度并延长坐位时间，并逐步让患者从床上到轮椅。坐位可扩大老年患者的自理活动范围，并使其视野成为立体（三维）空间，以便于与他人交流，减少孤独感，提高其活动和生活的欲望。

（2）关节被动运动训练：对于意识障碍或全身衰竭没有自我训练欲望和体力的卧床患者，在病情允许的情况下，护理人员要帮助患者活动身体的各个关节，通过全关节活动范围的被动运动来维持正常的关节活动范围，以防止关节粘连和挛缩。一般早期每日 2 次，每次每个关节做 3~5 遍，其后每日 1 次。训练时注意用力要适中，幅度由小逐渐变大，以不引起患者疼痛为原则。对于偏瘫患者，应先从健侧开始，然后参照健侧关节活动范围进行患侧的活动。

（3）体力恢复训练：对于在疾病恢复过程中的老年患者，要想尽一切办法，利用一切资源，使其进行肢体的运动锻炼，如用脚蹬墙锻炼腿部力量、手举重物等，让患者尽快恢复体力，早日离床。训练方法可分为床上训练、床上坐起训练、坐位训练、站起训练、立位训练、步行训练等。原则上应当从床上训练开始，熟悉掌握后，再依次按顺序进行站起训练、立位训练和步行训练。

1）床上训练：患者平卧于床上，分别进行以下动作训练：①双下肢屈曲，双手握住床头，充分向上伸展；②双下肢屈曲，分别用左（右）手握住床头，充分向上伸展；③上半身充分向左、右屈曲，并交替进行此动作；④上半身充分向左、右旋转，并交替进行此动作；⑤臀部悬空抬起，尽量停留一段时间然后放下；⑥抬起右下肢，双手在腘窝部相握，右脚做前伸、后屈及划圈运动，双下肢交替进行；⑦双下肢做骑自行车的动作。

2）床上坐起训练：利用手摇床或背后垫枕头的方法让患者从半卧位逐渐坐到直立位，待坐稳后，伸直双臂，躯干前屈，用手去握足尖，握住后尽量停留一段时间再放开，视体力情况重复此动作。

3）坐位训练：患者可坐在无靠背的矮凳或坐在床上、轮椅上，要求尽量坐直，分别进行以下训练：①双手交叉握在后枕部，上身做前倾、后挺动作；②双手叉腰，左手上举，身体右弯；同法，右手上举，身体左弯；③双手交叉握在后枕部，上半身转向右侧；同法，上半身转向左侧；④上半身坐直，一腿放于另一腿上，将腿抬起向前一步落地，同法，两腿交替进行。

4）站起训练：站起训练非常重要，它不仅可以增强卧床患者的腿部力量，还能为患者步行打下基础。训练时可让患者抓住床栏杆或轮椅扶手，在两腿上加力慢慢站起。伸直后背，扩胸，5~10秒后，再慢慢坐下。

5）立位训练：①训练时患者足跟不离地，身体前倾，然后还原；接着依次进行身体后倾、左倾、右倾等动作；②两足左右分开，身体前屈，然后还原，逐渐加大前屈量，上肢举高，上身向后挺，然后还原，逐渐加大后挺量；③两足左右分开，右手叉腰，左手上举，上半身尽量向右侧屈，然后还原，接着进行左侧；④双上肢向两侧平伸，上身转向右侧，做体转运动，同法转向左侧；⑤双手叉腰，抬起足跟，然后足跟落地，反复进行。

6）步行训练：通过积极的步行训练，患者的腿部肌肉力量会增强，步行能力会提高。同时护理人员要鼓励患者到户外练习行走，以开阔患者的视野，改善心理状态，但应注意要以患者不感觉到疲劳为原则。

3. 日常生活护理　老年人一旦患病卧床，日常生活往往需要旁人的照料，选择合格的护理人员，选用合理、全面、恰当的护理措施，是促进老年人卧床不起康复的有效方法。

（1）病室环境：选择安静、整洁、空气新鲜、阳光充足的房间，温湿度适宜，避免噪声。物品要摆放得当、合理、安全，便于取用。定时予以通风、消毒。卧床患者因二便失禁、呕吐、出汗等因素常使被褥变脏，应及时更换床单、被套、被褥，确保有一个整洁、干燥、舒适的床单位。

（2）皮肤护理：进行皮肤护理的目的主要是预防压疮的发生，包括勤翻身，清洁皮肤，保持皮肤干燥；经常检查皮肤有无破损；按摩局部受压部位；及时修剪指、趾甲，以防自伤和护理中伤及皮肤；经常清洗肛周、外阴皮褶处，防止皮肤糜烂等。

（3）口腔护理：长期卧床的患者，由于机体抵抗力低下，饮水、进食减少，口腔内的微生物趁机大量繁殖，可引起口腔炎、舌炎，甚至由于感染导致并发症的发生。因此，及时做好口腔护理，既可以预防疾病，又能使患者感到舒适。进行口腔护理时，对于能够自理的患者，应尽量让其自己刷牙、漱口；对于不能自理的患者，应协助其刷牙；对于嘴动困难或神志不清的患者，应用棉签帮助擦洗牙齿，动作要轻柔，避免伤及黏膜和牙龈。

（4）进食护理：老年人卧床不起后，活动量减少，且因为病痛，很容易引起食欲缺乏。作为护理人员既应注意保证食物的营养成分，还应考虑食物的色香味，并注意进食照料时的态度。对于可以坐起的患者，应尽量鼓励其自己动手拿碗筷进食；对于实在不能坐起的老年人，也不能勉强，可让其侧卧喂食。对脑卒中后有吞咽困难的患者，应将各种食物调制成糊状，少食多餐，进食速度要慢，防止噎食和呛咳的发生。对于存在意识障碍或严重吞咽障碍的患者，尽早给予鼻饲饮食，这样既可以保证营养的供给，又可以减少误吸，必要时也可以采取静脉高营养。

（5）二便护理：帮助卧床老年人养成良好的生活习惯，建立科学的生活方式。解除思想顾虑和心理压力，并提供安全隐蔽的环境，及时排尿，定时排便。

1）泌尿系感染及尿失禁：为防止卧床患者发生泌尿系感染，要鼓励患者摄入足量的水分（每日2500~3000ml），使尿量保持在1500ml左右，起到冲洗尿道的作用。对于尿失禁患者，应帮助患者训练排尿功能，并保持会阴部的清洁卫生。可应用尿垫、纸尿裤，防止尿床。女性患者可用专业接便器，男性患者用一次性薄膜袋代替接尿器可减少漏尿率，减轻护理人员的工作量，有利于皮肤清洁干燥，利于预防压疮及尿疹。

2）便秘：由于患者长期卧床，导致肠蠕动减慢，多见便秘，饮食宜清淡易消化，多食富含纤维素的新鲜蔬菜、水果，鼓励多喝水，养成良好的排便习惯，保持大便通畅，必要时给予开塞露及通便药物。

（6）个人卫生护理：应经常帮助卧床患者洗头、洗澡或擦澡、更换衣物，不但有利于保持头发、皮肤的清洁，预防皮肤感染，还能让患者感到舒适，维护其形象，增强自信。在清洗的全过程注意保暖，以防受凉；穿脱衣服时，若有患肢，应先脱健侧，先穿患侧，以保护患侧肢体。

4. 心理康复　老年患者因长期卧床，不能外出，与外界接触少，缺乏社会交往，生活内容单调，常会出现不同程度的紧张、痛苦、恐惧、孤独、忧郁、焦虑甚至愤怒的情绪。心理精神障碍可以加重躯体障碍，然后再加重心理障碍，形成恶性循环。因此，除躯体康复治疗外也应重视老年人的心理康复。

（1）心理疏导：陪护人员在全面了解卧床老年人病情的基础上，还应根据患者不同的心理状态、个性特点、知识水平和社会背景，有针对性地选择相应的言语和沟通技巧帮助其解决心理问题。对患者要关心、细心、耐心，多陪伴患者，多与其沟通交流，用安慰、启发、解释、诱导等方法，帮助老年人正确认识疾病。采用宣泄、自我安慰、转移注意力、遗忘等方式调节自我情绪，克服孤独、寂寞、恐惧、焦虑的心理，提高其内在积极性，增强他们战胜疾病的信心。

（2）社会支持：充分发挥社会支持系统的作用，良好的社会支持有利于减轻患者的心理应激反应。支持可来自家庭成员、亲戚、朋友、同事、领导、社会团体和政府部门等，可以给老人以经济、情感、道义等方面的帮助，使患者感受到来自家庭和社会的支持、尊重和温暖，使他们鼓起生活的勇气。

（3）兴趣培养：培养老年人广泛的兴趣爱好、如唱歌、读书、看报、书法、绘画等，使患者从中找到乐趣，并增长知识、开阔视野、陶冶情操。

（4）交流沟通、接触社会：鼓励患者与周围的亲人和朋友多交流、沟通，丰富人际关系；多到户外，扩大活动范围，多接受各种刺激；多接触社会，参与社会活动和工作。

5. 社会康复　社会康复包括：①养老社会化，特护养老院的增设和改善；②开办日间医院即托老院日托在家老人；③老年病医院、疗养院、康复中心等各类医院增加床位收住久病卧床老人；④开办老年人专用电话热线，为老年人生活和疾病提供咨询服务；⑤组织生产、销售病残老年人日常生活用品，如轮椅、矫形器、拐杖、自助工具和家庭康复用品；⑥派遣护士及（或）社会工作者家访，接送老人到社区康复点进行康复；⑦康复机构开展上门康复服务。

（梁天佳）

第五节 肌肉衰减综合征康复

一、概述

（一）定义及流行病学

1. 肌肉衰减综合征（sarcopenia） 又称骨骼肌减少症、肌容积减少症、肌肉衰减综合征，是一种与年龄增长相关，进展性、广泛性的全身骨骼肌质量与功能丧失，合并体能下降、生存质量降低及跌倒与死亡等不良事件风险增加的临床综合征。受累肌肉以四肢骨骼肌为主，表现为渐进性肌肉质量下降与功能丧失。肌肉衰减综合征在老年人群中发生率较高，以至于人们把它当作是一种老年人的自然生理现象，而长期忽视了它的危害和研究。随着人口老龄化的加剧和社会的进步，肌肉衰减综合征对老年人的生活质量的影响越来越引起人们的关注和重视，目前已成为老年医学的研究热点之一。

2. 流行病学 肌肉衰减综合征的发病率受多种因素影响，据流行病学调查，50 岁以后，骨骼肌量平均每年减少 1%~2%；60 岁以上慢性肌肉丢失估计 30%；80 岁以上约丢失 50%。青壮年时男性的四肢骨骼肌比女性发达，但是随着年龄的增长，男性骨骼肌衰减的速率比女性快。肌肉减少 30% 将影响肌肉的正常功能。西方国家的研究数据提示，60~70 岁的老年人中肌肉衰减综合征发生率 5%~13%，在 80 岁以上的人群中发生率达 11%~50%。亚洲地区中，日本 65 岁以上老年人中男性和女性肌肉衰减综合征的发生率分别为 11.3% 和 10.7%。国内上海地区的研究发现在 ≥70 岁的健康老年人中，女性肌肉衰减综合征的发生率为 4.8%，而男性的发生率为 13.2%，但上述的上海研究并不是根据目前最为推荐的欧洲老年人肌肉衰减综合征工作组提出的诊断方法，仅测定肌肉的含量，未进行肌肉力量和躯体功能测试。我国人群发病率资料多来自于台湾和香港地区，男、女性发病率分别为 6.7%~8.4%、0.4%~2.6%。有研究对中国城市与农村老年人群进行筛查显示，60 岁以上人群总体发病率为 9.8%，男性 6.7%，女性 12.0%；农村发病率为 13.1%，城市为 7.0%。在中国的西部地区，农村老年人较城市老年人更易患肌肉衰减综合征。

老年人在肌肉衰减的同时常伴随内脏脂肪蓄积，即肌肉衰减性肥胖。据韩国最近一项报道，老年人患肌肉衰减性肥胖者，男性高达 35.1%，女性高达 48.1%，而且患代谢综合征的比例高于单纯肥胖及单纯肌肉衰减综合征的患者。肌肉衰减促使骨质疏松、骨关节炎等疾病发展，是造成老年人残疾和行动障碍的重要因素之一。

（二）病因及发病机制

肌肉衰减综合征的发病机制尚未完全明确，已知众多因素与其发生和发展密切相关，其中个体内在因素包括老龄化、内分泌系统功能变化、骨骼肌去神经支配、体力活动量下降、营养失衡与基因遗传等，外在因素则包括各种原发疾病和全身慢性炎症，各种因素间相互影响，共同促进疾病的进展。

1. **内因** 最重要的影响是老年人体内合成代谢的激素减少，如睾酮、雌激素、生长激素、胰岛素样生长因子 -1，使肌肉蛋白的合成减少；肌纤维凋亡活性增强，促炎症因子增加，特别是肿瘤坏死因子 -α、白介素 -6，自由基积聚引起的氧化应激，肌细胞线粒体功能的改变和 α- 运动神经元数目的减少，均造成肌细胞蛋白分解增加，最终导致分解代谢大于合成代谢。

2. **外因** 蛋白质营养不良是最主要的因素之一，维生素 D 摄入减少或合成能力不足均会导致肌肉质量的减少和功能的下降，引起跌倒和骨折。同时，由于老年人味觉嗅觉减退、牙齿残缺、抑郁、胃肠功能紊乱、消化吸收障碍或服用药物等因素，极易造成食欲缺乏甚至厌食等，引起能量营养素摄入不足和吸收率下降。而安静久坐的生活方式、长期卧床休息或零重力条件也可引起肌肉蛋白的丢失。不可忽视的是，老年人还可能因合并有心、肺、肝、肾、脑等器官功能衰竭、炎症性疾病、恶性肿瘤或内分泌疾病等，从而进一步加剧肌肉容积的减少。

3. **发病机制** 肌肉衰减综合征的发生是机体骨骼肌合成代谢和分解代谢失衡的结果。与年龄相关的性激素水平、线粒体功能下降、细胞凋亡、神经系统的退行性疾病、多种慢性疾病、体内炎症状态、运动减少以及营养不良等多种因素有关。其中多种因素是不可改变的，但可以进行运动和营养干预，锻炼时肌肉收缩可以释放肌肉生长因子如胰岛素样生长因子（insulin like growth factor，IGF）和机械生长因子（mechano growth factor），促进卫星细胞核蛋白质合成，从而促进肌肉再生。另外，肌肉衰减综合征也与低 BMI、低体重有关。蛋白质、能量摄入不足，骨骼肌则分解代谢增加，充足的营养摄入也是保证肌肉质量的必需条件，并且衰老的机体存在合成代谢阻力（anabolic resistance），因此需要更多的蛋白质摄入才能促进机体的骨骼肌的蛋白质合成反应。

（三）临床表现及功能障碍

肌肉衰减综合征最主要的表现为四肢骨骼肌质量与功能的下降。部分患者出现呼吸肌群受累，特别是慢性阻塞性肺疾病、慢性充血性心力衰竭患者。除对骨骼肌结构与功能直接影响外，肌肉衰减综合征还可增加患者跌倒与骨折风险、降低体力活动表现、提高入院概率与次数、加重护理负担，甚至增加死亡风险等。

1. **跌倒** 肌肉衰减综合征造成肌肉力量的下降，在日常生活中下肢抗重力肌表现尤为突出，踝背屈肌、股四头肌肌肉衰减 30% 即可明显增加跌倒风险，同时伴随肌容积的减少，下肢本体感觉减退、神经反应速度下降均使老年人无法很好应对变化的外周环境，进一步增加了跌倒的风险。

2. **骨折** 肌容积的减少导致骨所受应力的下降，骨缺乏刺激，骨母细胞活动减少引起骨质疏松。同时在跌倒时，萎缩的肌肉对骨骼的保护不足也使骨折的风险增加。

3. **生活质量下降** 主要表现为提重物、下肢负重、久行久站等活动受限，职业活动能力和日常生活活动能力逐渐减退，并导致生活质量的下降。

4. **增加死亡风险** 老年人过快地出现严重的四肢肌肉减少，死亡率随之增加。最近在国际权威新英格兰医学杂志上发表一项关于亚洲人 BMI 与死亡率的关系研究，对 110 万亚洲人群长达 9.2 年的队列研究表明，体重过低（BMI ≤ 15）死亡率增加 2.8 倍。体重过低或过高都可增加死亡率，亚洲人 BMI 在 22.6~27.5 死亡率最低。

（四）辅助检查

1. **肌肉质量评估**

（1）CT 和 MRI：是最常见的肌肉质量评估影像学手段，两者均能清晰地区分人体的不同组织成分，并通过合适的算法计算相应组织的体积与质量，是现有评估肌肉质量的金标准。但 CT、MRI 设备占地体积庞大，不能移动，费用高昂，不适用于社区人群筛查，且 CT 具有一定的辐射暴露，而 MRI 则不能应用于体内放置金属或电子设备如起搏器等个体，因此在实际应用中有一定的局限性。

（2）双能 X 线吸收法（dual-energy X-ray absorptiometry，DXA）：是另一种常用的肌肉质量评估影像学手段，具有放射暴露量低、清晰区分不同组织成分等优点，是 CT、MRI 理想的替代工具。但设备的不可移动性限制了其广泛应用，尤其是在社区大规模筛查时。

（3）生物电阻抗分析（bio-impedance-analysis，BIA）：是近年来大规模筛查的常用方式，通过放置于体表不同位置的多个电极向检测对象发送微弱交流测量电流或电压，检测相应的电阻抗及其变化，通过各种算法，推算出个体的脂肪体积与全身肌肉质量。BIA 具有无创、无害、廉价、操作简单、功能信息丰富及便携等优点，但其结果的精确性严重依赖于算法，而近年随着算法的不断完善，已经逐渐有取代其他测量评估手段的趋势。

（4）肌肉质量评定指标：采用四肢骨骼肌质量指数（appendicular skeletal muscle mass index，ASMI），通过四肢肌肉质量（appendicular skeletal muscle mass，ASM）/ 身高 ^{2}，再乘以 100% 即可得出。ASM 可以通过 DXA、BIA 直接或间接测量。

2. 肌肉力量的评估 目前通用方法为采用电子握力计测量优势手的握力，界值标准为男性 ≤26kg，女性 ≤18kg。

3. 肌肉功能的评估 4m 正常步速：从静止开始，步行 4m，计算步速，≤0.8m/s 为异常。

（五）诊断及标准

1. 筛查 对有以下情况的人群进行筛查：①社区人群：60 岁及以上人群；合并慢性疾病如慢性心力衰竭、慢性阻塞性肺疾病、糖尿病、慢性肾功能不全、结缔组织病、结核菌感染及其他慢性消耗性疾病等；近期曾有入院史；长期卧床者。②疾病患者：日常步行速度≤1.0m/s 者；营养不良者；近期出现跌倒者；合并抑郁状态或认知障碍者；1 个月内不能察觉的体重下降超过 5% 者；近期出现临床可见的力量、体能或健康状态下降或受损者，见表 6-13。

表 6-13 肌肉衰减综合征筛查目标人群

目标人群	人群特点
社区人群	60 岁及以上人群；合并慢性疾病（慢性心力衰竭、慢性阻塞性肺疾病、糖尿病、慢性肾功能不全、结缔组织病、结核菌感染及其他慢性消耗性疾病）；近期曾有入院史；长期卧床者
疾病患者	日常步行速度≤1.0m/s 者；营养不良者；近期出现跌倒者；合并抑郁状态或认知障碍者；1 个月内不能察觉的体重下降超过 5% 者；近期出现临床可见的力量、体能或健康状态下降或受损者

2. 诊断

（1）诊断标准：满足以下第①条，且同时有②和（或）③即可诊断：①肌肉质量减少；②肌肉力量减低；③肌肉功能下降。如前所述，肌肉质量与功能的下降与年龄、性别、种族等多种因素相关，因此，根据肌肉衰减综合征的定义，诊断肌肉衰减综合征需结合肌肉质量、肌肉力量及体能状况三者情况，具体诊断标准如表 6-14，并按图 6-12 的流程进行确诊。

实际操作中，需要注意以下细节：首先，在参考人群的选择方面，需考虑到可能影响肌肉质量与功能的多种因素，如种族、性别、年龄、地理位置等，尽可能减少干预因素；此外，由于包括我国在内的亚洲国家老年人群倾向于传统的生活方式，而年轻人群的生活方式倾向于西方化，当采用当地年轻成年人的平均值作为参考标准值时，可能会造成老年人群肌肉力量、功能丧失程度的低估。其次，在个体化校正方法的选择方面，大部分基于中国人群的研究建议采用身高平方值校正法，因身高平方

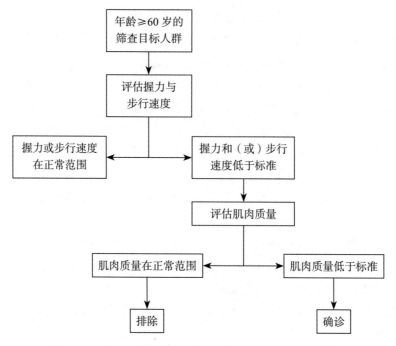

图 6-12　肌肉衰减综合征诊断流程

值校正后的结果与握力降低、体能下降、跌倒风险、活动困难及死亡率的相关性更好。

（2）诊断分期：①肌肉衰减综合征前期（pre-sarcopenia）：指仅有肌肉质量减少，而肌肉力量和躯体功能尚正常。②肌肉衰减综合征：指有肌肉质量减少，伴有肌肉力量或躯体功能下降。③严重肌肉衰减综合征（severe sarcopenia）：指肌肉质量、肌肉力量和躯体功能均有下降。

表 6-14　肌肉衰减综合征诊断标准

指标	诊断标准
肌肉质量	低于同种族年轻成年人（低于 35 岁）骨骼肌质量平均值 2 个标准差或 DXA 法男性低于 $7.0kg/m^2$、女性低于 $5.4kg/m^2$ 或 BIA 法男性低于 $7.0kg/m^2$、女性低于 $5.7kg/m^2$
握力	低于同种族年轻成年人（低于 35 岁）骨骼肌质量平均值 2 个标准差或男性低于 26kg、女性低于 18kg
体能状况	日常步行速度 ≤0.8m/s

注：DXA：双能 X 线吸收法；BIA：生物阻抗分析

二、　康复评定

1. **肌肉力量的测定**　目前通用方法为采用电子握力计测量优势手的握力，界值标准为男性 ≤26kg，女性 ≤18kg。

2. **肌肉功能的测定**　4m 正常步速：目前通用方法为从静止开始，步行 4m，计算步速，≤0.8m/s 为异常。

3. **体能评定**　体能状况量表（Short Physical Performance Battery，SPPB 量表）是综合性测试工具，包含重复椅子站立测试（计算连续完成 5 组起立 - 坐下的时间）、平衡测试（包含 10 秒双脚左 - 右侧方站立、半前后脚站立、前后脚站立测试三个部分）、步行测试（以常规步行速度通过 4m 距离的时间）3 个部分，以 0~12 表示个体的体能水平，分数越高，体能越好；6 分钟步行测试是测试个体在 6 分钟内能达到的最大步行距离，主要测试老年人的有氧运动能力。

4. **平衡功能评定** 包括观察法、量表法、平衡仪测试法。参考第六章第一节。

三、康复治疗

肌肉衰减综合征的发生与多种因素有关，其中很多因素是不可控的，常用干预方法有药物治疗、抗阻训练、饮食营养治疗。药物治疗主要是补充睾酮与生长激素等替代疗法，虽然补充睾酮等激素能逆转增龄性骨骼肌减少症，但激素替代疗法易导致红细胞增多、体液潴留乃至前列腺癌变等不良反应。而营养干预和抗阻训练是防治老年人肌肉衰减综合征的有效方法。

（一）预防和饮食治疗

临床工作中，我们需要常规对老年人进行营养风险评估，了解老年人的食欲、咀嚼功能、饮食习惯、食物摄入量和体重的变化，是否存在其他影响进食的疾病，以便早发现营养问题，早干预、避免不良预后，可以使用微营养评估表（Mini Nutritional Assessment，MNA）。对有营养风险的老年人，予以针对性的干预，保证老年人有足够的能量摄入，具体如下：

1. **蛋白质**

（1）食物蛋白质能促进肌肉蛋白质的合成，有助于预防肌肉衰减综合征。

（2）老年人蛋白质的推荐摄入量应维持在 1.0~1.5g/（kg·d），优质蛋白质比例最好能达到 50%，并均衡分配到一日三餐中。

（3）富含亮氨酸等支链氨基酸的优质蛋白质，如乳清蛋白及其他动物蛋白，更有益于预防肌肉衰减综合征。

2. **脂肪酸**

（1）对于肌肉量丢失和肌肉功能减弱的老年人，在控制总脂肪摄入量的前提下，应增加深海鱼油、海产品等富含 n-3 多不饱和脂肪酸的食物摄入。

（2）推荐二十碳五烯酸（eicosapntemacnioc acid，EPA）+ 二十二碳六烯酸（docosahexaenic acid，DHA）的平均每日代谢率（average daily metabolic rate，ADMR）为 0.25~2.00g/d。

3. **维生素 D**

（1）有必要检测所有肌肉衰减综合征老年人体内维生素 D 的水平，当老年人血清 25（OH）D 低于正常值范围时，应予补充。

（2）建议维生素 D 的补充剂量为 15~20μg/d（600~800IU/d）；维生素 D_2 与维生素 D_3 可以替换使用。

（3）增加户外活动有助于提高老年人血清维生素 D 水平，预防肌肉衰减综合征。

（4）适当增加海鱼、动物肝脏和蛋黄等维生素 D 含量较高的食物摄入。

4. **抗氧化营养素**

（1）鼓励增加深色蔬菜和水果以及豆类等富含抗氧化营养素食物的摄入，以减少肌肉有关的氧化应激损伤。

（2）适当补充含多种抗氧化营养素（维生素 C、维生素 E、类胡萝卜素、硒）的膳食补充剂。

5. **口服营养补充（oral nutritional supplements，ONS）**

（1）口服营养补充有助预防虚弱老年人的肌肉衰减和改善肌肉衰减综合征患者的肌肉量、强度和身体组分。

（2）每天在餐间或锻炼后额外补充 2 次营养制剂，每次摄入 15~20g 富含必需氨基酸或亮氨酸的蛋白质及 200kcal（836.8kJ）左右能量，有助于克服增龄相关的肌肉蛋白质合成抗性。

（二）药物治疗

睾酮、雄激素、雌激素、生长激素等激素对于肌肉蛋白质的结构与功能均具有重要的调控作用。睾酮、雄激素可以促进肌肉蛋白质的合成从而增加肌肉质量。绝经后的中老年女性卵巢功能衰退，雌激素水平低，血钙水平低，对肌肉的结构和功能的维持极其不利，在肌肉衰减综合征的发生、发展中起着不可忽视的作用，雌激素替代治疗具有一定减缓肌肉衰减的作用。

（三）康复治疗

1. 有氧训练

（1）作用机制：有氧训练能改善线粒体功能，增加线粒体数量，改善整个机体的代谢调节，降低氧化应激水平，减轻慢性炎症，能减少身体脂肪比例，极大地降低代谢性疾病的危险因素，提高老年人心肺功能与活动功能，改善耐力，维持最佳的运动能力。

（2）训练方法：有氧运动的特点是强度低，可以持续较长的时间，其实质就是反复多次的中小强度运动，如行走、慢跑、骑自行车、爬山、爬楼梯、游泳、舞蹈、太极拳以及一些小球类活动项目等等，训练者可以根据自身情况和兴趣来选择。

2. 渐近性抗阻训练

（1）作用机制：抗阻训练通过对线粒体介导的细胞凋亡等多条信号通路的影响，起到减缓肌肉衰减的发生，有效改善肌肉质量和力量，改善身体活动能力和功能，提高生活质量。

（2）训练方法：以抗阻运动为基础的运动，如坐位抬腿、静力靠墙蹲、举哑铃、拉弹力带等，每天进行累计 40~60 分钟中 - 高强度运动，如快走、慢跑，其中抗阻运动 20~30 分钟，每周≥2 天，对于肌肉衰减综合征患者需要更多的运动量。

3. 快速抗阻力量训练

（1）作用机制：由于衰老骨骼肌Ⅱ型肌纤维萎缩，快速抗阻力量训练对于维持Ⅱ型肌纤维和骨骼肌的整体功能水平很重要。老年人进行快速抗阻训练时募集到较多的Ⅱ型肌纤维运动单位，其快速力量显著性提高，因此，在为老年人设计运动方案时应适当考虑一些快速抗阻力量训练。

（2）训练方法：快速抗阻力量训练是老年人提高快速力量的有效手段，在每次进行力量练习时，以尽可能快的速度进行向心收缩，然后以较慢的速度（2 秒左右）进行离心收缩，老年人快速抗阻力量训练需要涉及多关节和单关节的力量训练，用轻到中等负荷的重量，30%~60% 最大阻力，快速重复 6~10 次，每个练习做 1~3 组。

4. 柔韧性训练与平衡训练

平衡和柔韧性是老年人整体健康状态所不能缺少的，对老年人的活动能力有非常重要的作用。柔韧性训练每周至少 2 天，每次进行 10 分钟，强度控制在 5~6 感知延伸率（the rate of perceived extension，RPE），包括颈、肩、肘、腕、髋、膝、踝关节；平衡训练需每周进行 3 次以上。柔韧性训练与平衡训练需循序渐进，长期坚持，量力而行，避免运动不当引起的损伤。

5. 运动训练原则

（1）运动锻炼应该有一个推荐的体力活动水平的训练计划，依据运动强度、运动持续时间、运动频率，循序渐进地达到所建议的体力活动水平。

（2）可以利用娱乐活动和闲暇活动、步行或骑车上下班、职业活动、家务、家庭和社区活动等进行有氧运动训练。

（3）尽可能早地开始抗阻训练，以获得理想的抗阻训练效益。为老年人设计抗阻训练计划时，还应该适当涉及快速抗阻力量训练项目。

（4）注意给予平衡和柔韧性训练。

运动训练指南详见表6-15。

表6-15　运动训练指南

运动方式	运动频率	运动强度	持续时间/组数
有氧运动	每周至少5次中等强度的运动或3次大强度运动	中等强度，10分制的5~6分（呼吸频率和心率有明显增加） 大强度，10分制的7~8分（呼吸频率和心率有非常显著性的增加）	每天中等强度的体力活动累计时间至少不低于30分钟，每次体力活动的时间不少于10分钟
涉及大肌肉群的抗阻运动（自由重量或力量训练器械）	每周至少2次	60%~80%最大阻力重量，慢速到中等速度	8~10个练习动作，每个练习动作1~3组，每个练习动作重复8~12次（组间间歇时间1~3分钟）
快速力量练习仅在抗阻练习后进行	每周2次	轻到中等负荷（30%~60%最大阻力重量）高速度重复	每个练习动作1~3组，重复6~10次

（梁天佳）

第六节　慢性疼痛康复

一、概述

（一）定义与分类

1. 定义　疼痛是组织损伤或与潜在的组织损伤相关的一种不愉快的躯体主观感受和情感体验，同时可伴有代谢、内分泌、呼吸、循环功能和心理等多系统地改变。疼痛的感觉是神经末梢痛觉感受器受到伤害和病理刺激后通过神经冲动传到中枢的大脑皮质而产生的。

根据疼痛持续时间可分为急性疼痛和慢性疼痛。慢性疼痛是指疼痛持续超过急性疾病的一般病程或超过损伤愈合所需的一般时间，或疼痛复发持续超过3个月。临床上对两类疼痛之间在病因学、发生机制、病理生理学、症状学、诊断、治疗上的差异已有明确的认识：认为急性疼痛是疾病的一个症状，慢性疼痛本身就是一种疾病。

慢性疼痛作为一种独立疾病，常伴随以下症状：睡眠紊乱、食欲缺乏、性欲减退、兴趣缺乏、便秘、躯体全神贯注、个性改变、嗜睡等自主神经功能障碍，以及精神、社会、家庭多方面不适应的心理障碍。慢性疼痛给患者及社会带来沉重的经济负担和精神压力。

2. 慢性疼痛的分类

（1）根据疼痛部位：分为浅表痛、深部痛、中枢痛。

（2）根据疼痛性质：分为刺痛、灼痛、酸痛、胀痛、绞痛等。

（3）根据疼痛原因：分为炎性疼痛、神经病理性疼痛、癌痛、精神性疼痛等。

（4）ICD-11慢性疼痛分类：ICD-11慢性疼痛分类方法涵盖了大部分临床中常见的慢性疼痛。这些慢性疼痛被划分为以下7大类：

1）慢性原发性疼痛：发生在1个或多个区域且持续时间或复发时间超过3个月，与严重的情感或功能障碍有密切的联系（这些障碍影响到患者的日常生活和社会角色），且不能归为其他慢性疼痛种类。

2）慢性癌性疼痛：癌症常常伴随疼痛。慢性癌性疼痛包括由癌症自身（原发性肿瘤或转移性肿瘤）所引起的疼痛以及由于癌症治疗（手术、化疗、放疗等）所引起的疼痛。

3）慢性术后痛和创伤后疼痛：在手术以及一些外伤愈合后，疼痛依然存在，且经常发生。这种疼痛为手术后或组织创伤后（任何创伤，包括烧伤）出现的，且在术后或创伤后持续3个月以上。

4）神经病理性疼痛：躯体感觉神经系统的损伤或疾病会造成神经病理性疼痛。躯体感觉神经系统感受包括皮肤、骨骼肌、内脏器官等身体信息。神经病理性疼痛可能是自发的，也可能是诱发的，常表现为痛觉过敏（对疼痛刺激反应增加）和痛觉超敏（非疼痛刺激诱发疼痛反应）。

5）慢性头部和颌面部疼痛：慢性头部和颌面部疼痛是指在3个月里至少有一半天数发生头痛或颌面部疼痛。

6）慢性内脏疼痛：是一种持续的或反复的疼痛，它源于头颈部、胸腔、腹腔、盆腔的内脏器官。这种疼痛经常出现在体壁的躯体组织（皮肤、皮下组织、肌肉）。这些区域由与原发的内部器官相同的感觉神经支配（内脏牵涉痛）。在这些区域，继发性痛觉过敏经常发生，其强度可能与内脏器官的伤害程度或内脏所受伤害性刺激的强度无关。

7）慢性骨骼肌疼痛：是指源于骨骼、关节、肌肉或其他相关软组织疾病所产生的持续性或复发性疼痛。根据引言中描述的分类方法的约束条件，这个大类只局限于伤害性疼痛，不包括那种可以在骨骼肌组织中感受到但不产生于此的疼痛。

（二）流行病学

国外学者通过大样本研究发现：慢性疼痛在普通人群中的发生率为20%~45%，其中英国为11%，加拿大为11%，新西兰为14%~24%，瑞典为40%，美国为2%~45%。社区老年人的慢性疼痛患病率高达48%，其中男性在年轻老年人（65~69岁）中所占比例最高（27.0%），而女性在高龄老年人（80~84岁）中所占的比例最高（31.0%）。在中国，约30%的成年人患有慢性疼痛，我国至少有1亿以上的慢性疼痛患者。每3个门诊患者中，就有2个是伴有疼痛病症或症状的患者，其中老年慢性疼痛患者占老年人口的50%~75%。

慢性疼痛是老年人常见的疾病之一。其中最常见的症状是骨关节及腰背部疼痛，尤其下腰部和颈肩部疼痛（65%）、骨骼肌疼痛（40%）、周围神经疼痛（约35%）及慢性关节痛（15%~25%）。慢性疼痛给老年患者的心身健康带来极大的负面影响，往往引发失眠、焦虑、抑郁，降低疾病抵抗能力，影响人体多个系统功能（包括神经系统、消化系统、心肺功能等），构成了老年人致病、致残甚至致死的重要原因。

（三）病因及发病机制

1. 老年疼痛的常见病因　常见的引起老年人疼痛的疾病有以下11种。

（1）三叉神经痛：是三叉神经分布区的一种发作性疼痛，多见于中老年人，是脑神经痛中最为常见的类型，疼痛发作时间较短，但疼痛剧烈，两次发作之间可无症状。国外报道其发病率为平均每年 4.3/100 000，其中女性高于男性（分别为 5.9/100 000 和 3.4/100 000）。

（2）肩关节疼痛：包括肩峰下滑囊炎、冈上肌腱炎、肩袖撕裂、肱二头肌长头腱鞘炎、喙突炎、冻结肩、肩锁关节病变等。据国外资料表明，肩关节疼痛的患者数占总人口的 2%~5%，女性的发病率略高于男性。

（3）颈椎病：颈椎病是老年人的常见病、多发病之一。65 岁的老年人中约有 75%~85% 的患者有颈椎曲度变直、椎间隙高度降低和小关节增生的放射学改变。

（4）腰椎病：腰椎病亦是老年人常见的病症之一，腰椎退变、脊柱侧弯、腰椎间盘突出等均较常见于老年人，且由于现在伏案工作人数的增加，腰椎病的发病率有上升趋势。

（5）骨质疏松：骨质疏松是老年人的常见病，主要以骨量减少和骨的微细结构破坏为特征。一般认为与内分泌紊乱、钙吸收不良等因素有关。多见于绝经后的妇女，75 岁以上妇女患病率可高达 80% 以上。

（6）类风湿性关节炎：该病多见于老年女性，类风湿若不控制，可致关节损害、功能丧失，影响生活质量。据报道，60 岁以上类风湿关节炎的患病概率高，而女性患病率更高的原因至今无法确定，可能与女性易发免疫性疾病有关，目前还尚无定论。

（7）肿瘤：老年患者可以发生各种类型的肿瘤，发达国家约 65% 的肿瘤患者为老年患者，而在肿瘤患者中癌症中晚期的疼痛尤为多见。

（8）纤维肌痛及肌筋膜痛：纤维肌痛的特点是全身多部位广泛的骨骼肌疼痛，可致四肢强直、睡眠障碍、疲劳等。该病女性的发病率约为 3.5%，男性约为 0.5%，且病程较长，一般认为异常的中枢疼痛处理可能是其重要机制之一。纤维肌痛的发病率随增龄而增高，女性多于男性。

（9）骨性关节炎：中国老年人骨关节炎的研究结果证实，全国 40 岁以上人群原发性骨关节病患病率为 46.3%，60 岁以上患者患病率则高出此一倍多。

（10）带状疱疹及带状疱疹后遗神经痛：带状疱疹是由水痘带状疱疹病毒感染引起，其特征为沿神经分布的皮疹及相应区域的强烈疼痛。带状疱疹超过 3 个月未愈称为带状疱疹后遗神经痛，是老年人慢性疼痛常见原因之一。

（11）糖尿病性周围神经痛：它是糖尿病患者最常见、最复杂和最严重的并发症之一，是因糖尿病慢性高血糖状态及其所致各种病理生理改变而导致的神经系统损伤，可累及全身周围神经系统任何部分，包括感觉神经、运动神经和自主神经。临床上以肢体疼痛、感觉减退、麻木、灼热、冰凉等，也可表现为自发性疼痛、痛觉过敏、痛觉超敏，甚至发展至糖尿病足溃疡或需要截肢，严重影响患者生活质量。

2. 老年慢性疼痛机制　与急性疼痛相比，慢性疼痛的发生机制显然要复杂得多。目前主要认为与以下几个方面的作用机制有关。

（1）外周性机制学说：主要通过感受伤害性刺激持续刺激周围伤害性感受器而诱发。这些伤害性刺激大多是炎性反应和机械性刺激，病理学局限在外周神经，不伴有中枢神经系统的不可逆性改变。

（2）中枢性机制学说：中枢神经系统某些部位的疾病或损伤产生的疼痛通常称为中枢性疼痛其特征是自发性高热或疼痛，痛觉倒错，神经敏化或感觉迟钝及其他异常感觉。中枢性疼痛有时伴有丘脑的损伤，脊髓的意外损伤，也可能是疼痛路径被手术阻断，以及背侧脊髓痨、脊髓空洞症、多发性硬化等引起。

（3）外周 - 中枢性学说：在部分或完全性外周神经、后根或后根神经节细胞损伤，引起严重及持续脊髓功能障碍的慢性疼痛综合征中，可能是由于外周 - 中枢机制引起的。临床上可见于：灼痛及其他反射性交感神经萎缩症、幻肢痛、带状疱疹后神经痛和某些癌痛。虽然这些状况对中枢神经系统的功能有病理生理学影响，但其功能障碍也包含外周神经。该学说的含义主要包括组织及神经损伤后导致疼痛恶性循环形成；与疼痛闸门控制学说有关；感觉神经受损后产生异位冲动；由于外周神经切断或脊神经根切断导致的传入神经阻滞超敏反应；以及脑干网状结构的抑制性投射系统，对躯体感觉系统所有突触水平的传递，包括在脊髓后角及脑脊髓其他水平的闸门，所产生强大的中枢性抑制作用。

（4）心理学及其环境性影响机制：包括心理生理学机制、自发反应机制、心理学机制和精神病学机制几个方面。

（四）实验室检查及影像学检查

1. 实验室检查　实验室检查项目很多，应根据患者病情有选择性采用。

（1）血常规：血红蛋白和红细胞总数低见于类风湿性疾病、溶血性贫血。白细胞总数和中性粒细胞增高见于炎症性疾病。

（2）尿常规：尿蛋白、红细胞、白细胞有助于泌尿系统炎症、结石、肿瘤的诊断；尿淀粉酶、尿酮体、尿糖有助于急性胰腺炎的诊断。

（3）红细胞沉降率（erythrocyte sedimentation rate，ESR）：ESR 增高见于结核、风湿性疾病、类风湿性疾病、急性心肌梗死、恶性肿瘤、多发性骨髓瘤等。

（4）抗链球菌素"O"试验：增高见于活动性风湿病、多发性骨髓瘤、肾炎等。

（5）C- 反应蛋白（C-reactive protein，CRP）：增高常见于组织炎症、类风湿性关节炎、风湿性关节炎、关节强直性脊柱炎、骨肿瘤、红斑狼疮、恶性肿瘤等。

2. 影像学检查　影像学检查在疼痛的诊断与鉴别诊断中占有重要地位。许多疼痛症状都与器质性疾病有关。目前常用的影像学检查方法有 X 线摄影、电子计算机体层成像、核磁共振、超声波检查等。

X 线摄影适合于任何部位，能显示 2mm 以上病变的细微结构。对大多数骨关节疾病，依据 X 线片可作出定性、定位诊断。CT 具有高密度分辨率的特点，适合脑、肝、胰腺、肾、腹腔肿块及脊柱椎管病变的诊断。MRI 在疼痛的诊断方面，在椎管疾病、骨骼肌肉疾病、关节疾病很有价值，但有严格禁忌证，装有心脏起搏器者、体内有金属异物者不宜作 MRI 检查。超声波检查在疼痛性疾病中因对骨骼分辨效果差，所以临床应用受到一定限制。

（五）诊断

慢性疼痛的诊断主要依据病史、体格检查、实验室检查及影像学检查。

1. 病史　疼痛性疾病病史采集主要有以下 5 个方面。

（1）疼痛部位：对疼痛的诊断，首先应了解疼痛的部位。对于皮肤、皮下软组织的损伤、炎症，患者很容易准确地指出病变部位；但某些内脏器官所引起的牵涉痛及放射痛，疼痛部位不一定与该器官的体表投影一致，需结合其他检查，综合分析。

（2）疼痛的性质：分为刺痛、绞痛、酸痛、烧灼痛、胀痛、麻痛、刀刺痛、放射痛、牵涉痛、蚁行感等。不同脏器疾病引起的疼痛性质各不相同，但相似的疼痛也可由不同的脏器疾病引起，应注意仔细鉴别。

（3）疼痛的程度：主要由患者主诉，缺乏客观指标。疼痛的程度受个体耐受性、体质、心理特点、精神状态、注意力等多种因素影响。

（4）疼痛的影响因素：常与季节、天气、姿势、活动、呼吸、咳嗽等有关，如风湿性关节炎常在天气变化时节发作。

（5）疼痛的伴随症状：常可提示疾病的原因和性质，是诊断及鉴别诊断的重要依据。如腰痛伴下肢酸胀、麻木，多为腰椎退行性疾病。

2. 体格检查 疼痛的体格检查包括一般检查和特殊检查。一般检查包括患者的表情、体位、姿势等。特殊检查重点检查神经系统和运动系统。

二、 康复评定

1. 评估原则 患者的主诉是评估疼痛及其程度的金标准。在对老年慢性疼痛患者的评估过程中应遵循以下原则：相信患者的主诉、全面评估疼痛（全面、详细的疼痛史）、动态评估、注意患者的精神状态及分析有关心理社会因素、仔细的体格检查。

2. 评估方法 疼痛评估工具可分为以视觉模拟评分法（VAS）、数字评分法（NRS）等为代表的单维度评估工具和麦吉尔疼痛问卷表（McGill Pain Questionnaire，MPQ）等为代表的多维度评估工具。

（1）简化的 McGill 疼痛量表（Short-form of McGill Pain Questionnaire，SF-MPQ）：1~11 项对疼痛感觉程度进行评估，12~15 项对疼痛情感状况进行评估。每个描述程度分为 0= 无痛，1= 轻度，2= 中度，3= 重度。同时标准 McGill 疼痛问卷里的现在疼痛状况和视觉模拟评分也用于对总体疼痛状况进行评估。得分越高表明疼痛强度越大，具体见表 6-16。

表 6-16 McGill 疼痛问卷（简表）

I. 疼痛评级指数（PRI）的评估				
A 感觉项	无痛	轻度	中度	重度
跳痛（throbbing）	0）_____	1）_____	2）_____	3）_____
刺痛（shooting）	0）_____	1）_____	2）_____	3）_____
刀割痛（stabbing）	0）_____	1）_____	2）_____	3）_____
锐痛（sharp）	0）_____	1）_____	2）_____	3）_____
痉挛痛（cramping）	0）_____	1）_____	2）_____	3）_____
咬痛（gnawing）	0）_____	1）_____	2）_____	3）_____
烧灼痛（hot-burning）	0）_____	1）_____	2）_____	3）_____
酸痛（aching）	0）_____	1）_____	2）_____	3）_____
坠胀痛（heavy）	0）_____	1）_____	2）_____	3）_____
触痛（tender）	0）_____	1）_____	2）_____	3）_____
劈裂痛（splitting）	0）_____	1）_____	2）_____	3）_____
感觉项总分：	_____			
B 情感项				
疲惫耗竭感（tiring-exhausting）	0）_____	1）_____	2）_____	3）_____
病恹样（sickening）	0）_____	1）_____	2）_____	3）_____
恐惧感（fearful）	0）_____	1）_____	2）_____	3）_____
受惩罚感（punishing-cruel）	0）_____	1）_____	2）_____	3）_____
情感项总分：	_____			
以上两项相加（S+A）= 疼痛总分（T）_____				

Ⅱ. 视觉疼痛评分（VAS）

| 0 | 10 |

无痛　　　　　　　　　　　　　　　可能想象的最痛

Ⅲ. 现在疼痛状况（PPI）

（0）无痛（no pain）＿＿＿＿＿＿＿

（1）轻痛（mild）＿＿＿＿＿＿

（2）难受（discomforting）＿＿＿＿＿

（3）痛苦烦躁（distressing）＿＿＿＿＿

（4）可怕（horrible）＿＿＿＿＿

（5）极度疼痛（excruciating）＿＿＿＿＿

　　（2）视觉模拟量表：具体做法：在纸上面划一条 10cm 的横线，横线的一端为 0，表示无痛；另一端为 10，表示难以忍受的最剧烈的疼痛；中间部分表示不同程度的疼痛。让患者根据自我感觉在横线上划一记号，表示疼痛的程度。0 分：无痛，无任何疼痛感觉；1~3 分：轻度疼痛，不影响工作，生活；4 分 ~6 分：中度疼痛，影响工作，不影响生活；7 分 ~10 分：重度疼痛，疼痛剧烈，影响工作及生活。该法比较灵敏，有可比性。

　　VAS 方法的最大不足是仅对疼痛强度的测量，忽略了疼痛内涵的其他问题。

　　（3）数字评定量表：NRS 是在 VAS 基础上发展而来的，目前是应用得最广泛的疼痛评定工具。此方法由 0~10 共 11 个点组成，数字从低到高表示从无痛到最痛，0 分表示不痛，10 分表示剧痛，由患者自己选择不同分值来量化疼痛程度。见表 6-17。

表 6-17　数字疼痛评分表

疼痛等级	评分		临床表现
无痛	0		无痛
轻度疼痛 （不影响睡眠）	1~3	安静平卧时痛，翻身、咳嗽、深呼吸时疼痛	1分：安静平卧不痛，翻身咳嗽时疼痛
			2分：咳嗽疼痛，深呼吸不痛
			3分：安静平卧不痛，咳嗽深呼吸疼痛
中度疼痛 （入眠浅）	4~6	安静平卧时有疼痛，影响睡眠	4分：安静平卧时间隙疼痛
			5分：安静平卧时持续疼痛
			6分：静卧时疼痛较重
重度疼痛 （睡眠严重受扰）	7~10	翻转不安、无法入睡、全身大汗、无法忍受	7分：疼痛较重，翻转不安，疲乏，无法入睡
			8分：持续疼痛难忍，全身大汗
			9分：剧烈疼痛无法忍受
			10分：最疼痛，生不如死

　　NRS 疼痛等级评分：0 分：无痛；1~3 分：轻度疼痛；4~6 分：中度疼痛；7~10 分：重度疼痛

三、康复治疗

　　基于慢性疼痛的普遍影响（影响身体各个系统及其功能），因此需要综合的干预措施（药物、非药物方法联合应用）以减轻疼痛、恢复机体的功能，并有效缓解患者的焦虑、抑郁、愤怒等不良情绪，启发患者诉说其疼痛及对精神、情绪的影响，鼓励他们参加社会活动包括参与治疗以及更加独立地参与家庭、社会等更有意义的活动，改善患者生活质量。

（一）药物治疗

药物是治疗老年人疼痛最常用的方法，然而，尚无单一的理想药物能治疗老年人疼痛。由于老年人常并存多种疾病，加之老年人各种生理功能减退、年龄相关的药效动力学及药代动力学改变等因素，在多种药物的联合应用下，老年人更容易发生与药物有关的不良反应，因此，老年人临床应用药物严格遵守剂量个体化的原则，根据时间生物学和时间药理学的原理，选择最合适的给药方法及最佳的给药时间进行治疗以提高疗效和减少不良反应。

1. **非甾体类抗炎药物（NSAIDs）** NSAIDs 通过抑制炎性介质前列腺生物合成中的环氧化酶（cyclooxygenase，COX），阻断花生四烯酸转化为前列腺素产物而产生镇痛作用。根据对 COX 的选择性抑制剂可分为 5 类：①选择性 COX-1 抑制剂：阿司匹林。②非选择性的 COX 抑制剂。③相对选择性 COX-2 抑制剂：如美洛昔康、尼美舒利、双氯芬酸。④高度选择性 COX-2 抑制剂：塞来昔布、罗非昔布。⑤对乙酰氨基酚：可以抑制 COX-3 同工酶。

COX-1 抑制剂的胃肠道反应、肾功能损害、抑制血小板凝集的作用较为明显。而 COX-2 抑制剂的胃肠道反应、血小板抑制作用较轻，但可导致周围水肿、水钠潴留和高血压。由于前列环素产生减少，COX-2 抑制剂可能引起心肌缺血并发症。由于 NSAIDs 抑制前列腺素合成，大剂量时还抑制白细胞三烯等炎性介质合成，具有中枢和外周抗炎镇痛作用，因此该类药物对伤害感受性疼痛的效果较好。

对乙酰氨基酚仅有解热镇痛作用，几乎无抗炎作用，能透过血脑屏障，具有中枢和外周镇痛作用，肾毒性低，胃肠道不良反应小，使用时要注意其肝脏毒性作用。

2. **阿片类药物** 主要用于治疗中、重度的慢性癌疼痛和癌痛患者。阿片类药物治疗疼痛的适应证主要有：癌痛、对 NSAIDs 效果不佳的慢性肌肉骨骼痛、慢性神经病理性疼痛、纤维肌痛综合征、其他类型的疼痛如反复发作、剧烈的内脏痛，但对肠易激惹综合征和紧张型头痛不建议使用。长期应用阿片类制剂有可能导致呼吸抑制、镇静、恶心、呕吐、便秘、头晕、认知功能减退等不良反应及药物耐受性、依赖性及成瘾性，这大大限制了其临床应用。

3. **抗抑郁药物** 目前被用于镇痛治疗的抗抑郁药物主要包括三环类抗抑郁药和新型的抗抑郁药。三环类抗抑郁药可分为仲胺和叔胺类。仲胺类是相对选择性抑制去甲肾上腺素再摄取，药物主要是去甲替林和地昔帕明。叔胺类是对去甲肾上腺素和 5- 羟色胺平衡的抑制，目前常用的阿米替林，有抗胆碱的不良作用。新型的抗抑郁药也是对去甲肾上腺素和 5- 羟色胺平衡的抑制，但无典型的三环类药物的抗胆碱的不良作用，目前常用的有文拉法辛和度洛西汀。

三环类抗抑郁药的不良反应很常见，包括过度镇静、便秘、尿失禁、尿潴留、心动过速、口干、视物模糊以及激惹、躁动。此外，还可导致体重增加，并且可能加重低血压。

4. **抗惊厥药物** 主要用于治疗神经病理性疼痛，适应证主要有三叉神经痛、舌咽神经痛、截肢后疼痛、运动性共济失调、糖尿病性神经病、带状疱疹后遗神经痛、偏头痛、中枢痛等。其镇痛作用的机制主要是抑制钠离子通道和增加细胞膜的稳定性，常用药物有卡马西平、丙戊酸钠、苯妥英钠。该类药物不良反应较大，主要有过度镇静、眩晕、呼吸困难、恶心、共济失调、骨髓抑制、肝肾损害等。

5. **抗心律失常药物** 能够抑制钠离子通道并抑制神经的自发性放电，因此对神经病理性疼痛效果较好，在抗抑郁药物和抗惊厥药物效果欠佳时考虑使用。目前临床上常用的主要是利多卡因和美西律。常见的不良反应有指端感觉异常、味觉异常、耳鸣、视物模糊、头晕、发音困难，严重时可有惊厥、心脏毒性甚至心脏停搏。

（二）神经阻滞疗法

局部注射局麻药物的神经阻滞疗法广泛应用于各种急性痛、慢性非癌性痛、癌痛和其他疼痛性疾病，具有镇痛疗效确切、起效快、无胃肠道不良反应、安全等优点，是疼痛治疗的主要方法之一。神经阻滞的作用机制主要是阻断介导神经冲动传导的钠离子通道，从而阻断疼痛的传导通路。这种神经阻断作用可能是阻断了疼痛信息的恶性循环，改善了局部血液循环等。神经阻滞治疗的部位包括：脑神经及其分支、神经节、神经丛、神经干及其分支、交感神经节、骶管、硬膜外以及蛛网膜下腔等。

（三）微创介入疗法

随着放射影像技术的不断发展，微创介入技术在慢性疼痛的诊断与治疗中正发挥着巨大的作用。借助于微创介入技术，一些以往被认为是不可治愈的慢性疼痛性疾病如今已经得到解决，特别对老年慢性疼痛患者而言，其意义不言而喻。椎管内药物输注技术、射频技术、低温等离子技术、激光技术、医用臭氧技术、硬膜外腔镜技术、椎间孔镜技术、椎体成型技术等均属于微创介入术。

接受微创介入疗法的慢性疼痛患者必须满足以下条件：既往非手术治疗不能缓解疼痛；疼痛虽缓解，但不良反应不能忍受；患者理解并愿意接受介入治疗；没有凝血功能异常或感染；没有重要的精神异常。

（四）物理因子治疗

1. 冷疗 常用冰块敷于局部疼痛区域以缓解疼痛，亦可将疼痛肢体浸于含有冰块的水中减轻疼痛。冷疗直接作用为降低局部温度，间接作用是降低神经纤维和痛觉感受器的敏感性。另外，降温还可使肌梭的激活率降低，从而使疼痛肌的张力下降。

2. 热疗 多用于亚急性或慢性疾患所致的疼痛。热疗可延伸胶原纤维的长度，增加血流量，缓解炎症反应，改善关节僵硬、肌肉痉挛，从而有效地减轻疼痛。热疗对肌梭也有影响，局部组织的升温可直接降低肌梭的敏感性，而皮肤表浅性升温可间接降低肌梭的兴奋性，这与冷疗降低肌梭敏感性的机制相似。热疗还能直接或间接地提高痛阈而发挥镇痛作用。

热疗可以治疗多种疼痛及其伴随的相关病症。肌肉挛缩时用深部热疗加上长时间牵张治疗，效果很好。慢性炎症致使四肢关节僵硬者，应用浅表热疗可以缓解疼痛，并改善关节活动范围和功能。亚急性和慢性滑膜炎、腱鞘炎和髁上炎亦可应用热疗以缓解疼痛等症状。

浅表热疗法有湿热敷、石蜡疗法、蒸汽、坎离砂、可见光、红外线等。对深部热疗则可应用电疗（如超短波、微波）等治疗，尽管局部皮肤温度并未感到升高，实际上深部（可深达数厘米）可产生较大热量而达到治疗作用。

3. 经皮神经电刺激疗法（TENS） 经皮神经电刺激疗法（TENS）是20世纪70年代兴起的一种电疗法，在止痛方面具有较好的效果，因而在临床上（尤其在美国）得到了广泛的应用。TENS疗法与传统的神经刺激疗法的区别在于：传统的低频电刺激主要是刺激运动纤维，而TENS则是刺激感觉纤维。TENS频率多在2~160Hz之间，脉冲宽度多在9~350μs之间。

TENS作用机制主要有三种学说：

（1）闸门控制假说：认为TENS是一种兴奋粗纤维的刺激，粗纤维的兴奋，关闭了疼痛传入的闸门，从而缓解了疼痛症状。

（2）内源性吗啡样物质释放假说：一定的低频脉冲电流刺激，可能激活了脑内的内源性吗啡多肽能神经元，引起内源性吗啡样多肽释放而产生镇痛效果。

（3）促进局部血循环：TENS除镇痛外，对局部血液循环，也有促进作用，治疗后局部皮温上升1~2.5℃。

1）TENS适应证：已广泛用于各种慢性疼痛，包括反射性交感神经营养障碍、幻肢痛、周围神经损伤、关节炎、颈痛、黏液囊炎症、肩痛、腰痛、腕管综合征、头痛等。

2）TENS禁忌证：①带有心脏起搏器的患者，特别是按需型起搏器更应注意，因为TENS的电流容易干扰起搏器的步调；②颈动脉窦区域刺激；③局部感觉缺失和对电过敏患者。

4. 脊髓电刺激（spinal cord stimulation，SCS）　在不断拓展的慢性疼痛治疗领域，神经电刺激术是非常重要的一种治疗方法。1967年成功完成了第一例鞘内放置导联的脊髓电刺激。SCS镇痛是通过电极适当地刺激产生疼痛的目标神经产生麻木样感觉来覆盖疼痛区域，达到镇痛的目的。其主要的适应证是各种慢性顽固性的神经病理性疼痛。

SCS常见的并发症包括：神经纤维变、电极移位、电极在体内放置过久纤维组织包裹电极和电极附近的瘢痕组织增生而使刺激的强度发生变化。

（五）运动疗法

急性疼痛期，患者多需要制动。但慢性疼痛患者如果制动时间过长，将导致肌肉萎缩、关节挛缩、骨质疏松等废用综合征，反而加重疼痛。研究证明，运动疗法对慢性疼痛具有良好的治疗作用，镇痛机制可能是缓解肌紧张、加速血流，抑制痉挛，松解神经压迫等，此外运动疗法可刺激机体分泌内源性吗啡肽，使痛阈上升，从而达到止痛目的。

1. 适应证和禁忌证

（1）适应证

1）颈部疾患：颈椎病、颈部软组织劳损、颈肌筋膜炎、颈棘间韧带及项韧带损伤、项韧带钙化、颈椎小关节紊乱等。

2）肩部疾患：冻结肩、偏瘫肩痛、肩部滑膜炎、冈上肌肌腱炎、肱二头肌长头肌腱炎等。

3）腰腿部疾患：慢性腰肌劳损、腰臀部肌筋膜炎、棘上韧带和棘间韧带损伤、第3腰椎横突综合征、梨状肌综合征、腰椎间盘退行性病变、腰椎退行性骨关节病、反复发作的腰椎间盘突出症等。

4）其他：骨关节病、骨质疏松、强直性脊柱炎、类风湿性关节炎、风湿性纤维组织炎或肌筋膜炎、颈性头痛、延迟性肌肉酸痛症。

（2）禁忌证：脊柱、骨关节结核，感染性或破坏性疾病等引起的慢性疼痛，中、重度脊髓型颈椎病，有出血倾向者。

2. 运动目的

（1）改善血液循环，松解粘连，缓解或消除原发痛点。

（2）纠正不良姿势，加强关节稳定性，维持正常功能。

（3）减轻肌肉痉挛和紧张、减轻神经组织压力，缓解疼痛。

（4）增强肌力、耐力和关节活动范围。

（5）防止失用性改变（包括失用性骨质疏松、肌萎缩、关节挛缩）。

（6）提高日常生活活动能力和工作能力，提高生存质量。

3. 运动方式　运动方式很多，以主动肌力、耐力运动、渐进抗阻力运动和短暂最大收缩练习为主。

常见的运动方式有：

（1）耐力性项目：如步行、健身跳、骑自行车、游泳、原地跑、上下楼梯等，以健身、改善心肺功能和代谢功能为主要目的。

（2）力量性项目：如各种器械医疗体操、抗阻力训练，适合于失用性肌萎缩、周围性神经损伤等引起的肌肉力量减弱。

（3）放松性项目：如徒手治疗、按摩、心理指导等，以放松肌肉，调节神经为主要目的。

（4）矫正性项目：手法治疗、牵伸、关节活动训练、脊柱畸形矫正体操等，以纠正躯体解剖结构成生理功能异常为目的。根据患者的年龄、功能和健康状态等合理选择运动方式。

（六）针灸疗法

针灸疗法在我国具有悠久的历史，针刺疗法止痛确切，较灸法常用。适用于各种急、慢性疼痛治疗。针刺方法分为体针和耳针两种，体针疗法较常用。

（七）心理疗法

心理因素在慢性疼痛治疗中起着重要作用。心理疗法中的支持疗法就是医务人员采用解释、鼓励、安慰和保证等手段，帮助患者消除焦虑、忧郁和恐惧等不良心理因素，从而调动患者主观能动性，增强机体抗病痛的能力，积极配合治疗。此外，还有催眠与暗示疗法、认知疗法以及生物反馈疗法等。

（毕　霞）

第七节　睡眠障碍康复

一、概述

（一）定义和分类

睡眠是人类不可缺少的一种生理现象，人的一生约 1/3 时间是在睡眠中度过的。睡眠障碍是指睡眠的解剖部位发生病变或生理功能紊乱，引起睡眠异常及睡眠过度等症状。常表现为入睡困难，不能入睡、维持连续睡眠困难、早醒或间歇性的觉醒，且觉醒后无满足感、精力充沛和清醒的感觉。

睡眠障碍主要包括失眠、发作性嗜睡病、睡眠呼吸暂停、睡眠相位后移症候群、夜惊、梦游等多种形式，其中失眠是最常见的。睡眠障碍是老年人最常见的症状之一。长期反复睡眠障碍会加重或诱发某些躯体疾病，是威胁老年人身心健康的重要因素。

（二）流行病学

睡眠障碍是老年人常见的症状之一。我国 60 岁以上群体睡眠障碍发病率为 80%~90%，国外为 30%~40%，女性高于男性。睡眠问题严重影响着老年人的健康。随着中国人口老龄化的加快，将会有越来越多的老年人受到睡眠问题的影响和折磨。尤其是 80 岁及以上的高龄老年人，不仅数量在人口结构中占有很大的比重，而且由于自身年龄过高，身体功能持续下降，致使其受到的健康风险高于其他年龄段的老年人，轻微的睡眠障碍也会对其身体状况带来极大地影响。

（三）病因及发病机制

1. 睡眠障碍的常见原因 引起老年人睡眠障碍的原因错综复杂，可以是单个因素的结果，也可以是多个因素联合作用的结果。

（1）生理因素：老年患者睡眠障碍的重要因素是疾病本身引发的各种躯体不适，其中以呼吸系统疾病导致的呼吸困难最为多见，如慢性支气管炎、肺气肿等患者夜间喘息、咳嗽加重等最为多见；其次，高血压控制不佳引发不适、冠心病夜间心绞痛频繁发作、左心功能不全导致呼吸困难、前列腺肥大导致频繁夜尿，顽固性头痛、关节疼痛、皮肤瘙痒等均是造成老年人睡眠障碍的常见原因。

（2）心理因素：在睡眠障碍患者中，约有 60% 是由心理因素造成的。焦虑、恐惧等心理将影响睡眠质量，引发失眠。而睡眠不足本身也可以导致恐惧、焦虑情绪的加重，二者互为因果，它将形成"失眠 - 焦虑 - 失眠加重 - 焦虑加重 - 失眠更加重"的恶性循环，对患者的身心健康造成严重危害。老年人多患各种躯体疾病，由疾病引起的疼痛、焦虑、恐惧是导致睡眠障碍的重要原因。

（3）环境因素：环境因素如房间的光照、湿度、通风状况、声音、卧具、被褥等均是影响睡眠的因素。老年人对环境因素的改变较年轻人更为敏感，舒适、安静的环境有利于提高睡眠质量；而嘈杂、陌生的环境会引起老年人睡眠质量下降。由于老年人对新环境适应能力较差，因此，77.9% 的住院老年患者因对病房环境的不适导致失眠。

（4）睡眠卫生习惯：某些不良行为习惯，如日间活动减少、睡眠时间无规律、午睡时间过长，睡前有饮酒、咖啡、茶及吸烟、长时间观看智能手机、谈论兴奋话题等活动，会导致睡前大脑皮层处于兴奋状态，引起一过性或短暂失眠，而失眠患者如长期睡眠卫生习惯不良，则会造成严重的后果，使一过性失眠或短期失眠演变为慢性失眠。

2. 睡眠障碍的发病机制 睡眠包括：非眼球快速运动睡眠（non-rapid eye movement sleep，NREM），又称慢波睡眠；眼球快速运动睡眠（rapid eye movement sleep，REM），又称快波睡眠。NREM 以深睡状态为主，多发生于上半夜；REM 以浅睡状态为主，多发生在后半夜。

随着年龄的增长，老人的睡眠模式逐渐发生变化，表现为：

（1）夜间睡眠浅且容易觉醒，在夜间睡眠中有多次短暂的觉醒。

（2）NREM 时间减少，即深睡状态减少，夜间有效睡眠时间减少。

（3）由于 NREM 减少，两个睡眠状态之间的潜伏期也相应缩小。老年人两种状态之间的潜伏期时间为 0~80 分钟，而年轻人为 90~95 分钟，提示老年人睡眠时相提前，表现出早睡早醒。

（4）睡眠昼夜的时间紊乱：夜间睡眠时间减少，白天睡眠时间增多，睡眠时间重新分配。老年人睡眠模式发生改变的具体机制目前仍不明确，器官功能性退化可能是老年人睡眠障碍的原因。

（四）诊断

1. 诊断标准 按照国际医学界的标准，对于睡眠障碍有三个标准：美国睡眠医学学会制定的睡眠障碍国际分类（international classification of sleep disorders）、美国精神病学会制定的《精神障碍诊断和统计手册》第四版及世界卫生组织制定的疾病的国际分类。

在国内，根据国际医学标准，也相应地制定出中国精神障碍的分类和诊断标准（Chinese classification of mental disorders，CCMD）。睡眠障碍诊断标准如下：

（1）夜晚入睡时间较长、睡眠时间较短、多梦易惊、觉醒频繁、早醒易醒、醒后疲乏、睡眠图像显示睡眠潜伏期 >30 分钟，每晚睡眠时长在 6 小时以内以及觉醒时间 >30 分钟。

（2）白天疲乏倦怠无力、工作生活状态较差、头昏欲睡、精力涣散、影响工作或生活。

（3）前两条症状及不适每周出现 3 次以上，其发生延续的时间达到 1 月以上。

（4）排除器质性病变所引起的睡眠障碍。

2. 诊断方法

（1）患者主诉及临床症状：睡眠障碍有很多种方法可以识别，但最重要的还是患者就诊时的主诉，及其医生询问到的临床症状及表现，结合诊断标准进行判断。

（2）多导睡眠描记评估（polysomnography，PSG）：PSG 是在全夜睡眠过程中，连续并同步地描记脑电、心电、呼吸等 10 余项指标，全部记录次日由仪器自动分析后再经人工逐项校正。监测主要由三部分组成：

1）分析睡眠结构、进程和监测异常脑电。

2）监测睡眠呼吸功能，以发现睡眠呼吸障碍，分析其类型和严重程度。

3）监测睡眠心血管功能。

（3）评估量表：包括匹兹堡睡眠指数（Pittsburgh sleep quality index，PSQI）、阿森斯失眠量表（Athens insomnia scale，AIS）以及失眠严重程度指数（insomnia severity index，ISI）等。

（4）睡眠日记：此法操作简单，患者容易接受，可用于了解患者 1 周内的睡眠模式情况，并了解患者睡眠障碍的性质、频率、持续时间以及强度等信息。

（5）核心体温和内源性褪黑素：掌握人体核心体温的最低时刻或内源性褪黑素释放曲线，是评价人体睡眠昼夜节律的可靠方法。

二、 康复评定

（一）匹兹堡睡眠质量指数（PSQI）

匹兹堡睡眠质量指数是美国匹兹堡大学医学中心精神科睡眠和生物节律研究中心睡眠专家 Buyse 博士等人于 1989 年编制的。该量表在国内已经过相关信度和效度的研究，认为适合国内患者使用。适用于评价睡眠障碍患者近 1 个月内的睡眠情况。

量表由 18 个自评条目和 5 个他评条目组成。其中，18 个自评条目可以组合成 7 个因子：睡眠质量、入睡时间、睡眠时间、睡眠效率、睡眠障碍、催眠药物、日间功能。每个因子按 0~3 分等级计分，各因子得分总和为 PSQI 总分，5 个他评项目不参与计分。PSQI 总分范围 0~21，得分越高，表示睡眠质量越差。具体见表 6-18。

表 6-18　匹兹堡睡眠质量指数（PSQI）

指导语：下面一些问题是源于您最近 1 个月的睡眠状况，请选择或填写最符合您近 1 个月实际情况的答案。请回答下列问题：
1. 近 1 个月，晚上上床睡觉通常是（　　　）点钟
2. 近 1 个月，从上床到入睡通常需要（　　　）分钟
3. 近 1 个月，通常早上（　　　）点起床
4. 近 1 个月，每夜通常实际睡眠（　　　）小时（不等于卧床时间）

续表

对下列问题请选择 1 个最适合您的答案

5. 近 1 个月，因下列情况影响睡眠而烦恼
（1）入睡困难（不能在 30 分钟内入睡）
　　A. 无　　　　　　　　　B. <1 次 / 周　　　　　　C. 1~2 次 / 周　　　　　　D. ≥3 次 / 周
（2）夜间易醒或早醒
　　A. 无　　　　　　　　　B. <1 次 / 周　　　　　　C. 1~2 次 / 周　　　　　　D. ≥3 次 / 周
（3）夜间上厕所
　　A. 无　　　　　　　　　B.<1 次 / 周　　　　　　C.1~2 次 / 周　　　　　　D.≥3 次 / 周
（4）出现呼吸不畅
　　A. 无　　　　　　　　　B.<1 次 / 周　　　　　　C.1~2 次 / 周　　　　　　D.≥3 次 / 周
（5）咳嗽或鼾声高
　　A. 无　　　　　　　　　B.<1 次 / 周　　　　　　C.1~2 次 / 周　　　　　　D.≥3 次 / 周
（6）感觉冷
　　A. 无　　　　　　　　　B.<1 次 / 周　　　　　　C.1~2 次 / 周　　　　　　D.≥3 次 / 周
（7）感觉热
　　A. 无　　　　　　　　　B.<1 次 / 周　　　　　　C.1~2 次 / 周　　　　　　D.≥3 次 / 周
（8）做噩梦
　　A. 无　　　　　　　　　B.<1 次 / 周　　　　　　C.1~2 次 / 周　　　　　　D.≥3 次 / 周
（9）疼痛不适
　　A. 无　　　　　　　　　B.<1 次 / 周　　　　　　C.1~2 次 / 周　　　　　　D.≥3 次 / 周
（10）其他影响睡眠的事情
　　A. 无　　　　　　　　　B.<1 次 / 周　　　　　　C.1~2 次 / 周　　　　　　D.≥3 次 / 周
如有，请说明：＿＿＿＿＿＿＿＿

6. 近 1 个月，总的来说，您认为自己的睡眠质量
　　A. 很好　　　　　　　　B. 较好　　　　　　　　C. 较差　　　　　　　　D. 很差

7. 近 1 个月，您用药物催眠的情况
　　A. 无　　　　　　　　　B.<1 次 / 周　　　　　　C.1~2 次 / 周　　　　　　D.≥3 次 / 周

8. 近 1 个月，您常感到困倦吗
　　A. 无　　　　　　　　　B.<1 次 / 周　　　　　　C.1~2 次 / 周　　　　　　D.≥3 次 / 周

9. 近 1 个月，您做事情的精力不足吗
　　A. 无　　　　　　　　　B.<1 次 / 周　　　　　　C.1~2 次 / 周　　　　　　D.≥3 次 / 周

10. 近 1 个月有无下列情况（请询问同室睡眠者）
（1）高声打鼾
　　A. 无　　　　　　　　　B.<1 次 / 周　　　　　　C. 1~2 次 / 周　　　　　　D.≥3 次 / 周
（2）睡眠中较长时间的呼吸暂停（呼吸憋气）现象
　　A. 无　　　　　　　　　B.<1 次 / 周　　　　　　C.1~2 次 / 周　　　　　　D.≥3 次 / 周
（3）睡眠中腿部抽动或痉挛
　　A. 无　　　　　　　　　B.<1 次 / 周　　　　　　C.1~2 次 / 周　　　　　　D.≥3 次 / 周
（4）睡眠中出现不能辨认方向或模糊的情况
　　A. 无　　　　　　　　　B.<1 次 / 周　　　　　　C.1~2 次 / 周　　　　　　D.≥3 次 / 周
（5）睡眠中存在其他影响睡眠的特殊情况
　　A. 无　　　　　　　　　B.<1 次 / 周　　　　　　C.1~2 次 / 周　　　　　　D.≥3 次 / 周

（二）阿森斯失眠量表（AIS）

AIS 是基于 ICD-10 失眠诊断标准设计的自评量表。量表共 8 个条目，每条从无到严重分为 0、1、＿＿＿＿＿＿＿

2、3四级评分（总分 <4：无睡眠障碍；如果总分在 4~6：可疑失眠；如果总分在 6 分以上：失眠），具体见表 6-19。

表 6-19　阿森斯失眠量表（AIS）

填表人：　　　　　　填表日期：　　　　　　　　第　　次评定

1. 入睡时间（关灯后到睡着的时间）	□没问题	□轻微延迟	□显著延迟	□延迟严重或没有睡觉
2. 夜间苏醒	□没问题	□轻微影响	□显著影响	□严重影响或没有睡觉
3. 比期望的时间早醒	□没问题	□轻微提早	□显著提早	□严重提早或没有睡觉
4. 总睡眠时间	□足够	□轻微不足	□显著不足	□严重不足或没有睡觉
5. 总睡眠质量（无论睡多长）	□满意	□轻微不满	□显著不满	□严重不满或没有睡觉
6. 白天情绪	□正常	□轻微低落	□显著低落	□严重低落
7. 白天身体功能（体力或精神：如记忆力、认知力和注意力等）	□足够	□轻微影响	□显著影响	□严重影响
8. 白天思睡	□无思睡	□轻微思睡	□显著思睡	□严重思睡

（三）失眠严重程度指数（ISI）

ISI 由 7 个问题组成的自评量表，每个问题有 0~4 分，共 5 个选项，总分 0~28 分，0~7 分无失眠，8~14 分轻度失眠，15~21 分中度失眠，22~28 分重度失眠。ISI 适用于评价 2 周内的睡眠情况，较多用于失眠筛查、评估失眠的治疗反应。

三、康复治疗

（一）非药物治疗

认知 - 行为疗法（cognitive-behavioral therapy，CBT）对于老年慢性睡眠障碍症患者相对安全、有效而持久，尤其适用于没有合并慢性疾病的老年人群。CBT 包括睡眠健康卫生教育、放松疗法、睡眠限制、刺激控制、认知干预、光疗法、生物钟疗法等。

1. 睡眠健康卫生教育及心理治疗　对因睡眠习惯较差，作息时间紊乱造成的睡眠障碍，首先应进行睡眠卫生教育和引导，改善睡眠环境，纠正睡眠习惯，避免睡前卧床看电视、饮酒类、咖啡类以及茶饮，可适量进行体育运动。对于睡眠卫生教育仍未起效的患者，应积极寻找患病因素，对其进行心理引导及冥想暗示，使身心放松。

2. 节制疗法　部分老年人由于在卧房及床上进行过多与睡觉无关的活动，例如在床上进餐、阅读、思考、写作等，导致机体对于睡眠环境产生免疫，原本适合睡眠的环境被神经系统适应为进行众多活动，从而影响睡眠。改变该种习惯可进行被动节制，即禁止在睡眠环境进行与睡眠无关的活动，严格执行制定好的睡眠与起床时间。

3. 认知行为疗法　纠正睡眠障碍患者对于睡眠和睡眠不足的错误认识，减轻焦虑症状，改善患者睡眠。认知行为疗法在缩短入睡时间和维持睡眠这两方面均有明显的疗效。认知行为疗法与药物治疗相比具有安全性高、副反应少等优点。

4. 物理治疗　常见的物理疗法包括电疗法、声疗法、磁疗法以及光疗法等。物理疗法相对于药物相比，具有无副作用、依赖性小、疗效显著的特点。

5. 生物反馈疗法 生物反馈疗法是一种引导机体进行放松的方法，通过自我调节，降低自主神经的兴奋性，把平时察觉不到的微弱生理信号加以放大，患者可以通过操纵这种信号，达到控制全身肌肉活动，使之紧张或放松的目的。通过有意识的训练，可降低患者肌肉兴奋的水平，抑制神经中枢的觉醒水平，从而达到改善睡眠质量的目的。

（二）药物治疗

药物治疗在改善老年人短期症状如入睡潜伏期延长、夜间觉醒次数增多、睡眠时间缩短、睡眠质量降低等方面是有效的，但长期药物治疗带来的不良反应不容忽视，因此对老年患者药物治疗应遵循：应用最小有效剂量、间断用药（每周 2~4 次）、短期用药（常规不要超过 3~4 周）、逐渐停药、防止停药后复发，从而防止在用药过程中或停药后出现睡眠时相的改变、白日残留效应、药物耐受、依赖现象以及复发。治疗睡眠障碍的药物主要可分为以下几类：

1. 抗组胺类药物 可通过抑制组胺起到诱导睡眠作用。睡前使用抗组胺药物，可使患者夜间睡眠改善，同时减少嗜睡等不良反应。

2. 苯二氮䓬类药物 是非选择性 GABA- 受体复合物激动剂，可缩短入睡潜伏期、延长总睡眠时间，其副作用包括逆行性遗忘、停药效应、宿醉效应、头晕、嗜睡 、精神运动活动损害等，长期大量使用会导致成瘾。

3. 非苯二氮䓬类药 现有的此种产品半衰期较短，血药浓度达到峰值快、半衰期短、排泄快，能快速诱导入睡，次日无宿醉效应，不易产生耐受依赖性，对记忆功能影响较小，停药效应小。

4. 褪黑素 是由松果体分泌的一种神经内分泌激素，可通过特异性褪黑素受体介导，发挥调节睡眠觉醒周期的独特作用。褪黑素可减少睡眠潜伏期和每晚觉醒次数，增加睡眠时间。

（毕　霞）

第八节　尿失禁与尿潴留康复

一、尿失禁

（一）概述

1. 定义 尿失禁（urinary incontinence，UI）是由于膀胱括约肌损伤或神经功能障碍而丧失排尿自控能力，使尿液不自主的流出。国际排尿控制研究协会推荐的定义为：尿失禁是一种可以得到证实的、不自主的经尿道漏尿现象，并由此给患者带来社会活动不便及个人卫生方面的麻烦。

尿失禁分类：①按性别：男性尿失禁、女性尿失禁。②按尿失禁特点：持续性尿失禁、间断性尿失禁、完全性尿失禁、夜间性尿失禁（遗尿症）。③尿失禁的国际标准分类：真性尿失禁、压力性尿失禁、急迫性尿失禁、混合性尿失禁、充盈性尿失禁、反射性尿失禁、不稳定性尿道、完全性尿道关闭不全。

2. 病因和发病机制 随年龄增长，老年人的神经和内分泌功能下降，与尿液排出有关的神经和肌肉功能减弱或不协调，而导致尿失禁的发生。

（1）老年性尿失禁常见的病因如下

1）中枢神经系统疾患：如脑血管病、脑脊髓肿瘤、脑萎缩、帕金森病、脊髓侧索硬化症、脊髓损伤或脊髓型颈椎病等引起的神经源性膀胱病变。

2）手术：如前列腺切除术、膀胱颈部手术、直肠癌根治术、子宫颈癌根治术、腹主动脉瘤手术、尿道狭窄修补术等，损伤膀胱平滑肌及尿道括约肌的运动或感觉神经。

3）尿潴留：由于前列腺增生、膀胱颈挛缩、尿道狭窄等引起尿潴留。

4）不稳定性膀胱：由于膀胱肿瘤、结石、炎症、异物等导致的不稳定性膀胱。

5）女性绝经期后：由于雌激素缺乏引起尿道壁和盆底肌肉张力减退。

6）既往分娩损伤：由于分娩导致子宫脱垂、膀胱膨出等引起的尿道括约肌功能减弱。

（2）老年性尿失禁发病机制如下

1）膀胱颈部功能丧失：膀胱颈部是指由交感神经控制的尿道平滑肌，是阻止尿液外流的主要力量。对男性而言，即使因前列腺增生手术等导致男性近侧尿道括约肌功能完全丧失，但远侧尿道括约肌完好者，仍能正常控制排尿，如远侧尿道括约肌功能同时受到损害，则依损害的轻重可引起不同程度的尿失禁。对女性而言，当膀胱颈部功能完全丧失时会引起压力性尿失禁。受到体神经（阴部神经）控制的尿道外括约肌功能完全丧失时，如男性尿道平滑肌功能正常不会出现尿失禁，而女性患者则会出现压力性尿失禁。

2）逼尿肌无反射：由于患者的逼尿肌收缩力及尿道闭合压力（即尿道阻力）都有不同程度的降低，逼尿肌不能完全主动地将尿液排出，必须依靠增加腹压来排出尿液。若残余尿量很多，尿道阻力很低，会发生压力性尿失禁；若尿潴留时可发生充盈性尿失禁。

3）逼尿肌反射亢进：逼尿肌反射亢进时可发生三种不同类型的尿失禁：完全的上运动神经元病变可出现反射性尿失禁；不完全的上运动神经元病变有部分患者可出现急迫性尿失禁，常伴有尿频尿急等症状；有些患者可因咳嗽激发逼尿肌的无抑制性收缩而引起尿液外流，类似压力性尿失禁，但没有尿频尿急等症状，用压力性尿失禁的手术治疗效果不佳。

4）逼尿肌 - 括约肌功能失调：可能导致两种不同类型的尿失禁：逼尿肌收缩过程中外括约肌出现持续性痉挛而导致尿潴留，继而发生充溢性尿失禁；由于上运动神经元病变引起的尿道外括约肌突然发生无抑制性松弛（伴或不伴逼尿肌的收缩）而引起的尿失禁，这类尿失禁患者通常没有残余尿。

5）尿道黏膜的封闭功能减退：正常生理情况下，尿道黏膜皱襞可以起到密封垫的作用，从而阻止尿液渗漏，老年人尿道黏膜若萎缩变薄或弹性下降，可使其密封作用降低而导致尿液渗漏。

3. 临床表现及功能障碍　通过详细询问病史，可以获得下尿路症状和引起老年性尿失禁的病因，进行分类和鉴别诊断。

国际尿控协会将下尿路症状分为储尿期、排尿期和排尿后症状。

（1）储尿期症状

1）膀胱过度活动症：尿急，伴有或不伴急迫性尿失禁，常伴有尿频和夜尿增多的症候群，诊断膀胱过度活动症之前应排除潜在的代谢或病理状态。尿急指突然出现的强烈的排尿欲望，并且很难被延迟。

2）尿失禁：表现为任何不自主地漏尿，为进一步鉴别诊断，可描述与尿失禁分类相关的其他因素，如尿失禁的频率、严重程度、促发因素和对生活质量的影响及日常采取哪些防护措施等，如使用尿垫的种类和数量、更换内衣和外衣的次数等，患者的治疗意愿和期望值等。

A. 急迫性尿失禁：发病率男女各占一半，但女性比男性发病年龄早，约为四十岁，男性则为五六十岁；脑卒中、帕金森病患者该类型尿失禁的发病率也较高。表现为当有强烈的尿意时不能到达厕所即发生的不能由意志控制的尿液经尿道流出的现象，包括运动急迫性尿失禁和感觉急迫性尿失禁，前者由于咳嗽、打喷嚏或增加腹压可诱发其发生，多伴有严重的尿频（每两小时排尿一次）、尿急症状。后者尿失禁发生与精神紧张等感觉有关。

B. 压力性尿失禁：常见于老年女性，由于咳嗽、打喷嚏、上楼梯、跑步、坐车颠簸或推举重物导致腹内压急剧升高时，而发生的不随意的尿液自尿道流出的现象。

C. 充盈性尿失禁：常见于老年男性，该类型尿失禁继发于下尿路有较严重的机械性（如前列腺增生）或功能性梗阻引起尿潴留，当膀胱内压上升到超过尿道阻力时，出现尿液不断地自尿道中滴出而导致的尿失禁，这类患者的膀胱往往呈膨胀状态。

D. 功能性尿失禁：患者能感觉到膀胱充盈，在精神紧张、情绪激动或听到流水声时出现的尿液不由自主或有意地流出尿道的现象。

（2）排尿期症状：膀胱出口梗阻、尿道狭窄、盆腔脏器脱垂、逼尿肌收缩力低下等原因都可以导致出现排尿期症状。常见症状有排尿迟缓、排尿中断（间断性排尿）、排尿踌躇、排尿费力、排尿末滴沥等。

（3）排尿后症状：排尿后症状指排尿后立即出现的症状。常见的有排尿不净感和排尿末滴沥。

4. 辅助检查

（1）实验室检查：尿常规、尿培养、尿素氮、肌酐、血清钾、钠、氯、血糖，如排尿记录提示患者有多尿现象，应行血糖、血钙、白蛋白检查；如尿频、尿急同时伴有镜下血尿，应除外泌尿系结核、炎症、肿瘤等。

（2）尿动力学检查：内容应包括膀胱功能的测定和尿道功能的测定。如完全性膀胱测压能了解充盈期逼尿肌是否稳定，有无反射亢进，顺应性是否良好，排尿期逼尿肌反射是否存在，逼尿肌收缩功能是否正常，膀胱出口有无梗阻。尿道功能测定主要采用尿道压力描记了解尿道闭合压，而压力性尿道压力描记尿道近端出现倒置的波形，提示膀胱颈后尿道下移。

5. 诊断及标准　尿失禁的诊断包括病史采集、体格检查、排尿记录。

（1）病史采集：询问病史时，首先要注意尿失禁自身的特点与规律，包括尿失禁的程度、间断或持续、与腹内压突然增高的关系、与体位活动的关系等。另外，还应问及尿路感染史、经腹会阴的盆腔手术史、神经系统损害史及服药史等情况。

（2）体格检查：体格检查重点在于检查是否存在导致尿失禁的病因，包括以下几点。

1）一般检查：包括患者身高、体重、腹部有无手术瘢痕等。

2）会阴生殖器检查：男性尿失禁的检查集中于直肠指检和下肢及会阴的神经检查，直肠指检包括触诊前列腺的大小、质地、对称性等；女性阴道检查注意观察有无膀胱膨出、子宫的位置、增加腹压判断有无子宫脱垂等异常情况。

3）神经系统检查：由于老年性或早老性痴呆、脑肿瘤、脑卒中、帕金森病等精神状态失常和混乱会导致肠道和膀胱功能改变出现尿失禁。可以通过评价精神状态、双下肢的感觉和运动功能、腰骶神经功能进行神经系统检查。精神状态方面从患者的意识、定向力、记忆力、语言和理解力方面进行检查。腰骶部检查评估包括盆底肌力、肛门括约肌静息张力、肛门主动收缩、会阴部皮肤的感觉等。

（3）排尿记录：以日记的形式，客观记录尿失禁患者规定时间内的排尿情况（一般记录2~3天），如每次排尿量、排尿时间、伴随症状等。这些客观资料是尿失禁诊断的基础。

（二）康复评定

1. 功能评定

（1）尿失禁严重度索引（incontinence severity index，ISI）：该索引由 Sandvik 等研制，主要用 _____

于尿失禁的筛查，并进行严重程度分类。该索引包括 2 个问题，即出现尿失禁的频率和每次的漏尿量，分别计 1~4 分、1~2 分，评估结果将 2 个问题得分相乘，得分 1~2 为轻度，3~4 为中度，6~8 为重度。

（2）国际尿失禁咨询问卷简表（International Consultation on Incontinence Questionnaire-short Form，ICIQ）：该简表是 2004 年国际尿失禁咨询委员会形成并通过的第一份世界通用的尿失禁评估量表，主要用于评估女性尿失禁的发生频率、导致尿失禁的原因以及对生活质量的影响。包括 3 个计分题，归于 1 个维度，分别评价尿失禁的频率、严重程度和对生活质量的影响，分别计为 0~5 分、0~6 分、0~10 分，总分 0~21 分；1 个非计分题，量表 Cronbach'α 系数 0.92。分为轻度（1~5 分）、中度（6~12 分）、重度（13~18 分）、极重度（19~21 分）。

2. 尿失禁程度 根据引发尿失禁的条件分为 4 度：Ⅰ度为无尿失禁；Ⅱ度为用力、屏气时尿失禁；Ⅲ度为行走、活动时尿失禁；Ⅳ度为直立、翻身时尿失禁。

（三）康复治疗

1. 康复治疗总则（康复目标）

（1）运用多种康复治疗方法，给患者带来希望，帮助老年人重建正常的排尿功能。

（2）预防由于尿失禁导致的阴部湿疹、溃疡、泌尿系感染、菌尿等并发症。

（3）调整尿失禁患者心理状态，保持生活的舒适和尊严，提高患者生活质量，促进其回归社会。

2. 康复策略
以康复治疗总则为指导，以患者为中心制定个体化的物理治疗方案，运用包含标准的物理治疗干预措施、运动疗法、药物治疗、康复训练、手术治疗等多种康复治疗方法，重视心理康复指导，妥善处理康复过程中出现的问题，循序渐进，促进患者排尿功能的恢复。

3. 康复治疗方法

（1）物理因子治疗：功能性电刺激治疗是一种常用的康复措施，用低频电流刺激盆腔神经或阴部神经引起反射性刺激，通过神经回路增强尿道括约肌收缩或者直接刺激盆底肌收缩以加强控尿能力。神经和肌肉受到刺激后形成冲动，兴奋交感通路并抑制副交感通路，抑制膀胱收缩，达到治疗膀胱过度活动症的目的。具体方法是将电极置于阴道或直肠，一般为每次 20 分钟，根据患者不同的盆底肌功能障碍病理和发生机制选择与之相适应的有效的电刺激电流参数。

（2）生物反馈治疗：是指通过采用模拟的声音或视觉信号等电子测量装置或记录排尿日记的方式，提供躯体膀胱和尿道肌肉收缩功能的信息，提示或反映患者正常及异常盆底肌活动的状态，使医师及患者了解盆底肌锻炼的情况，用于制订正确的、更有效的盆底肌锻炼方案，从而指导患者进行盆底肌训练和帮助主动收缩盆底肌。生物反馈常见的有手指反馈、视觉反馈和阴道锥等方式，将盆底肌训练联合电刺激治疗，通过上述特定的仪器将患者不能直接感知的生物信号转化成患者能通过五官直接感觉的信号，如视觉或听觉信号，以帮助患者建立相应的反应，训练盆底肌肉，治疗尿失禁。

（3）运动疗法：针对压力性尿失禁，常采用进行盆底肌训练加强盆底肌力复原的方法，具体如下：盆底肌锻炼法，又称 Kegel 锻炼法，通过患者有意识地对以肛提肌为主的盆底肌进行自主性收缩以加强盆底肌对膀胱和尿道的支持力量，改善尿道括约肌的功能，有利于提高压力性尿失禁患者的控尿能力。应当注意的是，如果不对动作要领详细说明并加以指导，有 50% 的患者不能做出正确的训练动作。因此，目前常使用盆底肌训练（pelvic floor muscle training，PFMT）一词代替传统的 Kegel 训练，其意是"由专业人员指导的恢复自主收缩盆底肌训练的治疗"，即做缩紧肛门的动作。

以运动医学理论为基础的 PFMT 目前已被提倡为预防及治疗尿失禁的手段。目前常用的有两种训练方法：其一，快速、有力的收缩盆底肌 2 秒，并快速放松肌肉；其二，收缩盆底肌并维持 5~10

秒，然后彻底放松盆底肌同样的时间。患者每日在坐位、立位、卧位 3 种不同体位下最少锻炼 2 次，每次锻炼盆底肌 15~30 分钟。经过一段时间后，逐渐增加盆底肌锻炼的次数，最好采用仰卧位或坐位、双膝并拢体位。对能耐受的患者，可采用强化 PFMT 训练：①推荐 10~12 次接近最大程度的收缩；②每次收缩持续、间隔时间分别为 6~8 秒；③每天重复锻炼 3~5 次，隔日进行。除了强化项目，还推荐使用"诀窍（knack）"法训练盆底肌收缩与咳嗽同步以治疗压力性尿失禁患者，以及使用"轻快（quick flicks）"方法，即短时快速收缩盆底肌以抑制膀胱过度活动症（overactive bladder，OAB）患者的尿急症状。PFMT 可能需要患者终身坚持锻炼，应告知其将 PFMT 融入日常生活中。

（4）心理治疗：尿失禁被称为"社交癌"，在社会、心理、家庭、工作、生理及性生活等方面对老年患者产生直接影响，甚至导致抑郁、焦虑等严重的心理疾患。因此，一方面要增加宣传力度，利用社区宣教、媒体（电视、报刊、宣传栏）宣传等，了解尿失禁形成、发展以及康复治疗的机制，普及预防尿失禁的基本知识，提高人们对老年性尿失禁的认识，增强战胜疾病的信心；讲授预防尿失禁的自我保健方法，如盆底肌训练、健身操等，减缓老年人肌肉松弛所致的尿失禁；嘱患者家属与患者多沟通，多陪伴，帮助患者消除自卑、焦虑和抑郁等不良心理，避免老年人独居，给予恰当的外界刺激，避免智力减退，提高康复治疗的依从性。鼓励患者到开展泌尿科、妇科等专业的医院就诊和治疗。

（5）行为疗法：就是通过膀胱训练，抑制膀胱收缩，增加膀胱容量的治疗方法。定时排尿时，先让患者填一张排尿和漏尿的图表，按照图表反映出的模式，让患者在可能漏尿之前就排空膀胱。嘱患者每日记录饮水量和排尿情况，填写膀胱功能训练表，要求患者在出现尿意时采用延迟手段逐渐延长储尿时间。通过定时排尿或膀胱训练，有意识地延长排尿间隔，最后达到每 2~3 小时排尿 1 次，逐渐使每次排尿量 >300ml。实施时要注意循序渐进，可让患者在膀胱训练前后各填写 3 天的排尿日记，以调整膀胱储尿和排尿的时间表，评价膀胱训练的效果。

（6）传统康复治疗：①针刺治疗：中医认为，老年尿失禁患者多因年老脾肾不足、气虚不固，加之膀胱失约、气化无权所致。故采用常规毫针针刺，取关元、肾俞、三阴交、膀胱俞、中极诸穴相配，共奏益元固涩之功，并近取气海、次髎、会阳等穴，施以电刺激，通过调节局部神经功能，以协调相应的肌肉张力，有效地抑制逼尿肌的无抑制性收缩，增加膀胱容量，控制尿失禁的症状。②推拿治疗：患者取俯卧位，术者自 12 胸椎至骶骨下端做㨰法及拇指按揉法，点按腰骶部；点按三焦俞、肾俞、气海俞、关元俞、膀胱俞、八髎穴等；患者取仰卧位，点按头部百会穴，自上脘至曲骨穴做一指禅推法及掌推法；按揉小腹部并在曲骨穴行掌振法；点按中极、气海、关元、归来、天枢穴；拇指按揉双下肢足太阴脾经、足少阴肾经，点按阴陵泉、三阴交、筑宾、箕门、涌泉、太溪、承山、承筋、委中、殷门等穴各 0.5 分钟；令患者俯卧，掌横擦肾俞命门及腰骶八髎，透热为度。

（7）药物治疗：①真性尿失禁：对于不完全性真性尿失禁或合并其他类型的混合型尿失禁，可以采用药物辅助疗法，主要包括抗胆碱类药、逼尿肌松弛药、钙拮抗药、前列腺素合成抑制药等。②急迫性尿失禁：药物治疗是治疗因逼尿肌过度活动引起的尿急和急迫性尿失禁（膀胱过度活动症）的主要方法。主要包括抗毒蕈碱类药物、作用于膜通道类药物、混合作用机制类药物、三环类抗抑郁药和前列腺素抑制药。③压力性尿失禁：药物治疗压力性尿失禁的原理是通过增加尿道平滑肌和横纹肌的张力和紧张度，达到增加尿道合压的目的。主要药物包括：苯丙醇胺、盐酸米多君、盐酸度洛西汀等。④充盈性尿失禁：为预防感染，可使用小剂量维生素，为增加膀胱逼尿肌收缩力，可适当使用抗胆碱酯酶药物，如新斯的明片等。

（8）手术治疗：对于保守治疗失败的患者来说是重要的治疗方式。临床上治疗尿失禁的手术方式很多，大多数的原理为固定尿道或者悬吊阴道，如无张力阴道吊带、阴道壁悬吊术、经闭孔无张力尿道悬吊等。

二、尿潴留

（一）概述

1. 定义　尿潴留（Urinary retention，UR）是指大量尿液积蓄在膀胱中而不能排出或排出不畅的病症。老年人因年龄的增长，机体功能减弱，或因疾病出现排泄功能障碍，尿液存留在膀胱内不能排出，一般表现为下腹部胀满、疼痛，排尿困难，用手触摸下腹部膨隆，有囊状包块。按照患者的病史和临床表现，可将尿潴留分为：①急性尿潴留：又称完全性尿潴留，是指各种原因引起尿液潴留于膀胱内不能自行排出的一种症状，患者痛苦难忍，需要紧急处理。起病突然，既往可无排尿困难的病史。②慢性尿潴留：又称潜隐性尿潴留，起病缓慢，是由膀胱颈以下梗阻性病变引起的排尿困难发展而来，梗阻的阻力逐步超过膀胱收缩的压力，而出现的尿潴留。

2. 病因及发病机制

（1）年龄因素：随着年龄的增长，泌尿系统的结构与机能也发生着变化，如肾脏体积和肾单位的数量减少，膀胱容量下降，膀胱括约肌硬化等因素会导致老年人的排尿功能发生变化。

（2）梗阻性因素：临床常见病因有各种器质性病变造成尿道或膀胱出口的机械性梗阻，以及排尿功能障碍所致的动力性梗阻。

1）机械性梗阻：如前列腺增生、尿道狭窄、结石嵌顿、膀胱内肿瘤或血块堵塞膀胱等，便秘时粪块压迫尿道也可引起尿潴留。

2）动力性障碍：包括神经性因素和肌源性因素两大类。神经性因素常见于中枢或周围神经系统病变，如脊髓或马尾损伤、肿瘤、盆腔手术损伤支配膀胱的感觉或运动神经以及糖尿病周围神经病变等导致的神经性膀胱功能障碍，而发生尿潴留，膀胱和尿道并无器质性病变。肌源性因素常见于手术麻醉（尤其是腰麻）后精神活动机能暂时失调或饮酒过量等，使膀胱括约肌及逼尿肌无力导致排尿反射障碍，膀胱过度充盈而发生尿潴留。腹部手术后腹肌收缩困难，患者不能主动排尿也可导致尿潴留。

3）某些药物如阿托品、丙胺太林、东莨菪碱等松弛平滑肌的药物可引起尿潴留。

4）对于部分手术后卧床的患者，术后精神紧张，以及生活习惯和习惯体位的改变，不适应卧床排尿也可导致尿潴留的发生。

3. 临床表现及功能障碍　急性尿潴留表现为突然发病，膀胱内充满尿液不能排出，胀痛难忍，辗转不安，有时从尿道溢出部分尿液，但不能缓解患者下腹部疼痛。严重者可出现面色苍白、冷汗淋漓、心率加快等全身症状。

慢性尿潴留多表现为排尿不畅、尿频，常有尿不尽感，有时有尿失禁现象。少数患者虽无明显慢性尿潴留的梗阻症状，但出现上尿路扩张、肾积水，甚至出现尿毒症症状，如身体虚弱、贫血、呼吸有尿臭味、食欲缺乏、恶心呕吐、贫血、血清肌酐和尿素氮升高等。

4. 辅助检查

（1）B超检查：可清楚地测出膀胱内尿液容积，以及是否合并上尿路梗阻的征象。

（2）导尿试验：如能顺利插入导尿管则可放出大量尿液，同时亦达到治疗目的。

（3）静脉尿路造影：可显示外伤引起的尿道断裂等原发疾病，也可发现上尿路合并的疾病。

5. 诊断及标准　诊断流程包括：根据患者病史、症状及体征可确定尿潴留诊断，再进一步结合膀胱 X 线平片检查、B 超和尿道、膀胱镜检查，以便于查明尿潴留的原因。

1）病史询问：①有无下尿路症状及其特点、持续时间、伴随症状；②发生尿潴留前的手术史、外伤史，尤其是下腹部、盆腔、会阴、直肠、尿道、脊柱等的外伤、手术史，经尿道行导尿、膀胱尿道镜检、尿道扩张等有创检查、治疗史；③既往是否有尿潴留、充盈性尿失禁、血尿、下尿路感染、尿道狭窄、尿路结石、尿道排泄物性状如结石、乳糜凝块、组织块等、腹痛或腹胀、便秘、便血、休克、糖尿病、神经系统疾病、全身症状等病史，男性患者还应注意询问有无前列腺增生及其国际前列腺症状评分和生活质量评分，女性患者还应注意有无盆腔炎，盆腔压迫性疾病如子宫肌瘤、卵巢囊肿等，盆腔脏器脱垂如子宫脱垂、阴道前或后壁脱垂等、阴道分泌物性状等病史；④询问用药史，了解患者目前或近期是否服用了影响膀胱及其出口功能的药物，常见的有肌松剂如手术时麻醉用药、黄酮哌酯等，M 受体阻滞剂如阿托品、莨菪碱类、托特罗定等，α 受体激动剂如麻黄碱、盐酸米多君。其他药物如抗抑郁药、抗组胺药、解热镇痛药、抗心律失常药、抗高血压药、阿片类镇痛药、汞性利尿剂等亦可导致尿潴留。

2）体格检查：①全身检查：包括体温、脉搏、呼吸、血压等生命体征，注意神志、发育、营养状况、步态、体位、有无贫血或浮肿等。②局部及泌尿生殖系统检查：采用视诊、触诊及叩诊的方法。视诊：除特别肥胖外，多能在耻骨上区见到过度膨胀的膀胱；部分患者可见充溢性尿失禁、尿道外口狭窄；有的还可见会阴、外生殖器或尿道口及其周围的湿疹、出血、血肿或淤血、肿物、手术疤痕等。触诊：下腹部耻骨上区可触及胀大的膀胱，除部分神经源性膀胱外，压之有疼痛及尿意感。长期慢性肾后性梗阻可导致病肾重度积水，可在肋缘下触及增大的肾脏。阴茎体部尿道结石或疤痕亦可触及。尿道口或阴道肿物亦可触及。注意腹部其他包块情况，如应甄别下腹部及盆腔肿物的性状及其可能的来源如膀胱巨大肿瘤、肠道肿瘤、子宫肌瘤、卵巢囊肿等。叩诊：胀大的膀胱在耻骨上区叩诊为浊音，有时可胀至脐平。移动性浊音可判断有无腹水，应在排空膀胱尿液后进行。③直肠指诊：最好在膀胱排空后进行。直肠指诊可了解肛门括约肌张力情况、肛管感觉、骨盆肌随意收缩等，直肠内有无肿瘤或粪块。对男性患者，还可了解是否存在前列腺增生、前列腺癌、前列腺脓肿等。④神经系统检查：排尿活动是在神经系统调控下完成的，涉及脑干以上中枢神经、脊髓中枢、外周自主神经及躯干神经、膀胱及尿道神经受体与递质等，因此详尽的神经系统检查有助于区分有无合并神经源性膀胱。临床常作跖反射、踝反射、提睾反射、球海绵体肌反射、肛反射、腹壁反射、鞍区及下肢感觉、下肢运动等检查，必要时请神经科医师协助。

3）尿常规：尿常规可以了解患者是否有血尿、脓尿、蛋白尿及尿糖等。

4）超声检查：经腹部超声检查可以了解泌尿系统有无积水或扩张、结石、占位性病变等，男性患者的前列腺形态、大小、有无异常回声、突入膀胱的程度等。同时还可以了解泌尿系统以外的其他病变如子宫肌瘤、卵巢囊肿等。此外，在患者急性尿潴留解除、能自行排尿后，可行 B 超残余尿量测定。

尿潴留应与无尿鉴别，后者是由于肾衰竭。

（二）康复评定

1. 尿流动力学评价　常用的指标有尿流率、膀胱压力容积、尿道压力分布、括约肌功能等，对神经源性膀胱、尿道功能障碍的诊断和治疗效果的评价作用较高。尿动力学改变根据损伤神经的类型表现各不相同。副交感神经损伤出现逼尿肌无反射、膀胱感觉消失、容量增大、残余尿多，但尿道功能正常，临床表现排尿困难或尿潴留。交感神经、副交感神经和阴部神经均损伤，出现尿道括约肌功能减退，导致尿失禁。尿流动力学分类见表 6-20。

表 6-20　尿流动力学和尿道功能分类（Wein 分类）

临床表现	尿流动力学特点
尿失禁	（1）由膀胱引起：逼尿肌无抑制性收缩；膀胱容量减少；膀胱顺应性降低；逼尿肌正常（但有认知、运动等问题）
	（2）由出口引起：膀胱颈功能不全；外括约肌松弛等
尿潴留	（1）由膀胱引起：神经源性逼尿肌松弛；肌源性逼尿肌松弛；膀胱容量增大 / 顺应性增加逼尿肌正常（但有认知、运动等问题）
	（2）由出口引起：机械性因素；内括约肌功能性梗阻；外括约肌功能性梗阻
潴留与失禁混合	（1）逼尿肌 - 括约肌失协调引起
	（2）逼尿肌和括约肌正常（但有认知、运动等问题）

2. 膀胱功能测定　静脉造影、简单的肾功能生化检查或泌尿系的超声检测，可以用于鉴别诊断，了解伴发损害和测定残余尿量。另外，尚可用膀胱容量测定仪来测量膀胱容量。

3. 尿潴留　根据病史、症状及体征，而尿不能排出或不能完全排空时可确定为尿潴留。通过耻骨上部的视诊和叩诊等发现尿潴留后，再进一步通过 B 超检查和导尿来证实。

4. 病因诊断　依靠询问有无手术史、外伤史、尿路感染、泌尿系结石、尿道损伤、狭窄、前列腺病变、中枢神经系统疾病以及糖尿病等病史和用药史，结合症状、体征以及 B 超等检查，以查明尿潴留的原因。

（三）康复治疗

1. 康复治疗总则

（1）康复目标：解除病因，恢复或改善排尿功能，提高患者生活质量。

（2）康复策略：加强老年患者的膀胱功能训练，缓解泌尿系统梗阻，调节与排尿功能相关的器官包括膀胱、括约肌及盆底的神经反射，也可采用诱导排尿方法，或在病情允许下改变姿势排尿；急性尿潴留患者如病因不明或梗阻一时难以解除，应先行导尿术引流膀胱尿液解除患者痛苦，若不能插入导尿管，可行耻骨上膀胱穿刺造瘘；慢性尿潴留若为机械性梗阻病变引起，有上尿路扩张肾积水、肾功能损害者，应先行膀胱尿液引流，待肾积水缓解、肾功能改善，经检查病因明确后，针对病因择期手术或采取其他方法治疗，以解除梗阻；如系动力性梗阻引起，多数患者需间歇清洁自主导尿，自主导尿困难或上尿路积水严重者，可作耻骨上膀胱造瘘术或其他尿流改道术。

2. 康复治疗方法

（1）基础治疗

1）间歇性导尿（intermittent catheterization，IC）：是指在无菌或清洁的条件下，定时将尿管经尿道插入膀胱内，使膀胱能够有规律地排空尿液的方法。适用于不能自主排尿或自主排尿不充分（残余尿量超过 80~100ml）的脊髓损伤或其他神经瘫痪、神志清楚并主动配合者。开始导尿前，要向患者详细说明导尿的目的，消除患者的顾虑。患者取仰卧位或侧卧位，手法要轻柔、当导尿管前端到达尿道括约肌处时要稍做停顿，了解尿道括约肌部位的阻力，再继续插入。导尿完毕，拔管要慢，到达膀胱颈部时，稍做停顿，同时嘱患者屏气增加腹压，或医护人员用手轻压膀胱区，使全部尿液引出，达到真正的膀胱排空。在操作时，采用 10~14 号导尿管，每隔 4~6 小时一次，每日不超过 6 次。每次导尿量控制在 300~500ml。在每次导尿前，可配合各种辅助方法进行膀胱训练，诱导出现反射性排尿。出现反射排尿后，可根据排尿恢复的情况及排出的尿量作出相应的导尿次数的调整，如每天导尿减少为 1~3 次。一般说来，成人残余尿量少于 100ml 即认为膀胱功能达到平衡，可停止导尿。导尿期间，需每周检查尿常规，定期进行尿培养。若出现尿路感染征象，应及时应用抗生素，并根据具体情况，酌情进行膀胱冲洗。

2）改变体位：长期卧姿排尿者，容易导致膀胱内残留尿量和尿沉淀较多，常需冲洗才能排出，采用站立位排尿易于将膀胱内沉淀物排出，残留尿相对减少，利于膀胱感染引流。

3）膀胱功能训练：是帮助患者恢复膀胱功能，达到自行排尿的常用方法，应尽早进行训练，具体方法如下：用增加腹内压的方法增加膀胱压力，使膀胱颈开放而引起排尿的方法。患者身体前倾，快速呼吸 3~4 次，以延长屏气增加腹压的时间。做一次深吸气，然后屏住呼吸，向下用力做排便动作。这样反复间断数次，直到没有尿液排出为止。应注意的是患有痔疮、疝气者慎用此法。

4）药物治疗：根据病情不同，可选用抗胆碱能药物、肾上腺素能药物、平滑肌松弛药和骨骼肌松弛药等不同的药物治疗。通过肌肉或皮下注射新斯的明、卡巴胆碱，可使平滑肌收缩从而促进排尿，适用于膀胱肌无力和手术后药物引起的尿潴留。应注意的是对尿潴留由于机械性梗阻病变者或伴有高血压者禁止使用。

5）手术治疗：对反复尿潴留经以上治疗无效者，可考虑手术治疗。包括常规手术治疗、激光治疗、微创治疗等。①常规手术治疗：经典的外科手术方法有经尿道前列腺电切术（transurethral resection of prostate，TURP），经尿道前列腺切开术（transurethral incision of the prostate，TUIP）以及开放性前列腺摘除术。目前，TURP 仍是良性前列腺增生（benign prostatic hyperplasia，BPH）治疗的主要手段。各种外科手术方法的疗效与 TURP 接近，能够改善 BPH 患者 70% 以上的下尿路症状。但当患者 80 岁以上、尿潴留量 >1500mL、最大逼尿肌压力 <28cmH$_2$O 时，手术失败的风险极高。②激光治疗：前列腺激光治疗是通过组织汽化或组织的凝固性坏死后的迟发性组织脱落达到解除梗阻的目的。疗效肯定的方式有经尿道钬激光前列腺剜除术、经尿道前列腺激光汽化术和经尿道前列腺激光凝固术等。激光治疗的总体疗效略低于常规手术，且价格昂贵，但出血及水中毒的风险低于常规手术。③微创治疗：目前的方法有经尿道微波热疗、经尿道针刺消融术和前列腺支架（通过内镜放置在前列腺部尿道的金属或聚亚胺酯装置）。此种治疗仅适于药物治疗失败、反复尿潴留且不能接受外科手术的高危患者。对神经源性膀胱导致的尿潴留可采用如膀胱功能重建术、经尿道膀胱颈切开术、经尿道外括约肌切开术等。

（2）物理治疗

1）物理因子治疗：①电刺激法：肌肉电刺激是通过将电极头直接接触逼尿肌，诱导逼尿肌收缩，开放内括约肌，用于逼尿肌无力。神经电刺激可以对神经或神经根刺激。通过对骶神经根（S$_2$~S$_4$）电刺激，达到使逼尿肌收缩、尿道外括约肌疲劳以治疗尿潴留、排尿困难，主要用于神经源性膀胱等，需要经外科手术将电极植入体内。②磁刺激法：通过刺激骶神经以达到排尿的目的。③超短波治疗：解痉、减轻膀胱痉挛、缓解膀胱炎症。20 分钟 / 次，1 次 / 日，20 次为 1 个疗程。④生物反馈治疗：肌电生物反馈治疗改善膀胱、直肠及盆底部肌肉功能，放松痉挛肌肉，增强无力肌收缩。采用下腹部热敷、膀胱区按摩（手法要轻）、温生理盐水低压灌肠等，有助于缓解尿道括约肌痉挛，增加膀胱逼尿肌功能。通过低频脉冲电疗法等电刺激、磁刺激作用于尾骨底端和耻骨联合上方区域，兴奋骶神经，诱导逼尿肌收缩，引起排尿。

2）运动疗法：在导尿管插入期间或在间歇性导尿之前，需用耻骨上压腹手法或在耻骨弓上进行刺激以触发排尿。①耻骨上区轻扣法：常用于上运动神经源性膀胱尿道功能障碍（骶髓以上损伤或病变）的逼尿肌反射亢进的患者。通过逼尿肌对牵拉反射的反应，经骶髓排尿中枢引起逼尿肌收缩。用手指在耻骨联合上进行有节奏的拍打，拍 7~8 次，停 3 秒，反复进行 2~3 分钟。②扳机点排尿法（trigger point urination）：常用于骶髓上神经病变，在腰骶神经节段区找扳机点，通过反复挤捏阴茎、牵拉阴毛、耻骨上区持续有节律轻敲、指诊肛门刺激或牵撑肛门括约肌等，诱导反射排尿。③挤压法（crede 法）：适用于逼尿肌无力者，增加膀胱压，但不要增加腹压，先用指尖部对膀胱进行深部按摩，可以增加膀胱张力。再把手指握成拳状，置于脐下 3cm 处，用力向骶部加压，患者身体前倾，并改变加压方向，直至尿流停止。④代偿性排尿方法的训练：如 Valsalva 法。患者取坐位，放松腹部，身体前倾，屏住呼吸 10~12 秒，用力将腹压传到膀胱直肠和骨盆底部，屈髋关节和膝关节，使大腿贴近腹部，防止腹部膨出，增加腹部压力，从而增加膀胱的内压。

3）作业治疗：指导患者进行训练，从而改善躯体功能，增强肌力，改善心理状态，增强自信心，提高日常生活活动能力。尿潴留患者采用诱导排尿的方法，选择合适的环境，使老年人采取舒适的体位，消除患者的精神紧张，通过倾听流水声响，有节律地轻叩耻骨上区，手指刺激肛门等，可激发膀胱的反射性收缩和外括约肌的松弛，排空膀胱。可教会尿潴留患者自己在家操作，对于活动不便者，可由陪人帮助进行。

4）心理治疗：对于手术患者，术前进行卧床排尿的训练，帮助患者解除顾虑及恐惧，尽量鼓励患者自行排尿。可采取行为矫正等手段减少患者大小便依赖别人的心理。

5）康复工程：目前临床应用人工尿道括约肌，可植入性膀胱刺激装置，直接刺激膀胱逼尿肌引起收缩排尿，另外也可采用电极植入到脊髓圆锥或骶神经根处。

6）传统康复治疗：①针刺法：通过针刺能激发机体内部的调节功能，对大脑皮质产生良好的刺激，以恢复膀胱功能，达到自然排尿。常用穴位为关元、三阴交、中极、水道、膀胱俞、阴陵泉、气海等。②推拿法：患者仰卧，医者以单掌从脐部推向耻骨联合部，推时稍用力，操作 20 次；以食、中指按揉气海、关元、中极穴各 1 分钟；以掌斜擦两次腹部 10~20 次；横擦胸上部，以透热为度；患者俯卧，横擦尾骶部，以热为度；患者坐位，医者立其后，双手掌挟持两侧胸胁，同时搓动，并向下移至腰，反复操作 1~3 分钟；患者仰卧，医者以单掌按在脐与耻骨联合连线的中点处，用掌根向耻骨联合部按压，逐渐加大压力，且可配合震颤手法。如操作正确，小便即当自行排出。

（曾庆云）

第九节　便秘康复

一、概述

（一）定义及分类

便秘是老年人常见的一种与粪便排出障碍有关的消化道症状，临床以大便干结、排便无力、排便周期延长，或便而不畅为特征。据统计，其患病率在 11.5%~24% 不等，且随年龄的增长其患病率显著增加。

根据老年人便秘发生的特点，可将老年便秘作如下分类：①慢性便秘（病程 >6 个月）；②功能性便秘；③盆底排便障碍；④便秘型肠易激综合征。

美国胃肠病协会（American Gastroenterological Association，AGA）在 2016 年《成人慢性便秘的管理及治疗指南》中依据结肠传输和肛门直肠功能，将慢性便秘分为排便障碍型、慢传输型及正常传输型便秘三种类型。我国慢性便秘诊治指南（2013 年版）按病理生理学机制将功能性疾病所致的便秘分为慢传输型便秘（slow transit constipation，STC）、排便障碍型便秘、混合型便秘、正常传输型便秘（normal transit constipation，NTC）。

（二）病因和发病机制

1. 老年性便秘常见病因如下

（1）与年龄增长有关的消化器官功能的改变：①唾液腺、胃肠和胰腺的消化酶分泌随年龄增加而减少；②腹部和骨盆肌肉无力、敏感性降低，结肠肌层变薄，肠平滑肌张力减弱，肠反射降低，蠕动减慢。

（2）不良生活习惯导致：①老年人体力活动减少或因病长期卧床，缺乏运动性刺激，导致肠蠕动减慢；②长期进食含植物纤维素少的低渣精细的食物；③饮食总量不足，即使膳食结构合理，仍难以形成足够的大便；④排便习惯不良，忽视便意。

（3）药物因素：①铝抗酸剂、铁剂、钙离子通道拮抗剂、利尿剂及抗组胺类药物的长期应用；②长期滥用泻药；③长期服用抗抑郁药、抗精神病药、抗癫痫药、抗震颤麻痹药、神经节阻断药、吗啡和阿片制剂等。

（4）肠道菌群的微生态平衡受到破坏，主要表现在以双歧杆菌为主的益生菌数量显著减少，腐败梭菌等条件致病菌数量显著增高。

（5）疾病的因素：①直肠、肛门疾病，如直肠炎症、脱垂、痔疮、肛裂等；②内分泌及代谢性疾病，如低钾血症、高钙血症、甲状旁腺功能亢进症、糖尿病、下垂体机能不全症、甲状腺功能减退症、甲状腺功能亢进、全垂体功能减退症、Addison病、嗜铬细胞瘤等其他内分泌紊乱疾病；③神经系统疾病，如中枢性脑部疾患、脑卒中、脊髓损伤及周围神经病变；④结肠神经肌肉病变、巨直肠、假性肠梗阻等；⑤结肠肿瘤、狭窄、缺血、肠扭转、憩室病等；⑥其他疾病：尿毒症、淀粉样变、硬皮病、多肌炎等。

（6）精神及心理因素：抑郁、焦虑、精神负担、精神创伤、恐病心理、过度精神疲劳、紧张失眠等情况下容易发生便秘。或过分关注排便次数，偶尔未按规律排便即精神急躁、焦急，甚至精神抑郁，从而加重便秘。

2. 老年性便秘发病机制 排便是一个复杂的生理运动过程，有多个系统参加，受到多种因素影响，正常排便生理过程包括产生便意和排便动作两个过程。慢性便秘可看作不同病理生理过程的最终症状表现，其胃肠运动主要出现以下病理生理变化。

（1）结肠运动功能异常：表现为结肠蠕动亢进、无力或不协调等。结肠非推进性收缩幅度、频率增加，肠传输时间延长，粪便停留时间过长，肠内容物水分吸收过多，粪便干结；结肠推进性收缩的幅度、频率减少，结肠蠕动无力，肠传输时间延长，结肠测压试验显示结肠动力降低，造成结肠排空延迟；结肠蠕动不协调，某一部分收缩增强、逆向蠕动，影响传输时间，可导致结肠收缩无效，同样可引起结肠排空迟缓。粪便在结肠转运时间延长可增加肠道黏膜对水分的过吸收，导致粪质变硬、排便费力及排便未尽感等症状。

（2）直肠运动异常：直肠平滑肌动力障碍、张力下降、顺应性增加、感觉功能损害，导致排便时间延长。

（3）肛门及盆底肌功能异常：排便时肛门外括约肌及盆底肌运动不协调，不能放松或矛盾性收缩，导致排便障碍而出现便秘。大多伴有精神情绪改变的表现（焦虑）或心理改变的躯体表现。与大脑的神经调节功能密切相关。

（4）肠道平滑肌病变：某些全身性疾病，如结缔组织病，内分泌、代谢疾病，可累及结肠的平滑肌，导致张力的降低，蠕动减慢，可引起便秘。另外，便秘患者的结肠壁会发生肌纤维变性、肌肉萎缩等。

（5）神经系统病变：①肠壁以外神经系统的病变，包括各种原因引起的骶神经、腰骶脊髓、高位脊髓的损害，使结肠和直肠的张力下降，直肠感觉障碍，虽然有粪便积存，但无便意，或须大量积存时，才能引起便意；②肠壁内神经病变：研究资料显示，便秘患者肠壁肌间神经丛发生变性、变形、数量减少等病理改变，导致肠道蠕动增强、减弱或运动不协调；也有因肛门内括约肌的神经肌细胞缺如，致使内括约肌收缩而出现长期顽固的便秘；③工作繁忙、精神紧张和生活不稳定等因素导致不能定时排便，日久使直肠对粪便压力的敏感性降低，形成功能性便秘；④精神抑郁、过分激动或负性生活事件使机体发生条件反射障碍，高级中枢对副交感神经抑制增强，致使分布于肠壁的交感神经作用增加，产生便秘。

（6）肠壁内神经递质的变化：调节肠蠕动的神经递质有两类：兴奋性递质和抑制性递质。研究资料表明，便秘患者的肠壁内乙酰胆碱、P物质等兴奋性神经递质明显减少，而血管活性肠肽、一氧化氮等抑制性神经递质合成增加。新近研究发现，水通道蛋白在肠道细胞的表达改变可能在便秘的发生发展中起一定作用。

（7）消化道腔内病变：肠腔内病变引起肠道阻塞，肠内容物通过受阻，达直肠的粪便量少，不能引起便意，另外肛门及直肠周围的病变，压迫肠道造成肛门狭窄而导致便秘。

（三）临床表现及功能障碍

1. 自然便次少　每周少于3次，粪便量少，自然排便间隔时间延长。

2. 排便困难　其可分为两种情况：一种情况是粪便并不坚硬，亦难以排出；一种情况是大便干结、排便费力，排出粪便坚硬或呈羊粪状，由于排便坚硬可引起肛门疼痛，由于粪便嵌顿于直肠腔内，刺激肠黏膜分泌黏液增加，在排便时可有少量粪水伴黏液绕过粪块自肛门流出，形成假性腹泻。

3. 伴发症状　由于粪便干结，强迫性排便用力，可诱发痔疮、肛裂，亦可导致晕厥或脑血管意外。粪便嵌顿于结肠或乙状结肠过久，因水分被吸收而干结形成粪石，梗阻部位以上肠腔扩张，甚至发展为中毒性巨结肠症。电解质紊乱，亦可导致直肠出血、尿潴留或尿失禁。

4. 部分患者亦可伴有腹痛、腹胀、恶心、食欲减退、疲乏无力、周身不适、烦躁不安及头痛、头昏等症状。

（四）辅助检查

1. **粪便检查**　应观察便秘患者排出粪便的形态，有无脓血、黏液及潜血，进行粪便常规和潜血检查。

2. **有关生化和代谢方面的检查**　如果临床表现提示症状是由于炎症、肿瘤或其他系统性疾病所致，那么需化验包括血红蛋白、血沉、甲状腺功能、血钙、血糖等有关生化检查。

3. **直肠指检**　了解有无肿块和括约肌功能，有助于发现直肠癌、痔疮、肛裂、炎症、狭窄，区别直肠外来造成梗阻或坚硬粪便堵塞。

4. **内窥镜检查**　应用直肠镜、乙状结肠镜、纤维结肠镜检查，可直接观察结肠黏膜病变及肿物，以明确是否存在器质性病变如结肠癌、炎症性肠病、结肠狭窄等。

5. **影像学检查**　应用X线钡餐造影和钡剂灌肠气钡双重造影，可观察肠管排空是否延迟和发现结肠肿物。

6. **胃肠传输试验**　用不透X线标志物，随同标准餐顿服，于48小时拍摄腹部平片1张，如48

小时大部分标志物在乙状结肠以上，可 72 小时再拍摄 1 张。根据标志物的分布及排出率，判断是否存在结肠慢传输、出口梗阻。

7. 直肠肛管排粪造影 通过向患者直肠注入一定剂量的钡糊，对患者模拟"排便"时肛管直肠部位进行动静态结合观察，可评估直肠排空速度及完全性、肛直角及会阴下降程度，能动态观察肛门直肠的解剖和功能变化，还能发现器质性病变如巨大的直肠突出、直肠黏膜脱垂或套叠等。

8. 肛门直肠测压 能评估肛门直肠的动力和感觉功能，检测排便时盆底肌有无不协调收缩，判断肛门直肠功能有无障碍。

9. 球囊逼出试验 将球囊置于受试者直肠壶腹部，嘱受试者取习惯排便姿势尽快将球囊排出，多与肛门直肠测压结合，作为功能性排便障碍的筛查方法，评价受试者对人工粪便的排出能力。

10. 24 小时结肠压力监测 对是否手术有一定的指导意义，如缺乏特异的推进性收缩波以及结肠对醒来和进餐缺乏反应，均表明为结肠无力，可考虑手术切除。

11. 肛门测压结合超声内镜检查 能显示肛门括约肌有无力学上的缺失和解剖上的缺损，可为手术提供线索。

12. 会阴神经潜伏期或肌电图检查 能分辨便秘是肌源性或是神经源性。

13. 其他 对伴有明显焦虑和抑郁的患者，应作有关的调查，并判断和便秘的因果关系。

（五）诊断及标准

1. 慢性便秘 罗马 Ⅱ 标准对慢性便秘（chronic constipation）的诊断标准是：具备在过去 12 个月中至少 12 周连续或间断出现以下 2 个或 2 个以上症状：① >1/4 的时间有排便费力；② >1/4 的时间有粪便呈团块或硬结；③ >1/4 的时间有排便不尽感；④ >1/4 的时间有排便时肛门阻塞感或肛门直肠梗阻；⑤ >1/4 的时间有排便需用手法协助；⑥ >1/4 的时间有每周排便 <3 次。不存在稀便，也不符合肠易激综合征的诊断标准。

2. 功能性便秘 罗马 Ⅲ 对功能性便秘（FC）的诊断标准如下。

（1）诊断前本病症状已经出现 6 个月以上，并且在近 3 个月内也有相应的症状发作，且应包括以下两个或两个以上的症状：①排便困难；②排便为块状或干硬便；③便后有排便不尽的感觉；④有肛门直肠梗阻和（或）阻塞的感觉；⑤需要用手协作促进排便；⑥至少每 4 次排便中出现 1 次或大于 1 次以上的五个症状；⑦每周排便少于 3 次。

（2）不用缓泻类药物大便基本不会松散。

（3）诊断肠易激综合征的条件不充分。

3. 盆底排便障碍（pelvic floor dyssynergia） 罗马 Ⅱ 关于盆底排便障碍的诊断标准是指除了符合以上功能性便秘的罗马 Ⅲ 诊断标准之外，还需符合以下几点。

（1）必须要有肛门直肠测压、肌电图或 X 线检查的证据，表明在反复做排便动作时，盆底肌群不合适的收缩或不能放松。

（2）用力排便直肠能出现足够的推进性收缩。

（3）有粪便排出不畅的证据。

4. 便秘型肠易激综合征（constipation-predominant irritable bowel syndrome，C-IBS） 肠易激综合征（IBS）是以腹部不适或疼痛并有排便习惯改变和排便异常为特征的功能性肠病，X 线钡剂灌肠检查或结肠镜检查无病变，也无系统疾病的证据。罗马 Ⅳ 修订后的 IBS 诊断标准为：反复发作的腹痛，近 3 个月内平均发作至少每周 1 日，伴有以下 2 项或 2 项以上：①与排便相关；②伴有排便频率的改变；③伴有粪便性状（外观）改变。要求诊断前症状出现至少 6 个月，近 3 个月符合以上诊断标准。

C-IBS 是指首先符合 IBS 标准的基本点，并伴以下 3 条中 2 条者：

（1）便后上诉症状消失。

（2）上述症状出现伴大便次数的改变。

（3）伴有大便性状的改变。并有以下 3 项表现中任何 1 项的支持：①便次少于每周 3 次；②稀便；③排便紧迫感。

二、康复评定

目前国内还没有对慢性功能性便秘的量化判定标准，而国外现在使用较多的有 Wexner 便秘症状评分系统（表6-21）。Wexner 量表以 8 个参数为评价指标：排便频率，排便困难或痛苦程度，排便的完全性，腹痛，每次欲排便的分钟数，辅助排便的方式缓泻剂，手指协助或灌肠，24 小时尝试排便失败次数和便秘持续的时间。每个症状可根据程度不同或频率多少分为 0~4 分或 0~2 分不等。

Wexner 分数范围从 0~30 分，0 分表正常，积分越高便秘程度越严重。以各项得分累计 15 分值为界，Wexner 积分≥15 分为严重性便秘，Wexner 积分 <15 分为非严重性便秘。

Bristol 粪便性状分级有助于评估胃肠传输时间（图 6-13）。

表6-21　Wexner 便秘评分系统（最低分 0；最高分 30）

项目	得分	项目	得分
排便频率		时间：在厕所的时间（分钟）	
每 1~2 天 1~2 次	0	少于 5	0
每周 2 次	1	5~10	1
每周 1 次	2	10~20	2
每周少于 1 次	3	20~30	3
每月少于 1 次	4	大于 30	4
困难：疼痛评估		辅助：辅助形式	
从不	0	没有	0
很少	1	刺激性泻药	1
有时	2	手指协作或灌肠	2
通常	3	失败：24 小时尝试排便失败次数	
总是	4	无	0
完整性：不完全的感觉评估		1~3 次	1
从不	0	3~6 次	2
很少	1	6~9 次	3
有时	2	超过 9 次	4
通常	3	病史：便秘持续时间（年）	
总是	4	0	0
疼痛：腹痛		1~5	1
从不	0	5~10	2
很少	1	10~20	3
有时	2	超过 20	4
通常	3		
总是	4	总分：	

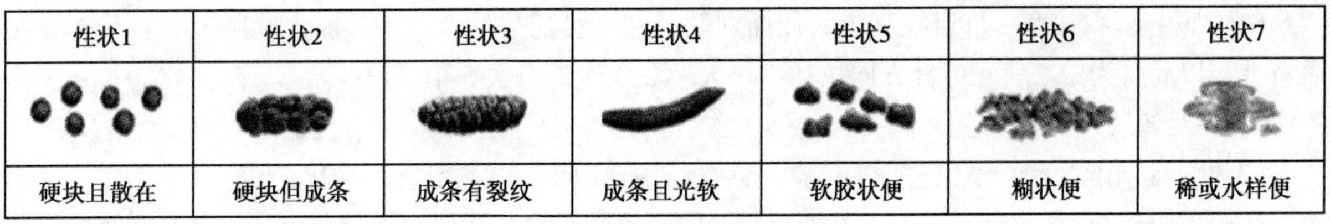

性状1	性状2	性状3	性状4	性状5	性状6	性状7
硬块且散在	硬块但成条	成条有裂纹	成条且光软	软胶状便	糊状便	稀或水样便

图 6-13 Bristol 粪便性状分级

三、康复治疗

（一）康复治疗总则

1. 康复目标

（1）恢复正常排便频率和正常粪便稠度。

（2）解除便秘引起的不适。

（3）维持适当的排便规律而不需人为的帮助。

（4）缓解可致便秘症状的原发病。

2. 康复策略　根据患者便秘轻重、病因和类型，采用包括一般生活治疗、药物治疗、生物反馈训练和手术治疗等综合治疗措施，以恢复正常排便生理。重视生活治疗，加强对患者的教育，改变不良生活习惯，采取合理的饮食习惯，如增加膳食纤维含量，增加饮水量以加强对结肠的刺激，并养成良好的排便习惯，如晨起排便、有便意及时排便，避免用力排便，同时应增加活动。治疗时应注意清除远端直肠内过多的积粪；需积极调整心态，这些对获得有效治疗均极为重要。

（二）康复治疗方法

1. 生物反馈（biofeedback）治疗　可用于直肠肛门、盆底肌功能紊乱的便秘患者，具有较好的长期疗效。使用任何一种能记录直肠肛管压力，肛门外括约肌及耻骨直肌肌电图设备，利用测压反馈、肌电图反馈或两者组合，采集自身生理活动信息加以处理、放大，用人们熟悉的视觉或听觉信号显示，让大脑皮层与这些脏器建立反馈联系，通过不断的正反尝试，训练患者在排便时松弛盆底肌肉，学会随意控制生理活动，使排便时腹肌、盆底肌群活动协调，对便意阈值异常的患者，应重视对排便反射的重建和调整以及对便意感知的训练，使患者达到"改变自我"的目的。

2. 运动疗法　以医疗体操为主，可配合步行、慢跑和腹部的自我按摩。

（1）适当运动：排便是人体多组肌群如腹肌、膈肌、盆腔肌等参与的协调动作，这些肌肉虚弱可导致便秘。平日老年人应加强体育锻炼，增加肌力，增强结肠运动能力，防止便秘。但应注意运动疗法需循序渐进、量力而行、持之以恒，根据自己的身体状况决定运动项目，如快走、慢跑、爬山、太极拳、八段锦等。也可于站位做原地高抬腿步行、深蹲起立、腹背运动、踢腿运动和转体运动。

（2）腹肌训练：卧床时可轮流抬起一条腿或同时抬起双腿，抬到40°，稍停后再放下或者两腿轮流屈伸模仿蹬自行车运动，或举双腿由内向外划圆圈以及仰卧起坐等。

（3）盆底肌训练：患者取仰卧位或坐位，双膝屈曲稍分开，轻抬臀部，医者指导患者做缩肛提肛动作，维持10秒，连续10次，每天3次，促进盆底肌功能恢复。

（4）深长的腹式呼吸：呼吸时，膈肌活动的幅度较平时增加，能促进胃肠蠕动。

（5）腹部自我按摩：仰卧在床上，屈曲双膝，两手相搓热后，左手平放在肚脐上，右手放在左手背上，以肚脐为中心，顺时针方向按揉。每天做 2~3 次，每次 5~10 分钟。

3. 生活调理

（1）合理调配饮食：不偏食，不挑食，饮食结构合理化，饮食品种多样化。

1）高纤维饮食：膳食纤维本身不被吸收，能吸附肠腔水分从而增加粪便容量，刺激结肠，增强动力。含膳食纤维丰富的食物有麦麸或糙米、芹菜、菠菜、丝瓜、大白菜、卷心菜、豆芽、竹笋、藕、萝卜等蔬菜，含果胶丰富的水果如芒果、香蕉等（注意：未熟的水果含鞣酸反会加重便秘）。

2）增加脂肪供给：适当增加高脂肪食物，植物油能直接润肠，且分解产物脂肪酸有刺激肠蠕动作用。干果的种仁（如核桃仁、松子仁、各种瓜子仁、杏仁、桃仁等），含有大量的油脂，具有润滑肠道、通便的作用。

3）供给足量 B 族维生素及叶酸：用含 B 族维生素丰富食物，可促进消化液分泌，维持和促进肠管蠕动，有利于排便。如粗粮、酵母、豆类及其制品等。在蔬菜中，菠菜、包心菜内含有大量叶酸，具有良好的通便作用。

4）增加易产气食物：多食易产气食物，促进肠蠕动加快，有利排便，如洋葱、萝卜、蒜苗等。

5）少吃精细食物，忌暴饮暴食，忌食辛辣、油炸、生冷等其他刺激性食品。

（2）每天饮水 1500~2000ml，以保证机体有足够的水分润肠软便，每日清晨饮温开水或蜂蜜水300~500ml，有助于排便。

（3）养成定时排便的良好习惯，不要忽视便意，因晨起或餐后结肠活动活跃，尽量于此时排便。

4. 心理治疗　伴有焦虑甚至抑郁等心理因素或障碍的患者，应予以认知疗法，使患者消除紧张情绪，必要时请心理专家协助诊治，并给予抗抑郁、抗焦虑药物治疗。

5. 传统康复治疗

（1）推拿治疗：①患者取仰卧位，顺时针摩腹 15 分钟，以理气通腑；②按揉中脘、天枢、大横、上巨虚、支沟等穴各 1 分钟；③拇指按揉大肠俞及八髎穴。

（2）针灸治疗：以通调腑气，润肠通便为原则，主要选取大肠俞、八髎、上巨虚、支沟等穴，再根据不同的中医证型随证加减。

（3）耳穴压豆：选取大肠、直肠、内分泌、交感、神门。每天早晚各按揉一次，每次每穴 20~30下，每 2 天更换一次。

6. 药物治疗

（1）容积性泻药：通过大量吸收肠道中的水分，使水分进入粪便之内，改变大便的容积，从而起到促进排便的作用。代表药是硫酸镁。

（2）刺激性泻药：对肠道有刺激作用，其起效快，作用强，常用药物有番泻叶、大黄、麻仁丸等。

（3）润滑性泻药：能润滑肠壁，软化大便，使大便易于排出，如开塞露、甘油、液体石蜡等。

（4）渗透性泻药：通过肠道细菌分解后释放出的有机酸在结肠中起作用，其本身并不能被肠道吸收。常用的药物有乳果糖、山梨醇、聚乙二醇 4000 等。

（5）促肠动力药：能促进胃肠蠕动，如普卡必利、西沙比利等。

（6）微生态制剂：该类药物可以调整肠道菌群，补充正常的生理性细菌，促进机体对营养物质的分解与吸收，常用药物有乳酸杆菌、双歧杆菌等有助于缓解慢性便秘的症状。

7. 器械辅助　如果粪便硬结，停滞在直肠内近肛门口处或患者年老体弱、排便动力较差或缺乏者，可用结肠水疗或清洁灌肠的方法。

8. 手术治疗 经过一段时间，上述治疗方案仍无效的老年人，各种特殊性检查显示有明确的病理解剖和确凿的功能性异常部位，在排除肠道梗阻及弥漫性肠道蠕动功能异常及其身体耐受力允许的情况下，方可考虑手术治疗。手术方式很多，有回肠直肠吻合、回肠乙状结肠吻合、结肠直肠吻合等。

（曾庆云）

第十节 视力障碍康复

一、概述

（一）定义

1. 视力障碍（dysopia） 是指由于各种先天或后天原因使视觉器官或视觉中枢的结构或功能发生部分或完全障碍，对外界的视觉辨识发生困难。视力障碍包括视力残疾与视觉缺陷。

2. 视觉康复 是指采取各种有用措施以最大可能地改善和利用患者的剩余视功能，从而将视觉障碍所造成的影响降至最低，尽可能恢复其工作、学习和生活的能力，有效地提升他们的生存质量。

（二）分类

视力残疾指经过医疗干预仍存在双眼不同程度的视力损失或视野缩小，视功能难以维持正常的工作、学习和生活的情况，包括盲和低视力两类。

我国法定的视力残疾标准与 WHO 基本相同，即为优眼最佳矫正视力低于 0.3（不包括 0.3）或视野半径小于 10°，具体分级见表 6-22。对于视野缺损，不论中心视力是否损伤，视野半径≤10°但 >5°时为 3 级盲，视野半径≤5°为 4 级盲。视力残疾分级标准见表 6-22。

表 6-22　视力残疾分级标准

视力残疾		最佳矫正视力	
类别	级别	较好眼	较差眼
低视力	1	<0.3	≥0.1
	2	<0.1	≥0.05（3m 指数）
盲	3	<0.5	≥0.02（1m 指数）
	4	<0.02	光感
	5		无光感

视觉缺陷包括各种眼病所导致的视力低下、视野缺损、对比敏感度异常、色觉障碍等。远或近视力低下导致视物模糊不清，是视觉缺陷的主要表现。视野分为中心视野和周边视野，前者距离中心注视点 30° 范围内，为分辨精细目标所必需，正常情况下除生理盲点外不应有敏感度下降或暗点区域；后者为 30° 之外区域，是探知周边情况的重要手段。视野缺损可表现为中心暗点、周边视野缩小以及

偏盲，视野缺损的类型常有助于推导其原发疾病。对比敏感度是形觉功能的重要指标，表现为对点线与空间明暗程度差别的分辨能力。色觉是人眼明亮处视网膜锥体细胞活动时所产生的一种感觉，是重要视觉功能之一。色觉障碍可为先天性或后天疾病所致，主要表现为不能准确地辨别颜色，其中以红绿色盲较为多见，全色盲罕见。

（三）常见病因

（1）老年性白内障：在各年龄人群中视力障碍以老年人群为高，老年致盲性眼病在不同经济地区主要原因也有不同，发展中国家以老年性白内障为首位，多见于 50 岁以上中老年人群，年龄、职业、紫外线照射、糖尿病、高度近视、家族史及营养状况等均可成为其危险因素。根据 1999 年全国抽样调查报告结果，白内障致老年盲及低视力占 73.13%。按混浊开始形成部位不同，年龄相关性白内障分为皮质性、核性和后囊膜下 3 种类型，以皮质性白内障最常见。

（2）老年黄斑变性：现多称年龄相关性黄斑变性，多见于 50 岁以上中老年患者。常双眼先后或同时发病，呈现进行性视力损害，为发达国家老年人主要致盲原因。随着社会老龄化进展，我国年龄相关性黄斑变性的发病也呈逐渐上升趋势，因此在眼科防盲研究中占重要地位。流行病学研究显示，我国 40~49 岁人群中老年黄斑变性患病率为 0.87%，50~59 岁患病率为 5.05%，60~69 岁患病率为 7.77%，70 岁以上为 15.33%。危险因素包括年龄、玻璃膜疣、家族史、种族、吸烟史、心血管疾病、饮食习惯、紫外线暴露等。根据临床表现及病理过程不同分为干性（萎缩型）和湿性（渗出型）两型。

（3）糖尿病视网膜病变：糖尿病视网膜病变是 50 岁以上人群的常见致盲性眼病之一，也是发达国家主要致盲原因之一。随着糖尿病发病率在我国日益增加以及低龄化，糖尿病视网膜病变也成为防盲的重要课题之一。2008 年全国糖尿病流行病学调查显示成人糖尿病患病率为 9.7%，糖尿病视网膜病变在糖尿病患者中的发生率为 24.7%~34.5%。危险因素包括糖尿病病程、血糖、血脂、血压等。

（4）原发性闭角型青光眼：原发性闭角型青光眼是我国最常见的青光眼类型，多见于 40 岁以上中老年人群，亚洲人多发，黄种人最多见，我国患病率为 1.5%。一般为双侧性，可先后发病。其发病需具备两个因素，解剖结构异常及促发机制存在。解剖因素包括眼轴短、晶体厚、浅前房、窄房角等结构特征，在情绪激动、暗室环境、过度疲劳、近距离用眼等促发因素作用下容易加剧瞳孔阻滞导致房角关闭。根据病理发展过程不同分为急性和慢性两种类型。

（5）其他老年人常见眼病：除上述疾病外，老年人常见的可导致严重视力障碍的眼病还包括视网膜动脉阻塞、视网膜静脉阻塞、黄斑前膜、黄斑裂孔等。

二、 康复诊断与功能评定

（一）临床诊断

1. 老年性白内障　通常为双眼发病，但两眼可有先后，主要症状为渐进性、无痛性视力下降、不同程度视野缺损以及对比敏感度下降，由于晶状体混浊程度不一可产生单眼复视、多视以及散光，核性白内障患者可伴有核性近视，混浊晶状体对光谱蓝光端吸收增强可产生色觉敏感度改变。

1）皮质性白内障：按照发展过程可以分为 4 期：初发期、膨胀期、成熟期、过熟期。初发期：晶状体混浊局限于周边，呈辐射状排列。膨胀期：晶状体皮质弥漫性混浊膨胀，晶状体体积增大，前房变浅，在窄房角患者可诱发急性闭角型青光眼。成熟期：晶状体呈乳白色混浊，皮质水分溢出肿胀消退，前房深度恢复，患者出现严重视力障碍。过熟期：晶状体体积变小、囊膜皱缩，皮质纤维液化成乳状，晶状体核下沉，虹膜震颤，前房变深；若液化皮质部分吸收伴随核下沉可发生视力部分恢复现象；若液化晶状体皮质溢出囊膜可诱发晶状体溶解性青光眼和晶状体过敏性葡萄膜炎。

2）核性白内障：发病年龄相对较轻，多见于高度近视和紫外线照射环境者，晶状体皮质较透明，随着病情进展核可呈黄褐色、棕色、棕褐色甚至黑色混浊。

3）后囊下白内障：可单独发生，也可与其他类型合并出现，裂隙灯下检查可见后囊膜下皮质盘状黄白色混浊，状似锅巴，因混浊位于视轴区，早期即可出现视力障碍。

年龄相关性白内障的诊断应充分散瞳后裂隙灯下检查晶状体混浊形态及程度。当视力减退程度与晶状体混浊程度不符时应当进一步检查，寻找导致视力下降的其他疾病，避免因晶状体混浊的诊断而漏诊其他眼病。

2. 老年性黄斑变性 萎缩型老年黄斑变性主要眼底表现为玻璃膜疣，视网膜色素上皮改变如萎缩、脱离或色素增生，脉络膜毛细血管萎缩等，患者伴有不同程度视力损害。渗出型老年黄斑变性临床表现为突然视力下降伴有视物变形或中心暗点，主要眼底表现为后极部视网膜下出血、渗出，眼底荧光血管造影（fundus fluorescein angiography，FFA）可显示脉络膜新生血管（choroidal neovascularization，CNV）存在，吲哚青绿脉络膜血管造影（indocyanine green angiography，ICGA）和光学相干视网膜断层扫描（optical coherence tomography，OCT）也有助于显示 CNV 的存在，日久后病变区域形成盘状瘢痕，中心视力基本丧失。

年龄相关性黄斑变性的诊断依靠典型的眼底表现及 FFA、ICG、OCT 等专科检查可以明确。而大量出血引起的神经视网膜脱离尚需与脉络膜黑色素瘤相鉴别。

3. 糖尿病视网膜病变 非增殖期糖尿病视网膜病变又称背景期，微血管病变局限于视网膜内，表现为微血管瘤，视网膜内出血、水肿，硬性渗出及棉绒斑。FFA 检查可见不同程度视网膜毛细血管闭塞以及血管通透性增强。影响视力的主要原因为黄斑水肿。背景期根据眼底表现又可分为 3 期：Ⅰ期仅有微血管瘤，Ⅱ期可合并出血、渗出和棉毛斑，Ⅲ期每象限内出血点≥20 个或至少 2 个象限内明确静脉串珠样改变或至少 1 个象限视网膜内微血管异常。增殖期糖尿病视网膜病变的主要眼底改变为视盘及视网膜新生血管形成，同时出现纤维增殖、牵引形成视网膜脱离和玻璃体积血，虹膜新生血管尚可闭塞房角产生新生血管性青光眼。根据眼底表现又可分为 3 期：Ⅳ期眼底新生血管或合并玻璃体积血，Ⅴ期出现纤维膜，Ⅵ期出现牵引性视网膜脱离。糖尿病性视网膜病变分为非增殖期和增殖期。非增殖期表现为微血管瘤，视网膜内出血、水肿，硬性渗出及棉绒斑。FFA 检查可见不同程度视网膜毛细血管闭塞以及血管通透性增强。影响视力的主要原因为黄斑水肿。增殖期的主要眼底改变为视盘及视网膜新生血管形成，同时出现纤维增殖、牵引形成视网膜脱离和玻璃体积血，虹膜新生血管尚可闭塞房角产生新生血管性青光眼。

对于 2 型糖尿病，应在确诊时开始筛查眼底，每年一次，不同级别医院可承担不同筛查内容。初级筛查可由全科医生或经过培训的社区人员进行，如发现视力≤0.6（4.8）或出现突发视物模糊，应向具备相应资源的医院转诊，如为伴黄斑水肿的非增殖期病变或增殖期病变应向眼底病专科医师转诊。

4. 原发性闭角型青光眼 急性闭角型青光眼分为临床前期、发作期、间歇期、慢性进展期和绝对期几个阶段。临床前期见于一眼确诊为急性闭角型青光眼的无症状，另一眼或具备典型解剖特征无发作史但暗室激发试验阳性的患者。发作期包括急性大发作和不典型小发作，前者表现为突然出现的眼痛、头痛、恶心呕吐等症状，视力高度减退，眼部检查可见结膜混合充血、角膜水肿、瞳孔散大、前房很浅，晶体可见青光眼斑，眼压急剧升高，根据典型症状体征诊断可以明确；后者也称小发作，特点是症状轻微，仅有眼胀、头痛、雾视或虹视现象，视力影响不明显，发作时间短暂，常可自行缓解。间歇期为发作后症状消失，房角部分或大部分开放，不用药或仅用少量缩瞳剂眼压正常，病情进入稳定期。慢性进展期房角关闭日久或反复小发作导致房角永久性粘连超过180°时，眼压持续性升高，进而出现视盘凹陷、萎缩以及进行性视野缺损。绝对期为青光眼的终末改变，视力完全丧失，眼压持续升高，可产生角膜大疱导致剧烈眼痛。

慢性闭角型青光眼的房角关闭系逐步进展，临床上没有急性眼压升高的相应症状，随着房角关闭范围的扩大眼压逐渐升高伴随视盘损害及不同程度视野缺损。

5. **其他老年人常见眼病**　视网膜静脉阻塞眼底表现为沿静脉走行分布的火焰状出血、视网膜静脉迂曲扩张，晚期阻塞血管可呈白线状。FFA有助于区分缺血型与非缺血型静脉阻塞，并指导治疗。

视网膜动脉阻塞根据阻塞部位不同症状体征也有不同。中央动脉阻塞表现为突发单眼无痛性急剧视力下降，可至无光感，瞳孔散大，直接对光反射迟钝或消失，典型眼底改变为视网膜苍白水肿，黄斑区樱桃红，动脉明显变细，视盘色淡。分支动脉阻塞表现为不同程度视力降低，伴有视野缺损，眼底可见受累血管分布区域视网膜水肿。数周后视网膜水肿消退色泽可恢复正常，但仍有动脉血管细，以及视盘萎缩征象。FFA有助于显示阻塞动脉。

黄斑前膜患者出现不同程度视力减退，视物变形，眼底检查可见黄斑区反光弥散呈玻璃纸样，严重者可见视网膜皱褶和血管扭曲、移位，甚至发生黄斑裂孔和视网膜脱离。OCT检查可帮助明确，并可鉴别黄斑裂孔及假孔。

前部缺血性视神经病变由于睫状后动脉异常造成视乳头缺血，后部缺血性视神经病变由于视神经血管循环障碍所致。患者表现为无痛性视力降低，可为双眼，检查可见相对性传入性瞳孔阻滞，色觉障碍，视盘水肿，视野缺损。

（二）功能评估

视觉评估即对视觉功能的各方面包括形觉、光觉、色觉、立体视、视野、神经传导等功能所做评价，通常分为心理物理学检查包括视力、对比敏感度、暗适应、色觉、立体视觉、视野等，以及视觉电生理检查两大类。

1. **视力**　用于检测形觉功能，分为远、近视力，代表视网膜黄斑中心凹处视觉敏锐度。视力表为评定视力的重要工具，分为远视力表和近视力表，其1.0的视标均按照1′视角标准设计。人眼能分辨两点间最小距离时的视角为1′视角，相当于视网膜上4.96μm距离。视力为视角的倒数，视角为1′时视力为1.0，而视角为10′时视力为0.1。

视标形态常用的为"E"或"C"形，标准距离为5m。远视力的记录方法在我国常用小数计数，国际上常用分数表示（如20/20、20/200等），计算公式为V=d/D（V为实测视力，d为实际看见某视标距离，D为正常眼看见某视标距离）。低于0.01的视力需检查指数、手动或光感视力，对于光感视力还需测定光定位能力。近视力检查采用标准近视力表或Jaeger近视力表，标准距离即阅读距离为30cm。

2. **视觉敏感度**　也是形觉功能的重要评价指标之一，为视觉系统能觉察的对比度阈值的倒数，用于评价人眼对于点线与空白间明暗程度差别的分辨能力，检查结果是以空间频率为横坐标，对比敏感度为纵坐标绘制出对比敏感度函数曲线，有助于对于某些病变的早期诊断。

3. **暗适应**　是反映光觉敏感度的指标，是视网膜适应暗处或低光强度状态而出现的视敏感度增大的现象。测定人眼对光的感受性随照明强度变化可得到暗适应曲线。暗适应检查可以对夜盲的主观症状进行客观的量化评定。

4. **色觉** 是视觉功能的重要组成部分，是辨别颜色特征的能力。辨色能力轻度异常时称为色弱，严重异常时称为色盲。色觉检查应在自然光线下双眼同时检查，常用假同色图色盲本检查，标准距离为 0.5m，5 秒内作出判断。其他检查方法有色觉镜检查、色相排列法、彩线试色法等。

5. **立体视觉** 又称深度觉，是视觉器官对物体远近、高低、深浅三维空间位置的感知能力，是建立在双眼单视和融合功能基础上的高级双眼视功能。检查立体视觉可利用同视机、计算机立体视觉检测系统等。

6. **视野** 当一眼正视前方注视目标时所能看得见的空间范围称为视野，也称为周边视力，反应黄斑中心凹以外的视网膜功能。视野检查采用视野计进行，分为动态视野检查和静态视野检查，前者以移动视标检测不可见与可见区的分界点，后者以固定视标逐渐增加强度检测某点从不可见到可见的光阈值。

7. **视觉电生理** 是利用生物电活动了解视觉功能的方法，是对视网膜至视中枢功能的系统检查法。包括眼电图、视觉诱发电位和视网膜电图。眼电图主要反映视网膜色素上皮和光感受器复合体的功能。视觉诱发电位记录的是视网膜受到闪光或图形刺激后在枕叶视皮层诱发出的生物电活动，反映了整个视路的功能情况，在解剖上没有特异性。视网膜电图是视网膜受到闪光或图形刺激时从角膜电极记录到的视网膜的电活动，主要反映视网膜各组织细胞的功能状态。

三、康复治疗

（一）康复目标

老年患者的视觉康复有其特殊性，不同的视力残疾患者需要不同的康复目标。短期目标应采取各种有用措施以改善剩余视功能，使患者减轻视力残疾所造成的影响。长期目标应使老年患者能充分利用其残余视力，尽可能提高阅读、书写和生活能力，享受晚年生活乐趣，做到生活独立。

（二）临床治疗

1. **老年性白内障** 白内障的治疗包括药物治疗及手术治疗。

（1）药物治疗：包括营养辅助类药物、醌型学说相关药物、抗氧化损伤药物、醛糖还原酶抑制剂以及中医中药制剂等，通常用于早期白内障延缓发展，但并不能阻止或逆转白内障，因此手术仍是治疗白内障唯一有效的方法。

（2）手术治疗：白内障严重影响工作及生活的患者均可以考虑手术治疗。通过手术治疗大多数可恢复到接近正常的视力，因此白内障是老年视觉障碍康复效果最好的眼病。超声乳化白内障吸除或白内障囊外摘除联合人工晶状体植入术为目前主要采取的手术方式。

2. **老年性黄斑变性** 萎缩型黄斑变性目前尚无有效治疗方法。对于渗出型黄斑变性的治疗目的主要是封闭 CNV，中心凹 $200\mu m$ 以外的 CNV 可采用氩激光封闭以阻止病变进展；中心凹下 CNV 可采用光动力学治疗。其余包括：抗血管内皮细胞因子抗体类药物眼内注射、手术切除视网膜下新生血管膜、黄斑转位术。此外也可口服抗氧化剂，如维生素 C、维生素 E、Zn、叶黄素、玉米黄质可防止自由基对细胞的损害，保护视细胞，起到视网膜组织营养剂的作用。

3. **糖尿病视网膜病变** 糖尿病患者应严格控制血糖并定期进行眼科检查。激光光凝视网膜是目前治疗糖尿病视网膜病变最有效的治疗手段。

合理控制和早期治疗糖尿病对于控制糖尿病性视网膜病变是有效的。改变生活方式，进行恰当的干预可能会改变糖尿病性视网膜病变的预后。但是，目前接受这种治疗的情况并不乐观，所以防治糖尿病性视网膜病变将是公共卫生领域的重要课题。

4. 原发性闭角型青光眼 治疗需根据疾病的不同阶段采用不同的治疗措施。青光眼治疗的目的是尽可能阻止青光眼的病程进展，最终目标是减少视网膜神经节细胞的丧失至正常年龄的相应水平，以保持有生之年视觉功能（视野）的生理需要。治疗的手段为降低眼压达到安全靶眼压、改善视网膜视神经血液循环以及直接的视网膜神经节细胞保护。对于临床前期主要目的在于预防发作，激光虹膜周切或周边虹膜切除术可有效缓解瞳孔阻滞，宜作为首选治疗手段，对于不愿手术治疗的患者也可予缩瞳剂并定期随访。

5. 其他老年人常见眼病 缺血型视网膜静脉阻塞易产生血管内皮生长因子（vascular endothelial growth factor，VEGF）导致新生血管生成，产生新生血管性青光眼和牵引性视网膜脱离等严重并发症，因此对于 FFA 显示无灌注区的应尽早实施视网膜光凝。非缺血型通常预后较好。治疗上除视网膜光凝外，抗 VEGF 和曲安奈德球内注射可一定程度上对抗新生血管生成，改善预后。对于反复玻璃体积血及牵引性视网膜脱离的患者应行玻璃体手术。活血化瘀的中药以及血管扩张剂可用于临床辅助治疗。

黄斑前膜患者如视力明显减退伴有视物变形可采取玻璃体手术剥除前膜。

缺血性视神经病变治疗除针对病因外，糖皮质激素有助于减轻水肿，并可结合中西医综合治疗。

（三）康复治疗方法

WHO 估计目前有 3500 万人需要低视力保健服务。当人口老龄化时，这一数字将会迅速增加。一些老年眼病患者虽经积极治疗，仍处于盲和低视力状态。对于这些患者并不意味着已经毫无希望，采取适当的康复措施可以使这些患者尽可能地像正常人一样生活。眼科医生的责任不仅在于诊断、治疗和预防致盲眼病，而且应当关注处于盲和低视力状态患者的康复，尽快帮助盲人适应生活。盲人适应生活的能力可因盲发生的年龄、患者的性格、受教育程度、经济状况及其他因素而有很大的差别。不同类型的盲人也会有不同的需要，因此盲人的康复应根据具体情况采取个体化实施。相对而言，老年盲人可能会较平静地接受盲的事实，最需要适应家庭生活方面的训练。

对于仍有部分视力的盲人和低视力老年患者来说，应当采用助视器来改进他们的视觉活动能力，使他们利用残余视力获得较高的生活质量。

1. 助视器

（1）光学助视器：利用光学系统的放大作用，使物体的成像变大，使视力残疾患者容易看到或看清物体。又可分为近用或远用两种。近用光学助视器目的在于增大目标在视网膜成像大小，有如下几种：

1）手持放大镜：最常见的近用助视器，是一种凸透镜，可使视网膜成像变大。

2）眼镜式助视器：用于阅读，视野大、携带使用方便，价格低廉。

3）立式放大镜：将凸透镜固定于支架使用，可解放双手。

4）近用望远镜：阅读距离较一般眼镜式助视器远，便于写字，缺点是视野小。

5）电子助视器：即闭路电视，优点是放大倍数高、视野大，可调节对比度和亮度，更适用于视力损害严重、视野严重缩小和旁中心注视者，缺点为价格昂贵，不易携带。

远用光学助视器也称为望远镜，帮助低视力患者观察远处的物体。它由两组镜片组成，结构较大和复杂，可根据物体不同的距离进行调节。包括眼镜式望远镜、单筒手持式望远镜、卡式望远镜、双焦望远镜、接触镜望远镜等。其缺点是视野缩小，只适用于静态下使用。

（2）非光学助视器：非光学助视器不是通过光学系统的放大作用，而是通过改变周围环境来增强患者视功能。包括改善照明、控制反光、加强对比度、增加体积和线性放大、改善环境等措施，例如大字号印刷品、阅读支架、滤光镜、声呐眼镜、障碍感应发生器、激光手杖、字声机、触觉助视器等可帮助视力残疾患者提高生活质量。

2. 功能性视觉训练 功能性视觉训练包括视力训练和视野缺损训练。

（1）视力训练：功能性视力是日常生活中与视力有关的活动情况或功能，是指患者为了某种目的而去使用的残存视力。功能性视力可以通过训练得到提高，也就是说低视力患者或视力残疾者，可以通过训练而更好、更有效地利用他们的残存视力，进而提高其工作、学习和生活能力，提高生存质量。

具体训练内容包括残余视力训练与非视觉途径的视觉训练。前者包括视觉的注视、认知、追踪、辨认、搜寻、记忆训练等。后者主要通过训练听觉、触觉、嗅觉、运动觉、平衡觉等提高对事物感知和辨识的能力。

（2）视野缺损训练

1）中心视野缺损：中心视野缺损患者常患有黄斑疾患，会出现明显的阅读障碍，需要使用旁中心注视点来代替原有的中心注视点（黄斑区）。目前训练方法可分为：旁中心注视训练、知觉学习训练和眼动控制训练。旁中心注视训练，是通过划分视野区域建立新的字母识别角度加以锻炼，形成新的注视中心。知觉学习训练通过接受反复知觉刺激激活视觉信号通路得到视觉改善。眼动控制训练是借助微视野计限定眼球运动范围来帮助建立旁中心注视。

2）周边视野缺损：通常由晚期青光眼和视网膜色素变性引起，对日常生活造成严重影响，尤其是外出行走。目前的训练方法主要为视觉恢复策略。视觉恢复策略用于激活残存视力，可使用高分辨视野计来检测残存视力区域，每天通过视野计对该区域进行大量反复光学刺激激活该区域功能。

（3）家庭康复治疗：视力残疾患者常因社交障碍产生个体心理反应诸如偏执、敏感、孤僻、怯懦、依赖等，老年患者尤其适应困难。除医疗及功能训练外，家庭应给予患者充分的体谅和关怀，并了解患者需求与康复训练过程，在日常家庭生活中帮助患者学会日常生活技巧，并协助患者正确使用助视器，提高生活质量。

3. 心理康复

（1）细听倾诉：医护人员必须以极大的耐心加以诱导，有意识的给予赞同或表示同情的插话，让患者把心里话都倾吐出来，使患者的心情舒畅。这样才能得到真实的病史资料，为做好心理治疗创造条件。

（2）解释：医护人员根据眼病的性质及不同的服务对象，采用不同的方式，给患者进行详细的解释，帮助患者解除顾虑，树立信心，为进一步治疗创造条件。

（3）鼓励和安慰：有的患者，尤其是严重眼疾患者，往往呈现情绪低落，悲观失望，缺乏信心，又对失明极为恐惧，这都是眼疾康复的不利心理因素。此时医护人员需进行有效的鼓励和安慰，给予同情和理解，帮助患者振作精神，提高战胜疾病的主观能动性。

（4）细心开导，热情帮助：对于依赖型患者，要给予患者热情帮助他们的同时，还应耐心开导鼓励，向其讲明；患者本人积极努力地配合是取得良好治疗效果的重要因素，在病情、体力允许的情况下适当安排户外活动，生活中力求能自理，使他们从心理、生活上摆脱依赖性。

（5）生活照顾：周密的生活照顾是眼科基础，有助于消除患者紧张不安、恐惧和悲观的心理。以热情诚恳的态度，亲切柔和的语言来接待患者，使其尽快熟悉医院环境，了解医院概况，消除陌生感，产生安全感，可以增强战胜疾病的信心及对医护人员的信任。

（6）树立信心：善于引导患者增强战胜疾病的信心，充分调动患者的主观能动性，防止患者依赖思想以及由于行动不便所导致的不良心态的形成。反复告诉患者四周的环境及物品的固定位置，让其逐渐熟悉环境，进行力所能及的活动。治疗期间也可要求家属积极配合，不要事事亲为，通过患者环境适应能力和自理能力的增强，加强其自信心，战胜焦虑心理。

（余少卿）

第十一节　听力障碍康复

一、概述

（一）定义

1. **老年性听力障碍**　即老年性聋，也称年龄相关性聋（age-related hearing loss，ARHL），主要是指随着年龄的增长，听觉系统逐渐衰老和退化而发生的由高频向言语频率缓慢进行的双侧对称性感音神经性聋。临床表现主要为听力下降，伴或不伴耳鸣。多数人言语识别率降低，特别是在噪声中言语识别更加困难，以言语交往困难为主要特征。听力下降严重影响老年人的生活质量，甚至导致老年人的心理、生理疾病，是老年性痴呆症的诱因之一。在老年人中，耳聋是仅次于关节炎和高血压的常见慢性疾病。老年性聋作为常见病、多发病，不仅严重影响患者的生活质量，而且对社会经济等多方面造成不利影响。

2. **现代听力康复理念**　是从生物-社会-心理模式的角度来认识听力损失及对患者所造成的影响，通过各种康复干预手段减轻听力损失导致的种种不便，从而提高生活质量。

英国听力协会2012年发表的听力康复指南提倡在"国际功能，残疾和健康分类框架"（ICF）基础上的听力康复管理模式，关键职能是以听障人士为中心：确定其个体需求；共同设定康复目标；协商制定康复策略；充分利用自我管理达到最佳听力康复效果。美国听力与言语疾病协会2004年也提出类似的听力康复新定义及新要求。

（二）流行病学

随着人口老龄化的加剧，老年性聋的发生率呈现逐渐增加的趋势。在中国，老年性聋的患病率分别为1.6%（65~69岁）、3.2%（70~74岁）、7.5%（75~79岁）和14.9%（≥80岁）。全世界65~75岁的老年人中有25%受到老年性聋的困扰，而在75岁以上的老年人中，该比例高达70%~80%。据预测，到2040年全世界65岁以上老年人口绝对数将达到10.96亿，其中我国为2.99亿，占世界总数的25%。因此，老年相关性疾病受到越来越广泛的关注。

老年性聋的发病率也受地理环境、饮食卫生、营养状况、工作条件、生活水平、年龄及性别差异的影响。一般城市高于农村、男性高于女性、高脂饮食区高于低脂饮食区。一些老年性疾病，如糖尿病、高血压、高脂血症、冠心病、动脉硬化以及精神压力、代谢异常等因素，均可能与老年性聋相关。另据文献报道40%~50%的老年性聋与遗传有关。近期的分子生物学研究已证实获得性线粒体DNA突变是老年性聋的原因之一。

（三）分类、病因和发病机制

老年性聋是伴随着年龄增长出现的听觉器官退行性改变，其病理表现主要为耳蜗毛细胞和螺旋神经节细胞的凋亡。人类颞骨组织病理学和老年动物模型的研究工作都可以观察到类似的形态学变化：如耳蜗毛细胞和支持细胞的萎缩、缺失；耳蜗基底膜增厚及纤维化；血管纹萎缩、变性及血流减少；螺旋韧带变性；耳蜗螺旋动脉变性等。不仅如此，听觉中枢各级核团的神经元上也有类似的老年性退变。根据分类的不同有相应的病因及发病机制。

1. 可分为单纯性老年性聋和复合性老年性聋

（1）单纯性老年性聋：著名的美国内耳病理学家 Schuknecht 结合纯音听力图与颞骨的组织学改变将老年性聋分为四型，1985 年 Welsh 等又补充了中枢型老年性聋。

1）感音型老年性聋（sensory presbyacusis）：组织学改变为毛细胞损失为主，耳蜗底回毛细胞渐进性的退行性变，表现为言语频率以上频率的陡降型高频损失。

2）神经型老年性聋（neural presbyacusis）：组织学改变为听神经即耳蜗螺旋神经节细胞渐进性的退行性变，以言语识别率逐渐降低为特征。

3）代谢型老年性聋（metabolic presbyacusis）：组织学改变为耳蜗中回与顶回血管纹萎缩，以平坦型听力图为主，一般有较好的言语识别率。

4）机械型老年性聋（mechanical presbyacusis）：组织学改变为耳蜗基底膜增厚、钙盐沉积、弹性纤维减少、透明变性、纤维化、耳蜗基底膜柔韧性变差。以缓降型听力图为主，在高频区下降明显，对一般的说话声影响较小。

5）中枢型老年性聋（central presbyacusis）：由于 Schuknecht 对于老年性聋的分类仅着眼于听觉外周，而忽略了听觉中枢随着年龄增长而出现的退行性改变。1985 年 Welsh 等又补充了中枢型老年性聋，组织学改变为各级听觉中枢特别是大脑皮层听区神经元退行性变，是导致老年人言语交流障碍的主要原因。

实际上，大多数老年性聋的病理学改变并不是仅有某个部位的改变，通常情况下都是几种病变并存，但以某一种为主。因此，存在两种及以上病理改变的老年性聋都称为混合型老年性聋。

（2）复合性老年性聋：含老年期内因为伤病导致的听力障碍和进入老年期前已经因为伤病导致的听力障碍。接近半数的老年性耳聋者曾有过其他耳疾病史，如中耳炎、耳硬化症、鼓室硬化症、工业噪声暴露、应用耳毒性药物、梅尼埃病、突发性聋、头部外伤后耳聋、恶性肿瘤化疗或放疗后耳聋、遗传性或自身免疫性聋等，这些患者在进入老年期后耳聋程度进一步加重，对这部分患者应与特指的老年性聋区分开。

2. 临床上根据听力损失的原因，发生部位和性质，又可将听力损失分为器质性听力损失和功能性听力损失。而老年性聋属于器质性听力损失中的感音神经性听力损失或以感音神经性为主的混合性听力损失，伴或不伴中枢性听觉功能紊乱。

（1）器质性听力损失：常分为传导性、感音神经性和混合性三类。

1）传导性听力损失：病变在外耳或中耳，如外耳道炎、外耳道闭锁狭窄、中耳炎等，使声波传入内耳受到障碍，进入内耳的声能减弱。

2）感音神经性听力损失：病变在耳蜗、听神经或听觉中枢，如老年性聋、药物性聋、噪音性聋、突聋、梅尼埃病等，引起对声音感觉或认知功能障碍。

3）混合性听力损失：任何导致传导性听力损失和感音神经性听力损失的因素同时存在，如外伤同时损伤中耳内耳等，均可引起混合性听力损失，它兼有传导性听力损失和感音神经性听力损失特点。

4）中枢性听觉功能紊乱：中枢听觉系统发生病变造成对听觉信息的解码、记忆、组织等功能的紊乱，表现为言语理解障碍。它也是导致老年人言语交流障碍的主要原因，与感音神经性听力损失不易区分。

（2）功能性听力损失：包括功能性聋（精神性聋、心理性聋）和伪聋。

（四）临床表现和功能障碍

1. 主要为听力下降　双耳进行性、缓慢的听力下降。

2. 耳鸣　伴或不伴耳鸣，一般为高调耳鸣。

3. 言语识别率降低　多数老年性聋的人言语识别率降低，特别是在噪声中言语识别更加困难，以言语交往困难为主要特征。

4. 语音退化（phonemic regression）　即老人在不利于聆听的条件下，言语识别能力比纯音听阈损失所估计的重；能听见说话声，但听不懂什么意思，而且对语句的理解能力下降，在噪声环境中的言语交流更加困难。

5. 声音定向能力减弱　此外，由于机体老化症状和体征的个体差异很大，因此老年性聋的起始年龄也没有明确的界限。

（五）辅助检查

1. 耳镜检查　双侧鼓膜多数无特征性表现，复合型者可伴有菲薄、钙化、内陷或穿孔。

2. 听力学检查

（1）纯音测听：显示双耳对称的感音神经性听力下降，听力图以渐降型、陡降型和平坦型曲线多见；除感音神经性聋以外，由于鼓膜、听骨链随年龄老化而发生僵硬，故亦可合并传导性听力下降而呈现混合性聋，但仍以感音神经性聋为主。言语听力的减退程度比纯音听力大，言语识别率明显下降；阈上功能测试显示多数患者有重振现象（即虽然轻的声音听不见，但是响的声音又忍受不了，觉得太吵）。

（2）听性脑干反应：显示各波潜伏期延长，阈值升高。

（3）声导抗：鼓室图多为 A 型。

（4）耳声发射：瞬态诱发性耳声发射的检出率明显降低，畸态产物耳声发射的振幅明显低于年轻正常听力者。

3. 影像学检查　如果外伤、炎症、肿瘤等诊断不能明确，必要时可以进行 CT 或 MRI 检查。

（六）诊断及标准

目前临床上没有专门的老年性聋诊断标准。主要根据老年（60 岁以上）、双耳渐进性感音神经性耳聋或以感音神经性耳聋为主的混合性聋，除外其他可能的感音神经性聋（如突聋、噪音性聋、听神经瘤等）而诊断成立。需要注意的是，老年性聋的发病年龄并不固定，诊断中可结合全身其他器官衰老情况综合分析。

二、康复评定

（一）功能评定

1. 病史的询问　病史询问在老年性聋的临床评定中较为重要，需要详细询问病史，如生活能否自理、有无高血压病史、冠心病史、脑卒中病史及有无后遗症、糖尿病史、高脂血症、甲状腺病史、肾脏疾病与肾功能障碍及老年性精神障碍等；耳科病史，包括耳聋家族史或遗传史、急慢性中耳炎史、工业噪声或其他强噪声暴露史、头部外伤史、耳毒性药物应用史、突发性聋病史、发作性眩晕病史、耳鸣的有无及其性质和规律、耳科手术史、听力减退及时间、有无言语交流障碍、是否佩戴助听器及其效果等。

2. 对生活、情绪的影响及评定　耳聋不仅影响老年患者的交流能力，也影响他们的生活质量。老年性耳聋者存在言语沟通障碍，与家人及朋友相处容易产生误会。耳聋导致的老年性患者生活质量下降首先表现为情绪反应，如孤单、依赖感、挫败感、抑郁、焦虑、愤怒及内疚感等；其次表现为易冲动、责备和要求过多等行为反应；最后表现为意识模糊、思维混乱、注意力不集中、自卑感及日常交流困难等。

针对这种状况，最好的方法是让老人对自己的听力和交流能力进行主观评估，让听力障碍者能够根据简单的主观评估，决定何时应该寻求专业帮助。如《老年人听力残疾量表》《社会功能活动调查表》。当提示出现交流社会心理障碍，影响生活质量时需及时寻求专业帮助。

3. 听力筛查评定　老年性聋的发病过程隐匿，发病早期易被患者及其家属忽视，故对其早期发现及诊断极为重要。听力筛查可发现一些早期未能觉察的老年性聋，因此，对有危险因素的老年人定期（如半年一次，或每次体检时）进行纯音测听和言语测听，可以在老年性聋发病初期被发现。Ventry 和 Weinstein 提出老人临床听力损失的定义为：①双耳对 40dB HL 的 1000Hz 或 2000Hz 纯音无反应；②一耳对 40dB HL 的 1000Hz 和 2000Hz 纯音无反应；③较佳耳的 1000Hz，2000Hz 和 4000Hz 平均听阈≥25dB HL；④较佳耳的言语识别阈≥25dB HL；⑤较佳耳在安静环境中的言语识别率 <90%。

4. 听力检查评定

（1）纯音听阈测定：是用纯音听力计（pure tone audiometer，PTA）来做的检查。该仪器系利用电声学原理设计而成，能发生各种不同频率的纯音，其强度（声级）可加以调节。通过纯音听阈测定不仅可以了解受试耳的听敏度，估计听觉损害的程度，并可初步判断耳聋的类型和病变部位。

1）听力图解析：横坐标为 7 个不同频率（Hz），纵坐标为刺激声声强（dB HL），自上而下声音变响。左耳右耳在图上标注。①正常人阈值 <25dB，各频率听阈均 <25dB 声强，属于正常听力图（图 6-14）；②感音神经性聋时，前 4 个频率（125、250、500、1k）基本正常，后 3 个频率（2k、4k、8k）不同程度下降，即以高频听力损失为主及渐降型曲线（图 6-15）。若全频率下降，则为平坦型曲线。

2）老年性聋的纯音听力特点：①以渐降型及陡降型曲线为常见，即以高频听力损失为主，也可见到平坦型曲线，其他类型的曲线相对比较少见，气导骨导一致性下降，属感音神经性聋；②言语听力减退比纯音听力减退明显，即言语识别阈比言语区纯音平均听阈要高；③阈上功能测试显示多数患者有重振现象。

国际卫生组织（WHO 1997）根据平均听力损失计算气导 500 赫兹（Hz）、1000Hz、2000Hz、

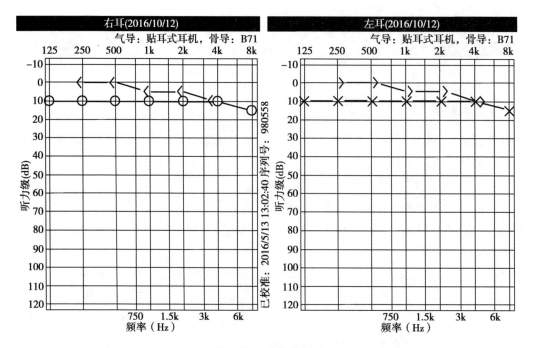

图 6-14　正常听力图

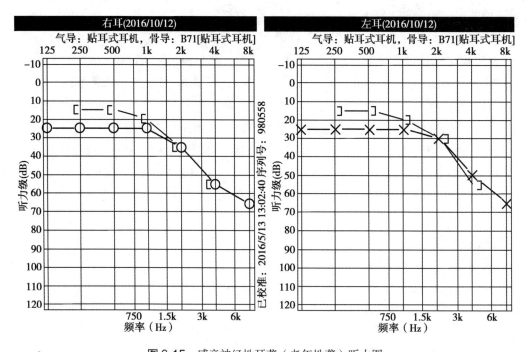

图 6-15　感音神经性耳聋（老年性聋）听力图

4000Hz 的平均听力，将听力损失分级如下：平均听力≤25 分贝（dB）为正常；介于 26~40dB 为轻度听力损失（轻度聋）；介于 41~60dB 为中度听力损失（中度聋）；介于 61~80dB 为重度听力损失（重度聋）；≥81dB 为极重度听力损失（极重度聋）。

（2）声导抗：声导抗检测（acoustic immittance measurement）是客观测试中耳传音系统、内耳功能、听神经以及脑干听觉通路功能的方法。有鼓室导抗图、镫骨肌反射等指标。老年性聋鼓室导抗图以 A 型常见（图 6-16），也可见到与复合性老年性聋相应的其他类型，如中耳炎为 B 型（图 6-17）。老年性聋病变初期，由于重振现象存在（不能耐受响的声音），镫骨肌声反射可以引出，见图 6-16。

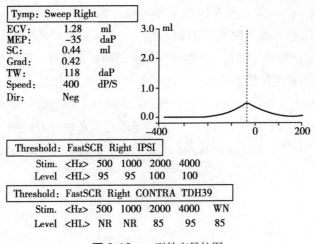

图 6-16　A 型鼓室导抗图

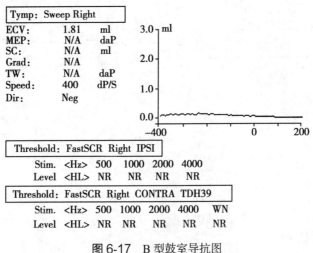

图 6-17　B 型鼓室导抗图

随着听阈提高，镫骨肌声反射可引不出。

正常或感音性聋（如老年性聋）鼓室导抗图以 A 型常见（图 6-16 上右侧图形，类似小山峰），也可见到与复合性老年性聋相应的其他类型，如中耳炎为 B 型（图 6-17 上右侧图形，类似小山坡，平坦，无峰）。老年性聋病变初期，由于重振现象存在（不能耐受响的声音），镫骨肌声反射可以引出（图 6-16 下部，95dB、100dB 的强声引出了同侧 4 个频率的声反射，出现强声自我保护反应）。随着听阈提高，镫骨肌声反射可引不出（图 6-17 显示为 NR）。

（3）听性脑干测试：听性脑干反应测听（auditory brainstem response audiometry，ABR）是检测声刺激诱发的脑干生物电反应，由数个波组成，又称听性脑干诱发电位。由潜伏期在 10ms 以内的 7 个正波组成，它们被依次用罗马数字命名。

1）例图说明：A 波为右耳，B 波为左耳。横坐标为潜伏期时间（ms），纵坐标为刺激声的声强（dB）。①阈值：正常人阈值 25dB nHL，25dB 声音刺激时 V 波仍然清晰可见（图 6-18）；而老年性聋阈值升高为 85dB nHL，75dB 声音刺激时 V 波已经不能重复在同一时间点出现，只有 85dB 声音刺激时 V 波才能够出现（图 6-19）。②潜伏期：正常人 75dB 声音刺激时右耳 V 波潜伏期为 5.52，而老年性聋 85dB 刺激时为 5.66，潜伏期延长。③双耳潜伏期差：图 6-19 所示 95dB 时，右耳为 5.66，左耳为 5.56，之间差值 0.1~0.4ms，（如果 >0.4 需要考虑听神经瘤）不偏离正常范围，各波间期可稍延长，但双侧结果基本对称。④全聋：图6-20为全聋ABR，95dB声音刺激时V波已经不能出现。

2）老年性聋患者：①检查发现阈值升高（图6-19、图6-20）；②各波潜伏期随年龄及耳聋程度逐渐延长；③双耳波V潜伏期差不偏离正常范围，各波间期可稍延长，但双侧结果基本对称。

5. 日常生活活动能力和生存质量评定 对于轻中度老年性聋患者，日常生活能力和生存质量一般不受影响，但对于重度极重度的老年性聋患者的日常生活和生存质量常常受到影响。有调查显示，老年性聋者对自己目前生存质量满意率为39%，而非老年性聋者中约占68%。近1/3听力损失患者认为自己处于亚健康状态。另外，老年性聋者多不满意目前生活现状。评定量表参考本书相关章节。

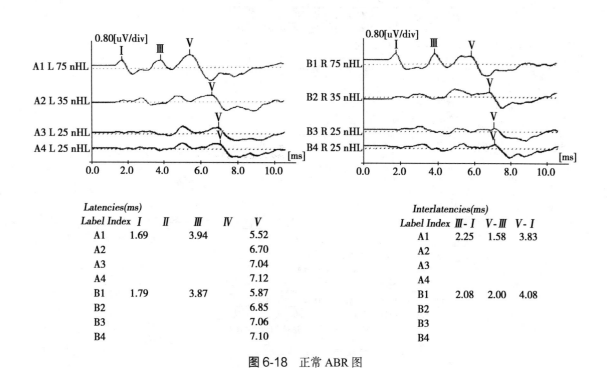

图 6-18　正常 ABR 图

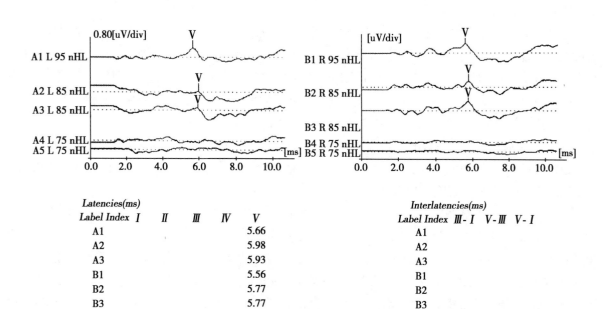

图 6-19　老年性聋 ABR 图

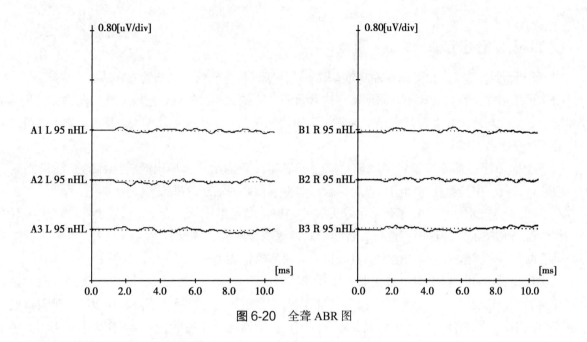

图 6-20　全聋 ABR 图

（二）疾病分级方法

依据听力损失程度和言语识别能力，以及生活及社会参与影响程度，将听力残疾划分为四级。

1. **听力残疾一级**　听觉系统极重度损伤，较好耳的平均听力损失在 90dB HL 以上。在没有助听设备帮助下，几乎听不到任何声音。不能依靠听觉进行言语交流，在理解和交流等活动上极度受限，在参与社会活动方面存在严重障碍。

2. **听力残疾二级**　听觉系统重度损伤，较好耳的平均听力损失在 81~90dB HL 之间。在没有助听设备帮助下，只能听到鞭炮声、敲鼓声或雷声。在理解和交流等活动上重度受限，在参与社会活动方面存在严重障碍。

3. **听力残疾三级**　听觉系统中重度损伤，较好的耳平均听力损失在 61~80dB HL 之间。若没有助听设备帮助，只能听到部分词语或简单句子。在理解和交流等活动上中度受限，在社会活动参与方面存在中度障碍。

4. **听力残疾四级**　听觉系统中度损伤，较好耳的平均听力损失在 41~60dB HL 之间。在没有助听设备时，能听到言语声，但辨音不清。在理解和交流等活动上轻度受限，在参与社会活动方面存在轻度障碍。

三、康复治疗

（一）康复治疗总则

1. **康复目标**　康复治疗老年性聋主要是帮助听力下降者克服听觉障碍进而改善语言交流能力，使老年人生活自理。从生物 - 社会 - 心理模式的角度来认识听力损失及对患者所造成的影响，通过各种康复干预手段减轻听力损失导致的种种不便，从而提高生活质量。

2. **康复策略**　老年性聋是听觉器官的退化所致，虽然目前尚无有效的治疗手段，康复治疗是老年性聋的首选。听觉康复策略主要包括助听器验配、植入式助听器和人工耳蜗植入。只有在助听器康复几乎无效时才考虑手术治疗进行人工耳蜗植入。

（二）康复治疗方法

1. 药物治疗　迄今为止尚无一种简单有效且适用于任何老年性聋的药物或疗法。

（1）西医治疗：目前临床上多采用扩张内耳血管、降低血液黏稠度和溶解血栓的药物，维生素 B 族和能量制剂。此外动物实验研究结果为临床应用抗氧化剂和维生素（辅酶 Q_{10} 及维生素 E）预防和治疗老年性聋提供了实验依据。

（2）中医治疗：部分学者将中医理论应用于老年性聋的治疗，提出老年性聋的发病机制是肾虚，因此将针灸、中药治疗与西药治疗相结合，取得了较好的治疗效果。

2. 人工听觉技术治疗　对经药物治疗无效的中、重度老年性聋，应及早借助助听器或人工耳蜗植入等人工听觉技术，并运用言语仪、音频指示器等适当仪器，进行听觉言语训练，可使患者能听懂，或借助唇读来了解他人口头语言，具备接受和表达语言能力。

（1）助听器验配：对于中、重度老年性耳聋患者而言，助听器是最佳选择。助听器本质上是一个声音换能器，其输入和输出都是声音，可以将声音信号放大后帮助听力下降者克服听觉障碍进而改善语言交流能力。根据听觉损失的程度和频率范围，助听器选择性的增益声音，使原本听不到的频率响度范围放大到能够听到，且同时不能超出患者对声强的不舒适阈，以免过度刺激耳聋患者的残余听力。由于老年人多数存在听觉重振现象，而且助听器并不能改变听神经纤维的衰退，因此助听效果整体上不如年轻人理想。

有些老年人在言语频率听力损失达到 55dB HL 期间，会产生耳聋突然加重的感觉，这可能是由于他们对一般人 50dB HL 左右的谈话声听起来明显吃力。所以中度耳聋的上限值 55dB HL，不妨看作是迫切要求选配助听器的临界水平。另外，老年性聋者多伴有耳鸣症状，若通过患者的纯音听阈图及耳鸣频谱、响度等来验配助听器，可以达到既提高聆听效果又减轻耳鸣的作用。

为老年性聋者进行助听器选配，既要考虑到助听效果、隐蔽程度，也要顾及其经济承受能力。在经济条件允许的前提下，建议把耳背式全数字助听器作为老人听力康复的首选。耳背式助听器具有较好的功能性，基本可以满足老年人对助听器的使用要求，而且受老年人手指运动灵巧程度和视力的限制，耳背式助听器对高龄耳聋患者使用会更方便些。一般可自如地取戴和更换电池。目前耳背式助听器分标准耳背式助听器和迷你耳背式助听器，对有美观要求的老年性聋患者可以选择适合自己听力损失的迷你耳背式助听器。另外，对于佩戴眼镜或希望隐蔽性更好的老年性聋患者也可选择放置在耳道内的定制式助听器。定制式助听器在外观上能显得更加隐蔽，而且其更接近鼓膜，因此共振效果会更好，但由于其体积较小，助听器的功率和性能会受到一定限制，没有耳背式齐全，对患者的耳道要求也更高。当然，对同一系列助听器而言，不同款式，价格也会不一样。因此，在选择助听器时还要结合自己的情况听取专业验配人员的建议选择一款合适自己的助听器来进行康复治疗。

在已经购买并佩戴助听器的老年人中，有 25%~40% 不佩戴或偶尔佩戴，其中部分人是由于佩戴助听器有响度重振或感到非常不适。因此，对于不愿佩戴助听器或佩戴不适者，可以选择其他的听觉康复设备。目前数字仿生技术和无线调频系统的出现，较大程度地提高了老年性聋者在特定环境中对语言的理解力和交流能力。

2000 年 4 月 1 日起，我国已把助听器纳入医疗器械的管理体系，这意味着国内助听器市场日益规范，验配助听器规范正在和国际接轨。在聋儿听力康复领域已对早期验配助听器的必要性达成共识。然而，对于日益增多的老年性聋者以及耳科临床上遇到的其他不能治愈的耳聋患者，耳科医生或许对早期佩戴助听器的必要性仍然认识不足。由于听力障碍可以导致中枢神经系统言语识别功能的衰退，使患者不能继续工作并影响生活质量。因此建议在各种耳聋治疗过程中，若听力损失已经达到影响正常言语交流程度，病程满一个月，听阈超过 55dB HL，在继续治疗的同时应当考虑为患者佩戴助听器，以免丧失了应用助听器改善言语可懂度的最佳时机。

（2）植入式助听器：包括人工中耳和骨锚式助听器。

1）振动声桥（vibrant sound bridge，VSB）：适用于轻中度感音神经性聋（包括老年性聋）、传导性聋和混合性聋患者中无法佩戴助听器或者对助听器效果不满意的中度至重度聋患者。VSB 适用于操作助听器困难、清洁耳模困难或耳道塌陷的患者，其他如有中耳炎、外耳道炎、耵聍分泌过多等情况的患者，也适合 VSB 植入。振动声桥的原理可以概括为"直接驱动，中耳植入"，它可以直接驱动中耳的植入部分，通过机械振动，直接把能量传递到传音结构，绕过了空气传播从而完全避免了传统的骨导助听器所导致的反馈问题。中耳植入通过传送至听小骨或乳突骨质的机械振动来刺激耳蜗。因为不需要扬声器，植入装置能保持相对的较高的保真度，尤其是在高输出水平上。

2）骨锚式助听器（bone-anchored hearing aids，BAHA）：适用于患有明显传导性耳聋，耳蜗听阈不低于 60db，需要佩带助听器的成人及 >5 岁的儿童，如先天性单或双外耳道闭锁、不能进行听力重建手术的中耳炎、耳硬化症手术失败患者、单侧极重度感音神经性聋等。BAHA 助听器是通过简单微创手术固定于患侧乳突后方的骨导助听器。包括三部分：钛合金植入体、外部桥接装置和声音处理器，通过手术将钛合金植入体植入后与颅骨融合。一般认为气骨导差 >30dB 患者，骨导助听器优于气导助听器。

（3）人工耳蜗：是目前治疗双侧重度和极重度感音神经性聋最有效的方法，基本原理是利用植入耳蜗的电极，用电流直接刺激听神经末梢使患者重获听觉。目前有越来越多的老年性聋者接受人工耳蜗植入，从人工耳蜗受益，包括听力、言语识别能力，特别是噪声下言语识别、交流能力、生活质量等方面都有很大改善。其中耳聋的持续时间是影响人工耳蜗植入效果的重要因素，而年龄对结果的影响并不是很显著。我国的老年性聋者人工耳蜗植入尚未普遍开展，随着国家人工耳蜗项目的不断发展，会有更多的老年性聋者从中获益。但耳蜗植入对老年性聋的远期疗效，尚待进一步的临床观察。

3. 术后护理与言语训练　电子耳蜗手术安全性高且并发症较少，术后注意抗感染治疗，并不需要特殊护理。术后 3 天拍乳突 X 线片进行耳蜗植入部分评估，术后 1 月进行第一次开机调试。术后的听觉言语康复训练至关重要，直接关系到手术的成败。患者需要去专业的听力言语康复机构进行相应的训练。

4. 心理治疗　衰老是一个自然规律，迄今尚无法使其逆转，应该让患者正视现实，保持乐观的情绪，消除抑郁状态。加强科普教育，提醒人们从早期开始，在生命过程中避免对听器的损害，如避免接触噪声，不用耳毒性药物，不食用引起血脂和血糖升高的食物等。

5. 未来可能的治疗方法　基因治疗或干细胞移植已经在进行相应的动物实验，但进入临床试验并应用于人类尚待时日。

总之，老年性聋严重危害着人类健康，影响患者的生活质量，也加重了家庭和社会的负担。关于老年性聋的防治研究仍然任重道远，希望将来能够研发出安全有效的治疗策略，延缓老年性聋的发展。

（余少卿）

第七章
老年康复护理

第一节 老年常见病康复护理

一、压力性损伤康复护理

（一）概述

1. 压力性损伤 是位于骨隆突处、医疗或其他器械下的皮肤和（或）软组织的局部损伤。可表现为完整皮肤或开放性溃疡，可能会伴疼痛感。损伤是由于强烈和（或）长期存在的压力或压力联合剪切力导致。软组织对压力和剪切力的耐受性可能会受到微环境、营养、灌注、合并症以及软组织情况的影响。

2. 分期 根据其发生、发展过程可分为 5 期：①1 期：指压不变白红斑，皮肤完整。局部皮肤完好，出现压之不变白的红斑，深色皮肤表现可能不同；指压变白红斑或者感觉、皮温、硬度的改变可能比观察到的皮肤改变更先出现。此期的颜色改变不包括紫色或栗色变化，因为这些颜色变化提示可能存在深部组织损伤。②2 期：部分皮层缺失伴真皮暴露。伤口床有活性、呈粉色或红色、湿润，也可表现为完整的或破损的浆液性水疱；脂肪及深部组织未暴露；无肉芽组织、腐肉、焦痂。该期损伤往往是由于骨盆皮肤微环境破坏和受到剪切力，以及足跟受到的剪切力导致。③3 期：全层皮肤缺失。常常可见脂肪、肉芽组织和边缘内卷；可见腐肉和（或）焦痂；不同解剖位置的组织损伤的深度存在差异；脂肪丰富的区域会发展成深部伤口；可能会出现潜行或窦道；无筋膜、肌肉、肌腱、韧带、软骨和（或）骨暴露；如果腐肉或焦痂掩盖组织缺损的深度，则为不可分期压力性损伤。④4 期：全层皮肤和组织缺失。可见或可直接触及到筋膜、肌肉、肌腱、韧带、软骨或骨头；可见腐肉和（或）焦痂；常常会出现边缘内卷，窦道和（或）潜行；不同解剖位置的组织损伤的深度存在差异；如果腐肉或焦痂掩盖组织缺损的深度，则为不可分期压力性损伤。⑤不可分期：全层皮肤和组织缺失，损伤程度被掩盖。由于被腐肉和（或）痂掩盖，不能确认组织缺失的程度，只有去除足够的腐肉和（或）焦痂，才能判断损伤是 3 期还是 4 期。缺血肢端或足跟的稳定型焦痂（表现为干燥紧密黏附，完整无红斑和波动感）不应去除。

该分期不能用于描述潮湿相关性皮肤损伤，比如失禁性皮炎，皱褶处皮炎，以及医疗黏胶相关性皮肤损伤或者创伤伤口（皮肤撕脱伤、烧伤、擦伤）。

3. 发病机制 主要是由压力、剪应力、摩擦、潮湿等物理因素引起。压力是导致压力性损伤的首要因素，它通过扭曲毛细血管限制血液供应，造成损伤。剪应力作用发生在两层皮肤相向滑动的时候。剪切作用进一步增强毛细管扭曲，此时，较小的压力便可以将毛细血管阻塞。相对于压力，剪应力作用于深层组织更为明显。摩擦作用发生在皮肤与其他物质表面彼此相互摩擦的时候，水分能使皮肤表面变软，并降低皮肤抵抗力。摩擦和水分对于浅表伤口的发生更为重要。

4. 危险因素 不活动和高龄是两个最主要的危险因素。大部分的压力性损伤都发生在 70 岁及以上的人群中。不活动增加了暴露于压力的概率。有许多因素会导致老年人不活动，如步态障碍、虚弱、严重的意识障碍、股骨颈和腰椎或骨盆的骨折、卒中等。股骨颈骨折的患者会因为不动期延长而导致风险增大，特别是那些不能负重的患者。

其他可能的危险因素包括尿失禁、大便失禁（比尿失禁更严重）、营养状况不佳、维生素 C 或锌缺乏、糖尿病、周围血管疾病、老年痴呆等。

（二）临床表现及功能障碍

1. 伤口愈合延缓 压力性损伤愈合能力、体力和耐力减退导致压力性损伤程度加重及发生感染的风险增加，出现并发症，导致病死率和住院天数增加。

2. 感染 压力性损伤的发生，会给患者增加痛苦，加重病情，而且由于皮肤屏障作用减弱，创面暴露，又常被粪尿污染，很容易引起感染，甚至会引发败血症而导致死亡。

3. 组织坏死 深部组织损伤，皮肤完整，但由于压力或剪切力造成皮下软组织损伤，皮肤颜色改变，呈紫色或褐红色，或出现充血性水疱，可伴疼痛、硬块。正常小动脉末梢的平均血压为 32mmHg，但在组织与骨骼相挤压的地方，处于坐位时血压是平均的 10 倍，仰卧时是平均血压的 5 倍。肌肉及皮下组织比表皮更容易受到压力的伤害，压力性损伤可以发展至深部组织而表皮却完好。

4. 骨髓炎、瘘管 久治不愈的压力性损伤会并发骨髓炎、败血症和低蛋白血症。

（三）康复护理评定

1. 压力性损伤多方位测量 评估压力性损伤时，第一步要调整体位，充分暴露需要测量的部位。①每次测量时将患者置于同样的自主体位，测量时不要拉扯创面的边缘。②测量深度：比较创面随时间变化时，应采用同一种方法。测量深度时，将棉签用生理盐水湿润，将棉签一头放置于伤口的最深处并垂直于创面。③测量孔道：插入无菌生理盐水湿润的棉签进入孔道，当棉签探及伤口底部时，用手标记位置并取出，然后与直尺比对长度。④隧道的测量：记录孔道的长度及方向。隧道的测量采用同样的方法，采用时钟法表示方向，记录伤口最深的点。伤口周围红色或裸露的皮肤需要分别测量，作为伤口周围的组成部分记录。

2. 实验室检查 大多数开放性伤口存在细菌感染，不需要常规培养检测；然而当发热、伤口出现蜂窝织炎或有恶臭味发出等症状或体征时，则需要做细菌培养。当存在一个深度伤口能引起骨髓炎并导致瘘管的情况时，应该考虑细菌培养。如果怀疑是骨髓炎，X 线片和骨扫描、白细胞检查有助于诊断。在监测治疗效果方面，C 反应蛋白的检测也有帮助。如果怀疑是动脉或静脉疾病，采用血管多普勒检查。

3. 采用 Norton、Braden 压力性损伤危险因素评估表测评（表 7-1、表 7-2）。

表 7-1　Norton 压力性损伤危险因素评估表

参数	身体状况				精神状况				活动能力				灵活程度				失禁情况			
结果	好	一般	不好	极差	思维敏捷	无动于衷	不合逻辑	昏迷	可以走动	帮助下可以走动	坐轮椅	卧床	行动自如	轻微受限	非常受限	不能活动	无失禁	偶有失禁	常常失禁	完全大小便失禁
分数	4	3	2	1	4	3	2	1	4	3	2	1	4	3	2	1	4	3	2	1

注：评分 <14 分，则患者有发生压力性损伤的危险，建议采用预防措施。

表 7-2　Braden 压力性损伤危险因素评估表

项目	1分	2分	3分	4分
感觉	完全受限	非常受限	轻度受限	未受限
潮湿	持续潮湿	潮湿	有时潮湿	很少潮湿
活动力	限制卧床	可以坐椅子	偶尔行走	经常行走
移动力	完全无法移动	严重受限	轻度受限	未受限
营养	非常差	可能不足够	足够	非常好
摩擦力和剪切力	有问题	有潜在问题	无明显问题	

注：评分 <18 分，提示患者有发生压力性损伤的危险，建议采取预防措施

（四）康复护理措施

对于翻身困难的卧床患者，应勤更换内衣、温水清洁皮肤、定时改变体位，避免局部长时间受压，存在营养不足者应分析是给予不足，还是机体摄入不够而有针对性地进行纠正。对于已经形成的压力性损伤，要清除创面感染、坏死的组织，然后保持其清洁、相对湿润，创造有利于肉芽组织生长的局部环境。具体如下：

1. **促进血液循环**　认识高危人群，给予合适的床垫同时采用正确的方法帮助患者翻身。医生和护士应该了解高危患者不应该使用普通床垫。泡沫垫、静态空气垫、更迭型压力器和水垫能够降低压力性损伤发生的风险，应在高危患者中加以使用。垫子的类型是由患者的活动程度决定的，不能活动的患者至少应 2 小时变换 1 次姿势。

2. **伤口管理**　全身性抗生素仅在有周围蜂窝组织炎、败血症或骨髓炎的情况下使用。

杀菌剂具有细胞毒性且对伤口愈合有副作用，在伤口没有化脓的情况下，可以短期使用外用抗生素，如磺胺嘧啶银乳膏，以减少伤口带菌量。

当有广泛的坏死组织时可以使用清创手术。凝胶有助于需要清创的伤口，可以提供一个潮湿的环境，以利于细胞自溶。水状胶体与具有密闭性和吸收特性的敷料，专用敷料混合使用的优点是只需要每几天更换一次。泡沫和海藻酸钠是另外几种用于有较多分泌物的伤口的吸收剂。

针对深腔的伤口，适宜使用真空或负压治疗，可以刺激肉芽组织生长，并利于减轻水肿和控制伤口引流。应定期检查伤口，以观察愈合进度，作好伤口外观和管理的记录。

3. **预防措施**　包括良好营养、补充维生素 C 和锌。保持皮肤干燥，对于伴有较大范围表皮脱落的尿失禁患者，应给予尿管治疗，作为制动时期的一种临时性治疗手段。

二、排尿功能障碍康复护理

（一）概述

1. **排尿障碍**　是指控制膀胱的中枢或周围神经损伤病引起膀胱的储存和排空机制发生障碍。

2. **尿潴留**　是指膀胱内充满尿液而不能排出，常常由排尿困难发展到一定程度引起。尿潴留分为急性与慢性两种。前者发病突然，膀胱内胀满尿液不能排出，临床上常需急诊处理；后者起病缓慢，病程较长，下腹部可扪及充满尿液的膀胱。

3. 尿失禁 是由于膀胱括约肌损伤或神经功能障碍而丧失排尿自控能力使尿液不自主地流出。而老年人由于肾功能减退和排尿括约肌松弛，膀胱容量缩小，排尿次数（特别是夜尿）和尿总量增加，由于不自主的膀胱收缩，常伴有尿频、尿急现象。

（二）临床表现及功能障碍

1. 压力性尿失禁 典型表现为咳嗽、大笑、打喷嚏等增加腹压动作时不能自控导致尿液漏出，严重者坐立，行走时也出现漏尿，大多与产伤，盆底肌肉松弛和盆腔器官脱垂有关。

2. 膀胱过度活动症 主要表现为尿急，可伴有急迫性尿失禁，尿频，夜尿增多，明显影响患者的日常生活和社会活动。

3. 神经源性膀胱 由于神经系统病变或损害引起的膀胱和（或）尿道的功能障碍性疾病，常常同时伴有膀胱尿道功能的协调性失常。多见于脊髓或颅脑损伤，先天性脊柱裂、脊髓脊膜膨出、糖尿病、中风等，尿道括约肌无反射的患者在排尿时膀胱颈不能张开或张开不全，表现为排尿困难、尿潴留、充盈性尿失禁。神经源性膀胱存在慢性尿潴留或出现充盈性尿失禁及肾功能损害。

4. 前列腺增生 典型表现是进行性排尿困难，最早期表现为尿频、夜尿增多，进而出现尿不尽感，尿线无力、变细，排尿困难随着年龄增长逐渐加重，膀胱残余尿增多，可合并泌尿道感染、血尿、膀胱结石、肾功能损害、腹股沟疝。

（三）康复护理评定

1. 压力性尿失禁评定 尿动力学检查，通过尿动力学检查可以鉴别急迫性尿失禁和压力性尿失禁，或两者同时存在。可以进行盆底彩超检查。

2. 膀胱过度活动症（overactive bladder，OAB）评定 尿动力学检查可表现为膀胱感觉过敏、逼尿肌不稳定、膀胱顺应性差、尿道及盆底肌功能异常。诊断流程见图 7-1。

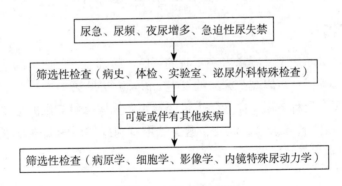

图 7-1　OAB 诊断流程

3. 神经源性膀胱评定 尿动力学检查可发现膀胱感觉迟钝，膀胱顺应性扩大，逼尿肌收缩无力或收缩力减低。

4. 前列腺增生评定 通过泌尿系彩超检查可初步诊断前列腺增生，部分患者出现尿急、急迫性尿失禁表现，需进一步行尿动力学检查明确是否合并膀胱过度活动症，尿动力学检查可以评估患者的尿流率、膀胱稳定性、膀胱逼尿肌压力以及残余尿等指标。

（四）康复护理措施

1. **心理支持** 老年人多因长期尿失禁而自卑，护理人员应给予充分理解，尊重老年人，注意保护其隐私。同时与家属进行沟通，取得家庭的支持和帮助。

2. **行为治疗** 包括膀胱行为治疗、提示排尿法。

（1）膀胱行为治疗：适用于急迫性尿失禁，且认知功能良好的老年人。可根据记录来调整排尿的间隔时间，如憋尿超过3分钟会出现尿失禁，则每2小时排尿一次。期间出现的尿急可通过收缩肛门、两腿交叉的方法来控制，然后逐步延长间隔时间。

（2）提示排尿法：认知障碍的老年人，可根据其排尿记录，制订排尿计划，定时提醒，帮助养成规律的排尿习惯，同时要改善老年人的如厕条件。

3. **保持皮肤清洁卫生** 尿液长期浸湿皮肤可使皮肤角质层变软而失去正常防御功能。尿液中氨对皮肤的刺激，易引起皮疹，甚至发生压力性损伤。要保持皮肤清洁、干燥，及时清洗，勤换衣裤、尿垫、床单，皮肤可涂适量油膏保护。

4. **外部引流** 对部分不能控制的尿失禁患者，可采用外引流法，防止漏尿。男患者可用带胶管的阴茎套接尿，女患者可用吸乳器连接胶管接尿。

5. **失禁护垫** 如使用纸尿裤或一次性床垫，是最普遍安全的方式，能有效地处理失禁问题。

6. **积极去除诱发因素** 对于肥胖的老年人要通过饮食控制、增加活动来减轻体重。慢性呼吸道感染者，应积极控制感染，按时服用抗生素，切勿在尿路感染改善或消失后自行停药。

7. **对不能如厕的老年患者，室内要备有小便器，以方便随时使用。**

（1）老年女性的排尿护理：女性老年人常有压力性尿失禁，并且女性的尿道短，细菌容易侵入膀胱，易发生尿路感染。应每日更换内裤，以防止泌尿系感染的发生。

（2）老年男性前列腺增生患者康复护理措施：指导其服药治疗或进行一些特殊治疗，如前列腺治疗仪的应用。不要过度紧张，勤换洗内裤和清洗外生殖器。

（五）康复护理指导

1. **盆底肌锻炼** 仰卧于床上，嘱患者在不收缩下肢、腹部及臀部肌肉的情况下自主收缩提高肛门，维持5~10秒，10次/天，可以减少漏尿的发生。锻炼方法见图7-2。

2. **调整饮水的时间、品种、量** 向老年人说明饮水对排尿反射刺激的必要性，保持摄入液体每日在2000~2500ml，包括三餐和水果、饮料，避免饮用有利尿作用的咖啡、浓茶、可乐、酒类等饮料。睡前限制饮水，以减少夜间尿量。

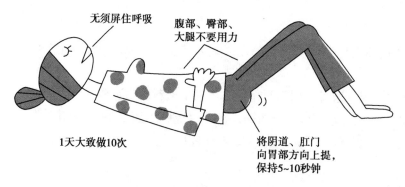

图 7-2　盆底肌锻炼的方法

3. **提供良好的如厕环境**　指导家属为老年人提供良好的如厕环境。老年人的卧室尽量安排在靠近厕所的位置，夜间有适当的照明灯。

三、营养不良康复护理

（一）概述

营养不良通常指的是起因于摄入不足、吸收不良或过度损耗营养素所造成的营养不足。良好的营养对维持健康有着重要的作用。在住院的老年患者中，营养状况良好则可以降低死亡率，补充营养亦对老年患者很有益处。因此，营养筛检和评估是老年全面评估重要内容。据估计，高达15%的社区老年人、35%~65%的住院老年人及21%~60%的长期护理机构中的老年居民存在营养不良。

不同的情况下，人们对热量的需求是不同的。通常，轻体力劳动者或者在小的应激状态下推荐的热量摄入是25kcal/（kg·d）；而严重应激时，如脓毒血症或严重的应激性溃疡，推荐摄入的热量增加到40kcal/（kg·d）。

为维持一般老年人的氮平衡及组织需要，推荐的蛋白质摄入量是1.0g/（kg·d）；老年人在严重应激如严重外伤或感染的情况下，蛋白质的摄入可提高至1.5g/（kg·d）。美国国家卫生研究院（NIH）推荐维生素D及钙的摄入量比目前推荐摄入量要高，推荐维生素D摄入为200~400IU/d或者维生素D_3摄入5~10μg/d，钙摄入1000~1500mg/d。

随着年龄增长，老年人口渴的感觉减退，容易因为水分摄入不足或水分丢失过多而引起脱水。

（二）临床表现及功能障碍

1. **身高、体重及机体结构改变**　随着年龄增长和机体的老化，骨骼肌肉组织明显减少，体重也随之改变。不论男性或者女性，体重逐渐增长至60多岁年龄段末，其后便呈逐渐下降的趋势。大多数老年人的体重增长是以脂肪增长尤其是内脏脂肪蓄积为主。随着年龄增长出现的身高降低则主要是骨质流失造成的。

2. **口腔及牙齿疾病**　龋齿、牙周炎、唾液腺功能不良会引起口腔干燥、黏膜炎症及牙齿松动，从而导致老年人的营养不良。牙齿缺失会引起咀嚼困难，也将增加营养不良的可能。随着年龄的增长，舌乳头数量及唾液分泌的减少均会影响味觉。50岁以后嗅觉逐渐减弱，80岁时嗅觉的灵敏度将减少至最佳时的50%。

3. **消化系统**　胃酸呈减少趋势，从而会影响某些营养物质的吸收，包括维生素B_{12}、叶酸和铁。随着年龄的增长，胃动力及排空速度也明显减弱。另外，小肠的吸收功能应是良好，至少对葡萄糖、蔗糖、麦芽糖等糖分的吸收是如此，而乳糖的吸收会有所减退。钙和维生素D的吸收功能也随着年龄的增长而减退，但是脂肪的吸收功能通常不受影响。

4. **谵妄**　住院老年患者最常见的急性症状。

5. **吞咽困难**　可由脑卒中、神经变性疾病或者其他病因（如白色念珠菌病）引起。

6. **神经变性疾病**　如老年痴呆患者进食较少；或者帕金森病患者可能由于频繁颤抖而提高代谢率。

7. **其他内科疾病**　包括甲状腺功能亢进、高钙血症、慢性感染（如结核病）、肿瘤、慢性阻塞性肺病以及营养吸收不良综合征（如迟发性乳糜泻）。

（三）康复护理评定

全面的营养评估应该包含多项数据的采集，包括饮食史、体格检查、人体体格和生化测量数据以及可能的药物营养的相互作用数据。

1. 人体体格指标测量　人体体格指标测量包括身高、体重、体质指数、皮肤皱褶厚度以及肌肉围度。在身体部分缺失的人群中，测量身高的备选方法有：臂总长度、臂总跨度及膝盖高度等。

（1）体重降低：是住院或机构养老患者病死的明显预兆。现实体重与理想体重的百分比可作为评估目标体重的方法，然而，以患者自己的最佳体重作为营养评定的参照标准更能精确地测量近期或慢性体重降低程度。

（2）臂围：臂围的大小与人体营养状况有关，可以用来评估人体肌肉组织的多少。

（3）肱二头肌处的皮褶厚度：用来评估皮下脂肪的储存情况。

（4）体质指数（body mass index，BMI）：即体重（kg）/身高的平方（m²），BMI过高或者过低的患者死亡率与患病率都会增加。BMI≥30或者≤23的老年人的死亡率均会升高，白种人推荐的大于65岁老年人的BMI范围24~29kg/m²，然而，这个标准并不适用于亚洲老年人群。

2. 体格检查　脂肪及肌肉萎缩、皮肤弹性下降、毛发光泽和柔软度的丧失、凹陷性水肿以及肝脏和腮腺肿大均是营养不良的特征性表现。对特定元素缺乏的体征也应有一定的认识，比如锌缺乏会表现为腹泻、皮炎、脱发、伤口愈合慢以及味觉和嗅觉的改变，铬缺乏可以表现为体重降低，铜缺乏可表现为贫血和白细胞减少，铁缺乏可表现为贫血和甲状腺肿。

（四）康复护理措施

1. 尽管许多老年人觉得维持平衡膳食并摄入足够热量和营养困难，但仍应仔细地寻找其潜在的且可纠正的原因，相应地加以纠正。

2. 有吞咽问题的患者应转诊给言语治疗师。为了降低误吸的风险，可能需适当调整饮食。

3. 功能受限时应该得到相应的处理，并由多学科团队进行评估来改善适当的功能状态。

4. 注意就餐，适当时机可以组织老年人聚餐，既能加强他们的社会活动能力，又可增加老年人的食物摄入量。

5. 进食数量会通过个人的偏好而增加，因此可以通过改善食物的颜色、品质、温度来刺激进食量。香料或者草药有助于遮盖伴随年龄的老化而导致的老年人对食物的异样嗅觉和口感。

6. 社会支持服务为独居或者生活不能自理的老人提供帮助，也可为贫穷的老人提供一定的经济支持。

7. 若通过上述的方法均不能保持足够营养的患者，鼻饲可以作为解决的方法。鼻饲患者需要悉心的整体照顾，且对一些养老机构的患者也可能是必需的。然而，误吸和腹泻是鼻饲中最常见的问题。

四、心理障碍康复护理

（一）概述

心理障碍通常指人的感知、思维、记忆、智能、注意、情绪、意志、行为等心理过程和人格偏离正常人群，并没有能力按社会认为适宜的方式行为，不能适应社会。老年人身与心的发展变化密切相关。健康的身体、良好的身体素质，能维护和增强老年人的心理健康，而老年患者表现出感知力降低、意识性差、反应迟钝、性情比较怪癖固执、自尊心强、生活懒散、健忘、睡眠协调能力下降、精力不足、记忆力减退、性情改变等。老年患者心理活动方面还表现焦虑、抑郁、失落、否认、发怒和孤独的心理状态，以及悲观、绝望、失去自信自尊、躲避生活和退出社会等心理认知、情绪等障碍。

（二）老年人主要心理障碍

1. **孤独心理** 老年人刚离开曾经工作过的岗位，回到家里，非常不习惯，子女、邻居早出晚归，自己独居空屋，便会产生孤独、空虚乃至被冷落、被遗弃的心理。

2. **怀旧心理** 人常说："老人爱想过去，年轻人爱想未来。"怀旧心理是上岁数人的普遍心理。留恋过去的某些日子，留恋家里的旧物件，爱拿过去和现在比较，不理解青年人的价值观、消费观，加上老年人爱反反复复地唠叨过去的事情，使得年轻人不免对老人产生厌烦情绪。

3. **忧虑、多疑的心理** 老年人身体不好，且爱生病，这使不少老年人认为自己已经进入"风烛残年""半截身子入黄土"的时候，为此缺乏积极乐观的情绪。晚辈们都忙于工作或小家庭，老年人难以获得父母对子女那般的精心照料，使多病的身体和不良的情绪互为影响，加重了身心的不适。

老年人由于身体的原因，自我控制力稍差，遇事爱急躁，易动肝火；又加上听力下降，常能出现听错或曲解别人意思的时候，因此容易产生多疑，影响了自己的心态平衡。

4. **牵挂心理** 老年人总对子女过分牵挂，不放心。总想让子女按自己的要求去做，这很容易形成老人和子女的对立情绪。

（三）不同阶段心理障碍表现

1. **住院老年患者** 老年人患病住院后，由于生活秩序被扰乱，饮食起居睡眠均受干扰，适应新环境的能力差，常感烦恼、孤独、无价值感，对疾病痊愈信心不大，有的情感变得幼稚，甚至和儿童一样易激惹，要求被重视受尊敬，喜欢颂扬。

2. **老年急诊患者** 急诊患者由于病情危重，因突然患病或病情加重，首先表现就是就医心理迫切。希望能立即得到医生及时的诊断和治疗，以减轻疾病的痛苦和恐惧，并希望能受到医生和护士的高度重视，以增加安全感。由于病情的危重，患者更需要有精神的依赖希望能从医生和护士那里听到病情的情况。

3. **老年急症患者** 老年急性患者由于起病突然，进展迅速，病势凶猛，使患者及家属感到措手不及，由于没有足够的思想准备而导致患者焦虑、急躁、紧张不安和恐惧心理。

4. **老年慢性病患者** 老年慢性病患者，由于病程较长，迁延或反复发作，加之无特效治疗方法，患者长期被疾病折磨和困扰，而产生严重的悲观、失望、厌倦、忧虑、单调，甚至产生轻生等心理问题。

5. **老年手术患者** 老年手术患者可产生不同程度的心理负担，同时手术的大小、手术的目的、手术者的技术水平以及患者自身的特点也可产生不同的心理问题。老年手术患者普遍存在着心理紧张、顾虑重重、抑郁恐惧、饮食睡眠障碍、害怕疼痛、手术失败或手术后遗症等。

6. **特殊检查老年患者** 由于医学科学的日益发展，很多新技术越来越多地被运用于临床，这些检查大都不为患者所了解。由于进行各种检查时有些仪器要直接接触患者的身体或使患者单独处于检查室中，以致使患者产生紧张、恐惧感而使之不能很好配合检查。

7. **老年癌症患者** 癌症目前被认为是不治之症，且老年人发病率高。当患者知道自己患有癌症时，心理上会受到重大打击，表现明显的情绪低落、消沉、恐惧、焦虑、悲哀、孤单等。

8. 老年监护患者　监护能给病情的观察带来很多有利条件，但相应地也产生了一些新的心理问题，由于监护患者整日被束缚在病床上，常常由于监护装置的束缚而不能活动，加之病房电灯整天亮，抢救患者时又会有各种噪音，或同病房患者死亡的威胁等，都会增加患者的心理负担。

（四）康复护理评定

1. 临床访谈　通过收集来访者过去和现在的行为、态度和情绪，个体既往病史和现病史等方面资料的专业过程，对来访者的情况进行评估。包括自我概念、认知、情绪、情感等方面现在的或潜在的健康问题。包含三个基本目标：搜集来访者信息或有关资料；作出评估或诊断；进行帮助或干预。

2. 行为评估　在特定的情境中按照规定的程序，系统观察个体的想法、感受和行为，对来访者的问题进行评定的方法。分三个阶段：①对需观察的行为下操作性定义；②确定问题行为的先前事件，以及问题行为的后继事件；③确定问题行为的获益情况。

3. 身体检查　在心理诊断过程中，需要排除躯体疾病的影响。

4. 心理测量　心理评估采用量表法进行评定，常用的量表有汉密尔顿抑郁量表（HAMD）、汉密尔顿焦虑量表（HAMA）、焦虑自评量表（SAS）、抑郁自评量表（SDS）。

（五）康复护理措施

1. 住院老年患者　应对老年患者尊重，谈话不要怕麻烦。老年患者多盼亲人来访，护士应关照其家属常来看望，不要勉强改变老年人长期形成的习惯和嗜好，根据老年患者的身体情况，应劝导其适当的做一些户外活动，介绍一些延年益寿的方法，生活上多加照顾，精神上多予同情，使老年患者在良好的心境下接受治疗，促进痊愈。

2. 老年急诊患者　应该主动热情地接待患者，立即协助医生采取必要的抢救措施，并向患者及家属做好解释和安慰工作，使患者有一种安全和踏实感，对于病情严重，随时可能发生危险的患者，应向患者家属说明情况，让家属有充分的思想准备，尽心尽力尽责地对患者进行全力抢救，不可因为老年患者危在旦夕而放弃抢救。

3. 老年急症患者　应尽量地满足患者的生理需要和安全需要，以热情的态度、文雅的举止取得患者的信任，协助患者做好各种生活护理，消除恐惧和紧张感，多给予安慰。在患者面前避免有紧张面孔和慌乱动作，以免加重患者的恐惧心理，根据患者的病情及其症状向患者做耐心的解释和指导，对于患者的各项治疗和用药向患者做必要的和恰如其分的解释，以使患者有充分的思想准备来接受治疗。

4. 老年慢性病患者　要善于了解患者的工作、家庭情况和个性特点，从患者言谈举止中观察其心理变化，帮助患者了解自己疾病情况，向患者介绍一些国内外最新的治疗方法和治愈病例，介绍可行的自身锻炼方法，嘱患者掌握疾病规律，养成良好的生活习惯，坚持按医嘱治疗，培养患者的各种兴趣，以增强生活信念，并做好患者家属工作，使之在精神上多给患者以安慰，让患者感到自己存在的价值，树立治愈的信念。

5. 老年手术患者　对术前患者，护士应向患者做耐心的解释工作，向患者讲明手术的作用，介绍手术医生的情况，使患者产生安全感和信赖感，并向患者说明术中可能会引起一些疼痛和不适感，以使其有充分的思想准备。患者术后清醒时最好有护士在旁，告诉患者病灶切除，手术顺利，消除其顾虑。同时告诉患者术后可能出现的不良反应、注意保持刀口敷料的完整、各种引流管是否通畅，以及拆线时间、下床活动时间、术后病愈大约病程等。老年手术后的患者身体一般较虚弱，心理上有一些焦虑甚至恐惧的表现，且依赖性增强，给予感情支持甚为重要。护士应如亲人一样照顾患者，促进术后康复。

6. 特殊检查老年患者 在进行检查前，护士要向患者说明检查目的、过程及注意事项。在进行检查时，医生和护士应表现出安详而镇静的神情，使患者消除多疑和恐惧，保证检查能顺利进行。对躯体特殊部位检查时，患者可能产生顾虑，如女患者作妇科检查或导尿时，会感到羞愧，或拒绝检查（多见于农村妇女）。因此，护士在检查前应向患者说明检查的目的，并给予心理安慰，使之在检查时情绪放松，注意力转移，减少患者的紧张心理。

7. 癌症患者 对于老年癌症患者，应视其职业、文化程度和个性心理特征及家庭情况来决定是否将病情真相告诉患者。如果患者有一定文化素养，疾病发现早，又有相当的生活经历和对挫折有较强容忍能力，征得家属同意后可试探性逐步向其透露癌症诊断。主动地让患者了解自己的病情，要比患者通过感觉而自我了解到对心理产生的影响要小得多，也便于医护人员向患者开展工作。若患者年老体弱，文化结构较低，很难承受这一重大打击，宜实行保护性医疗制度，给予积极治疗。在整个治疗过程中对患者出现的心理问题应及时进行心理护理，应尽量满足其生活需要，在精神上多给予鼓励和安慰，对于治疗中反应比较严重的一些方法，会给患者增加更多的痛苦，在治疗前应向患者讲明不良反应、注意事项及治疗效果。对于躯体症状不明显的患者应鼓励其经常户外活动，生活尽量自理，消除坐以待毙心理。

8. 老年监护患者 在使用监护装置时应向患者说明使用监护的目的、方法及注意事项，使患者很好配合。有些患者由于长期应用监护可产生依赖心理，一旦撤除监护，就会恐惧不安。护士可在患者睡眠时停用几小时，待患者醒后告诉患者，撤除监护的成熟条件，使其解除顾虑，尽早回到普通病房。

五、睡眠障碍康复护理

（一）概述

睡眠障碍是睡眠质与量的异常，或在睡眠时发生某些临床症状，也包括影响入睡或保持正常睡眠能力的障碍，如睡眠减少或睡眠过多。50%以上的老年人都诉及失眠。许多老年人用这个词语来描述他们入睡或熟睡困难。尽管睡眠方式本身会随着年龄而改变，但老年人的睡眠问题可由下述问题所致：心理压力、内科疾病、精神紊乱、药物不良反应、环境因素等。老年人多早睡早起而且较难适应生物钟的改变。

（二）临床表现及功能障碍

1. 精神症状

（1）因为难以维持足够的睡眠时间，可导致患者出现抑郁、焦虑等症状，尽管不具有特异性，但同样可能引起原有的抑郁症状进一步加重。

（2）精神障碍患者可能因缺少睡眠出现行为分裂和日落综合征等症状。

2. 睡眠紊乱

（1）有效睡眠时间不足：入睡困难（超过30分钟）、熟睡维持困难、易醒（夜醒2次或2次以上）和早醒。

（2）睡眠质量下降：以浅睡眠为主，慢波睡眠第3、4期缺乏或明显减少或由于频繁觉醒而导致睡眠结构断裂（睡眠碎片），降低睡眠质量。

（3）有缺觉的表现：由于睡眠不足而导致脑和躯体功能下降。表现为晨起后无清晰感或整个人不够清醒、头昏、记忆力下降、注意力不能集中、不能恢复精力充沛、疲乏无力或打瞌睡等，影响生活、工作与学习。

3. 躯体功能损害　白天症状表现为相应的功能损害，如头晕、头痛、心慌、胸闷、记忆力下降、免疫力下降、疲倦，甚至血压升高、心律不齐等。

（三）康复护理评定

1. 主观评估　如睡眠日记，由患者或家属完成2周的睡眠日记，包括记录每日上床时间、估计睡眠潜伏期、记录夜间觉醒次数、觉醒时间及其原因、总卧床时间、估计实际睡眠时间，计算睡眠效率［（实际睡眠时间/卧床时间）×100%］，记录夜间异常呼吸、行为和运动等发生情况，记录日间精力、社会功能是否受影响等。

2. 客观评估

（1）多导睡眠监测（polysomnography，PSG）：美国睡眠医学研究会制定了成人失眠障碍的PSG量化参考标准：睡眠潜伏期≥30分钟表明存在入睡困难；睡眠总时间≤390分钟提示存在睡眠时间不足；觉醒次数≥2次或觉醒总时间≥40分钟表明存在睡眠不实；非快速眼动睡眠期浅睡眠占总睡眠时间的百分比>60%，或非快速眼动睡眠期深睡眠占总睡眠时间百分比<10%，或快速眼动睡眠期占总睡眠时间的百分比<20%，则表明存在睡眠质量问题。

（2）多次小睡潜伏期试验：用于发作性睡病和日间嗜睡的鉴别诊断和评定。多数失眠患者测定的潜伏期正常或延长，提示存在生理性高觉醒。

（3）体动记录仪：可作为睡眠日记的重要补充，提供睡眠与觉醒期运动模式的客观数据，间接反映睡眠与觉醒状态。

3. 依据需要选择常用量表

（1）匹兹堡睡眠质量指数问卷评估睡眠质量。

（2）失眠严重程度指数评估失眠严重程度。

（3）疲劳严重程度量表、生活质量问卷评估日间功能和生活质量。

（4）Epworth嗜睡量表（表7-3）评估日间思睡程度。

（5）汉密尔顿抑郁量表（HAMD）、汉密尔顿焦虑量表（HAMA）评估抑郁、焦虑情况。

表7-3　Epworth嗜睡量表

0= 从不瞌睡	1= 轻度可能打瞌睡	2= 中度可能打瞌睡	3= 很有可能打瞌睡
情况	打瞌睡的可能		
坐着阅读书刊	0	1	2	3
看电视	0	1	2	3
在公共场所坐着不动	0	1	2	3
作为乘客在车中坐1小时,中间不休息	0	1	2	3
在环境许可时,下午躺下休息	0	1	2	3
坐下与人谈话	0	1	2	3
午餐不喝酒,餐后安静地坐着	0	1	2	3
遇堵车时停车数分钟	0	1	2	3

（四）康复护理措施

健康教育和行为治疗，如建立良好的睡眠卫生习惯，可改善慢性失眠。通过4~6周的治疗，80%以上的患者可缓解失眠。

1. 建议患者要有规律的睡眠时间，如患者入睡困难可试着调整睡眠时间。不论患者是否仍感到困倦，早晨起床时间必须固定（包括周末）。患者只有在确实有睡意时才允许睡觉，这样可以缩短入睡时间使睡眠时间逐渐变得规律。

2. 患者在白天小睡会减少夜晚的睡眠，所以尽量不要在白天小睡或午睡。如果看电视或读书时睡着，可以被要求站起来。感到困倦时马上洗脸，这样可以阻止白天睡觉。

3. 晚上睡前最好避免过多喝水，以免引起夜尿增多。晚上尽量少喝或不喝茶和咖啡，当然也不要喝太多酒。抽烟也是一个失眠的刺激因素，也应该避免。有的患者发现饮热牛奶有助于睡眠，这个习惯可以保留。

4. 患者睡前不应该吃过多的食物，睡前饱食也能影响睡眠。

5. 睡前工作压力太大或运动也会引起入睡困难，应该建议患者停止这些活动。

6. 应该有一个环境舒适的卧室，光线要柔和，没有噪声，而且应该保持适宜的温度。

7. 卧室只是睡觉的地方，不应该用来从事其他的活动（如看电视）。但是，如果看书或听轻音乐有助于睡眠，应该鼓励患者坚持这些习惯。

8. 如果白天的事情与失眠有关，建议患者睡觉之前忘掉白天的事情，不要为难以入睡而焦虑。许多患者并不知道，闭上眼睛、停止焦躁、让思绪在平静的环境中漫步，能够使80%~90%的精力恢复，这个方法可以减轻入睡困难者的焦虑。如果患者用此方法仍不能入睡，则最好起身阅读，安静等待下一个睡眠周期的到来再上床睡觉。

（刘亚梅）

第二节　老年居家康复照护

一、概述

居家照护随着老年人口及所占比例的不断增加，老龄化问题已成为当今社会的重大问题。家庭是老年人赖以生存的主要环境，当老年人患病时，家庭是提供服务的主要场所，家庭护理质量的高低与老年人的康复有密切关系。其生活上的护理要求较其他年龄组的患者有其特殊之处。老年患者对疾病的关心往往次于对生活护理的关心，因而对老年患者的衣、食、住、行等各方面的护理都要根据其疾病的特点、心理健康水平及经济、社会环境等多方面给予考虑，以创造良好的生活环境，满足老年患者的心身需要。

二、 主要护理问题

（一）ADL 问题

日常生活活动能力尤其评定洗澡、更衣、如厕、移动、大小便的控制和进食能力。

（二）饮食营养障碍

老年人的饮食，除一般性卫生要求外，对食物本身的要求个体化原则很强，应依全身生理或病理生理情况、体力活动、牙齿完好程度、消化功能以及心理状态和平素饮食习惯而定，而不必有统一的食谱模式，这样在协助老年患者安排饮食时，才能配合营养师共同做好适合患者需要而又可口的膳食。

（三）大小便障碍

1. 大便障碍 老年患者易发生便秘的常见原因有：①因年老体弱，活动少致肠蠕动减慢；②老年人的膈肌、腹肌、肠道平滑肌及提肛肌等收缩力普遍下降，缺乏排便动力；③有些疾病如慢性支气管炎、肺气肿、糖尿病等合并重症营养不良时，可使排便肌组的收缩力减弱；④长期卧床、发热或食含粗纤维的食物较少时，可致消化功能减弱；⑤部分恶性病变如直肠癌、结肠癌等可影响排便功能；⑥长期服用某些药物如服用钙剂、铁剂、氢氧化铝、吗啡类药物等，以及滥用泻药，皆可造成肠道水分丢失，直肠黏膜充血，应激性下降而造成便秘。

2. 小便障碍 老年人由于肾功能和排尿括约肌功能老化，膀胱容量缩小，排尿次数（特别是夜尿）和尿总量增加，并且还可出现不自主的膀胱收缩，有尿频、尿急者多，所以老人有湿裤现象。

（四）睡眠障碍

老年人的失眠特点是入睡后持续时间不长，往往睡 1~2 小时醒后即不能再行入睡。心情郁闷或各种精种痛苦易引起失眠。

三、 居家照护措施

（一）环境护理

1. 起居环境的护理

（1）光线：老年人居室内采光和照明，也有卫生要求，如果光线不足或照明度差，易引起视力过度疲劳，进而发生全身疲劳。但光线也不宜过强，否则会刺激眼睛，使眼肌过于紧张，造成心神恍惚。

（2）防噪音：室内减少和隔绝噪音应做到：①门窗应常检修，关闭时不能留有缝隙，开启时也不能随风摆动；②选用木质纤维具有多孔的家具，可吸收进入室内的噪音；③室内的桌椅、床有摇动响声时应及时检修，椅、足凳脚可钉上一层薄薄的橡皮片，以减少搬动时的响声；④墙上可贴些医疗常用图片，可吸收声响，又美观。

（3）陈设：老年人卧室的陈设应简单，除必需的床、柜、桌、椅及茶具外，同老年人关系不大的家庭日常生活用具，都不宜存放在老年人卧室内。老人行动不便需要清静，特别是儿童玩具不要遗留在老人卧室内或过道上，有时这方面的小小疏忽，能引起严重后果。

卧室内的窗帘、床单、被罩以及陈设装饰的颜色，可以采用蓝、绿等冷色，使室内显得宽敞幽静，性格比较乐观的老人，也可以选用紫红、棕黄等暖色。

老人的床铺是卧室里陈设的重点，应放置在最合适的位置。一般既要承受一些阳光照射，又不宜紧靠着门窗，以免夜间睡熟时着凉。床铺不宜太高，使老人上下铺方便，铺垫应经常晒、换，保持松软、柔和。对于行动不便的老年人，可配备床下衣物板，方便老人取用衣物。大小便器也应放置床旁，以便取用。在床头或床旁的适宜位置安置信号灯和扶手，以便及时与人联系。

（4）居室的微小气候：老年人住房内的"微小气候"（温度、湿度、通风）要相对恒定，如室温以 18~20℃为宜，夏季最适宜温度 24~26℃，冬季为 16~18℃；湿度是 40%~50%（夏季控制在30%~70%之间，冬季调节在 30%~40%）。房间要有通风、防尘设备，或安放阴离子发生器。开窗换气最好在清晨或雨后，空气中含有较高浓度的氧，而污染物和尘埃少，开窗通风的时间长短与季节有关，在夏季可以全天开，冬季每天在上、下午各开窗一次，每次 25 分钟达到将室内空气交换一次的目的。

2. 自然环境护理　老年人的户外活动场地宜安静，少污染，既要有充分的日照阔地，也要有成荫的绿树、草坪和流水。最好在利用自然环境的基础上，设置人工园林。这对老年人是非常适宜的。国内外已提倡用"森林疗法"，把医院和疗养院设在森林地带，从森林环境中得到诸多好处。

（二）个人卫生护理

1. 皮肤及其附器的护理　皮肤是人体的天然屏障，是面积最大的感觉器官，也是排泄、体温调节器官和重要的代谢场所。当人进入老年时期，皮肤表面便产生很多的皱褶，皮肤变薄，角质层萎缩，真皮内弹性纤维的弹性蛋白变性而失去弹性，皮脂腺、汗腺和毛囊发生萎缩；同时脂肪和水分的减少，使皮肤失去光泽，毛发脱落等。老年人只要身体情况允许就要经常洗脸和洗澡。水温宜凉不宜热，常用凉水洗脸（特别是鼻部），能提高呼吸道的抗感染能力，洗澡用水 38~42℃为宜，洗后用干浴巾擦拭全身，对于背部、脊柱两侧要稍用力并多擦。温水坐浴除使阴部皮肤清洁外，对肛门、直肠疾病均有防治作用。泡脚用水宜温水，除使局部卫生外，其温热作用可调整全身各脏器的功能。老年人的指甲和趾甲往往厚硬，宜在洗澡或泡脚变软后剪修。因老年人皮肤结构老化，洗澡不宜过勤，不宜使用碱性强的肥皂，以免皮脂过分丢失而影响皮肤的屏障功能。老年人尤不宜空腹或饭后即刻洗澡。

老年人头发脱落变得稀疏，白发逐渐增多，但采取适当措施可延缓脱发与变白的过程。其方法是：①保持精神愉快：可以使头发变白的过程变慢；忧愁可加快头发变白。②注意营养：营养不良和贫血，易加速白发和脱发，营养充足，可保护头发的健康。③常梳头发：每天晨起、午休后、晚睡前，用两手十指从前往后梳理、按摩头皮，每次 5 分钟左右为宜，也可用梳子梳理。④适当进补：可多吃一些对头发有益的食物，如核桃、黑芝麻、黑糯米、黑豆、桑葚等。

2. 五官的护理　①老花眼需配戴适度的老花镜，阅读时环境要明亮，避免强光。患有老年白内障、慢性结膜炎者，要适当用药；②要经常对鼻子进行按摩，去掉挖鼻的习惯，尽量避免感冒，减少鼻黏膜发炎，有慢性鼻炎者要适当用药；③老年人听力减退可由许多原因引起，应注意防范，避免噪声、吸烟和使用耳毒性药物，常食一些富含维生素 D 和锌、铁类的食物，以防止和延缓听力衰退；④老年人口腔内的牙齿、黏膜、唾液腺等均发生不同程度的功能改变，为延缓老年人口腔退行性变化，平时多舔腭（可刺激唾液腺分泌）、叩齿（有健齿、增强咀嚼肌功能的作用）、搓唇（口闭合，用手指在上、下唇按摩牙床，可防牙床萎缩，增加牙龈血液循环）、吞咽和弹舌。对牙齿的护理尤为重要，要养成晨起、饭后和睡前刷牙的习惯，能取出的义齿，饭后取出刷洗后再装入，睡前务必取下，以免误咽。

对昏迷、重病、脑血管病瘫痪患者及手术后不能自行口腔护理的老年患者，应按常规进行特殊的口腔护理：用止血钳持蘸有药液（3% 硼酸水、生理盐水等）的棉球擦洗舌面、牙面和口腔黏膜，应注意按摩牙龈和去掉义齿后的牙床。对长期应用广谱抗生素或慢性疾病所致的免疫功能低下等患者，尤要注意观察有无口腔真菌感染。对呕吐者、口鼻分泌物较多或吞咽功能障碍者，要及时清除口腔内分泌物或残留物，以免误吸入气管。

3. 外生殖器和会阴部的卫生护理 老年人因性腺分泌的性激素减少，外生殖器官都有不同程度的变化。如男性阴茎缩小，阴茎皮肤及皮下组织变薄，若有前列腺增生，则多有尿失禁、排尿困难的症状；女性阴道萎缩，使尿道口松弛易引起尿路感染等。由于外生殖器官这一部位与肛门毗邻，往往易被污染，因此有条件者最好每次大便后洗涤会阴一次，每日清洗会阴部一次，此部位的洗涤液不必特殊，温开水即可，男性应注意将龟头外露后洗净包皮垢。

（三）饮食护理

1. 老年人膳食调配要求

（1）老年人膳食适应能力差，应避免暴饮暴食。

（2）老年人牙齿易脱落松动，咀嚼和消化能力差。应选择鲜嫩食物，切碎煮烂加工或易消化的饮食，少吃煎炸或过于油腻的食物。

（3）老年人（特别是高龄者）食欲较差，食量小，食物烹调时要考虑老年人的习惯和爱好，注意色、香、味以增进食欲。

（4）老年人肝脏合成糖原能力降低，糖原储备较少，低血糖耐受能力差。饮食要适当安排增加餐次，缩短餐次间隔时间。

2. 老年人膳食营养要求

（1）应根据劳动强度和活动量情况控制进食量，节制热能摄入量。对于年老体弱的老人则要保证其热能的摄入量，以免引起营养不良。膳食三大营养素的比例要恰当，蛋白质为 12%~14%，脂肪为 20% 左右，糖为 60% 左右。

（2）膳食烹调用油，首选豆油、芝麻油、玉米油等富含亚油酸的植物油。除鱼、鸡油脂外，尽量少用猪、牛、羊油脂。膳食胆固醇一般老人 <500mg/d，冠心病、动脉硬化患者 <300mg/d。

（3）膳食蛋白质种类，豆制品和动物性食品蛋白应各占 50% 左右；理想的富含动物蛋白的食物，首选鱼类，其次禽类、猪、牛、羊等瘦肉类，奶及奶制品（酸奶、脱脂奶）。

（4）膳食供给热能的食物：首选全谷类，或标准米、面及其制品，少吃精粉、精白米和含糖量高的食物。

（5）膳食中应供给充足的蔬菜、薯类、水果。蔬菜应选用深绿色、黄色蔬菜，红薯、土豆、干豆与鲜豆类、蘑菇、海带等富含维生素、无机盐、纤维素等营养素的食品要常吃。

（6）选用营养价值高又有降胆固醇作用的食物，如豆类、核桃仁、大黄鱼等。

（7）食盐摄入量应根据老年人的病情、病种适量摄入。

（8）戒烟、戒酒。

（9）饮用水以硬水为宜，矿泉水、纯果汁是老年人理想饮料。

（10）适时适量供给强化食品或服用复合维生素，无机盐与微量元素的制剂以供给每日需要量 60%。

3. 老年人饮食原则

（1）肉虽多，不使胜食气：即老年人虽然需要吃肉，但所吃之量不得超过谷类主食。

（2）食欲数而少，不欲顿而多：即老年人宜少吃多餐，不宜多吃少餐，尤其反对一次吃得过饱，饮得过多。

（3）老人之食宜温热熟软，忌黏硬生冷：是防止老年人脾胃病的一个重要原则。若生冷无节，饥饱失宜，调停无度，终成疾患。

（4）老人吃食需熟嚼令细，勿狼吞虎咽：老人脾胃功能减退，消化力弱，细嚼慢咽，极有利于胃纳脾运，消化吸收。

（5）食后行百步，数以手摩肚：饭后百步走，对于老人肠胃蠕动减弱，气血流行不畅来说是十分必要的，按摩腹部能增强肠胃蠕动，防止饮食积滞。

（四）大小便护理

1. 大便护理 主要是针对便秘的护理。

便秘的防治：①指导患者适当参加活动，若病情允许，可指导患者做散步、气功、打太极拳等体育锻炼，以提高机体排便肌群的收缩力。②养成定时排便的习惯，每日做几次下蹲动作，经常按摩腹部，使肠蠕动周期性活跃。③饮食平时宜适量，进食富含纤维素的蔬菜、水果和粗粮，可于每晨饮用适量的淡盐水或蜂蜜水。④正确使用药物：对便秘患者，应指导其正确使用甘油栓、开塞露或服用液体石蜡、甘油等。对气虚、阴虚无力排便者，可用低压盐水灌肠。⑤做必要的检查：长期便秘不易缓解者，应请医生详查原因。⑥便秘严重时，灌肠往往无效，护理人员可戴胶皮指套或手套抠出粪块，以避免因便秘使机体代谢产物不能及时排出体外而引起自身中毒。

2. 排尿护理 对不能如厕的老年患者，室内要备有小便器，以便顺手使用，即使对能如厕的老年人，小便器也往往有用。

（1）老年女性的排尿护理：女性老年人常有压力性尿失禁，并且女性的尿道短，细菌容易侵入膀胱，易发生尿路感染。应每日更换内裤，擦洗外阴 1~2 次，以防止泌尿系感染的发生。

（2）老年男性排尿护理：老年男性到 60~70 岁以后约有 70% 的老年人有前列腺增生的症状，表现为排尿次数增多，夜尿多，排尿困难或是急、慢性尿潴留、尿失禁或血尿等。对这类患者应正确指导其服药治疗或进行一些特殊治疗，如前列腺治疗仪的应用，不要过度紧张，勤换洗内裤和清洗外生殖器。

（五）睡眠护理

1. 睡眠环境 卧室内保持无光，室温适宜，环境寂静，被褥舒适等均有利于睡眠。另外，室内空气流通也很重要，若在二氧化碳含量高的环境中睡眠，入睡后容易做梦。特别是患慢性支气管炎、肺气肿及肺功能减弱的老人，血内二氧化碳的浓度已经比正常人高，如在紧闭门窗的室内睡觉，一夜之间呼出的二氧化碳很多，对疾病与健康更为不利。夏天应开窗睡觉，冬天可采取开气窗或开背风窗，以便交换空气而不觉有风为度。

2. 睡眠姿势 略为弯曲的侧睡，比仰睡和俯睡为好。仰睡时身体和两腿都是处于伸直状态，肌肉不能完全放松，也就不能充分休息。有时两手不自觉地放在胸前，容易引起噩梦。睡熟时，舌根容易下坠而造成打鼾，口水容易流入气管而引起呛咳。俯睡时，除躯体及腿部肌肉不能完全放松外，因胸腹部受压，会影响心肺的功能。侧睡时，脊柱略向前弯，四肢容易放到舒适的位置，使全身肌肉得到较满意的放松。

3. 失眠 由于心情郁闷或各种精神痛苦引起的失眠，应花点时间与患者交谈和做些解释，让患者在心平气和的友好气氛中上床，可取得熟睡和减少失眠。安眠药有助于打断顽固性失眠的恶性循环，可在医生指导下进行药物治疗。

（刘亚梅）

第三节　老年常见突发事件紧急处理

一、脑卒中

（一）概述

脑卒中是由于脑部血管突然破裂或因血管阻塞造成血液循环障碍而引起脑组织损伤的一组疾病。分为缺血性脑卒中和出血性脑卒中。发生的原因主要与脑血管的病变有关，即与高血脂、糖尿病、高血压、血管的老化、吸烟等密切相关。出血性脑卒中的患者往往由于情绪激动、费劲用力时突然发病，早期死亡率很高，幸存者中多数留有不同程度的运动障碍、认知障碍、言语吞咽障碍等后遗症。

（二）康复护理评定

1. 运动和语言障碍 运动障碍以偏瘫较为多见；言语障碍主要表现为失语和言语含糊不清（图7-3）。

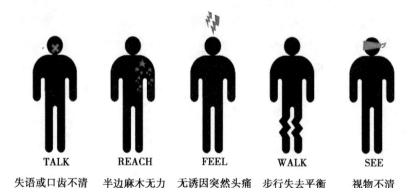

TALK	REACH	FEEL	WALK	SEE
失语或口齿不清	半边麻木无力	无诱因突然头痛	步行失去平衡	视物不清

图7-3　脑卒中患者功能障碍图

2. 呕吐 约一半的患者发生呕吐，可能与脑出血时颅内压增高、眩晕发作、脑膜受到血液刺激有关。

3. 意识障碍 表现为嗜睡或昏迷，程度与脑出血的部位、出血量和速度有关。在脑较深部位的短时间内大量出血，大多会出现意识障碍。

4. 眼部症状 瞳孔不等大常发生于颅内压增高的患者；还可以有偏盲和眼球活动障碍，如脑出血患者在急性期常常两眼凝视大脑的出血侧。

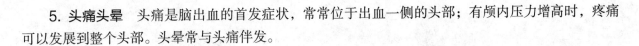

5. **头痛头晕**　头痛是脑出血的首发症状，常常位于出血一侧的头部；有颅内压力增高时，疼痛可以发展到整个头部。头晕常与头痛伴发。

（三）康复护理措施

1. 突发脑卒中，家属情绪难免紧张，但一定要控制情绪，切勿为了弄醒患者而大声叫喊或猛烈摇动昏迷者，否则只会使病情迅速恶化。

2. 清除呕吐物，由于脑压升高，此类患者极易发生喷射性呕吐，如不及时清除呕吐物，可能导致呕吐物堵塞气道窒息而死。将患者的头部侧向一侧，以加速患者口内呕吐、分泌物的引流和保持呼吸道的通畅。解开患者的衣领、裤带和取出义齿。

3. 处理好患者现场搬离中的安全工作，最好通过平车或担架经电梯从居室或办公室搬运患者；如经楼梯搬运患者，应采取头高脚低位进行搬运，以免引起脑充血和血压的进一步升高，导致脑疝的形成或加剧，甚至呼吸、心搏骤停。

4. 将患者平卧于床，保持安静，避免情绪激动和血压升高。

5. 对尿潴留者，禁止膀胱区加压按压，防止血压升高；尿失禁者，注意更换尿布、床单。

6. 严密观察生命体征、头痛、瞳孔、意识等变化。出血头痛加剧、意识改变、瞳孔变化、脉搏减慢甚至呕吐，立即报告医生，进行脱水、降颅压处理，防止脑疝发生。观察发热的类型及原因，高热时按照高热护理常规执行。

7. 保持呼吸道的通畅，舌后坠明显者给予留置口咽通气管，可取侧卧位或平卧位头偏向一侧，以防止呕吐物误吸入气道，准备负压吸引器，痰多时应随时吸痰以免发生窒息，必要时给以氧气雾化吸入，并应做好气管切开及使用呼吸机的准备工作。

8. 急性期给予低脂、高蛋白、高维生素、高热量饮食。限制钠盐摄入（少于3g/d），钠盐过多潴留会加重脑水肿。

9. 意识障碍者应留置胃管。鼻饲前协助翻身、叩背，清理呼吸道分泌物，抬高床头15°~30°，每餐前抽吸胃液，观察有无应激性溃疡及胃潴留情况。膳食温度适宜，喂水或进食不宜过急，遇呕吐或呛咳时应暂停片刻，进食后30分钟，减少对于患者的刺激与翻动，防止食物呛入气管引起窒息或吸入性肺炎。

10. 保持大便通畅，增加膳食纤维的摄入。便秘者使用缓泄剂，必要时用开塞露通便，切忌大便时用力过度和憋气，导致再次发生脑出血。便后协助清洁会阴部皮肤。

二、 心绞痛

（一）概述

心绞痛是冠状动脉供血不足，心肌急剧的暂时缺血与缺氧所引起的以发作性胸痛或胸部不适为主要表现的临床综合征。不同类型心绞痛机制见图7-4。

特点为前胸阵发性、压榨性疼痛，可伴有其他症状，疼痛主要位于胸骨后部，可放射至心前区与左上肢，劳动或情绪激动时常发生，每次发作持续3~5分钟，可数日一次，也可一日数次，休息或用硝酸酯类制剂后消失。

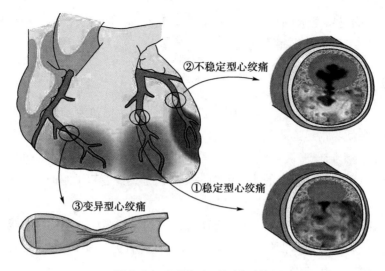

②不稳定型心绞痛

①稳定型心绞痛

③变异型心绞痛

图 7-4 不同类型心绞痛机制图

（二）康复护理评定

1. 生命体征及生化指标测量 通过测量患者的血压、心率以及血糖、血脂、肝功能等生化指标，了解患者是否治疗达标及药物的副作用。

2. 量表评定 通过量表评估患者的日常生活能力和生活质量，可选用 SF-36、EQ-5D、西雅图心绞痛问卷等。

3. 心血管功能和运动风险评估 了解日常运动习惯，检查患者是否有限制运动的因素，检测有无贫血、电解质紊乱以及血糖水平等限制运动能力的因素。主要采用无创手段，包括器械评定方法（超声心动图、运动负荷试验、无创心排监测）和徒手评定方法。

（三）康复护理措施

1. 停止一切活动，平静心情，可就地站立休息，无须躺下，以免增加回心血量而加重心脏负担，或导致栓子脱落引发其他一些并发症。

2. 保持安静，立即给予解栓子的药物。随身携带急救药物，硝酸甘油片一片，嚼碎后含于舌下，通常两分钟左右疼痛即可缓解。如果效果不佳，十分钟后可再在舌下含服一片，以加大药量。注意，无论心绞痛是否缓解，或再次发作，都不宜连续含服三片以上的硝酸甘油片。

3. 恢复期训练

（1）呼吸训练：主要是指膈肌呼吸，要点是在吸气时腹部隆起，让膈肌尽量下降；呼气时腹部收缩，把肺内的气体尽量排出。

（2）坐位训练：开始时可将床头抬高，把枕头或被子放在背后，让患者逐步过渡到无依托独立坐位。

（3）步行训练：从床边站立开始，先克服直立性低血压。在站立无问题之后，开始床边步行。避免高强度运动，以免心脏负荷增加诱发意外。

（4）大便：在床边放置简易的坐便器，让患者坐位大便，切忌蹲位大便或在大便时过分用力。

三、腹痛

（一）概述

腹痛是临床将其按起病缓急、病程长短分为急性与慢性腹痛。急性腹痛多由腹腔脏器的急性炎症、扭转或破裂，空腔脏器梗阻或扩张，腹腔内血管阻塞等引起；慢性腹痛的原因常为腹腔脏器的慢性炎症、脏器包膜的张力增加、消化性溃疡、胃肠神经功能紊乱、肿瘤压迫及浸润等。患者处于精神紧张状态、面色苍白、出冷汗、呼吸困难、脉搏加快、血压下降等症状。病因包括创伤、炎症、溃疡、结石、肿瘤、脏器破裂及血管病变等。

不同部位腹痛的常见疾病详见图 7-5。

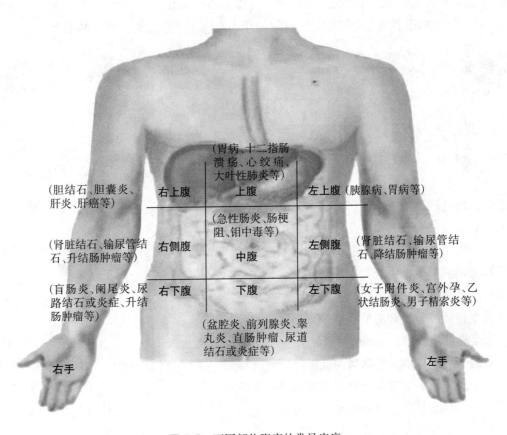

图 7-5 不同部位腹痛的常见疾病

（二）康复护理评定

1. 腹痛　评估疼痛部位、时间、性质、疼痛的程度、疼痛的表达方式、有无伴随症状等。
2. 恶心、持续性呕吐，吐出物大多为胃内容物及胆汁。
3. 持续性腹胀多在伤后晚期出现。
4. 胃肠道大出血。

（三）康复护理措施

1. 严密观察生命体征的变化。

2. 对于一般性腹痛，患者保持安静，取俯卧位可使腹痛减轻，可用双手适当压迫腹部使疼痛缓解；蜷起双腿可放松腹部肌肉，可缓解腹痛；有时用热水袋热敷、按摩也可缓解。

3. 输液、输血、维持水电解质平衡。

4. 及早应用有效、足量的抗生素以控制感染。

5. 胃肠减压、禁食。

6. 止痛、镇静，诊断未明者禁用止痛药物。

7. 预防和治疗呼吸道、泌尿系等并发症。

8. 注意体位引流和胃肠功能的恢复，促进炎症早日局限吸收。

9. 手术患者配合医生做好术前准备如配血、备皮、心电图等。

10. 有针对性地对患者进行心理疏导，稳定情绪，有利于增强患者对疼痛的耐受性。

四、痛风

（一）概述

痛风是一组嘌呤代谢紊乱所致的慢性代谢紊乱疾病。临床特征为关节红、肿、热、痛，典型部位为足跖趾关节，其他包括踝、膝、腕、肘、掌指关节等。病程长者可有关节畸形、关节腔积液、关节周围或耳廓部痛风石形成（图7-6）。痛风是由体内尿酸产生过多或肾脏排泄尿酸减少，引起血中尿酸升高，形成高尿酸血症以及反复发作的痛风性急性关节炎、痛风石沉积、痛风性慢性关节炎和关节畸形等。痛风常累及肾脏而引起慢性间质性肾炎和尿酸性肾结石。

痛风分为原发性、继发性痛风两大类。原发性痛风除少数由于遗传原因导致体内某些酶缺陷外，大都病因未明，并常伴有肥胖、高脂血症、高血压、冠心病、动脉硬化、糖尿病及甲状腺功能亢进等。继发性痛风是继发于白血病、淋巴瘤、多发性骨髓瘤、溶血性贫血、真性红细胞增多症、恶性肿瘤、慢性肾功能不全、某些先天性代谢紊乱性疾病如糖原累积病Ⅰ型等。酗酒、铅中毒、铍中毒及乳酸中毒等也可并发继发性痛风。

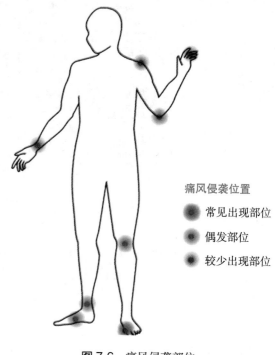

痛风侵袭位置

● 常见出现部位
● 偶发部位
● 较少出现部位

图7-6　痛风侵袭部位

痛风发展过程分为四阶段：

1. **高尿酸血症期**　又称痛风前期，此期患者可无痛风的临床症状，仅表现为血尿酸升高。

2. **痛风早期**　此期由高尿酸血症发展而来。突出的症状是急性痛风关节炎的发作。在急性关节炎发作消失后关节可完全恢复正常，亦不遗留功能损害，但可反复发作。此期一般无皮下痛风石的形成，亦无明显的肾脏病变如尿酸性肾病及肾结石的形成，肾功能正常。

3. 痛风中期 此期痛风性关节炎是由反复急性发作造成的损伤，使关节出现不同程度的骨破坏与功能障碍，形成慢性痛风性关节炎。可出现皮下痛风石，也可有尿酸性肾病及肾结石的形成，肾功能可正常或轻度减退。

4. 痛风晚期 出现明显的关节畸形及功能障碍，皮下痛风石数量增多、体积增大，容易破溃流出白色尿酸沉淀，若伤口经年不愈，只能进行截肢手术。尿酸性肾病结石有所发展，肾功能明显减退，可出现氮质血症及尿毒症。

痛风发展快，不及时发现并治疗将导致严重后果。所以痛风的预防是非常必要的，我们在日常生活中不能忽略每一个疑似痛风的不适表现，做到及早发现、及早治疗，把痛风的危害尽量降至最低。

尿酸的代谢见图7-7。

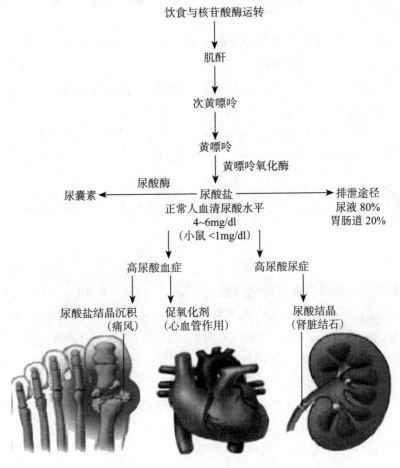

图7-7 尿酸的代谢

（二）康复护理评定

1. 典型急性关节炎发作，可自行终止而进入无症状间歇期，同时证实有高尿酸血症。

2. 关节腔积液中或白细胞内发现有尿酸盐结晶。

3. 痛风结节中有尿酸结晶发现。

4. **关节痛** 痛风最常见的症状。急性发作时，最初多发生在踝、手、腕、膝、肘关节，极少发生于盆骨、脊柱、肩等躯干部各关节。患者第一次发作一般多数在夜间，开始时常为单个关节，呈红、肿、热、痛与运动障碍，关节疼痛如同撕筋裂骨，甚至不能忍受被单的重量。

（三）康复护理措施

1. **卧床休息，抬高患肢**　一般应休息至关节痛缓解 72 小时后方可恢复活动。药物治疗越早越好，早期治疗可使症状迅速缓解，而延迟治疗则炎症不易控制。

2. **冰敷**　痛风发作，关节疼痛难忍的时候，可以使用冰敷的方法来进行缓解。患部疼痛时，可以使用碎冰冰敷。冰块有麻痹及缓解疼痛的作用。将碎冰袋置于患部关节上 10 分钟，中间垫毛巾或海绵。

3. **使用能消炎的止痛药**　如果冰敷已经不能缓解我们的疼痛的话，可以使用一些消炎止痛的药物来进行缓解。疼痛的原因在于关节周围严重发炎。

4. **抬高患部**　抬高患部，使血液循环更加流畅，能够有效地缓解疼痛感。在急性发作期间，应抬高患肢，让患部休息。

5. **避免压迫患肢**　即使是床单或毛毯的压迫均能引起痛风关节的疼痛，在床上休息的时候可将痛风的脚放在硬纸盒里或洗衣用的塑料篮子。

6. **预防痛风急性发作**　防止各种并发症的发生，在此阶段仍需积极治疗。饮食控制很重要，避免进食高嘌呤饮食。动物内脏、骨髓、海味、蛤蟹等含嘌呤最丰富；鱼虾类、肉类、豌豆、菠菜等亦含一定量嘌呤；蔬菜、水果、牛奶、鸡蛋等则不含嘌呤。肥胖患者必须减少热卡的摄取，降低体重。宜多饮水以利尿酸排出。避免过度劳累、紧张、饮酒、受冷、受湿及关节损伤等诱发因素。

五、　跌倒损伤

（一）概述

跌倒是世界各地意外或非故意伤害死亡的第二大原因。全世界每年估计有 42.4 万人因跌倒而死亡，其中 80% 以上发生在低收入和中等收入国家。在致命的跌倒中，65 岁以上成年人所占比例最大。每年发生需要接受治疗的严重跌倒约为 3730 万人次，此外，跌倒并造成残疾的人，尤其是年长者，以后需要长期护理和进护理机构的风险极大。

年龄是导致跌倒的主要危险因素之一。老年人因跌倒而死亡或受重伤的风险最大，年龄越大，风险越高。例如，在美国，老年人跌倒后受轻伤或重伤的比例达 20%~30%，跌伤多为跌打损伤、髋部骨折、头部外伤等。导致这一风险的部分原因可能是身体、感官和认知方面出现老化，而环境却不能适应人口老龄化的需要。

老年人跌倒的发生，并不像一般人认为的是一种意外，而是存在潜在的危险，因此老年人跌倒完全是可以预防和控制的。积极地开展老年人跌倒的干预，将有助于降低老年人跌倒的发生，减轻老年人跌倒所致伤害的严重程度。

（二）跌倒风险评定

适当的跌倒风险因素筛检与评估对老年人跌倒的预防及介入非常重要，住院患者的跌倒风险筛检以 Stratify 量表、Morse 量表及 Hendrich 量表为主；门诊或社区除人口学、合并疾病、认知、药物、环境与鞋具的评估外，若高风险因素或曾经跌倒与平衡、步态能力相关，则需进一步接受客观的实验室评估，包括计算机化平衡测试、步态分析、表面肌电图检查等，以作为后续跌倒防制的依据。最合适评估社区老年人平衡能力的是 Tinetti 测试量表，其次是"站起—走"计时测试。

1. 躯体运动问题 下肢肌力、柔软度及平衡能力与跌倒风险相关。其中以下肢无力的风险为最高（约 5 倍），有步态及平衡困难者的风险约 3 倍。衰老使得老年人的下肢肌肉萎缩、视力衰退及神经传导功能明显下降，而这些因素都会影响老年人的平衡能力，甚至导致跌倒发生意外。

2. 感知觉问题 老人由于视力减退、对黑暗适应度变差、对比敏感度减弱及使用多焦距镜片，均可能导致跌倒风险提高。而下肢本体感觉的敏感度丧失，也会导致跌倒风险提高。

3. 认知心理问题 跌倒后焦虑综合征，是老人有跌倒经历后常见的心理问题。

（三）跌倒的防范措施

1. 认真评估，检查患者摔伤情况，筛选高危跌倒患者，了解患者的既往史，对有"晕倒"病史的患者应加强生活护理，可在患者床头贴一醒目标志，挂"防跌倒"牌予以提示。

2. 严密观察病情，对患者所使用的药物进行评估，如服用氯丙嗪类药物、降压药等的患者，应注意观察其服药后情况，出现反应迟钝、步态不稳等情况，应告知患者尽量少下床，如需下床必须有人陪护。

3. 病区内环境应光线充足，地面或地毯保持平整、干燥、无障碍物，病室内摆设要尽量简单，布局合理整齐，日常用品应不宜打碎并固定放置，床铺不能太高，卫生间地面应垫橡胶垫并设置扶手，以防滑倒。

4. 患者的衣、裤、鞋不宜过长过大，尤其是裤腿太长会影响走路，走动时应穿合脚的鞋，尽量不穿拖鞋，鞋底最好为防滑的软底子，穿脱袜子、鞋、裤应坐着进行。

5. 患者在行动前应先站稳，站直后再起步，步态不稳患者应有人搀扶或拄拐杖。

6. 出现体位性低血压的患者忌下床行走。

（刘亚梅）

第四节 老年临终关怀

一、概述

临终关怀是对已经失去治愈希望的患者在生命即将结束时实施的一种积极的生理、心理、社会等方面护理。以提高患者生存质量，对临终患者采取的生活照顾、心理疏导、姑息治疗。使临终患者的生命得到尊重，生命质量得到提高，症状得到缓解，舒适的接受死亡，家属的身心健康得到维护和增强，并使老年人家属减轻心理痛苦的过程。

临终关怀是以临终患者的生理、心理发展，为临终患者及其家属提供全面照护的实践规律为研究对象的新兴学科。涉及临终医学、临终护理学、老年医学、临终心理学、临终关怀伦理学、临终关怀社会学、临终关怀管理学等学科领域。在现阶段临终关怀的含义多认为是制订一套有组织的医疗护理方案，对现代医学治愈无望的患者解除其极端痛苦，维护人的尊严，增强其对临终生理、心理状态的适应能力，帮助临终患者平静地走完生命最后历程，以及对临终患者家属实施居丧期关怀的立体化社会卫生服务。家庭支援中心模式见图 7-8。

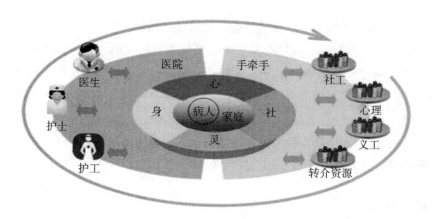

图 7-8　家庭支援中心模式图

其主要任务包括对症治疗、家庭护理、缓解症状、控制疼痛、减轻或消除患者的心理负担和消极情绪。重点控制临终患者疼痛，减少和缓解临终患者痛苦，消除患者和家属对死亡的恐惧和焦虑，维持临终患者的尊严。

二、临床表现及评定

（一）循环系统改变

由于循环系统功能减退，心肌收缩无力，出现循环衰竭的表现。常见心搏出量减少，心音低弱，脉搏由跳动快到微弱而不规则，血压下降，周围血管从下肢开始收缩，皮肤苍白、湿冷，口唇、指甲呈灰白或青紫色，四肢发硬，出现向中央发展的淤血斑点。

（二）呼吸系统改变

由于呼吸中枢麻痹，呼吸肌收缩作用减弱，分泌物在支气管中贮留等原因，出现呼吸困难，带鼾声、痰鸣或鼻翼扇动，呼吸由快变慢、由深变浅，出现潮式呼吸、点头样呼吸等。

（三）消化与泌尿系统改变

患者胃肠蠕动逐渐减弱，气体积聚于胃肠，出现呃逆、恶心、呕吐、腹胀，还可发生大小便失禁或便秘、尿潴留、粪便嵌塞等症状。

（四）肌肉运动系统改变

临终患者肌肉失去张力，全身肌肉软瘫，可出现仰卧时全身和床褥伏贴、下颌下垂、嘴微张、眼球内陷、眼睑下垂、吞咽困难等。由于肛门及膀胱括约肌松弛，患者可出现大、小便失禁。

（五）面容、感知觉及言语改变

临终患者常见希氏面容，表现为面肌消瘦，皮肤呈铅灰色，鼻翼扇动，双眼半睁呆滞，瞳孔固定，对光反射迟钝。临终前患者语言逐渐困难、混乱，但听力往往存在，视觉逐渐减退，开始只能视近物，以后只存光感，最后什么也看不见。

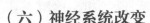

（六）神经系统改变

若疾病未侵犯神经系统，患者可以始终处于神志清醒状态。病变侵及或影响中枢则可以出现意识模糊，最终瞳孔对光反射、吞咽反射和听力完全消失。一般临终前意识状态可以分为 3 期：

1. **昏睡** 对周围事物无反应，强刺激可暂时苏醒，随即又转入睡眠状态。
2. **木僵** 是一种唤醒的无意识状态，对周围事物无反应。
3. **昏迷** 意识完全丧失，呼唤和其他刺激均不能使患者转醒。

三、临终关怀教育的内容

临终关怀教育的基本内容，在具体实施中，应运用多种形式，根据受教育对象的不同年龄、需求、文化差异，选取不同内容，有针对性地讲授。

（一）对临终关怀本质的认识

包括从哲学的角度认识临终关怀，从医学角度认识临终关怀，从法律（经济）的角度认识临终关怀，从生命伦理学角度认识临终关怀。包括宗教、文化的临终关怀观点，临终关怀社会学观点，临终关怀心理学观点。

（二）人类对临终与死亡的态度

各年龄段（儿童、成年人、老年人）对临终与死亡的态度，不同文化背景、社会环境的人对临终与死亡的态度，临终患者的心理状态。

（三）对临终与死亡的调适处理

死亡的准备，接受死亡，与疾病末期的亲人沟通，对不同年龄临终患者及家属的辅导技巧，语言在降低临终恐惧上的作用，安乐死问题（死亡状态的选择、死亡时机、死亡地点），家属居丧期的辅导，尸体处理方式，殡葬方式的选择，自杀防范。

（四）与临终与死亡相关的知识

当代社会死亡的特点，当代临终关怀的发展，与临终和死亡有关的法律、经济、宗教、家庭等问题，安乐死咨询，如何对待自杀，器官移植和捐赠，丧葬礼仪及习俗，社会服务机构介绍，临终关怀机构（临终关怀院、养老院、社区、家庭临终关怀服务），居丧期照护、丧葬服务等。

四、临终关怀措施

对患者全面进行临床管理对于照护临终患者非常重要，包括住院患者的咨询服务、门诊服务、日间照护中心、家访、丧葬咨询服务等。对临终患者的照护需要敏锐注意细节的能力和一定程度的同情心和慈悲心。

（一）临终患者的生活护理

临终关怀对临终患者给予高度人道主义或人性关怀的照护，对他们的日常生活进行全方位细致、周到的护理。临终关怀医护人员及家属要帮助临终患者解决环境、饮食、排泄、睡眠、安全等许多方面的问题，从而满足患者上述最基本的要求。

1. 为临终患者提供舒适的临终环境 临终患者的住室应当有其舒适和谐的独特要求，临终病房内应该置有彩色电视机、收录机等，以适应患者和家属日常生活习惯的需要。悦目的画面、悠扬的音乐，可以转移患者的注意力，减轻其心内的寂寞，愉悦其情绪。如果是在家中护理临终患者，那么可以根据家庭条件，尽量使患者的居住条件安宁舒适。不要因为患者垂危，而忽略患者的居住条件，当然，也要顾及家庭其他成员的生活、工作，彼此尽量避免干扰。

2. 注意良好的饮食护理 由于临终患者病情危重，重度消耗，加之食欲下降、恶心呕吐，常会发生严重的消化不良，所以应注重饮食成分的选择，给予高蛋白、高热量、易于消化的饮食，并注意少量多餐。并结合患者的饮食习惯、患者对饮食的特殊要求等，尽量创造条件增加患者的食欲，注意进食卫生习惯，注意饮食卫生，避免因进食不利给患者造成痛苦，加重病情。

3. 注意个人卫生护理 做好患者的个人卫生，不仅是提高患者的生活质量问题，也是关系到尊重患者的生命以及和生命尊严等伦理道德问题。临终关怀医护人员或家属要管理和帮助患者做好个人卫生。应该做到定时给患者洗浴或擦浴，定期更换床单、枕巾或其他床上用品。及时清洗患者的呕吐物和排泄物，帮助不能自理的患者洗脸、梳头、洗脚、剪指甲。对瘫痪的患者应该定时翻身、变换四肢的位置，防止褥疮的发生。

4. 安排好患者的日常生活 临终患者虽然面临死亡的威胁，但仍然生活在现实的空间，所以每天仍有着自己的生活内容。医护人员或家属应该合理安排好患者的日常生活，提高他们的生活情趣。例如可以鼓励患者与亲友通过电话、信件保持联系，给患者购置喜爱的衣物或小玩具，和患者一同看电视节目、欣赏音乐。假如患者喜欢的话，经常和患者聊天也是一个很好的生活护理方式。

（二）临终患者的症状控制

对症处理临终患者常见的 3 种痛苦症状：疼痛、呕吐和呼吸困难。这些症状的控制可以提高临终患者的生活质量，真正达到临终关怀的宗旨。

1. 疼痛 对疼痛进行分类以及评价疼痛的严重性有助于疼痛的处理。前者可通过详细询问疼痛的病史获得，如疼痛的性质、部位、有无放射、周期性、缓解或加重的因素、与神经功能缺损的关系等。简而言之，疼痛可分为：

（1）躯体疼痛：易定位，如肌肉骨骼痛。

（2）内脏痛：由于中空性管状内脏受阻塞造成，或者由于受化学物质刺激导致消化不良性胃部疼痛。

（3）神经性疼痛：由于神经系统任何部位的原发损伤或功能异常诱发或导致的疼痛。

疼痛的症状表现受多种因素的影响，故疼痛效应是多维度的，对患者疼痛的处理应是全面的。当患者有抑郁、与社会隔离以及伴有其他痛苦症状时，要注意患者的疼痛可能加剧。对于疼痛的控制有许多非药物疗法，如放射治疗、经皮电神经刺激、针灸等。

2. 呕吐 理解呕吐的神经生理调节通路有助于对呕吐的治疗。在化学受体触发区，接受血流中有毒物质和化学物质的刺激的主导受体是多巴胺能和 5- 羟色胺受体。因此，药物导致的恶心和呕吐可以被 5- 羟色胺或多巴胺受体阻断剂所阻断。前庭和迷走神经导致的呕吐可用抗组胺和抗乙酰胆碱药物予以治疗。

3. 呼吸困难 痰液堵塞、呼吸困难是临终患者的常见症状。临终老年人床旁应备好吸引器，帮助他们及时吸出痰液和口腔分泌液。当患者呼吸表浅、急促、困难或有潮式呼吸时，立即给予吸氧，病情允许时可适当取半坐卧位或抬高头与肩。有的患者由于快速呼吸合并焦虑而引起喘息，可根据医嘱应用抗焦虑剂，必要时使用吗啡降低呼吸速率。同时，开窗或使用风扇通风。此外，患者出现痰鸣音，即所谓的"濒死喉声"，可使用湿冷的气雾进行雾化，促使分泌物变稀，易于咳出。对张口呼吸者，用湿巾或棉签湿润口腔，或用护唇膏湿润嘴唇，患者睡着时用薄湿纱布遮盖口部。

4. 其他各系统症状护理

（1）循环系统护理：密切观察患者生命体征及尿量的变化，并及时做好记录。注意保持患者体温，做好抢救器材的准备。

（2）消化系统护理：临终患者缺乏食欲，为保证其营养，应充分了解患者饮食习惯，尽量满足患者最后的饮食要求，最大限度地保证患者的营养需求。要加强口腔护理，如患者感觉恶心，进餐前可给予止吐药、助消化药，必要时采用人工方法，如全胃肠外营养等，给予足够热量的均衡营养物及水分。

（3）泌尿系统护理：尿潴留者可留置导尿管，便秘者可给予灌肠或其他通便措施，大小便失禁者妥善使用保护器具，做好会阴部皮肤清洁护理，以减轻患者躯体及精神上的痛苦。

（4）皮肤护理：临终患者肌肉无张力，加之体质衰竭和长期卧床，或因躯体疼痛而长期采取某一种卧位，极易导致压疮发生，护士应帮助患者维持舒适的姿势，勤翻身，经常按摩受压部位骨突处。及时更换潮湿的被褥并给予患者温热水擦浴。

（三）临终患者的心理照护

患者在面临生命终点时会有许多心理需求。悲伤、死别、悲哀、焦虑、感觉成为别人的负担等，这些情绪是临终患者必然经历的。家人和专业的照护者若能富有同情心，那么在解决这些负性情感问题上是大有益处的。当某些情感问题影响到患者的生活质量时，应请心理医师和精神科医师诊治，应识别抑郁问题并立刻给予治疗。

应尽可能地给予悲伤中的亲属以心理支持。虽然临终患者要面对可能失去一切，包括他的生命，其家庭成员也会深切地体会到失落感。淡化临终者的角色，根据患者不同的年龄、性格、职业、家庭背景等，因人而异地展开死亡教育，让患者明白死亡是人生必经的一个自然阶段，是不可避免、不可抗拒的，引导患者走出恐惧、烦恼的漩涡，建立一种释然、豁达的心境，可通过看电影、听音乐、观看比赛、看小说等不同方式来调节情绪，振奋精神。

1. 掌握临终患者心理特点 临终关怀医护人员可以依据库伯勒罗斯提出的临终心理理论对临终患者的心理特点加以掌握，这个理论认为临终患者面临死亡的时候，其心理发展过程可以分为否认、愤怒、协议、抑郁和接纳五个阶段，临终患者处在不同的阶段中可以表现为不同的心理特征，医护人员可以针对不同的临终心理进行心理照护。

2. 临终心理疗护的原则与方法 临终心理疗护原则包括发展一种姑息式临终心理疗护模式和做到无条件积极关怀。临终心理疗护的方法包括：做好基础护理是心理疗护的基础；解除临终患者的苦闷与恐惧；满足临终患者心理需要；尊重临终患者的各种权利；帮助患者正视死亡以平静地度过临终阶段等。

（四）社会和精神需求

如果患者亲属能够应对照护临终患者的沉重负担，许多患者希望在家中度过他们最后的时光。害怕被抛弃和成为家人负担的负罪感给患者带来沉重的思想包袱。与以前的独立生活相比，功能丧失和社会角色缺失很难再被恢复。不能痊愈和每况愈下的身体状况（结肠造口术、外科手术的瘢痕、截肢、乳房切除术、恶病质）使患者远离社会而孤立自己。

临终最困难的是患者要处理各种现存的事项，如寻找生命和死亡的意义和价值，寻找疾病、疼痛的答案，思考身后事情以及希望家庭能应对他死后的事宜。专业的照护者所能做的是了解患者正在经历的生命最后历程，并且对患者表现出休戚与共和同情。在大多数情况下，患者会尽可能地利用其内部资源去解决自身问题。

（五）临终患者家属的居丧照护

临终关怀的特殊内容之一，要不仅对临终患者进行关怀，而且还要对临终患者的家属进行慰藉，包括在患者临终期的照护和患者去世后居丧期的关怀。

1. **临终患者家属的心理特点**　临终患者家属具有自己独特的心理特点。他们从得知患者的恶性疾病的确诊到患者去世，一般要经过震惊、否认、愤怒、接受、忧郁及失去亲人后的悲伤等几个心理过程。

2. **居丧照护的内容**　死者家属在患者死后的居丧期间，非常需要他人的关心与帮助。大多数家属会感受到某种程度的悲伤，这种悲伤往往是难以马上恢复，甚至可能诱发其他疾病，所以做好居丧照护具有十分重要的意义。在具体操作中，医护人员可以从陪伴与聆听、协助办理丧事、协助表达内心的悲伤情绪、协助处理实际问题和促进适应新生活等几方面来对居丧期的家属进行照护。

（刘亚梅）

第八章 老年健康管理

第一节 老年健康评估与管理

一、老年健康评估概述

（一）定义

老年健康评估是根据老人生理、心理、社会角色变化，对身体状况、功能状态、心理状况、生活质量进行评估，是预测老年人疾病风险、判断老年人的健康状况并进行老年功能评估的基本方法。老年健康评估不单纯是评估，也包括评估后的处理，是多学科诊断和治疗的整合过程。老年健康评估现已成为老年医学研究、教学与实践中必不可少的工具之一。

（二）老年健康评估的原则

对老年人进行健康评估时，应该全面考虑，不仅要处理已经发生的问题，还要预防潜在问题的发生。因此，老年健康评估具有明显不同于传统医学评估，其评估原则如下：

1. **依据老年人身心变化特点制定评估方案**　老年人身体变化具有生理和病理性改变的特点，前者是指随着年龄的增长，机体必然发生的分子、细胞、器官和全身的各种退行性改变，属于生理性的改变；后者是指由于生物的、物理的或化学的因素所导致的老年性疾病引起的变化，属于病理性改变。在老年人身上，这两种变化过程往往同时存在，相互影响，有时难以严格区分，这就需要在实施健康评估时，区分正常老年人的生理性退变和现存/潜在的健康问题，采取适宜的措施予以干预。身心变化的特点是：身心变化不同步，心理发展具有潜能和可塑性，个体差异性大。

2. **依据老年人与其他人群实验结果差异的特点制定评估方案**

（1）由于疾病引起的异常改变。

（2）正常的老年期变化。

（3）受老年人服用某些药物（保健品）的影响。

3. **依据老年人疾病的非典型性表现制定评估方案**

老年人感受性降低，加之常并发多种疾病，因而发病后往往没有典型的症状和体征，称为非典型性临床表现。例如，老年人患肺炎时常无症状，或仅表现出食欲差、全身无力、脱水，或突然意识障碍，而无呼吸系统的症状；阑尾炎导致肠穿孔的老年人，临床表现可能没有明显的发热体征，或仅主诉轻微疼痛。症状不典型，生活方式的突然改变可能是病症征兆。由于这些非典型表现的特点，给老年人疾病的诊治带来了一定的困难，容易出现漏、误诊。因此对老年人要重视客观检查，尤其是六大生命体征的评估极为重要。

（三）老年人健康评估的注意事项

1. **提供适宜的环境**　老年人代谢率及各项功能的降低，容易受凉感冒，所以体检时应注意调节室内温度，以 22~24℃为宜，避免阳光直射，保持安静、无干扰，注意保护老年人的隐私。

2. **安排充分的时间**　老年人的各种感觉功能退化（脑萎缩），反应迟钝，行动缓慢，且往往伴有多种慢性疾病及心理疾病（焦虑、抑郁症等）。因此，让其有充足的时间回忆过去发生的事件，才能获得详尽的健康史。

3. **选择得当的方法**　选择合适的体位，因老年人感觉功能（痛、温觉）部分缺失，皮肤的弹性较差，故应注意骨突出部位的保护，防止发生压疮。检查口腔和耳部时，要取下义齿和助听器。

4. **运用沟通的技巧**　老年人脑功能的退化，听觉、视觉、语言功能逐渐衰退，交谈时会有不同程度的沟通障碍，如记忆力不准确、反应迟钝、隐瞒症状等。医务人员应以尊重、关心、体贴老人的语气提出问题，语速缓慢，语音清晰，选用通俗易懂多次重复、鼓励表扬的语言与其沟通及轻柔的查体手法。对老年人反映的情况应耐心倾听、表示感谢，同时注意观察肢体语言性信息，增进与老人的情感交流，以便收集到完整而准确的资料。

（四）老年人健康评估的内容

老年人健康评估的内容主要包括躯体健康、心理健康、社会健康以及综合反应能力这四方面功能的生活质量评估。

二、　老年躯体健康评估

（一）健康史的采集

健康史是关于老年人过去、现在健康、疾病及生活状况的主要资料，通过问诊（本人及家属）实现。

健康史的采集内容包括生理状况、精神心理状况、既往史、伴随症状、活动能力、社会交往、营养状况。

（二）身体健康状况的评估

检查时多采用坐位或卧位，应用视、触、叩、听、嗅五种基本检查法和借助于简单的检查工具（如血压计、听诊器、检眼镜、手电筒等）对老年人进行全身系统检查。身体评估的内容主要有：

1. **生命体征**　体温、脉搏、呼吸、血压、瞳孔、意识状态。
2. **一般状况**　身高、体重、智力、操作能力。
3. **体表**　皮肤、毛发、指甲。
4. **头面与颈部**　眼睛与视力、耳与听力、鼻与嗅觉、舌与味觉、牙齿、颈部及淋巴结。
5. **胸部**　胸廓与肺、心脏、乳房。
6. **消化系统**　肝与胆、胃、大小肠、直肠、排泄问题。
7. **脊柱与四肢**　颈、胸、腰椎及四肢关节是否活动受限等。
8. **泌尿生殖系统**　乳腺、子宫、前列腺及泌尿系统。

9. **神经系统** 记忆、思维、应变能力、睡眠等。

（三）功能状态的评估

内容包括日常生活活动能力、基本日常生活活动能力、功能性日常生活活动能力和高级日常生活活动能力。常用的评估方法有观察法和自述法。

1. **日常生活活动能力（ADL）** 是指老年人在每日生活中，为了照料自己的衣、食、住、行，保持个人卫生整洁和进行独立的社区活动所必需的一系列基本活动，是为了维持生存及适应环境而每天必须反复进行的、最基本的、最具有共性的活动。

2. **基本日常生活能力（BADL）** 是指老年人最基本的自理能力，是老年人自我照顾、从事每天必需的日常生活的能力。

3. **功能性日常生活能力（LADL）** 是指老年人独居生活能力，是老年人个体单独生活需要的基本能力和要素。包括整理家务、服药、外出购物等。

4. **高级日常生活能力（AADL）** 是指与生活质量相关的高水平活动，包括娱乐、社交、职业工作、社会活动等能力。主要反映老年人智能的能动性和社会角色功能。

5. **常用的评估工具**

（1）Katz（柯兹）日常生活功能指数评价表：用作自评或他评，以决定老年人各项功能完成的独立程度。测量评价慢性病的严重程度、治疗效果及某种疾病的发展。该评价表具有细致、简明易懂、具体、便于询问、易记录和统计、易判断的优点，所以非专业人员也可使用。

总分 0~12 分，分值越高，被试者的日常生活能力越高；具体分级有 A、B、C、D、E、F、G、其他。

（2）Pfeffe 功能活动问卷：主要是作为一种筛查工具，用于测定老年人独立生活的能力。量表是由被评者亲属作出的最能合适地反映老年人活动能力的评分。目的是为了更好地发现和评价那些功能障碍不太严重的老年患者，即早期或者轻度痴呆患者。常在社区调查或门诊工作中应用。总分 0~20 分，分值越高，被试者的功能性日常生活能力越差。

（3）PULSES 量表：是一种总体功能评定方法，可信度较高。总分的评判标准为：6 分为功能最佳，各项功能均基本正常；>12 分提示独立自理能力严重受限；大于 16 分提示有严重残疾。包括以下内容：

P：身体状况包括内脏疾病如心血管、呼吸、消化、泌尿和内分泌系统疾病及脑病疾病

1）正常：与同年龄组健康者相比无明显异常。

2）轻度异常：偶尔需要治疗和护理。

3）中度异常：需要经常得到治疗和护理，可让患者活动。

4）重度异常：需要长期得到医疗和护理，活动明显受损，只能卧床或坐轮椅。

U：上肢功能包括颈部、肩胛带和上背部脊柱

1）正常：与同年龄组健康者相比无明显异常。

2）轻度异常：活动稍受限，功能良好。

3）中度异常：在一定范围内可以活动。

4）重度异常：功能严重受限，需要长期护理。

L：下肢功能包括骨盆、下背部和腰骶部脊柱

1）正常：与同年龄组健康者相比无明显异常。

2）轻度异常：活动稍受限，功能良好。

3）中度异常：在一定范围内可以活动。

4）重度异常：功能严重受限，只能卧床或坐轮椅。

S：感觉功能包括语言、听觉和视觉

1）正常：与同年龄组健康者相比无明显异常。

2）轻度异常：无明显功能障碍。

3）中度异常：有明显功能障碍。

4）重度异常：语言、听觉和视觉完全丧失。

E：排泄功能即大小便控制

1）正常：功能完全控制。

2）轻度异常：偶尔发生大小便失禁或夜尿。

3）中度异常：周期性的大小便失禁或潴留交替出现。

4）重度异常：大小便完全失禁。

S：社会心理状况

1）正常：与同年龄组健康者相比无明显异常。

2）轻度异常：表现在情绪、脾气和个性方面，但整个精神调节未受损害。

3）中度异常：需要一定的监护。

4）重度异常：需要完全监护。

（4）Barthel 指数：用于住院老人，尤其是用于患有神经肌肉和骨骼疾病的长期住院的老年人，对比治疗前后独立生活能力的变化（参考本套教材《康复功能评定学》）。

（5）社会功能活动问卷（FAQ）：由访问员或被评者家属作出最合适地反映老年人活动能力的评分（参考本套教材《康复功能评定学》）。

功能状态的评估应遵循客观评价、避免主观判断的偏差、避免霍桑效应（当人们知道自己成为观察对象时而改变行为的倾向）的原则。在进行功能评价时，老年人往往高估或低估自己的能力而努力表现或避开别人的观察，从而掩盖了平时状态。可通过直接观察其进食、穿衣等日常活动进行客观评估。

（四）辅助检查

1. **实验室检查** 常规检查：血、尿常规、血沉；生化检查：电解质、血脂、血糖；功能检查：肝功能、肾功能、肺功能。

2. **胸部 X 线检查** 老年人肺纹理增多、紊乱及肺气肿等表现多见。

3. **心电图检查** 注意老年人会出现轻度非特异性改变。

4. **重要脏器的超声检查。**

三、 老年心理健康评估

心理健康是反映人群健康的一个重要方面，同时也是最难确定和评估的一个方面。进入老年期后，在面对和适应各种压力事件的过程中，老年人会出现一些特殊的心理问题。老年人的心理状况直接影响其健康长寿、老化过程、老年病的治疗和预后。正确评估老年人的心理健康状况有助于维护和促进老年人的身心健康。

（一）老年人认知状态的评估

认知是个体推测和判断客观事物的思维过程，包括感知、学习、注意、记忆、思考等心理活动。老年认知功能主要反映老年人对周围环境的认识和对自身所处状况的识别能力，对老年人晚年是否能独立生活以及生活质量起着重要的影响作用。

1. 老年人认知变化　老年人的认知变化主要体现在感觉、知觉、记忆、智力、思维五方面。

（1）感觉：老年人的感觉器官随增龄而发生敏感性变化，会影响其感觉反应异常。包括视觉、听觉、味觉、嗅觉、皮肤觉、平衡觉等。

（2）知觉：出现知觉反应相对减慢，知觉正确性一般较高，常发生定向力障碍，影响其对时间、地点、人物的辨别。

（3）记忆：是指人脑对过去经历过的事物的反映，包括识记、保持、再认和回忆（或重现）。由于脑细胞的萎缩，老年人的记忆功能减退。老年人初级记忆保持得较好，而次级记忆减退比较明显；再认能力的保持远比回忆能力好；机械记忆较差，逻辑记忆较好。老年人有意记忆居于主导地位而无意记忆能力下降；远事记忆好而近事记忆能力差。

（4）智力：是一种整体、综合的能力，主要包括注意、记忆、想象、思维、观察、实践和环境适应等方面的能力。

1）液态智力：是指获得新观念、洞察复杂关系的能力，随增龄而减退。

2）晶态智力：晶态智力与后天的知识、文化及经验的积累有关，并不随增龄而逐渐减退，有的甚至还有所提高。

（5）思维：是人的中枢神经系统在对感知觉的信息进行分析、综合、比较、抽象、概括以后，对客观事物所进行的间接、概括的反映的过程。老年人主要表现在精力不易集中，思维迟钝、联想缓慢；计算能力减退，尤其是心算能力。

2. 认知状态的评估内容　包括外观行为、语言、思考知觉、记忆力和注意力等认知功能五个方面。

（1）外观行为方面：意识状态、姿势、穿着、打扮等。

（2）语言方面：音量、速度、流畅性、理解力、复述能力。

（3）思考知觉方面：判断力、思考内容、知觉。

（4）记忆力和注意力方面：短期记忆、长期记忆、学习新事物的能力及定向力。

（5）高等认知功能：知识、计算能力、抽象思维能力、结构能力。

（二）老年人情感状态的评估

情绪和情感直接反映人们的需求是否得到满足，是身心健康的重要标志。情绪和情感是个体对客观事物的体验，通过体验来反映客观事物与人的需求之间的关系，因此，"体验"是情绪和情感的基本特征。通常需求获得满足就会产生积极的情绪和情感；反之则会产生消极的情绪和情感。近年来，老年人的抑郁、焦虑心理问题日益突出，但由于大众对心理疾病的歧视与偏见，导致老年患者对抑郁、焦虑障碍回避及相关知识匮乏。

1. 老年人的情感变化特点

（1）老年人较中青年人更不倾向于控制自己的情感，尤其表现在喜悦、悲伤、愤怒和厌恶情绪方面。

（2）老年人对害羞的控制以及对恐惧情绪的态度没有明显的年龄差异。

（3）老年人在描述喜悦时用词少于中青年。

（4）老年人的忧郁更多地起源于对健康的关注。

（5）老年人就气愤情绪而言，主要取决于个人得失，其次才是不合心意的事情和不愉快的遭遇。

（6）老年女性的疑病倾向较老年男性明显。

2. 评估方法

（1）焦虑的评估：焦虑（anxiety）是个体感受到威胁时的一种不愉快的情绪体验，是人们对环境中一些即将面临的、可能会造成危险的重大事件、或者预示要作出重大努力的情况进行适应时，心理上出现的一种紧张和不愉快的期待情绪。

（2）抑郁的评估：抑郁（depression）是个体在失去某种其重视或追求的东西时产生的情绪体验，是一种最常见的情绪反应。抑郁是一种负性、不愉快的情绪体验，以情感低落、哭泣、悲伤、失望、活动能力减退以及思维认知功能的迟缓为主要特征。表现为兴趣减退甚至消失，对前途悲观失望、无助感、感到精神疲惫、缺乏动力、常伴失眠、悲哀、自责等，严重的产生自杀行为。

（3）常用的评估量表

1）汉密顿焦虑量表（HAMA）：该表强调老年人的主观体验，广泛用于评定焦虑严重程度的他评量表。

2）状态-特质焦虑问卷：其特点是简便，效度高，易于分析，能相当直观地反映焦虑患者的主观感受，尤其是能将当前（状态焦虑）和一贯（特质焦虑）区分开来。状态焦虑是一种短暂、当前不愉快的情绪体验；特质焦虑是相对稳定的焦虑性特质。该表是一种自评量表，由评定对象自行填写。适用于具有焦虑症状的成年人，可广泛应用于评定内科、外科、心身疾病及精神病患者的焦虑情绪；也可用来筛查各种特定人群的有关焦虑问题；以及评价心理治疗、药物治疗的效果。

（三）老年人人格的评估

1. 人格（personality） 是指个体在适应社会生活的成长过程中，经遗传与环境交互作用形成的稳定而独特的身心结构。表现为退缩、孤独、内向和情绪波动。人格是以人的性格为核心，包括素质、气质、能力、兴趣、爱好、习惯和性格等心理特征。老年人人格变化特点包括以自我为中心、性格内向化、适应能力下降、缺乏灵活性、猜疑与妒忌心理、办事谨小慎微六方面。

2. 人格的评估方法

1）投射法：夏洛墨迹测验（Rorschach inkblot test）。

2）问卷法：常用的评估工具包括明尼苏达多相人格调查表（Minnesota multiphasic personality inventory，MMPI）、艾森克人格问卷（Eysenck personality questionnaire，EPQ）。

四、 老年社会健康评估

老年人的社会健康评估是对老年人的社会健康状况和社会功能进行评定。评估内容包括角色评估、家庭评估、环境评估、文化评估四方面。

（一）角色评估

1. 定义 角色（social role）即社会角色，是社会对个体或群体在特定场合下职能的划分，代表了个体或群体在社会中的地位和社会期望表现出的符合其地位的行为。老年人一生中经历了多重角色的转变，如从婴儿到青年、中年直至老年；从学生到踏上工作岗位直到退休；从儿子/女儿到父母亲直到祖父母等，适应对其角色变更起着相当重要的作用。

2. 老年角色变更的特点

（1）社会角色的变更：社会、政治、经济地位的变化所带来的角色改变。

（2）家庭角色的变更：由于三代人的出现，增加了老年人的家庭角色；或因丧偶而失去一些角色。

（3）角色期望的变更：一个人对自己的角色所规定的行为和性质的认识理解和希望。

3. 角色评估的目的　明确了被评估者对角色的感知，了解个体的角色行为是否正常，有无角色适应不良和冲突，以便认识到其原因和影响因素。

4. 角色评估的内容　包括个体的文化背景；个人过去职业、退休日期、现在有无工作；个体所承担的角色以及个体的角色行为是否恰当；个体对自己所承担的角色是否满意；个体有无角色适应不良；角色改变对其生活方式、人际关系的影响等六方面。

5. 角色评估的方法　主要可通过交谈、观察两种方法收集资料，以评估被评估者对承担角色情况、角色的感知情况及角色满意度。

（二）家庭评估

家庭是指由婚姻、血缘或收养而产生的共同生活的小型群体。家庭是老年人主要的生活环境。特征为：①家庭是群体不是个体，成员≥2个；②婚姻是家庭的基础，是建立家庭的依据；③家庭成员应共同生活，有较密切的经济情感交往。

人离不开社会，更脱离不了家庭。许多事实也表明评估患者时评估家庭的必要性：①家庭的健康与个体的健康休戚相关；②个体对健康的知识和信念受家庭成员的影响；③家庭是满足人们个人需求的最佳场所。

1. 家庭评估的目的　有助于了解家庭对老年人健康的影响。通过完整资料的收集，发现影响老年人健康的因素，从而为老年人制定有效的康复方法。

2. 家庭评估的内容

（1）家庭成员基本资料：主要包括老年人家庭成员的姓名、性别、年龄、受教育程度、职业及健康状况。

（2）家庭结构：包括家庭类型和家庭成员的关系。家庭类型主要有核心家庭、主干家庭、联合家庭、单亲家庭、重组家庭、丁克家庭。

1）核心家庭：是指由已婚夫妇和未婚子女或收养子女两代组成的家庭。核心家庭已成为我国主要的家庭类型。核心家庭的特点是人数少、结构简单，家庭内只有一个权力和活动中心，家庭成员间容易沟通、相处。

2）主干家庭：又称直系家庭。是指由两代或两代以上夫妻组成，每代最多不超过一对夫妻，且中间无断代的家庭。在我国，主干家庭曾为主要家庭类型，但随着社会的发展，此家庭类型已不再占主导地位。主干家庭特点是家庭内不仅有一个主要的权力和活动中心，还有一个权力和活动的次中心存在。

3）联合家庭：指包括父母、已婚子女、未婚子女、孙子女、曾孙子女等几代居住在一起的家庭。联合家庭的特点是人数多、结构复杂，家庭内存在一个主要的权力和活动中心，几个权力和活动的次中心。

4）单亲家庭：是指由离异、丧偶或未婚的单身父亲或母亲及其子女或领养子女组成的家庭。单亲家庭的特点是人数少、结构简单，家庭内只有一个权力和活动中心，但可能会受其他关系的影响。

此外，经济来源相对不足。

5）重组家庭：指夫妇双方至少有一人已经历过一次婚姻，并可有一个或多个前次婚姻的子女及夫妇重组的共同子女。重组家庭的特点是人数相对较多、结构复杂。

6）丁克家庭：是指由夫妇两人组成的无子女家庭。丁克家庭的数量在我国逐渐增多。丁克家庭的特点是人数少、结构简单。

7）家庭成员的关系：主要是指与老伴、子女、媳婿以及孙辈之间的关系。

（3）家庭功能：即指家庭对人类的作用和效能，对人类生存和社会发展所起的作用。为老年人提供全部或部分经济支持、日常生活照顾和精神支持。

（4）家庭压力：即指家庭中所发生的重大生活变化。

3. 家庭评估的方法 最重要的是家庭功能的健全与否。

（1）评估方式主要为问询和问卷

1）问询是对家庭成员基本资料、家庭结构、家庭成员的关系等资料采集的常用方式，通过与问询对象交谈了解其家庭成员的基本情况。

2）问卷主要评估受评者的适应度 A（adaptation）、合作度 P（partnership）、成长度 G（growth）、情感度 A（affection）、亲密度 R（resolve）。

（2）评估的方法主要为观察、交谈、量表评定

1）观察法：居住条件、衣着、饮食、家庭气氛、家庭亲密程度等。

2）交谈法：老伴儿情况、子女情况，家庭成员之间的关系、生活来源等。

3）量表评定：APGAR 家庭功能评估表、Procidano 和 Heller 家庭支持量表。

（三）环境评估

环境是指人类生存空间中的任何一种客观存在，或指人类生存的环绕区域，是人类赖以生存、发展的社会与物质条件的综合体。广义的环境指人类生存发展的社会与物质条件的总和。狭义的环境指环绕所辖的区域。

1. 环境评估的目的 去除妨碍生活行为的因素，创造发挥补偿机体缺损功能的有利因素，帮助老年人选择一个良好的独立生活的养老环境。老年人生活居住环境的原则是安全、省力、方便、适用、舒适、美观。

2. 环境评估的内容 从居家、邻里、社区三个方面进行。

（1）物理、生物环境：包括空气、水、食物、气候以及卫生设施等。如污染、噪声、居家气温、居家安全等。

（2）社会环境：指个人、社会与心理需要的状况，包括社区环境和邻里关系两大方面。

3. 环境评估的方法

（1）物理环境的评估：通过询问被评估者以及实地观察、取样检测等方法收集资料，以评估家庭、工作场所、病室等环境，重点评估居家安全环境因素。

（2）社会环境的评估：着重评估经济、生活方式、社会关系与社会支持三方面。

（四）文化评估

1. 文化的定义及特征 文化是一个社会及其成员所特有的物质和精神财富的总和，即特有人群为适应社会环境和物质环境而共有的行为和价值模式。文化就是生活，是一种文明所形成的生活行为方式，它包括知识、艺术、价值观、信念与信仰、习俗、道德、法律与规范等多方面。文化对个体的

健康产生积极或消极的影响。其特征有民族性、继承性和累积性、获得性、共享性、复合性和双重性。

2. 文化的要素 价值观、信念和信仰、习俗是文化的核心要素，与健康密切相关，决定着人们对健康、疾病、老化和死亡的看法及信念。人类学家将这些核心要素做成一个文化构成塔（图 8-1），塔的上层为习俗，中层是信念与信仰，底层为价值观。由于习俗可通过外显行为观察，最易描述，价值观则既深沉又抽象，因而最难捉摸。在现实生活中，上述要素会直接或间接影响人们的健康。

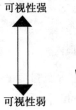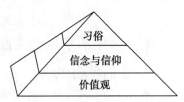

图 8-1　文化要素塔

（1）价值观：价值观指个体对生活方式与生活目标价值的看法或思想体系。是个体在社会化过程中逐步形成的，经过后天学习而逐渐获得的。包含个体追求的目标及行为方法，以人生观、行为观、人际观、时间观和对自然的控制观为代表，目前对价值观的评估尚无评估工具。

价值观与健康保健的关系密切，表现在价值观影响人们对健康问题的认识、左右人们对解决健康问题缓急的决策、影响人们对治疗手段的选择、影响人们对医疗保密措施的选择及影响人们对疾病与治疗的态度。

（2）信念和信仰：信念是自己认为可以确信的看法。信仰则是人们对某事物或思想的极度尊崇与信服，并作为精神寄托和行为准则。信仰的形成是一个长期的过程，是人们在接受外界信息的基础上沿着认知、情感、意志、信念和行为的轨道持续发展，最终融合而成。所以，信念是信仰形成过程的终结和最高阶段，是认识的成熟阶段或情感化了的认识。

健康不单是没有疾病或虚弱，而是身体精神的健康和社会幸福的完美状态，个体对健康和疾病所持的信念可直接影响其健康行为和就医行为，不同信仰又与人的精神健康关系密切，是健康评估中不可缺少的内容之一。

健康信念与信仰的评估目前应用最广泛的是 Klrnman 提出的评估模式。

（3）习俗：习俗即风俗，是一个民族的人们历代相沿、积久而成的风尚，是各民族政治、经济和文化生活的反映，并在一定程度上反映着各民族的生活方式。他（她）们在生产居住、饮食、沟通、婚姻与家庭、医药、丧葬、节日、庆典礼仪等物质文化生活上有共同喜好、习惯和禁忌。

（4）文化休克的评估

1）定义：文化休克指人们生活在陌生的文化环境中所产生的迷惑与失落的经历。对于老年住院患者，医院就是一个陌生的环境。与家人分离、缺乏沟通、日常活动改变、对疾病和治疗的恐惧等可导致住院患者发生文化休克。

2）分期和表现：①陌生期：患者刚入院，对医生、护士、环境、自己将要接受的检查、治疗都很陌生，患者感到迷茫。②觉醒期：患者开始意识到自己将住院一段时间，对疾病和治疗有所认识，因思念家人而焦虑，因不得不改变自己的习惯而产生受挫折感。此期住院患者文化休克表现最突出，有失眠、食欲下降、焦虑、恐惧、沮丧、绝望等反应。③适应期：经过调整，患者开始从心理、生理、精神上适应医院环境。

3）评估：与患者交谈，询问其住院感受，结合观察患者有无文化休克的表现，通常不难判断。

五、老年生活质量评估

（一）生活质量的内涵

1. **生活质量的概念** 生活质量是在生物、心理、社会医学模式下产生的一种新的健康测量技术。WHO 对其定义：生活质量是指不同文化和价值体系中的个体对他们的生存目标、期望、标准以及所关心的事情相关的生存状况的感受。中国老年医学会的定义：老年人生活质量是指 60 岁或 65 岁以上的老年人群身体、精神、家庭和社会生活满意的程度和老年人对生活的全面评价。

2. **生活质量的特点** 生活质量是一个包含生理、心理、社会功能的综合概念，从单一的强调个体生活的客观状态发展到同时注意其主观感受。

生活质量具有文化依赖性，其评价是根据个体所处的文化和社会环境，既测量个体健康的不良状态，又反映健康良好的方面。

老年人生活质量测量中公认的四个维度是躯体健康、心理健康、社会功能、综合评价。

（二）生活质量的综合评估

1. **生活满意度的评估** 生活满意度指个人对生活中的观点以及现在实际情况与希望之间、与他人之间的差距。

生活满意度指数（the life satisfaction index，LSI）是老年研究中应用广泛的一个量表，也是老年研究中的一个重要指标，用来测量老年人心情、兴趣、心理、生理等主观完美状态评估的一致性。其评分内容包括对生活的兴趣、决心和毅力、知足感、自我概念及情绪等方面。

2. **主观幸福感的评估** 主观幸福感是反映某一社会中个体生活质量的重要心理学参数，包括认知和情感两个基本成分。常用的评估量表是纽芬兰纪念大学幸福度量表。

3. **生活质量的综合评估** 生活质量是一个带有个性的和易变的概念，老年人的生活质量不能单纯从躯体、心理、社会功能等方面获得，评估时最好以老年人的体验为基础进行评价，即不仅要评定受试者生活的客观状态，同时还要注意其主观评价。这样可以反映内、外环境因素对老年人的生理功能、精神心理状态、社会轰动以及生活美满的影响。

六、老年健康管理

（一）概念

健康管理是指一种对个人或人群的健康危险因素进行全面检测、分析、评估以及预测和预防的全过程。也可以概括为，是用管理的手段来维护健康。侧重点是为数众多具有慢性疾病的高危人群，自然老年人群就是重中之重。

（二）健康管理的目标

1. 通过健康管理，建立个人、家庭、社区和医院四种老年健康管理模式。

2. 实现对成年人健康教育、预防保健、慢性防控、疾病诊治、危急重症救治、康复护理、长期照料、临终关怀等全方位服务。

3. 使老年人老而不病、病而不残、残而不废、老有所乐、老有所终和老有所归。

（三）健康管理的意义

1. 充分体现了"治未病"的理念。
2. 真正落实"预防为主、治疗为辅"的原则。
3. 实现老年健康服务的连续性，即实现老年医疗保健服务的无缝衔接。
4. 降低老年的医疗费用。
5. 实现全民健康的伟大目标。

（四）健康管理服务的基本流程

健康管理是一种前瞻性的卫生服务模式，它以较少的投入获得较大的健康效果，从而增加了医疗服务的效益，提高了医疗保险的覆盖面和承受力。

1. **健康信息收集**　详见本节老年人躯体健康的评估。收集个人健康信息、建立健康信息管理档案。

2. **健康风险分析评估**　了解疾病的危险性。根据所收集的个人健康信息，对个人的健康状况及未来患病或死亡的危险性用数学模型进行量化评估。其主要目的是帮助个体综合认识健康风险，鼓励和帮助人们纠正不健康的行为和习惯，制订个性化的健康干预措施并对其效果进行评估。

近年来，健康风险评估技术的研究主要转向发病或患病可能性的计算方法上。患病风险比死亡风险更能帮助个人理解危险因素的作用，有助于有效地实施控制措施。患病危险性的评估，也称疾病预测（治未病），是慢性病健康管理的技术核心。

3. **健康管理干预计划和采取行动**　健康管理过程中的健康干预是个性化的，是以多种形式来进行个体指导、设定目标、采取行动、纠正不良的生活方式和习惯，控制健康危险因素，实现个人健康管理计划的目标。

4. **健康动态跟踪随访及效果评价**　针对健康管理中提出的计划、建议分解成多个阶段执行。每个阶段需要做什么，通知对象，进行确认、回访。如中途有变化，健康管理计划也应当作出相应的调整。

（五）健康管理的任务

1. **完善健康体检管理**　健康体检管理是以人群的健康需求为基础，早发现、早干预的原则来选定体格检查的项目。检查的结果对后期的健康干预活动具有明确的指导意义。

2. **完善健康评估**　通过分析个人健康史、家族史、生活方式和精神压力等资料，可以为服务对象提供一系列的评估报告，其中包括用来反映各项检查指标状况的个人健康体检报告、健康评估报告、精神压力评估报告等。

3. **完善赋予个人健康管理咨询**　在完成上述步骤后，个人可以得到不同层次的健康咨询服务，可以去健康管理服务中心接受咨询，也可以与健康管理师进行沟通。内容可以包括：解释个人健康信息和健康评估结果及其对健康的影响，制订个人健康管理计划，提供健康指导，制订随访跟踪计划等。

4. **完善个人健康管理后续服务**　个人健康管理的后续服务内容主要取决于被服务者（人群）的情况以及资源的多少，可以根据个人及人群的需求提供不同的服务。后续服务的形式可以是通过网络查询个人健康信息和接受健康指导，定期寄送健康管理通讯和健康提示，以及提供个性化的健康改善行动计划等。随访的主要内容是检查健康管理实际状况，并检查主要危险因素的变化情况。健康教育课堂也是后续服务的重要措施，在营养改善、生活方式改变和疾病控制方面有很好的效果。

5. **完善专项健康及疾病管理服务** 除了常规的健康管理服务外，还可依据具体情况为个体和群体提供专项的健康管理服务。这些服务的设计，通常会按患者和健康人来划分。对已患有慢性病的个体，可选择针对特定疾病或疾病危险因素的服务，如糖尿病管理、心血管疾病及相关危险因素管理、精神压力化解、戒烟、运动、营养及膳食咨询等。对没有慢性病的人，可选择的服务也很多，如个人健康教育、生活方式改善咨询、疾病高危人群的教育及维护项目等。

（杜　平）

第二节　老年康复健康教育

面对人口老龄化问题的日益突出，在熟悉老年人身心疾病特点的基础上，采取适合老年的康复医学和健康教育学的基本理论和基本方法，提高老年人的康复意识，使老年患者及其家属积极参与康复全过程，为老年人减轻病痛，提高生活质量，达到预防疾病、建立健康行为、掌握康复基础技能、促进身心全面康复，具有十分重要的意义。

一、定义

康复健康教育是康复医学与健康教育相结合的一门综合性应用学科。指对特殊人群，带有伤、残、病的患者及其家属，在疾病超早期康复阶段时进行的疾病预防、增进健康的康复医学理论、知识、技能的教育。目的是减少并发症，提高康复疗效。

二、老年康复健康教育原则

1. **科学性** 健康教育是一项科学性很强的工作，观点及传授方法要正确，同时要激发受教育者的兴趣，保证教育效果。

2. **阶段性** 老年患者从入院到出院，要经历疾病治疗、康复的不同阶段及心理调适过程。康复健康教育要根据疾病及身心适应的不同阶段，对老年患者及其家属开展适时的、阶段性相应的康复健康教育。

3. **程序性** 康复健康教育与全面康复程序一样，必须贯彻康复健康教育程序，即通过全面评估、认定需求、制订计划、教育实施、效果评价的过程，保证及时、有效及连续性，避免随意性，故程序性是开展康复健康教育的重要保证。

4. **整体性** 康复团队在进行健康教育时，要注意整体性。在内容上要围绕"康复"的主题，将疾病康复的理论知识、心理卫生知识教育与行为干预相结合；在对象上应注意患者与家属教育相结合；在康复训练方法指导中要保持整体性指导教育。要指导患者生活自理及家庭照料的知识和技能，使老年患者提高生存质量。

5. **通俗性** 应根据受教育者的教育程度和接受能力选择恰当的健康教育方法，才能使患者和家属乐于接受，易于理解，便于学会。

三、 老年康复健康教育方法

包括书面教育、语言介绍、看录像及电视、多媒体幻灯片、示范、电话指导等，使患者的康复训练更能彻底有效地进行。

四、 老年康复健康教育内容

包括疾病防治知识、康复医学知识、心理康复知识、健康教育及相关行为干预等方面教育内容，具体内容分类如下：

1. **入院教育**　入院教育是住院患者健康教育的最基础内容之一，包括康复团队的医、治、护人员，康复环境，生活设施，住院规则等内容的介绍。其目的是使康复患者积极调整心理状态，尽快适应医院环境，主动配合康复治疗、训练，促进身心全面康复。

2. **康复治疗初期阶段**

（1）对本身疾病或功能障碍的认识教育。

（2）对身体残疾后不适应的心理调整教育。

（3）康复训练的目的及训练中的注意事项、安全措施教育。

（4）康复饮食的指导教育。

（5）作息及训练指导。包括训练与疾病的关系、训练的强度、频率、持续时间、活动的范围、休息等教育。

（6）床上各种正确卧位的指导训练，如抗痉挛体位的如何摆放等教育指导。

3. **康复治疗的中期阶段**

（1）对日常生活活动能力（ADL）训练指导，如进食、穿脱衣服、清洁、修饰、如厕等。

（2）对可能出现并发症的预防和处理，如体位性低血压、跌倒、压疮、泌尿系感染等。

（3）对自我健康维护的指导，如皮肤的自我护理、膀胱训练等。

（4）对康复训练中应掌握的各种康复技术的指导与教育。

4. **康复治疗后期阶段（出院前阶段与家属同时进行）**

（1）对回归家庭的指导，如情绪的稳定、排泄的畅通、足够的休息、营养及在家中训练出现安全隐患时与医院联络的方法等。

（2）帮助指导家属掌握日常生活护理技能，如导尿、集尿器的清洁和消毒方式、皮肤的护理及检查方法、各种器具的操作程序和保管方法等。

（3）帮助患者和家属制订出自我健康维护方面的计划和要求，如预防疾病的复发、康复训练、ADL训练的持续、定期到医院评定、复查等。

5. **对患者家属的教育**　家属是患者的陪护人、监护者和重返社会的支持者，在患者的康复过程中起重要作用，积极争取患者家庭和社会支持可提高康复训练效果。对家属进行康复健康教育，拓宽康复医学内容，同时也使家属认识到康复的必要性，能给自己亲人带来许多益处，使亲人伤、残、病后最大限度恢复，减轻家庭负担，从而使患者、家属、医护更好配合，目标一致为老年功能障碍者服务。而且康复健康教育往往是长期的，甚至是终身的，在这种情况下，无论从人力上、经济上都不可能长期或终身求助于医护人员。日常生活活动及主动的康复训练除了由患者自己主观努力完成外，一些日常的、不复杂的康复辅助和训练，由患者家属继续执行是最为现实、可靠的。

康复教育是除了要教会家属有关康复的知识，并且要教会家属康复训练操作技能，如肢体的被动活动，各种肢体正确摆放及体位移动方法，患者在康复训练，日常生活中安全保护方法。同时还要指导家属如何做好患者的营养膳食，心理疏导。

五、 康复健康教育的程序

康复健康教育是一种有计划、有目标、有评价的系统教育活动。它包括五个步骤，即康复知识评估、需求确定、制订计划、实施计划、评价效果。只有严格按照康复健康教育程序，才能有效地向患者及其家属传播康复知识、建立健康行为、达到早日康复的目标。

六、 制定康复健康教育计划

计划是进行康复健康教育活动的指南，是康复健康教育实施和评价的基础，其核心是确定教育目标。由于每一个患者的文化水平、学习能力、对疾病的了解程度、对自身健康的责任感、对康复的目标等不尽相同，因此即使是同一病种患者，对其指定的教育目标也可能大不相同。根据健康教育的知信行三级目标，患者的学习目标可大致分为3类：

1. **知识目标**　对所需康复健康知识的理解和认可。
2. **态度目标**　对康复目标相关态度的形成或改变。
3. **技能目标**　学习和掌握康复技能及其正确、熟练程度。

制定目标时需注意：教育目标是通过教育活动和教育后，患者能够达到的结果。它应是有明确的针对性，并且切实可行，是具体的、可测量的、可观察到的改变。

七、 老年康复健康教育对象

对于无认知障碍能进行交流的患者，康复健康教育以患者本人为主，采用口头式和示范式相结合的形式；对于有认知障碍，且不能进行正常交流者，康复健康教育以照顾者为主。如对失读失认患者，采用口头式为主，辅以示范式相结合的形式。对感觉性失语患者，采用示范式、书面式以及口头式相结合，综合地进行康复健康教育，提高康复依从性。

八、 老年常见疾病康复健康教育

（一）慢性阻塞性肺疾病康复健康教育

让老年患者及家属熟悉慢性阻塞性肺疾病的知识、治疗、康复、饮食治疗及社区康复的重要性；使之主动积极参与康复治疗、康复训练；积极预防及控制慢性阻塞性肺疾病的进展，了解控制诱因及戒烟（一、二手烟）的重要性，建立健康的生活习惯；掌握腹式呼吸动作要领及初级运动疗法的基本技术与注意事项。

康复健康教育重点：

1. **饮食**　慢性阻塞性肺疾患是消耗性疾病，饮食应富含营养、易消化、高热量、高蛋白、高维生素饮食，多食新鲜水果、蔬菜，养成定时、定量进食的习惯。急性期一般给半流食，缓解期给普食，鼓励多饮水。

2. 活动　急性期卧床休息，缓解期的老年人，应根据具体情况安排适当活动，将腹式呼吸练习和全身运动相结合，如气功、太极拳、医疗体操等。

3. 疾病预防　提高机体抗病能力，防止感冒及呼吸道感染，可采取：①耐寒锻炼，入冬前坚持冷水洗鼻、洗脸，按摩迎香、风池等穴预防感冒，每天 2~3 次，每次 2~3 分钟；②提高呼吸道免疫功能，核酪、卡介苗定期注射；③冬病夏治，中医治疗。

4. 注意咳嗽、咳痰情况　观察痰的性质、颜色及量，定时改变体位，拍背，协助排痰。

5. 心理指导　慢性阻塞性肺疾病的老年人长期缺氧、气短、气促反复发作，消耗体能，故心理压力和精神负担重。完善的康复健康教育可以提高老年人战胜疾病的信心，配合坚持运动功能训练，提高机体的免疫能力，鼓励及支持老年人进行力所能及的社会活动和正常交往，减少发病，延缓疾病的进展。

6. 家庭内应备有支气管解痉药、抗生素、痰液溶解剂。必要时应备有氧气，掌握正确使用方法。

7. 定期到呼吸门诊随访　出现上呼吸道感染时应及时去医院就诊，外出随带急救药。

（二）冠心病康复健康教育

让老年患者及家属熟悉冠心病的基本知识、治疗、康复、饮食治疗及社区康复的重要性。使之主动积极参与康复治疗、康复训练，积极预防控制高危因素，如高血压、肥胖、糖尿病、吸烟等。建立健康的生活习惯，掌握运动疗法的技术及运动中注意事项。

1. 认识疾病的教育　冠心病的发展过程、易患因素、治疗与运动的关系等知识。

2. 休息和运动　发作时卧床休息，停止运动，避免过度紧张，稳定期按运动处方活动。

3. 教育患者选择健康的生活方式，情绪稳定、生活规律、合理饮食、适度活动、养成良好的睡眠习惯。

4. 控制易患因素，避免过劳、激动、寒冷等，戒烟限酒、控制血压、降脂、降糖。

5. 保持排便通畅，切忌排便时过度用力，必要时给予通便药物。

6. 对于频繁发作的心绞痛患者，需进一步检查，如：心脏四维彩超、冠脉造影等。

7. 家庭要准备扩冠药物，急性发作时，掌握自我应急能力，正确用药。

8. 定期心血管门诊随诊，出现不适，随时就诊，外出时随身携带急救药。

（三）慢性充血性心力衰竭康复与健康教育

让老年患者及家属熟悉慢性充血性心力衰竭的基本知识、治疗、康复、饮食治疗及社区康复的重要性。使之主动积极参与康复治疗、康复训练，积极预防控制高危因素。控制高血压、高血脂、肥胖、糖尿病、吸烟，建立健康的生活习惯，积极预防及控制心力衰竭，掌握运动疗法的技术及注意事项；提高自我监察能力。

1. 饮食　少量多餐，给予易消化、富营养、高维生素饮食，晚餐宜进少量清淡饮食。控制钠盐摄入，每日在 5g 以下，以减轻水肿，忌食盐腌制品。

2. 劳逸结合，避免过度劳累，保持良好的心态，建立健康、规律的生活方式。

3. 保持室内空气清新，温湿度适宜，避免受凉，预防感冒。

4. 准确及时用药，并观察疗效及毒性反应。在应用洋地黄制剂时，要注意有无恶心、呕吐、黄视、心律失常等，脉搏低于 60 次 / 分应停服；在应用利尿剂时，应记录尿量并注意有无低钾血症表现。

5. 在运动时应有家属陪伴，循序渐进，运动量从小到大，出现不适，及时终止。

6. 定期去心血管门诊随访，出现不适，随时就诊，外出随身携带急救药。

（四）原发性高血压病康复健康教育

让老年患者及家属熟悉原发性高血压病的基本知识、治疗、康复、饮食治疗及社区康复的重要性。使之主动积极参与康复治疗、康复训练，积极预防控制高危因素、建立健康的生活习惯，了解服用降压药及运动疗法的注意事项。

1. 帮助老年患者建立健康生活习惯，保证足够的睡眠；保持心绪平和，避免情绪波动，注意休息，避免过度劳累；低脂、低盐饮食。

2. 教育老年患者降压不能太快，以缓降为宜，以防发生意外。

3. 密切观察血压，每日定时测血压两次，并做好血压与服药关系的记录。

4. 必须遵医嘱按时按量服药，不能擅自突然停药、改药。服用降压药后，避免体位性低血压。嘱患者变换体位时动作宜慢，站立时间不宜过长，如果出现症状应立即平卧，以免猝倒发生意外。

5. 运动疗法对高血压治疗非常重要。长期坚持适当的体育锻炼，如散步、太极拳、气功、慢跑、门球等，这些运动丰富多彩，老年患者乐于接受，效果好。

6. 定期到心血管门诊复查，出现不适，随时去医院就诊，外出随时备用急救药。

（五）脑卒中康复健康教育

让老年患者及家属熟悉脑卒中的基本知识、治疗、康复、饮食治疗及社区康复的重要性。使之主动积极参与康复治疗、康复训练；积极预防控制高危因素，控制"三高"、脑动脉硬化、心脏病、肥胖、戒烟限酒；建立健康生活习惯，掌握床上正确体位→床上运动→坐起训练→坐位平衡训练→站位平衡训练→步行训练各个阶段训练的动作要领方法及注意事项。

早期、科学、合理的康复训练介入能提高中枢神经系统的可塑性，可较好地挖掘损伤的修复潜力，促使末端突触再生。康复医学的早期介入，使中枢神经损伤后各种后遗症的恢复率、继发性合并症、存活率和生活质量均有明显的提高。

1. 饮食　发病1~2小时内禁食。吞咽困难的老年患者应予鼻饲及吞咽康复治疗。

2. 活动　急性期保持肢体功能位，进行关节、肌肉被动活动，防止足下垂。生命体征平稳后应开始在床上、床边、下床的主动训练，失语者进行语言训练。

3. 早期功能训练　预防肩手综合征、肩关节半脱位、直立性低血压、深静脉血栓、肺部感染、泌尿系感染、压疮等并发症。

4. 保持大便通畅，必要时使用缓泻剂，防止脑血管病加重，甚至合并心梗。

5. 康复训练过程艰苦而漫长（一般1~3年），或终生伴随，需要有信心、耐心、恒心，应在康复医生指导下循序渐进，持之以恒。

（六）糖尿病康复健康教育

是累及全身及需要终身治疗的疾病，让老年患者及家属熟悉糖尿病的基本知识、饮食治疗、自我管理及社区康复的重要性。配合专科医生正确使用降糖药物，合理控制饮食，配合运动治疗，延缓和减轻糖尿病慢性并发症的发生和发展。

积极实施三级预防措施：一级预防是避免糖尿病的发病；二级预防是及早检出并有效治疗糖尿

病；三级预防是延缓和（或）防治糖尿病并发症。

1. 健康教育措施

（1）饮食指导：糖尿病治疗的重中之重是长期的饮食治疗，尤其是肥胖或超重的患者，有利于减轻体重，改善"三高"。

（2）心理指导：老年患者因饮食治疗常感到似被剥夺了生活的权利和自由，易产生悲观情绪。故让老年患者及家属用饮食交换法配制糖尿病食谱，持之以恒，提高治疗疾病的信心。

（3）适量运动：根据年龄、性别、体力、病情等不同条件指导患者进行医疗体操、慢跑、游泳、太极拳、气功等有氧运动，长期坚持。

（4）药物知识宣教：讲解各类降糖药物使用方法、注意事项及不良反应。

2. 教育目标

（1）对糖尿病达到准确认知。

（2）掌握经常性自我检测血糖、尿糖的方法。

（3）科学选择运动疗法的种类、时间和运动量。

（4）准确应用药物，保证用药时间，胰岛素注射技巧及注意事项等。

（5）学会应急情况的自救。

（七）跌倒康复健康教育

1. 个人干预措施

（1）强化老年人安全意识，增强防跌倒知识和技能的学习。

（2）坚持体育锻炼，提高肌肉力量、柔韧性、协调性、平衡能力、步态稳定性。研究发现太极拳可将跌倒的概率减少一半，对人体各器官、系统均有良好作用，它是训练平衡能力最有效的锻炼方式之一。

（3）按医嘱规律定量服药，用药后动作适当放缓。服用安眠药、止痛药、镇静药、降压药、降糖药及感冒药者尤为注意药物不良反应。

（4）选择适合的衣物和辅具，如合适长度的拐杖，衣裤避免过长，舒适且方便行走的鞋子等。有视、听及其他感知障碍的老年人应佩戴相应辅具，提高室内外活动的安全性。

（5）熟悉生活环境，调整生活方式，如走楼梯和台阶时尽量靠近或使用扶手；走路时步态平稳，尽量慢走；避免去人多湿滑的地方；晚间避免饮水过多，床旁应放小便器；避免独自在无人的地方活动；常用物品应放置在很容易伸手拿到的位置。

（6）防治骨质疏松：跌倒引起的损伤中危害最大的是髋骨骨折。老年人应加强膳食营养，适当补充维生素 D 和钙剂，增强骨骼强度。

（7）积极治疗相关疾病，如高血压、冠心病、体位性低血压等。

2. 家庭干预措施
老年人的跌倒有一半以上是在家庭中发生的，因此改善家庭环境可有效降低老年人跌倒风险。

（1）老年人居家环境应坚持无障碍观念，如去除室内的门槛和台阶，保持地面平整，不使用有轮子的家具；地面电线要收好或固定在角落；不将杂物堆放在通道上等。

（2）合理安排家具和常用物品位置，方便取放。居室、卫生间的安全措施需特别到位：地面应防滑，并保持干燥；过道、卫浴设备旁应安装扶手；最好使用坐厕等。

（3）改善室内照明系统：老年人对亮度的要求比年轻人高 2~3 倍，因此，应保证室内光线充足。在过道、卫生间和厨房等处还应安装局部照明；老年人床边应配备触手可及的台灯或室内灯具开关。

（4）家中养宠物时，需将宠物系上铃铛，以防老年人不注意时被宠物绊倒。

（5）没有自理能力的老人，需有专人照顾。

（6）从心理上多关心老年人，保持家庭和睦，创造和谐愉快的生活环境，避免使老年人有太大的情绪波动，帮助老年人消除害怕跌倒的心理障碍。

（杜　平）

第三节　老年心理支持

随着人口老龄化趋势的加速发展，老年心理健康问题已受到全社会的关注。这不仅仅是心理学研究的重要内容，更是一个严峻的社会问题。进入老年期，人体的各种生理功能逐渐衰退，机体对复杂变化的应激能力和挫折的承受能力均明显降低。研究表明，具有心理障碍的老年人其致残率显著提高。老年人的心理健康状况与其生活质量密切相关。因此正确认识老年人的心理特点，对老年人提供必要的心理支持，保持老年人的心理健康水平，才有利于实现健康老龄化。

一、老年心理特点

1. **感觉减退**　首先是视觉（花眼），随后听力、嗅觉、味觉、痛觉、触觉等功能出现不同程度的减退。

2. **智力减退**　其速度因人而异，一般在60岁以后明显减退。老年人智力的改变受许多因素的影响，如教育水平、某些生活经历、生活和家庭环境等。

3. **记忆力减退**　记忆力减退通常最早出现，对远事记忆良好，对近事记忆不良，对新事物学习较年轻人困难。由于记忆力减退，老年人定向力常发生障碍。

4. **情绪改变**　在老年人群中，情绪改变差异很大，有些老年人变得多疑善感，容易激动，对周围事物总感到不称心，有的还固执己见，有的变得情绪低落或者显得淡漠无情。

5. **性格改变**　进入老年后多数人自尊心增强、固执、易激动，对外界环境表现淡漠，缺乏兴趣，生活单调，刻板，不愿改变过去不利健康的老习惯，不易适应新的环境。

6. **行为改变**　老年人由于大脑皮层的控制减弱，行为有些改变，如多疑、依赖、易激动等，俗称老小孩。

二、老年心理变化的影响因素

1. **健康**　由于机体老化，很多老年人都患有不同程度的急、慢性疾病，痛苦及活动能力的受限，使他（她）们心理健康水平降低，出现记忆力减退、焦虑、烦躁、抑郁等，严重者可引起精神症状。

2. **退休**　离、退休对老年人情绪的影响最严重，对以事业来界定个人社会地位的人来说，不可否认是一大生活危机。离、退休后由于职业生活和个人志趣发生了很大变化，从长期紧张而规律的职业生活突然转到无规律、懒惰的离、退休生活，社交范围缩小，人际关系发生了变化，一些老年人很难适应现实生活出现适应性障碍，产生空虚、孤独和无价值感。

3. **经济** 是影响老人情绪的重要因素之一，退休后收入减少，有可能造成生活水平下降。而在农村老人无固定收入，生活水平较低，多数患有慢性躯体疾病，常反复发作需多次住院及常年服药，因此住院费用便构成了一定的经济压力，使老人出现了抑郁的情绪。

4. **家庭** 对老年人培养良好的情绪起着不同寻常的作用，随着我国空巢家庭不断增加，老年人有孤独、空虚、伤感的情绪，常偷偷哭泣、孤影自怜、精神萎靡。当体弱多病，行动不便时，抑郁情绪加重，久之会降低自身免疫功能。

5. **高楼住宅综合征** 指因离、退休后长期居住于城市的多、高层闭合式住宅而深居简出的老年人，与外界很少接触，也很少在户外活动，从而引起一系列生理上和心理上的异常反应的一组综合征。其主要表现为不爱活动、性情孤僻、急躁、难以与人相处等。是导致老年肥胖症、糖尿病、骨质疏松症、高血压病及冠心病的常见原因。

三、 老年心理发展的主要矛盾

1. **角色转变与社会适应的矛盾** 离、退休虽然是一种正常的角色变迁，但不同职业群体的人，对离、退休的心理感受是大不一样的。据对北京市离、退休干部和退休工人的对比调查，工人退休前后的心理感受变化不大。他们退休后摆脱了沉重的体力劳动，有更充裕的时间料理家务、消遣娱乐和结交朋友，并且有足够的退休金和公费医疗，所以内心比较满足，情绪较为稳定，社会适应良好。但离、退休干部的情况就大不相同了，这些老干部在离、退休之前，有较高的社会地位和广泛的社会联系，其生活的重心是机关和事业。离、退休以后，生活的重心变成了家庭琐事，广泛的社会联系骤然减少，这使他们感到很不习惯，很不适应。

2. **角色转变与价值观念的矛盾** 具有较高的价值观念和理想追求的老年人，通常在离开工作岗位之后，都不甘于清闲。他们或者机体衰老严重，或者身患多种疾病，有的在感知、记忆、思维等心理能力的衰退方面也非常明显。这使得这些老年人在志向与衰老之间形成了矛盾，有的人还因此而陷入深深的苦恼和焦虑之中。

3. **老有所养与保障不足的矛盾** 根据国外的一些研究，缺乏独立的经济来源或可靠的经济保障，是老年人心理困扰的重要原因。一般来说，由于缺乏经济收入，社会地位不高，因而使得这类老年人容易产生自卑心理。他们的性情也比较郁闷，处事小心，易于伤感。如果受到子女的歧视或抱怨，性格倔强的老年人，常常会滋生自杀的念头。所以，老有所养与经济保障不充分的矛盾，是社会矛盾。

4. **安享晚年与意外打击的矛盾** 老年人都希望平平安安，幸福美满地度过晚年，而且大多数老年人都希望长寿，但这种美好愿望与实际生活中的意外打击，重大刺激往往形成强烈的对比和深刻的矛盾。

四、 老年常见的心理问题

由于老年人受到离、退休和社会职能的变化、经济问题、生活事件、家庭和家庭关系、衰老、疾病等影响老年人心理状态，易导致焦虑、抑郁、孤独、自卑、脑衰弱综合征、离退休综合征、空巢综合征、高楼住宅综合征等心理问题，最终影响老年人的生命质量。

（一）老年抑郁症

1. 定义　抑郁症是一种现代社会人群中比较常见的情感障碍性精神疾病。它是以持久的心境状态低落为特征的神经症，主要临床表现为各种原因所导致的情绪低落、疲乏无力、兴趣丧失、痛苦不堪，可伴有头痛、头晕、心悸、失眠、出汗、胃肠不适等躯体症状，通常症状持续2周以上，对患者的日常生活和社会功能造成一定的影响。但这些症状又不是器质性病变。抑郁是个体失去某种其重视或追求的东西时产生的态度体验，是一种常见的情绪反应，短暂的抑郁情绪不是抑郁症。老年抑郁症（depression in the elderly）泛指存在于老年期这一特定人群的抑郁症，是老年期最常见的功能性精神障碍之一。

2. 流行病学　2001年WHO报告在全球50亿人口中，有1.5亿人患有不同程度的情感障碍，其抑郁障碍的患病率达5.8%，占精神障碍疾患的17.3%。2004年我国公布人群中情感障碍患病率4.6%，而老年人群情感障碍的患病率可达12.15%，特别是住院老年人群中情感障碍的患病率可高达45%。老年性抑郁和老年期慢性疾病合并抑郁不仅明显降低患者的生活质量，还要增加平均就医和检查次数，延长平均住院时间，加重日益增长的医疗资源的消耗。

3. 病因　本病病因不明，可能由生物、生理、病理等多方面因素引起。

（1）生物因素：老化造成中枢神经系统活动改变，神经递质减少，对老年抑郁症起着重要作用。

（2）生理病理因素：老年人常患多种躯体疾病，对疾病的耐受力减退，疾病的压力是本病常见的诱因。

（3）心理-社会因素：老年人遭受的事件如退休、丧偶、子女独立、生理老化等消极因素导致苦闷、抑郁，使其承受和缓冲精神创伤的能力下降，这是本病发生发展的重要因素。

4. 临床特征　老年人抑郁主要表现在以下几个方面。

（1）正常情感体验的扭曲：无缘由地感到痛苦、悲伤、委屈和流泪，被孤独、沮丧和无望感包围着，觉得没有人能帮得上忙，对配偶和子女不信任，情感疏远，甚至反目为仇。

（2）正常活动能力的受损：无法从任何事物中感到快乐，丧失原有的兴趣和爱好，什么事情也不想干，也干不了，不想工作、不能读书看报、不想做家务、不再听广播和看电视，也不想梳洗打扮，甚至连进食一日三餐和起床如厕都觉得是最沉重的负担。

（3）思维内容的异常改变：对未来充满忧虑和担心，对目前的状态感到自责，自身无价值感，头脑中一片空白，觉得自己活得毫无意义，生不如死的绝望感导致自杀念头，严重者可发生过自杀未遂事件。

（4）难以忍受的躯体症状：食欲减退、体重下降、腹胀、腹泻或便秘、头痛、头昏脑胀、入睡困难、多梦、早睡失眠、四肢无力、颈背酸痛、心悸、出汗、双手颤抖、性欲减退等，可导致患者怀疑自己患了"不治之症"，因难以忍受的躯体症状而促进自杀计划的实施。

（5）危及生命的自杀风险：抑郁障碍的自杀风险可高达15%，WHO在2002年报告：全球每13秒可发生1例自杀未遂事件，每分钟有11例自杀死亡，每年因自杀死亡50万人，其中80%是抑郁症。我国2003年报告的自杀率为22/10万，老年性抑郁和老年期慢性疾病合并抑郁患者中20%有可能发生自杀行为，对患者的家庭成员造成精神和心理伤害，进一步加重社会负担。对于患抑郁障碍的老年人，特别是缺乏家庭关爱和社会支持的老年抑郁患者，预防自杀是治疗的一个重要组成部分。

5. 影响因素

（1）生物环境因素：迄今为止，抑郁症的病因并不清楚，但可以肯定的是抑郁症的发病过程由生物、心理与社会环境诸多方面因素参与。

1）遗传因素：遗传与环境因素或应激因素之间的交互作用，以及这种交互作用的出现时间在抑郁症发生过程中具有重要的影响。

2）生理因素：老年人生理功能减退，特别是脑功能的退化与抑郁症的发生存在密切关系，下丘脑 - 垂体 - 肾上腺皮质轴调节功能削弱、正常睡眠和生物周期紊乱、脑形态的变化等有关。

3）多数人发病前有社会心理诱发因素，最常见的诱因往往是退休后社会生活范围变窄，与同事间的交往中断；邻里间互不往来，人与人之间隔阂增大；生活居住环境改变；家庭中子女已长大成人，独立生活，不再依赖自己；身体条件减退，疾病缠身，能力下降等因素。导致老年人自觉社会价值感降低，有被社会遗弃的失落感，增加了患抑郁症的风险。

4）躯体疾病因素：老年特别是患有冠心病、脑血管疾病、糖尿病、白内障等疾病的患者容易发生情绪低落甚至轻生的念头。

5）其他因素：如家庭、环境的影响，调查发现养老院居住的老年人抑郁症发生率可达 24.9%，社区老年人群抑郁症发生率达 29.3%，而与子女关系融洽者较关系紧张者抑郁症的发生率明显降低。

（2）心理社会因素

1）人格特征：老年期抑郁症患者病前性格多为固执己见、依赖性强、心胸狭窄、办事认真等特点。在衰老过程中常伴随人格特征的变化，如孤僻、依赖、固执等。人格特征的研究显示老年抑郁症患者与正常老年人相比有较突出的回避和依赖性。

2）应激因素：老年这个特殊的年龄阶段，不良生活事件不断出现，如丧偶、亲朋好友死亡，以及家庭矛盾、意外事件等因素，都容易使老年人产生悲观情绪。而且离退休或劳动能力丧失、经济来源减少、生活窘迫、在家庭中的地位和角色改变等都可导致加重老年人的孤独、寂寞、无助、无望感，成为心理沮丧和抑郁的根源。由于身体老化造成了心理防御和适应能力下降，一旦遇到负性生活事件，不易恢复心理上的平衡和稳定。若缺乏社会支持，心理平衡则更难维持，从而导致老年抑郁症的发生。

6. 抑郁症的诊断标准　老年期抑郁症很容易漏诊，抑郁情绪常被身体其他不适症状所掩盖，目前国际和国内尚无老年期情感障碍的疾病分类，对老年期首次起病的各种精神障碍的诊断参照国际和国内现行的诊断标准与分类。

在 ICD-10 中，抑郁发作不包括发生于双相情感障碍中的抑郁状态。因此，抑郁发作只包括首次发作抑郁症或复发性抑郁症。抑郁发作的症状分为两大类，可粗略分为核心症状和附加症状。

（1）抑郁发作一般标准

1）抑郁发作须持续至少 2 周。

2）在患者既往生活中，不存在足以符合轻躁狂或躁狂标准的轻躁狂或躁狂发作。

3）不是由于精神活性物质使用或任何器质性精神障碍所致。

（2）抑郁发作的核心症状

1）抑郁心境，对个体来讲肯定异常，存在于一天中大多数时间里，且几乎每天如此，基本不受环境影响，持续至少 2 周。

2）对平日感兴趣的活动丧失兴趣或愉快感。

3）精力不足或过度疲劳。

（3）抑郁发作的附加症状

1）自信心丧失和自卑。

2）无理由的自责或过分和不适当的罪恶感。

3）反复出现死或自杀想法，或任何一种自杀行为。

4）主诉或有证据表明存在思维或注意能力降低，例如犹豫不决或踌躇。

5）精神运动性活动改变，表现为兴趣减少或迟滞（主观感受或客观证据均可）。

6）任何类型的睡眠障碍。

7）食欲改变（减少或增加），伴有相应的体重变化。

（4）抑郁发作的分类：包括三种不同形式的抑郁发作：轻度、中度、重度。

1）轻度抑郁发作：具有核心症状中的至少两条，核心与附加症状共计至少四条。

2）中度抑郁发作：具有核心症状中的至少两条，核心与附加症状共计至少六条。

3）重度抑郁发作：分为不伴精神病性症状和伴有精神病性症状两型，其抑郁表现需具有全部三条核心症状，核心与附加症状共计八条。

7. 抑郁症评估　老年人抑郁障碍通常表现不典型，借助量表可对老年抑郁症进行筛查、评估和监测治疗。评估量表可提供心理和行为现象的量化表现，分为他评量表和自评量表，他评量表通常由医护人员完成，自评量表则由本人完成。

他评量表中最为常用的是汉密尔顿抑郁评估量表（HAMD），最常用、最经典，特别适用于了解抑郁症患者的生理症状。

自评量表常用 Zung 氏抑郁资料自评量表，老年人专用的自评量表是老年抑郁量表（Geriatric Depression Scale，GDS）

8. 抑郁症治疗　分为急性期、巩固期、维持期治疗。急性期治疗为逆转当前发作；巩固期治疗包括为期 6 个月的抗抑郁药物治疗以稳定抑郁症状的缓解；维持期治疗（3 年以上）针对有抑郁复发病史的患者，应根据发作频率和严重程度而定，如果患者反复发作并伴有自杀观念或行为，提示应进行终身治疗。

对于老年抑郁患者有效的治疗手段包括心理治疗、抗抑郁药物治疗以及电痉挛治疗。

（1）心理治疗：包括认知行为治疗、人际关系治疗以及问题解决治疗。老年患者及其照料者都能够通过心理治疗获益。同时予抗抑郁药物治疗有助于在急性发作后更长时间缓解。心理治疗合并抗抑郁药物治疗推荐用于所有严重的、有自杀倾向的老年患者。

（2）抗抑郁药物治疗：适用于轻、中、重度抑郁。如患者为首次发作，在症状缓解后至少应治疗 6~12 个月；多数重度抑郁老年人需维持治疗。

从低剂量开始，缓慢加量。要保证初次治疗期达到 4~6 周。如果疗效不满意，应考虑换其他一线或二线治疗药物或请精神科会诊。

9. 抑郁症的健康指导

（1）严重老年抑郁症患者为摆脱痛苦出现自杀行为，自杀多发生在凌晨，自杀行为也往往是经过周密计划的，所以家人一定要看护好患者，并帮助他们选择专业的医院进行治疗。

（2）普及医疗卫生知识，开展老年心理卫生宣传与咨询，对于病情稳定的抑郁症患者应为其介绍疾病相关知识，进行多种形式的心理治疗，帮助患者正确认识疾病，以减少老年人的心理障碍和精神疾病的发生。

（3）鼓励老年人多参加集体活动，结交朋友，培养兴趣爱好，积极参加户外活动；子女要多关心、陪伴老人，营造温馨的家庭氛围。改善退休老人的福利待遇，提高物质生活水平，丰富文化内涵，减少精神紧张，在自身、家人及社会的共同努力下预防老年抑郁症的发生。

（二）老年焦虑症

1. 定义　焦虑症是一种以焦虑情绪为主的神经症，主要有惊恐障碍和广泛性焦虑两种形式。焦虑症状是原发的，没有明确客观对象和具体观念内容的提心吊胆和恐怖不安的心情，除了焦虑心情外，还有显著的自主神经症状、肌肉紧张及运动性不安，患者难以忍受又无法解脱而感到痛苦。焦虑障碍的终身患病率一般在 20% 左右，老年人群中比较常见的焦虑障碍为惊恐发作，表现为突然出现的胸闷、气短、心悸或心前区疼痛，反复拨打急救电话，或多次到医院看心内科及呼吸科急诊，检查血压、脉搏和心电图均在正常范围，超声心动图、动态心电图、冠状动脉造影均未能发现患者存在心脏的器质性病变，甚至有的患者在安放了冠状动脉支架后仍然继续发作。国内外有关的临床研究证实，反复以胸闷或胸痛为主诉到心内科就诊的患者中有 50% 符合焦虑症的诊断标准。

2. 流行病学　焦虑症的发病率较高，在精神科疾病中，比重型精神疾病的发病率要高出 10~15 倍；我国焦虑症的患病率为 1.48‰，女性发病率高于男性；年龄上，老年患病者较多，并且焦虑症有一定的家族集聚性。

3. 病因　焦虑症的发病原因尚不明确，可能与环境因素、心理因素、社会因素、遗传及躯体疾病有关系。

导致焦虑的因素：

（1）体弱多病，行动不便，力不从心。

（2）退休后经济收入减少，生活水平下降。

（3）各种应激事件，如离退休、丧偶、丧子、经济窘迫、家庭关系不和、搬迁、社会治安以及日常生活常规的打乱等。

（4）某些疾病如抑郁症、痴呆、甲状腺功能亢进、低血糖、体位性低血压等，以及某些药物副作用，如抗胆碱能药物、咖啡因、β 受体阻滞剂、皮质类固醇、麻黄碱等均可引起焦虑反应。

4. 临床表现与诊断　焦虑症的诊断系统有三类：国际疾病分类（ICD）、美国精神疾病诊断标准（DSM）、中国的诊断标准（CCMD）。焦虑症属于神经症性障碍的一个分支，焦虑症主要包括广泛性焦虑障碍、惊恐障碍、强迫症、创伤性应激障碍、躯体形式障碍。

（1）广泛性焦虑症：广泛性焦虑症（generalized anxiety disorder，GAD），又称慢性焦虑、浮游性焦虑或无名焦虑，是以缺乏明确对象和具体内容的提心吊胆及紧张不安为主的焦虑症，有显著的自主神经症状、肌肉紧张及运动性不安。

1）临床表现：①焦虑情绪：是一种自己不能控制的，没有明确对象或内容的恐惧，觉得有某种实际不存在的威胁将至，而紧张不安、提心吊胆样的痛苦体验。它是以经常或持续的，无明确对象或固定内容的紧张不安，或对现实生活中某些问题，过分担心或烦恼为特征，这种紧张不安、担心或烦恼与现实很不相称。②运动性不安：是指患者焦虑时出现的坐立不安、踱步，搓手顿足、叹息不已、奔跑喊叫等症状。紧张性头痛在焦虑症患者中甚为多见。③自主神经功能紊乱症状：如胸痛、心悸心慌、呼吸加快、头痛或头晕、面色发红或苍白、出汗、咽部不适、恶心呕吐、腹胀、肠鸣、腹泻、尿频、尿急、阳痿、早泄、月经不调、双下肢无力等自主神经功能紊乱症状。④过分警觉和神经过敏：过分警觉常表现为惶恐，易惊吓，对外界刺激易出现惊跳反应；注意力难以集中；有时感到脑子一片空白；难以入睡和容易惊醒，有时出现夜惊、梦魇，患者清晨起床时头脑昏昏沉沉，没有清新的感觉。

2）分型：老年人中较为常见的焦虑障碍是广泛性焦虑障碍及继发于躯体疾病的焦虑障碍。老年广泛性焦虑障碍分 2 型：①青年中期的广泛性焦虑障碍延续至老年，具有一般广泛性焦虑障碍的特点；②老年期初发的广泛性焦虑障碍，除了具有一般广泛性焦虑障碍的特点外，疾病的发生、发展、转归与患者的躯体情况、家庭经济、人际关系及性格特点等有关。

3）基本特征：广泛性且持续的焦虑，占优势的症状高度变异，但以下主诉常见：精神紧张、肌肉紧张、发抖、出汗、头重脚轻、心悸、头晕、上腹不适。患者常诉及自己或亲人很快会有疾病或灾祸临头，这一障碍在女性更为多见，并常与应激有关。病程不定，但趋于波动并成为慢性。

4）诊断要点：一次发作中，至少数周（通常为数月）内的大多数时间存在焦虑的原发症状，这些症状通常应包含以下要素：①恐慌：为将来的不幸烦恼，感到忐忑不安，集中注意困难等。②运动性紧张：坐卧不宁、紧张性头痛、颤抖、无法放松。③自主神经活动亢进：头重脚轻、出汗、心动过速、呼吸急促、上腹不适、头晕、口干等。

（2）惊恐发作：惊恐发作（panic attack，PA），又称急性焦虑症。主要表现为不可预测的、反复出现强烈的惊恐状态，伴濒死感或失控感。表现为突然恐惧，尖叫逃跑、躲藏或呼救。伴随有呼吸困难、窒息感、剧烈心跳、胸痛、头晕、呕吐、出汗、面色苍白、颤抖、全身发麻、感觉过敏等。通常起病急骤，终止迅速，历时 5~20 分钟，发作后自觉一切如常，但不久又可突然再发。惊恐发作时意识清晰，事后能回忆，可与复杂部分性癫痫的症状相鉴别。

5. 老年焦虑症评估

（1）过去的精神疾病史，药物回顾（含酒精、咖啡因）。

（2）认知能力评价。

（3）体检关注焦虑的表现：快速性心律失常、过度通气、出汗、震颤。

（4）实验室检查：血常规、血糖、TSH、维生素 B_{12}、ECG、氧饱和度、药物和酒精筛查。

（5）焦虑量表：常用的是 Zung 氏焦虑自评量表（Self-rating Anxiety Scale，SAS）。包含 20 个项目，采用 4 级评分，将 20 个项目的各个得分相加，用粗分乘以 1.25 取整数，得到标准分（分界值为 50 分），50~59 分：轻度焦虑；60~69 分：中度焦虑；70 分以上：重度焦虑。

6. 治疗 对老年患者的治疗通常综合使用各种行为手段。

（1）心理治疗：可能单独起效，但多与药物治疗合用。

1）放松训练：音乐治疗、视觉意向、芳香疗法或指示语。

2）认知重建：有助于患者识别那些维持焦虑的诱发因素和刺激因素，并帮助他们逐渐获得更多对刺激源的控制力。

3）暴露治疗和控制防御反应：对惊恐障碍和强迫障碍尤其有效。

（2）药物治疗：主要有苯二氮䓬类药物、黛力新等抗抑郁药，一般服药 1~2 年，停药及加量请咨询医生，不可自行调整药物治疗方案。

7. 健康指导

（1）要树立战胜疾病的信心，充分认识到焦虑症不是器质性疾病，不会直接威胁生命，避免不必要的心理负担。

（2）学会正确处理各种应激事件，增强心理防御能力。培养广泛的兴趣和爱好，使心情豁达开朗。在可能的情况下争取家属、同事、组织上的关照、支持，解决好可引起焦虑的具体问题。

（3）适当使用抗焦虑药物。

（4）焦虑症的自救方法：第一步增强自信，自信是治愈焦虑症的必要前提；第二步自我松弛，也就是从紧张情绪中解脱出来；第三步自我反省，把潜意识中引起痛苦的事情诉说出来，必要时可以发泄，发泄后症状一般可消失；第四步自我刺激，转移自己的注意力，同时可增强患者的适应力；第五步自我催眠，此时可以进行自我暗示催眠。

五、 老年心理健康的标准

心理健康是指在身体、智能以及情感上与他人的心理健康不相矛盾的范围内，将个人心境发展成最佳的状态。心理健康包括两层含义：一是心理功能正常，无心理疾病；二是能积极调节自己的心理状态，顺应环境，建设性地发展完善自我，充分发挥自己的能力，过有效率的生活。也就是说，心理健康不仅意味着没有心理疾病，还意味着个人的良好适应和充分发展。

综合国内外心理学专家对老年人心理健康标准的研究观点，老年人心理健康的标准可概括如下：

1. **智力正常** 智力正常是人正常生活所应具备的最基本的心理条件，是心理健康的首要标准。老年人智力正常主要体现在：感知觉正常，判断事物不常发生错觉；不总是要人提醒该记住的重要事情；思路清晰，回答问题时条理清楚明了；想象力丰富，不拘于现有的框框；具有一定的学习能力，不断适应新的生活方式。

2. **情绪健康** 情感反应适度，能适当地表达和控制自己的情绪，积极的情绪多于消极的情绪，乐观开朗，知足常乐，随遇而安。

3. **意志坚强** 办事有始有终，不轻易冲动。能经受得起各种意外的精神打击，面对精神刺激或压力有较强的承受能力。

4. **关系融洽** 能与周围的大多数人保持人际关系和谐。既有稳定而广泛的人际关系，又有知己的朋友。乐于帮助他人，也乐于接受他人的帮助。能与家人保持情感上的融洽，有充分的安全感。

5. **适应环境** 老年人退休在家，有着过多的空闲时间，常常产生抑郁或焦虑情绪。如能以积极处事的态度与外界环境保持接触，既可以对社会现状有较清晰正确的认识，又可以丰富自己的精神生活，及时调整自己的行为，以便更好地适应环境。

6. **人格健全** 个性中的能力、兴趣、需要、性格与气质等各个心理特征必须和谐而统一。充分了解自己，能够客观分析自己的能力，并作出恰如其分的判断，有限度地发挥自己的才能与兴趣爱好，体验成功感和满足感。另外，个人的基本需求应得到一定程度的满足，当个人的需求能够得到满足时，就会产生愉快感和幸福感。

7. **行为正常** 能坚持正常的生活、学习、工作，一切行为与多数同龄人相一致，并符合自己的身份和角色。

六、 维护与促进老年心理健康

（一）维护与促进老年人心理健康的基本原则

1. **适应原则** 人对环境的适应、协调，不仅仅是简单的顺应、妥协，更主要的是积极、能动地对自然环境、社会环境进行改造以适应个体的需要或改造自身以适应环境的需要。因此，需要积极主动地调节环境和自身、减少环境中的不良刺激，学会协调人际关系，发挥自己的潜能，以维护和促进心理健康。

2. **整体原则** 每个个体都是一个身心统一的整体，身心相互影响。因此，通过积极的体育锻炼、卫生保健和培养良好的生活方式以增强体质和生理功能，将有助于促进心理健康。

3. **系统原则** 人是一个开放系统，人无时无刻不与自然、社会文化、人际关系之间等相互作用。因而减少不良刺激，学会应付、应激和协调人际关系等多方面、多角度、多层次考虑和解决问题,才能达到系统内外环境的协调与平衡。

4. 发展原则 人和环境都在不断变化和发展,人在不同年龄阶段、不同时间、不同身心状况下或变化的环境中,其心理健康状况不是静止不变的,而是动态发展的,所以,要以发展的观点动态地把握和促进心理健康。

5. 自知与自爱 人贵有自知之明,要学会自我观察、自我认定、自我判断和自我评价。自爱要以自知为基础,增进自知,培养自爱,接受自己、爱惜自己,持之以恒。

(二)增进心理健康的途径

1. **实现医学模式的转变** 推动医疗部门观念与职能的转变,实现全方位的医疗保健。
2. **广泛开展心理健康教育** 深入开展心理卫生的健康教育,提高全民族的健康水平。

(三)维护与增进老年人心理健康的方法

1. 帮助老年人迅速适应离退休后的生活。
2. 指导老年人培养良好的生活习惯。
3. 创造尊老、敬老、爱老的良好氛围。
4. 充分发挥社会支持系统的作用,为老年人提供优质的心理卫生服务。

(四)维护和促进老年人心理健康的措施

1. 帮助老年人正确认识"生、老、病、死",树立正确的衰老观、疾病观和生死观。
2. 帮助老年人树立"老有所为""老有所乐"的观念。正确看待离退休问题,保持乐观、豁达的心态,实现"老有所乐"。
3. 指导老年人认识"老有所学""老有所教"的必要性。
4. 指导老年人建立良好的家庭关系,保障"老有所养"。面对"代沟",求同存异,相互包容;促进老年人与家庭成员的情感沟通;支持丧偶老年人再婚。
5. 指导老年人日常生活中的心理保健。培养广泛的兴趣爱好、培养良好的生活习惯、坚持适量运动。
6. 建立良好的社会支持系统。进一步树立和发扬尊老、敬老的社会风尚、维护老年人的合法权益、尽快发展老年人服务事业。
7. 心理咨询和心理治疗。

（杜　平）

第四节　老年营养支持

一、衰老与营养代谢

(一)老年人的生理代谢特点

随着年龄的增长,老年人在生理、代谢及功能上发生一系列改变,机体组成、器官功能,以及对能量、各种营养物质、体液的需要量均发生变化。同时老年人常伴有各种慢性疾病（如糖尿病、高血压、冠心病、慢性阻塞性肺疾病等），存在潜在的脏器功能不全、机体生理储备不足，对饥饿、创伤等应激的反应性下降等，极易发生代谢失衡。这些改变在很大程度上增加了患者的风险，使得并发症发生率和死亡率增加，均会对临床预后产生不良影响。

1. **代谢功能降低** 机体的基础能量代谢随年龄增大而降低，30~90岁期间每增长10岁基础能量消耗便下降2%~3%。与青年人相比，老年人的基础代谢率降低10%~20%。造成老年人这种变化的原因，一方面可能与机体单位重量组织的合成代谢降低，分解代谢增高有关；另一方面还与瘦体组织（lean body mass，LBM）绝对重量的降低有关。

2. **人体组成成分的改变** 随着年龄的增长，老年人的机体组成成分也相应发生改变，见表8-1。从35岁起，人体肌肉组织趋于减少而脂肪组织（特别是腹部脂肪）趋于增加，其程度取决于饮食习惯和体育运动量的多少。伴随这些变化的是肌力和适应性的下降。当患病时，体重可在短时间内出现病理性下降，结果导致机体功能的迅速下降，出现功能障碍、恶病质甚至死亡。

表 8-1　影响老年人营养摄入不足的因素

社会经济学因素	生理学因素
收入	体力/有氧活动减少
与社会隔离	机动性/灵活性下降（关节疾病、卒中）
贮存设施不足	感官器官功能衰退（嗅觉、味觉、视力）
食物摄入减少	牙齿/口腔疾病
烹饪设施不足	慢性病（食欲减退、代谢改变等）
营养知识缺乏	饮酒
依赖他人看顾人	用药（例如SSRIs；5-羟色胺再摄取抑制药，NSAIDs；非固醇类抗炎药物，地高辛，阿片制剂，左旋多巴，抗生素，二甲双胍，铁剂，其他）
福利机构	
心理因素	**急性疾病/住院**
痴呆	不能监控膳食摄入和记录体重
精神抑郁	医源性饥饿（因诊断需要而禁食）
焦虑、恐惧、偏执狂	没有考虑到增加的代谢需要
亲人去世	营养支持不及时

具体来说，人体组成成分的改变主要表现为三方面：

（1）细胞量下降：突出表现为肌肉组织的重量减少而出现肌肉萎缩。随着年龄的增加，其他一些半蛋白组织也在减少，如胶原组织、结缔组织、免疫细胞、载体及其他蛋白质。这种体细胞的全面减少，导致储备的减少，以至于无法满足疾病状态下对机体的要求。

（2）总体水减少：随着年龄增长机体水分含量递减，妇女从30岁到80岁减少17%，男性则减少11%。这种水的减少主要是细胞内液的减少，与细胞数量的减少有关，通常不会引起老年人水代谢的紊乱，但是影响体温调节，降低老年人对环境温度的适应力。

（3）骨组织矿物质减少：骨组织矿物质减少尤其是钙减少，导致骨密度减低。因此，老年人（尤其是绝经后女性）易发生不同程度的骨质疏松及骨折。这一状况会因营养不良，维生素D和钙摄入不足，缺乏体育锻炼和性激素水平下降而恶化。体温调节功能也会随年龄增加而受损，特别当有蛋白质能量营养不良存在时，低体重者体温下降1~2℃，已足以损害其认知功能、协调功能和肌力，所以体温下降使老年人更易跌倒和受伤。

3. 器官功能改变　老年人消化系统的改变如食欲减退、牙齿松动脱落、咀嚼及吞咽功能减退、胃肠蠕动能力减退、胃酸分泌下降、胃排空延迟、肠道细菌过度增殖、小肠动力减退、肠黏膜萎缩和面积减少及消化道激素分泌减少等，均可影响营养物质的吸收和利用。此外，老年人心肺功能降低、免疫功能、脑功能和肾功能及肝代谢能力也随年龄增加，而有不同程度的下降。

总之，这些身体代谢功能、人体组成成分和器官功能的改变均可以影响老年人的营养代谢、营养需要和平衡。

（二）老年人葡萄糖代谢变化

碳水化合物代谢的降低是衰老的标志之一。虽然大多数老年人正常情况下空腹血糖可能在正常范围，但由于葡萄糖耐受性随年龄增长而进行性下降，故容易发生高血糖。导致这一变化的原因与老年人机体细胞总量减少，胰岛素分泌不足，胰岛素受体数目及活性降低，外周组织对胰岛素的敏感性下降，对葡萄糖的氧化能力下降以及肝糖原分解增强有关。

（三）老年人蛋白质代谢变化

老年人多种内分泌腺（胰岛、甲状腺、甲状旁腺、下丘脑、垂体、肾上腺和性腺）功能下降导致蛋白质分解代谢逐渐增强，而合成代谢逐渐减弱，体内蛋白质的转化率降低，易发生负氮平衡。在手术、创伤、感染等应激状态下，老年人通过机体肌肉蛋白质的糖异生合成急性相蛋白能力下降，导致具有功能的蛋白质如急性相蛋白、免疫球蛋白、运载蛋白及酶的含量下降，影响机体内环境的稳定的恢复，导致疾病的预后不良。

（四）老年人脂肪代谢变化

老年人由于肝脏等脏器功能减退，体内脂肪代谢酶类含量及活性降低，造成脂肪分解代谢和脂肪廓清能力下降，脂类容易在组织和血管中沉积，导致体脂含量增加、高脂血症、动脉粥样硬化等。老年人由于血中低密度脂蛋白水平高，高密度脂蛋白水平降低，易引起胆固醇沉积。

（五）老年人的营养不良及结局

老年人由于咀嚼功能差，消化吸收，功能减退及进食量少等原因，容易发生营养缺乏，其中患有多种慢性疾病及并发症的老年患者更容易出现营养不良，尤其是住院患者和疗养院老年患者。蛋白质能量营养不良（protein-energy malnutrition，PEM）及微量元素缺乏在老年人群中相当多。欧洲一项超过1万名老年人的调查研究发现37%的老年患者存在营养不良，可以说每三个老年住院患者中就有一个存在营养不良。2012年中华医学会对中国14个大城市30家三甲医院的住院老年患者进行营养筛查，发现65%的老年住院患者处于营养不良或存在营养不良风险。

老年人营养不良除可导致老年患者抵御感染能力降低、并发症增多、再入院增多、住院时间延长、生活质量下降及死亡率增加以外，还可导致医疗服务增多，意味着营养不良可使医疗费用大幅增加，造成沉重的社会经济负担。据估算，我国老年营养不良疾病的经济负担总额约为841.4亿元，直接负担639.3亿元。

此外，老年人营养过剩也不利于老年人的健康，加剧慢性非传染性疾病，如肥胖、高血压、冠心病、糖尿病、胆囊疾病等疾病的发生和发展，给老年人的健康带来危害。

二、 老年人对营养素的需求

（一）老年人对宏量营养素的需求

1. 蛋白质 蛋白质是一切生命的基础。机体的生理功能和新陈代谢的正常进行都与蛋白质有着密不可分的关系，如机体蛋白质缺乏可导致体重减轻、贫血、白蛋白降低、抗感染和抗应激能力下降等一系列危害。

关于老年人的蛋白质的需要量目前存在着一定的争议。2003 年的一项 meta 分析中发现老年和中青年人的蛋白质需要量没有显著性差异，但有学者认为老年人蛋白质摄入量应略高于成年人，在 1.0~1.3g/（kg·d）才能达到氮平衡。有此争议部分原因是源于随着年龄的增长，老年人的个体差异远高于青年人，表现为：蛋白合成能力降低，瘦体组织逐渐减少，而脂肪组织相对增多；消化吸收功能与排泄能力不同程度减弱；肝脏及肾脏功能减弱与消化功能降低有相互影响；部分内分泌代谢改变，出现雄激素及雌激素的组织浓度下降，影响了分解及合成代谢；女性的尿钙排出量比中年时期明显增加。这些改变都直接或间接与蛋白质的供给有关。

目前，中国老年人的蛋白质的推荐摄入量与成年人相同，为 1.0g/（kg·d），但在疾病情况下应个体化对待，按医学的需求摄入。另外，由于老年人对蛋白质的质量有更高的要求，优质蛋白质应占总蛋白摄入量的 50% 以上。优质蛋白质的来源有畜瘦肉、禽、鱼、虾、蛋、奶和大豆及其制品。

2. 脂肪 脂肪又称甘油三酯，由 1 分子甘油和 3 分子脂肪酸通过酯键结合而成，是人体必需的宏量营养素之一。按照碳链上有无双键和双键数目，脂肪酸分为饱和脂肪酸和不饱和脂肪酸，后者包括单不饱和脂肪酸和多不饱和脂肪酸两类。脂肪不但是身体的重要组成成分，还具有促进脂溶性维生素的吸收，提供和储存能量，节约蛋白质，维持体温，保护脏器和提供必需脂肪酸等重要的生物学作用。不过，过量的脂肪摄入也会导致慢性疾病，如肥胖、心脑血管、糖尿病、肿瘤等发病率上升。

老年人脂肪推荐摄入量应该占膳食总能量的 20%~30%。饱和脂肪酸与心血管疾病发生有关，其供能不宜超过总能量的 10%。但由于饱和脂肪酸不易被氧化生成对机体有害的氧化物，且适量的饱和脂肪酸还有助于促进高密度脂蛋白胆固醇的形成，所以也不应完全限制。而反式脂肪酸不利于机体健康，应严格限制。n-3 系脂肪酸和 n-6 脂肪酸的比例应适宜，以 1：4 到 1：6 为宜。

3. 碳水化合物 碳水化合物又称糖类，广泛存在于自然界中，是人类最廉价的能量来源，也是人类生存所需最重要的食物。按聚合度碳水化合物可分为糖（单糖、双糖、糖醇）、寡糖和多糖。碳水化合物的生理作用有：储存和提供能量；构成细胞和组织成分；解毒保肝作用；节约蛋白质作用；抗生酮作用；提供膳食纤维。目前，中国老年人的碳水化合物的推荐摄入量与成年人相同，占总能量的 50%~65%。

（1）游离糖：所谓游离糖，是指食品生产或烹调过程中加入的白糖、果糖、葡萄糖和乳糖，还包括蜂蜜、果汁、糖浆、水果浓缩物里本身含有的糖，但不包括非加工食品，如粮食和水果里的糖。现在越来越多的证据表明，游离糖的摄入增加会导致肥胖、龋齿，并可能增加其他相关慢性疾病的风险。WHO 建议游离糖产生的热量应小于每人每天总能量的 10%，最好能控制在 5% 以下，即游离糖摄入量每天不超过 50g，最好控制在 25g 以内。

（2）膳食纤维：膳食纤维是指十个和十个以上聚合度的碳水化合物聚合物，且该物质不能被人体小肠内的酶水解，并对人体具有健康作用。膳食纤维按照其溶解度可分为可溶性膳食纤维和不可溶性膳食纤维，包括纤维素、半纤维素、木质素、果胶和树胶等。膳食纤维是膳食的重要组成部分，与人类的营养和某些疾病有着密切的关系，如可以促进肠道健康；预防某些肿瘤如结肠癌；降低胆固醇，预防胆石症、高脂血症和心血管疾病；调节血糖，防治 2 型糖尿病；饱腹感好，控制体重增加。

膳食纤维的推荐摄入量为 25~30g/d。全谷物、豆类、蔬菜、水果、薯类和坚果是膳食纤维的主要食物来源，全谷物食物中膳食纤维主要来源于谷物表皮。老年人由于运动量少，容易出现便秘等问题，更应注意粗细搭配，多摄入富含膳食纤维的食物，但是患有消化道出血、肠道手术前后、食管静脉曲张、炎症性肠病、伤寒、痢疾、结肠憩室等疾病的老年人，应控制膳食纤维的摄入量。

（3）血糖生成指数（glycemic index，GI）：是衡量食物引起餐后血糖反应的一项有效指标，它表示含 50g 有价值的碳水化合物的食物和相当量的葡萄糖或白面包在一定时间（一般为 2 小时）血糖应答水平百分比值。GI<55 时，该食物为低 GI 食物；GI 在 55~75 之间时，该食物为中等 GI 食物；GI>75 以上，该食物为高 GI 食物。高 GI 的食物进入胃肠后消化快，吸收力高，葡萄糖释放快，葡萄糖进入血液后峰值高。低 GI 食物在胃肠道中停留时间长，葡萄糖释放缓慢，葡萄糖进入血液后的峰值低，下降速度慢。食物的血糖生成指数可受多方面因素的影响，如食物中碳水化合物的类型、结构、食物的化学成分和含量、烹调方法以及加工的精细程度等等，如食物加工越精细 GI 越高。血糖生成指数可以用于对老年糖尿病、高血压和肥胖者的膳食管理，在定量的基础上尽量选择低 GI 的食物。

4. 水　水是生命存在不可缺少的物质，对水的需求随年龄增长并无明显改变。与成年人相同，我国老年人每日饮水适宜摄入量男性为 1700ml，女性为 1500ml。但与其他年龄组相比，老年人调节水分摄入的能力有所下降，失水脱水的反应迟钝。因此，建议老年人不应在感到口渴时才饮水，而应该定时主动饮水。

由于当健康状态和环境改变时老年人比起年轻人更容易脱水，必须警惕和识别处在高危状态的人群，尤其是认知功能和躯体功能衰退，有发热、吞咽困难、失重、腹泻、接受肠内营养、严重糖尿病、服用利尿药或泻药的老年人。采取措施来预防脱水，维持水需求的范围在每天 1000~2500ml 或者每天每千克体重 30ml，需求随运动、发热、长期暴露于温度上升的环境中而增加。中国 60 岁以上居民膳食蛋白质、碳水化合物及脂肪参考摄入量见表 8-2。

表 8-2　中国 60 岁以上居民膳食蛋白质、碳水化合物及脂肪参考摄入量

营养素	60~			65~			80~		
	EAR	RNI/AI	AMDR	EAR	RNI/AI	AMDR	EAR	RNI/AI	AMDR
蛋白质（g/d）	60/50	65/55	—	60/50	65/55	—	60/50	65/55	—
总碳水化合物（g/d）	120	—	—	—	—	—	—	—	—
总碳水化合物（%E）	—	—	50~65	—	—	50~65	—	—	50~65
添加糖（%E）	—	—	<10	—	—	<10	—	—	<10
总脂肪（%E）	—	—	20~30	—	—	20~30	—	—	20-30
饱和脂肪酸（%E）	—	—	<10	—	—	<10	—	—	<10
n-3 多不饱和脂肪酸（%E）	—	—	0.5~2.0	—	—	0.5~2.0	—	—	0.5~2.0
n-6 多不饱和脂肪酸（%E）	—	—	2.5~9.0	—	—	2.5~9.0	—	—	2.5~9.0
亚油酸（%E）	—	4.0	—	—	4.0	—	—	4.0	—
亚麻酸（%E）	—	0.6	—	—	0.6	—	—	0.6	—

注：①表中"数值 / 数值"代表"男性 / 女性"；②EAR：平均需要量；RNI：推荐摄入量；AI：适宜摄入量；AMDR：宏量营养素可接受范围；③未制定参考值者用"—"表示

（二）老年人对维生素的需求

1. 脂溶性维生素

（1）维生素 A：维生素 A 又称为视黄醇或抗眼干燥症因子，是人类必需的一种脂溶性维生素，在人体具有广泛而重要的生理功能，主要包括视觉、细胞增殖、调节细胞间信息交流和免疫应答等方面。维生素 A 缺乏症的临床表现主要是眼部和视觉以及其他功能的异常症状和体征。过量摄入维生素 A 也会导致急性、慢性中毒和致畸毒性。维生素 A 的计量单位为视黄醇当量（retinal activity equivalent，RAE），我国成年人（包括老年人）的推荐摄入量为男性 800μg RAE/d，女性 700μg RAE/d，可耐受最高摄入量为 3000μg RAE/d。老年人的维生素 A 储存量低于青年人，如果缺乏维生素 A 容易出现呼吸道炎症，严重时可致死亡，因此应当注意防止缺乏。维生素 A 良好的食物来源有动物肝脏、蛋类、鱼肝油、奶类和富含维生素 A 原类胡萝卜素的各种红、黄、绿色蔬菜和水果。

（2）维生素 D：维生素 D 属于脂溶性维生素，又称抗佝偻病因子，是具有钙化醇生物活性的一类化合物。维生素 D 至少有五种形式，最具生物学意义的形式有两种：维生素 D_2（麦角钙化醇）和维生素 D_3（胆钙化醇）。维生素 D 在维持血钙和血磷水平稳定中发挥重要作用，对骨骼正常矿化过程、肌肉收缩、神经传导以及细胞基本功能都是必需的。除此之外，维生素 D 还发挥激素样作用，参与体内免疫调节，并参与某些蛋白质转录的调节。长期维生素 D 缺乏可导致儿童佝偻病和成人骨质软化症，而过量的摄入又会导致维生素 D 中毒，导致高钙血症、心脏及肾小管等软组织钙沉积等。目前，维生素 D 缺乏仍然是一个世界性问题，尤其是那些生活在高纬度地区或者皮肤接触日光较少的人群。

我国老年人维生素 D 的推荐摄入量为 15μg/d，可耐受最高摄入量为 50μg/d。人类获得维生素 D 有两个途径：第一个途径是通过食物摄取。含有维生素 D 的食物不多，仅少数天然食物含量相对较多，如含脂肪高的海鱼、动物肝脏、蛋黄、奶油等。第二个获取途径是皮下 7- 脱氢胆固醇经日光中紫外线照射合成。老年人由于肝肾功能和胃肠道功能下降，加上户外活动和日光照射时间减少，相对其他年龄组容易出现缺乏，常表现为骨痛、肌无力，严重者可出现骨质软化症、骨质疏松、自发性或多发性骨折。经常接受一定量的日光照射，是预防维生素 D 缺乏最安全、最有效的方法。

（3）维生素 E：维生素 E 又名生育酚，是所有具有 α- 生育酚活性的生育酚和三烯生育酚及其衍生物的总称。维生素 E 是体内重要的脂溶性维生素，具有抗氧化、维持生育和免疫功能等作用。维生素 E 广泛存在于天然食物中，一般情况下人体不会因为摄入不足而导致缺乏。维生素 E 相对其他脂溶性维生素来说毒性较小，但如长期服用补充剂也有导致中毒的风险，特别是在使用抗凝药物及缺乏维生素 K 时不宜服用维生素 E 补充剂，以免增加出血的危险性。

人体组织及食物中维生素 E 的含量以 α- 生育酚当量（α-tocopherol equivalent，α-TE）表示。我国老年人维生素 E 的适宜摄入量为 14mg α-TE/d，可耐受最高摄入量为 700mgα-TE/d。维生素 E 广泛存在于植物油以及各种油料作物种子中，包括芝麻、花生、葵花籽、玉米、橄榄、坚果等，含量最为丰富的是小麦胚芽。

（4）维生素 K：维生素 K 又称抗凝血因子，体内重要的脂溶性维生素之一。维生素 K 不但参与血凝过程和骨代谢，还与心血管健康有关。维生素 K 缺乏的主要症状为凝血障碍。由于维生素 K 食物来源丰富，加之正常人体肠道内的微生物也能合成维生素 K，正常成人很少发生维生素 K 缺乏。成人发生维生素 K 缺乏通常是由于疾病或药物治疗引起的继发性结果，如脂肪吸收异常，肠道微生物合成维生素 K 障碍（肠道菌群紊乱、长期使用抗生素治疗），机体内维生素 K 代谢紊乱者。我国老年人维生素 K 的适宜摄入量为 80μg/d。维生素 K 良好的食物来源有绿叶蔬菜、苜蓿类植物、动物肝脏等。

2. 水溶性维生素 水溶性维生素的种类很多，包括维生素 B_1、维生素 B_2、维生素 B_6、维生素 B_{12}、维生素 C、叶酸、烟酸、泛酸、生物素等。水溶性维生素具有重要的生理功能，如维生素 C、核黄素等抗氧化维生素可以清除体内自由基及预防自由基所致的氧化损伤，阻止细胞膜结构损伤与破坏，降低心血管疾病等慢性疾病的风险。水溶性维生素与神经系统能量消耗和功能维持也有很密切的关系，对老年人认知功能的维持有良好的作用。此外，水溶性维生素可以降低结肠癌、胃癌、乳腺癌等肿瘤的风险。

（1）维生素 B_1：维生素 B_1 化学名硫胺素，也称抗神经炎因子。维生素 B_1 在能量代谢中具有重要作用，可作为多种酶的辅酶，参与代谢反应。维生素 B_1 还可以促进胃肠蠕动，并影响神经 - 血管系统，有助于维持神经传导功能的正常。维生素 B_1 缺乏时可引起多种神经炎症，比如老年人可发生脚气病。由于维生素 B_1 是人体能量代谢，特别是糖代谢所必需的，故人体对维生素 B_1 的需要量通常与摄取的能量有关。当能量主要来源为碳水化合物时，维生素 B_1 的需要量最大。我国老年人维生素 B_1 的推荐摄入量为男性 1.4mg/d，女性 1.2mg/d。维生素 B_1 广泛存在于天然食物中，含量最为丰富的食物是谷类、豆类和坚果类。日常膳食中维生素 B_1 主要来自谷类，但多存于表皮，随着加工精细程度的提高，维生素 B_1 的损失逐渐增多。

（2）维生素 B_2：维生素 B_2 又称核黄素，主要以辅酶形式参与体内的物质和能量代谢，此外还参与铁吸收和转运和维生素 B_6、叶酸、烟酸的代谢等。因此，维生素 B_2 缺乏，往往伴有其他 B 族维生素的缺乏，可能与维生素 B_2 缺乏会影响维生素 B_6 和烟酸的代谢有关。机体维生素 B_2 的需要量受到能量和蛋白质的摄入量影响，如能量消耗增加、高蛋白质饮食都会增加维生素 B_2 的需要量。我国老年人维生素 B_2 的推荐量为男性 1.4mg/d，女性 1.2mg/d。富含维生素 B_2 的食物有奶类、蛋类、各种肉类和内脏。中国居民维生素 B_2 的主要来源是谷类和蔬菜，但是谷类加工对维生素 B_2 含量有显著影响，加工越精细，损失越大。

（3）维生素 B_{12}：维生素 B_{12} 又成钴胺素，是一种预防和治疗恶性贫血的维生素。维生素 B_{12} 在体内以甲基维生素 B_{12} 和辅酶维生素 B_{12} 这两种辅酶形式存在并发挥生理功能，如作为蛋氨酸合成酶的辅酶参与同型半胱氨酸甲基化转变为蛋氨酸的过程，维生素 B_{12} 缺乏会造成巨幼红细胞贫血和高同型半胱氨酸血症。此外，维生素 B_{12} 还参与神经髓鞘物质代谢，缺乏时还会表现出神经系统症状。因此，维生素 B_{12} 缺乏临床表现为两种相对独立的疾病，即巨幼红细胞血症和贫血的血液系统疾病及周围性神经疾病的神经系统病变。

老年人、素食者和母亲为素食者的婴幼儿是维生素 B_{12} 缺乏的高危人群。近年来，有关人群维生素 B_{12} 缺乏状况逐渐引起重视。调查表明，人群维生素 B_{12} 缺乏率为 3%~29%，并且有随着年龄增加血清水平逐渐下降的趋势。最近的人群研究显示 10%~15% 的老年人缺乏维生素 B_{12}。老年人维生素 B_{12} 缺乏，通常是由于对食物中维生素 B_{12} 吸收不良所造成。膳食摄入不足、各种原因引起的胃酸过少（如萎缩性胃炎、服用慢性抗酸药、胃部手术）、回肠疾病、胰蛋白酶分泌不足等因素均可导致维生素 B_{12} 吸收减少，进而导致缺乏。

我国老年人维生素 B_{12} 的参考摄入量为 2.4μg/d。动物性食物（动物内脏、鱼类、畜禽类和蛋类等）是膳食中维生素 B_{12} 的主要来源，奶类及其制品含量较少，植物性食物中基本不含维生素 B_{12}。

（4）维生素 C：维生素 C 又名抗坏血酸，具有抗氧化、提高机体免疫力、解毒和羟化等生理作用，可以促进胶原形成、药物和毒物代谢、胆固醇代谢及神经递质合成。维生素 C 缺乏的早期症状为全身乏力、倦怠、皮肤出现瘀点或瘀斑、齿龈疼痛或发炎等，维生素 C 长期严重缺乏可能导致坏血病。我国老年人维生素 C 的参考摄入量为 100mg/d。富含维生素 C 的食物有深色的新鲜蔬菜和水果，如辣椒、番茄、苋菜、菠菜、鲜枣、沙棘、猕猴桃、柑橘（红色、绿色、黄色）等。在动物性食物当中维生素C的含量比较少。

（5）叶酸：叶酸是人体必需的水溶性维生素之一，具有重要的生理功能，如参与DNA甲基化、核酸及蛋白质合成和同型半胱氨酸代谢。叶酸缺乏可导致巨幼红细胞性贫血，高同型半胱氨酸血症，孕早期叶酸缺乏还可引起胎儿神经管缺陷。叶酸的摄入量通常以膳食叶酸当量（dietary folate equivalent，DEF）为单位表示。我国老年人的叶酸推荐摄入量为400μg DEF/d。叶酸广泛存在于动、植物食物中，尤其以肝脏、酵母、豆类、坚果、深绿色叶类蔬菜和水果中含量最为丰富。由于叶酸对热、光线、酸性溶液不稳定，食物长时间储存和烹饪可使叶酸大量损失。中国60岁以上居民膳食维生素参考摄入量见表8-3。

（三）老年人对矿物质的需求

1. 常量元素 常量元素也称宏量元素，是指人体内含量较多、大于体重0.01%的矿物质，占体重的4%~5%。按照人体内含量多少排列，依次为钙、磷、钾、钠、硫、氯和镁。常量元素是人体组成的必需元素，几乎遍及身体各个部位，发挥着多种多样的生理作用。

（1）钙：钙是人体内含量最多的一种无机元素，成人体内含钙的总量为1200g，约占体重的2%，其中99.3%的钙储存于骨骼和牙齿中，剩余钙则存在于软组织、血浆和细胞外液中。钙除了是构成骨骼和牙齿的主要成分外，还参与维持多种生理功能如调节经肌肉的兴奋性、调节血压和参与血液凝固等。钙缺乏可导致机体血钙过低、骨骼钙化不良与骨质疏松。近年来研究表明钙缺乏除与骨健康相关外，还与糖尿病、高血压、心血管病、结直肠癌等慢性疾病相关。但是，钙的过量摄入同样有危害，可导致高钙血症、肾结石、血管及软组织钙化、便秘和干扰其他金属离子如铁锌等的吸收。

钙主要在小肠吸收，影响钙吸收的因素主要包括机体和膳食两个方面的因素。机体因素包括生理需要量，机体维生素D、钙和磷的营养状况，胃肠黏膜接触面积，胃酸分泌和体力活动等。在生命周期里，钙的吸收率随着年龄增长而降低。婴儿期钙的吸收率约为60%，成人则降至20%~40%，老人则会进一步降低，仅有15%左右。膳食因素中寡糖、乳糖、低磷饮食、适量的蛋白质和一些氨基酸有利于钙的吸收。但膳食中植酸、草酸、磷酸、未被吸收的脂肪酸、膳食纤维或者长期服用抗酸药、四环素等可干扰钙的吸收。此外，等量的钙以少量多次的方式摄入，则可增加钙吸收率和吸收总量。

我国老年人的钙的参考摄入量为1000mg/d，可耐受最高摄入量为2000mg/d。从食物中摄取钙时应考虑钙含量及其利用率。膳食中奶和奶制品是钙的最理想来源，大豆及其制品、小虾米、贝类、鱼、坚果、海带、部分深绿色蔬菜中钙含量也较高。

（2）磷：磷是人体内含量仅次于钙的无机元素，存在于牙齿和骨骼中，其余分布在全身各组织和体液中。成人体内含有600~700g磷，约为体重的1%。磷与钙关系密切，两者的吸收代谢均受维生素D、甲状旁腺素、降钙素的调节，任何一方体内含量过多或不足，都会影响另一元素的正常利用。一般情况下不会发生磷缺乏和过量，但肾功能降低、透析、患者临床上大量口服灌肠或静脉注射磷酸盐的制剂可导致高磷血症，造成肾性骨病、转移性钙化等。我国60~64岁老人磷的参考摄入量为720mg/d，65~80岁老年人为700mg/d，80岁以上老年人为670mg/d，可耐受最高摄入量为3000mg/d。同时，钙磷比宜保持在1∶1.2~1∶1.5。天然食物中，坚果、蛋类、豆、鱼等均是磷的良好食物来源。

（3）钾：钾是细胞内的主要阳离子，只有很少一部分在细胞外。钾的生理功能包括维持心脏搏动、参与神经传导和肌肉收缩、维持血管张力、酸碱平衡，参与葡萄糖代谢。健康人很少出现钾缺乏，大多数低钾血症是由于疾病或者药物因素引起。许多研究已证实，钾对预防高血压等慢性病具有重要作用，饮食中多摄入含钾丰富的食物，能有效降低血压。中国老年人钾的参考摄入量为2000mg/d，建议

表8-3 中国60岁以上居民膳食维生素参考摄入量

营养素	60~				65~				80~			
	EAR	RNI/AI	PI-NCD	UL	EAR	RNI/AI	PI-NCD	UL	EAR	RNI/AI	PI-NCD	UL
维生素 A (μg/d)	560/480	800/700	—	3000	560/480	800/700	—	3000	560/480	800/700	—	3000
维生素 D (μg/d)	8	10	—	50	8	15	—	50	8	15	—	50
维生素 E (mg/d)	—	14	—	700	—	14	—	700	—	14	—	700
维生素 K (μg/d)	—	80	—	—	—	80	—	—	—	80	—	—
维生素 B$_1$ (mg/d)	1.2/1.0	1.4/1.2	—	—	1.2/1.0	1.4/1.2	—	—	1.2/1.0	1.4/1.2	—	—
维生素 B$_2$ (mg/d)	1.2/1.0	1.4/1.2	—	—	1.2/1.0	1.4/1.2	—	—	1.2/1.0	1.4/1.2	—	—
维生素 B$_6$ (mg/d)	1.3	1.6	—	60	1.3	1.6	—	60	1.3	1.6	—	60
维生素 B$_{12}$ (μg/d)	2.0	2.4	—	—	2.0	2.4	—	—	2.0	2.4	—	—
泛酸 (mg/d)	—	5.0	—	—	—	5.0	—	—	—	5.0	—	—
叶酸 (μg/d)	320	400	—	1000	320	400	—	1000	320	400	—	1000
烟酸 (mg/d)	12/10	14/12	—	35	11/9	14/11	—	35	11/8	13/10	—	30
胆碱 (mg/d)	—	500/400	—	3000	—	500/400	—	3000	—	500/400	—	3000
生物素 (μg/d)	—	40	—	—	—	40	—	—	—	40	—	—
维生素 C (mg/d)	85	100	200	2000	85	100	200	—	85	100	200	—

注：①表中"数值/数值"代表"男性/女性"；②EAR：平均需要量；RNI：推荐摄入量；AI：适宜摄入量；PI-NCD：建议摄入量；UL：可耐受最高摄入量；③未制定参考值者用"—"表示

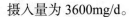

摄入量为 3600mg/d。

2. 微量元素

（1）铁：铁是人体中含量最多的微量元素，其中 60%~70% 为功能性铁，存在于血红蛋白、肌红蛋白、含铁酶类、辅助因子及运铁载体中；25%~35% 为储存铁，以铁蛋白、含铁血黄素的形式存在于肝、脾和骨髓中。铁的生理功能主要是构成 Fe-S 复合物和血红素，并以它们为基础，构成许多具有生物活性的功能蛋白发挥相应的生理功能，如参与体内氧的运送和组织呼吸过程，维持正常的造血功能等。铁缺乏可导致机体缺铁性贫血，抗感染能力下降。铁过量也可以导致急、慢性铁中毒。膳食摄入通常不会引起铁过量，但长期大量服用铁剂或高铁食物，反复多次大量输血，可造成铁在肝内大量沉积，并累及心血管系统。

铁主要以二价铁的形式在十二指肠和空肠上段被吸收。食物中的铁有血红素铁和非血红素铁两种形式，血红素铁主要存在于各种动物性食物中，通常颜色越深的肉类含肌红蛋白和血红蛋白越丰富，含铁量也越高。血红素铁可直接被肠黏膜上皮细胞吸收，受膳食因素影响少，其吸收率可达 15%~35%。而非血红素铁主要存在于植物性食物中，吸收率仅为 1%~10%，受膳食因素影响大，如食物中磷酸盐、植酸、草酸、鞣酸、浓茶、咖啡都会抑制非血红素铁的吸收，维生素 C、某些单糖、有机酸则可促进铁的吸收。钙是唯一被证实对血红素铁和非血红素铁的吸收都有抑制作用的膳食因子。

我国老年人铁的推荐摄入量为 12mg/d，可耐受最高摄入量为 42mg/d。老年人群铁缺乏症并不常见，但在长期膳食摄入不足、胃肠道出血或者疾病状态下会出现铁缺乏。70 岁以上老年人群铁缺乏率男性为 3%~5%，女性为 6%~7%。膳食中铁的良好来源有动物全血、动物肝、畜禽类瘦肉等。

（2）锌：锌是人体内约 100 种酶的激活剂，是很多重要蛋白的关键成分，在人体发育、认知行为、创伤愈合、味觉和免疫调节等方面发挥重要作用。锌缺乏可导致味觉障碍、厌食、偏食、生长发育不良、皮肤干燥、性发育或功能障碍等。一般来说人体不易发生锌中毒，因此锌也被认为对人体相对无毒。中国老年人的锌推荐摄入量男性为 12.5mg/d，女性为 7.5mg/d，锌的最高摄入量为 40mg/d。锌的主要来源是动物性食品，植物性食物含锌量偏低，含锌丰富的食物有贝壳类海产品、红色肉类、动物内脏等。素食主义者和嗜酒者锌容易出现吸收障碍，锌的需要量增多。关于老年人服用锌补充剂是否能增强免疫力的研究表明，只有在锌缺乏的状态下，膳食补充剂才有作用。

（3）铬：铬是体内重要的微量元素。广泛分布于人体组织中，但含量随年龄增长而下降，所以老年人容易出现缺乏。铬在体内具有重要生理功能，是葡萄糖耐量因子的重要组成成分，并与脂代谢密切相关。长期铬缺乏可以表现为糖耐量下降、末梢神经炎、呼吸商降低等症状。我国老年人铬的适宜摄入量为 30μg/d。老年糖尿病患者容易出现铬的缺乏，应引起重视。膳食中的铬主要来源是谷类、肉类和鱼贝类，坚果和豆类也含有较多的铬。中国 60 岁以上居民膳食矿物质参考摄入量见表 8-4。

三、 老年人营养筛查与评价

（一）营养筛查

营养筛查分为营养风险筛查和营养不良筛查。2013 年中国老年患者肠外肠内营养支持专家共识推荐老年患者使用营养筛查工具主要为微型营养评定 - 简表（Mini-nutritional Assessment Short Form，MNA-SF），住院患者可采用营养风险筛查 2002（nutritional risk screening 2002，NRS2002）。

1. 营养不良筛查 营养不良筛查是一个发现营养不良患者的初步过程，其后还需要下一步的营

表 8-4 中国 60 岁以上居民膳食矿物质参考摄入量

营养素	60~				65~				80~			
	EAR	RNI/AI	PI-NCD	UL	EAR	RNI/AI	PI-NCD	UL	EAR	RNI/AI	PI-NCD	UL
钙 (mg/d)	800	1000	—	2000	800	1000	—	2000	800	1000	—	2000
磷 (mg/d)	600	720	—	3500	590	700	—	3000	560	670	—	3000
钾 (mg/d)	—	2000	3600	—	—	2000	3600	—	—	2000	3600	—
钠 (mg/d)	—	1400	1900	—	—	1400	1800	—	—	1300	1700	—
镁 (mg/d)	280	330	—	—	270	320	—	—	260	310	—	—
铁 (mg/d)	9	12	—	42	9	12	—	42	9	12	—	42
锌 (mg/d)	10.4/6.1	12.5/7.5	—	40	10.4/6.1	12.5/7.5	—	40	10.4/6.1	12.5/7.5	—	40
铜 (mg/d)	0.60	0.8	—	8	0.60	0.8	—	8	0.60	0.8	—	8
锰 (mg/d)	—	4.5	—	11	—	4.5	—	11	—	4.5	—	11
碘 (μg/d)	85	120	—	600	85	120	—	600	85	120	—	600
硒 (μg/d)	50	60	—	400	50	60	—	400	50	60	—	400
钼 (μg/d)	85	100	—	900	85	100	—	900	85	100	—	900
铬 (μg/d)	—	30	—	—	—	30	—	—	—	30	—	—
氯 (mg/d)	—	2200	—	—	—	2200	—	—	—	2000	—	—
氟 (mg/d)	—	1.5	—	3.5	—	1.5	—	3.5	—	1.5	—	3.5

注：①表中"数值/数值"代表"男性/女性"；②EAR：平均需要量；RNI：推荐摄入量；AI：适宜摄入量；PI-NCD：建议摄入量；UL：可耐受最高摄入量；③未制定参考值者用"——"表示

养评定过程。营养不良筛查的工具有：营养不良通用筛查工具（malnutrition universal screening tool，MUST），营养不良筛查工具（malnutrition screening tool，MST）和 MNA-SF。

2. 营养风险（nutritional risk） 欧洲肠外肠内营养学会将营养风险定义为：现存的或潜在的与营养因素相关的，导致患者出现不利临床结局的风险，这与营养不良的风险（risk of malnutrition）是截然不同的两个概念。营养风险是强调与营养因素有关的出现临床并发症的风险，而不是只出现营养不良的风险，是与临床结局密切相关的，与生活质量、住院时间、感染并发症发生率、成本效果比等结局指标相关。医生可以通过及时发现患者的营养风险来预测患者可能的临床结局及监测患者对临床营养支持的效果。

3. 微型营养评定 - 简表（MNA-SF） 微型营养评定（mini nutritional assessment，MNA）是一种专门评价老年人营养状况的方法。已在国外得到广泛应用。MNA 项目多，调查较繁琐，而 MNA-SF 与 MNA 有很好的相关性，较高的灵敏度、特异度及指标容易测量，可作为老年人营养不良的初筛工具。采用 MNA-SF（表 8-5）注意优先选测体质指数，无法测得体质指数，用小腿围代替；营养不良风险患者如需深入评估，需要完成完整版 MNA。

MNA-SF 结果判定：12~14 分，营养正常；8~11 分，有营养不良的风险；0~7 分，营养不良。

表 8-5　MNA-SF 工作表

A	
过去三个月内有没有因为食欲缺乏、消化不良、咀嚼或吞咽困难而减少食量 0= 食量严重减少 1= 食量中度减少 2= 食量没有减少	• 在过去 3 个月，你吃的比正常少吗 　√如果"不是"，计 2 分 • 如果"是"，继续询问： 是因为食欲缺乏、消化不良、无法咀嚼或吞咽困难吗 • 如果"是"，继续询问： 你比以前吃的只少一点还是远远少于以前 　√如果"只少一点"，计 1 分 　√如果"远远少于"，计 0 分
B	
过去三个月体重下降的情况 0= 体重下降大于 3kg 1= 不知道 2= 体重下降 1~3kg 3= 体重没有下降	• 你有没有在过去 3 个月努力地减肥 • 你的裤腰变得宽松了吗 • 你认为你已经失去了多少重量 • 多于或少于 3kg 虽然超重的老人减肥可能是适当的，但体重降低也可能是由于营养不良 当删除体重降低的问题时，MNA 会失去其敏感性，因此，即使是因为超重必须减肥的患者也必须询问此问题
C	
活动能力 0= 需长期卧床或坐轮椅 1= 可以下床或离开轮椅，但不能外出 2= 可以外出	• 如何描述您活动能力 • 是否需要别人的协助才能从床或椅子离开，或坐在轮椅上 　√如果"需要"，计 0 分 • 是否能够离开床或椅子，但不能离家外出 　√如果"是"，计 1 分

	• 是否能够离家外出 √如果"能",计 2 分
D 过去三个月内有没有受到心理创伤或患急性疾病 0= 有 2= 没有	• 你最近觉得压力大吗 • 你最近得了严重的疾病吗
E 精神心理问题 0= 严重痴呆或抑郁 1= 轻度痴呆 2= 没有精神心理问题	• 你有过长期的或严重的悲伤情绪吗 患者的护理人员,护士或医疗记录可以提供有关(痴呆症)患者的精神心理问题状况的信息
F1 体质指数 BMI(kg/m²) 0=BMI 低于 19 1=BMI19~21 2=BMI21~23 3=BMI≥23	• 在计算 BMI 之前,先记录身高和体重 • 可使用 MNA 工具中的 BMI 计算表查询 • 如特殊情况,不能取得 BMI,可以 F2 替代
F2 小腿围 CC(cm) 0=CC 低于 31cm 3=CC≥31cm	• 针对卧床或昏迷的患者 • 卷起裤腿,露出左侧小腿 • 仰卧位,左膝弯曲 90° 角 • 测量最宽的部位 • 记录值需精确到 0.1cm 重复测量 3 次,取平均值,误差应在 0.5cm 内

4. 营养风险筛查 2002(NRS2002) NRS2002 是由丹麦、瑞士及欧洲肠外肠内营养学会特别工作小组开发,是基于循证医学基础,经过了回顾性和前瞻性临床有效性验证,适用于 18~90 岁能够回答问题的广泛住院患者的一种营养风险筛查工具。此工具具有需要的信息容易获取、便于管理以及费用低等诸多优点。中华医学会肠外肠内营养学分会推荐采用 NRS2002 作为住院患者营养筛查的首选工具。

(1)适用对象:年龄 18~90 岁、住院过夜、入院次日 8 时前未进行急诊手术、神志清楚、愿意接受筛查的成年住院患者。因此,NRS2002 可以作为老年住院患者的营养风险筛查工具。

(2)NRS2002 内容:NRS2002 由初步筛查和最终筛查两部分组成(表 8-6)。

(3)操作方法和说明

1)记分:NRS2002 总评分计算方法为 3 项评分相加,即疾病严重程度评分 + 营养状态受损评分 + 年龄评分。

2)结论:总分值≥3 分:患者处于营养风险,开始制订营养治疗计划;总分值 <3 分:每周复查营养风险筛查。

表 8-6 营养风险筛查评分简表（NRS2002）

姓名：_____ 性别：_____ 年龄：____岁 病床：_____

联系方式：_____ 科室名称：_____ 住院号：_____

主要诊断：1. _____ 2. _____ 3. _____

营养风险总评分：　　　　　　　　分　　　　　　（疾病有关评分 + 营养状况评分 + 年龄评分）

风险初筛：	以下任一项答"是"，则进入最终筛查；答"否"，应每周重复调查一次

是否 BMI<20.5（18.5）（体重 / 身高 ^{2},kg/m^2）　　　　　　　　　　　是 □　否 □

患者在过去 1~3 个月有体重下降吗　　　　　　　　　　　　　　　　是 □　否 □

患者在过去的 1 周内有摄食减少吗　　　　　　　　　　　　　　　　是 □　否 □

患者有严重疾病吗（如 ICU 治疗）　　　　　　　　　　　　　　　　是 □　否 □

主要诊断：	如果患者有以下疾病请在□打"√"，并参照标准进行评分（无为 0 分）

评分 1 分：营养需要量轻度增加

髋骨折 □　慢性疾病急性发作或有并发症者 □　COPD □　血液透析 □　肝硬化 □

长期血液透析 □　糖尿病 □　一般肿瘤患者 □

评分 2 分：营养需要量中度增加

腹部大手术 □　脑卒中 □　重度肺炎 □　血液恶性肿瘤 □

评分 3 分：营养需要量重度增加

颅脑损伤 □　骨髓移植 □　ICU 患者（APACHE>10 分）□

小结：疾病有关评分_____

营养状况：

1. BMI （kg/m^2）　　　　　　（体重_____kg　　　　　　　身高_____m）

□ 18.5~20.5（2 分）　□ 小于 18.5（3 分）　　　　　　　　　　　　* 小结____分

注：因严重胸腹水、水肿得不到准确 BMI 值时，用白蛋白替代（按 ESPEN 2006）g/L（<30g/L,3 分）

2. 近期（1~3 个月）体重是否下降（是□，否□）；若是，体重下降_____kg

体重下降 >5% 是在：□ 3 个月内（1 分）　□ 2 个月内（2 分）□ 1 个月内（3 分）　　* 小结____分

3. 一周内进食量是否减少（是□，否□）

如减少，较从前减少□ 25%~50%（1 分）□ 50%~75%（2 分）□ 75%~100%（3 分）　　* 小结____分

综合：营养受损评分□ 0 分　□ 1 分　□ 2 分　□ 3 分（注：上述 3 个小结评分取 1 个最高值）

年龄评分：	□ 70 岁以上（1 分）　□ 70 岁以下（0 分）

调查者：　　　　　　　　审核者：　　　　　　　　　　　　　　日期：

注：APACHE：急性生理学及慢性健康状况评分系统（acute physiology and chronic health evaluation scoring system，APACHE）

3）NRS 2002 疾病严重程度评分中对于疾病严重程度的定义：1 分：慢性疾病患者因出现并发症而住院治疗，患者虚弱但不需卧床，蛋白质需要量略有增加，但可以通过口服和补充来弥补；2 分：患者需要卧床，如腹部大手术后，蛋白质需要量相应增加，但大多数人仍可以通过人工营养得到恢复；3 分：患者在加强病房中靠机械通气支持，蛋白质需要量增加而且不能被人工营养治疗所弥补，但是通过人工营养可以使蛋白质分解和氮丢失明显减少。

4）评分结果与营养风险的关系：总评分≥3 分（或胸水、腹水、水肿且血清蛋白 <35g/L 者）表明患者有营养不良或有营养风险，即应该使用营养支持；总评分 <3 分：每周复查营养评定。以后复查的结果如果≥3 分，即进入营养支持程序；如患者计划进行腹部大手术，就在首次评定时按照新的分值（2 分）评分，并最终按新总评分决定是否需要营养支持（≥3 分）。

5. 老年营养风险指数（The geriatric nutritional risk index，GNRI） GNRI 是由营养风险指数（nutritional risk index，NRI）改良而来，是针对老年人这一特定群体使用的营养评估手段，适用于预测住院老年患者主要用营养相关的发病率及死亡率风险。GNRI 是检测营养相关并发症的风险程度的工具，可应于医院、康复中心以及一些可以提供长期护理的机构。

（1）计算公式：GNRI=1.489× 白蛋白（g/L）+41.7×（实际体重 / 理想体重）（kg）

根据 Lorentz 公式计算理想体重（kg）：

男性：身高 –100–［（身高 –150）/4］

女性：身高 –100–［（身高 –150）/2.5］

（2）评分标准和意义：GNRI 营养风险等级分为：GNRI>98 为无营养风险；92≤GNRI<98 为轻度营养风险；82≤GNRI<92 为中度营养风险；GNRI<82 为重度营养风险。中、重度营养风险者应当开始营养支持治疗。GNRI 由于临床使用耗时少、评估程序简单，且不需要被评估者过多的参与和回答问题，近年被来越来越多的应用于临床，尤其适合生活无法自理的老人。

（二）营养评定（nutritional assessment）

1. 营养评定的定义 营养评定是指临床营养专业人员通过膳食调查、人体组成测定、人体测量、生化检查、临床检查及复合营养评定等对患者营养代谢和机体功能等进行检查和评估，用于为特殊患者制订营养支持计划，考虑适应证和可能的不良反应，并监测营养支持疗效。营养评定需要由经过培训的护士、营养师或医师进行实施。

营养评定的主要内容概括为六个方面：

（1）病史与检查：应考虑所有可能导致营养不足的因素及患者自身情况，主要内容包括病史、膳食史、食欲减退、胃肠道症状、体重减轻、发热情况、身体功能损害、用药情况等。

（2）疾病状况判定：主要内容包括病史资料、临床检查、一般检查（体温、脉搏、血压、呼吸）等，估计因受伤和手术等因素造成的额外营养素丢失。

（3）精神和身体功能评价：因营养不足引起的精神和身体功能异常，一般可在床旁进行测量，肌肉力量可以进行定性测量或定量测量。询问患者对活动的耐受力、呼吸情况和最大呼吸量。通过有效的精神计分系统来评价患者的精神状况。

（4）实验室检查：主要包括肝功能、肾功能、血浆蛋白、氮平衡状况、矿物质和维生素水平在体内的变化等。

（5）液体平衡测定：检查机体是否有脱水或水肿情况，监测每日体重改变可了解体液平衡状况。临床上要求记录出入液平衡，并测量血肌酐、尿素、电解质水平等。

（6）人体组成分析：主要包括总体脂肪、总体水和瘦体组织测定。

2. 老年患者的营养评定　尽管在人生的各个年龄阶段均可发生营养不良，但是由于衰老、功能、疾病、社会、心理的影响，营养不良在老年人中的发病率最高。老年人的营养不良不仅发病率高、程度严重，而且诊断率低，误诊、漏诊率高。由于营养不良可导致老年人生活质量下降，抵御感染能力降低，住院时间延长，甚至死亡率增加。因此，对老年人的营养不良要有特别的注意和重视。由于老年人的特殊性，需要有专门针对老年人特异性营养筛查和评定工具。目前，常见的营养评定工具有微型营养评定（mini nutritional assessment，MNA）、主观全面评定（subjective globe assessment，SGA）和患者参与的主观全面评定（patient-generated subjective globe assessment，PG-SGA）。其中MNA是特别针对老年人的营养筛查与评定工具，对社区老年人、护理院老年人及亚急性疾病患者的营养筛查与评定最为有效。

微型营养评定（MNA）：MNA是雀巢公司支持下开发的社区用评定工具，是一种专门评价老年人营养状况的方法，主要是用于养老院和社区老人，其评定结果将受试对象分为营养良好、潜在营养不良及营养不良三个等级。MNA目前已在国外得到广泛应用。

新版MNA由2个部分（表8-7、表8-8）构成，第1部分取自MNA-SF的6个条目，第2部分评估由12个条目组成。临床评估时，分两步进行。第一部分筛查总分14分。如果第一步评分大于等于12分，无营养不良的风险，不需要进行第二步的评价；如果小于等于11分，可能存在营养不良，则继续进行评估，即第二步评估。

第二部分评价总分16分，同第一部分评分相加总分共计30分。将实际测得的2部分总分相加，进行营养状况评定：若MNA≥24，表示营养状况良好；若17≤MNA≤23.5，表示存在发生营养不良的危险；若MNA<17，表示有确定的营养不良。

表 8-7　新版 MNA^R 第一部分

筛查内容	分值
A　既往3个月内，是否因食欲下降、咀嚼或吞咽等消化问题导致食物摄入减少 0= 严重的食欲减退　1= 中等程度食欲减退　2= 食欲减退	
B　最近3个月内体重有否减轻 0= 体重减轻超过3kg　1= 不清楚　2= 体重减轻1~3kg　3= 无体重下降	
C　活动情况如何 0= 卧床或长期坐着　1= 能离床或椅子，但不能外出　2= 能独立外出	
D　在过去3个月内是否受过心理创伤或罹患急性疾病 0= 是　2= 否	
E　有否神经心理问题 0= 严重痴呆或抑郁　1= 轻度痴呆　2= 无心理问题	
F　BMI（kg/m²）是多少 0= 小于19　1=19~21　2=21~23　3= 大于或等于23	
合计　筛查分值(14)	

结果说明：

≥12分，无营养不良的风险——不需要完成进一步的评价

≤11分，可能存在营养不良——继续进行评价

如果第一部分得分≥12分，则无需要进行第二步评估；如果第一部分得分≤11分，则继续进行评估，即第二步评估。

表8-8　新版 MNA^R 第二部分

评价内容	分值
G　是独立生活(不住在养老机构或医院)吗 　　0= 否　1= 是	
H　每日应用处方药超过三种 　　0= 是　1= 否	
I　有压力性疼痛或皮肤溃疡吗 　　0= 是　1= 否	
J　患者每日完成几餐 　　0=1 餐 1=2 餐 2=3 餐	
K　蛋白质摄入量是多少 　　* 每日至少 1 份奶制品(牛奶、奶酪、酸奶)A)是　B)否 　　* 每周 2~3 份豆制品或鸡蛋　A)是　B)否 　　* 每日吃肉、鱼或家禽　A)是　B)否 　　0.0=0 或 1 个"是"　0.5=2 个"是"　1.0=3 个"是"	
L　每日能吃 2 份以上的水果或蔬菜吗 　　0= 否　1= 是	
M　每日喝多少液体(水、果汁、咖啡、茶、奶等) 　　0.0= 小于 3 杯　0.5=3~5 杯　1.0= 大于 5 杯	
N　喂养方式 　　0= 无法独立进食　1= 独立进食稍有困难　2= 完全独立进食	
O　对营养状况的自我评价如何 　　0= 营养不良　1= 不能确定　2= 营养良好	
P　与同龄人相比,你如何评价自己的健康状况 　　0.0= 不太好　0.5= 不知道　1.0= 一样好　2.0= 更好	
Q　中臂围(MAC)是多少　(cm) 　　0.0= 小于 21　0.5=21~22　1.0= 大于等于 22	
R　腓肠肌围(CC)是多少　(cm): 　　0= 小于 31　1= 大于等于 31	
合计 (共计 16 分)	

　　MNA^R 第一部分筛查总分 14 分,第二部分评价总分 16 分,两部分相加 MNA^R 总分共计 30 分。将实际测得的 2 部分总分相加,进行营养状况评定,评定标准与传统 MNA 一致。

　　MNA^R 评分分级标准:①若 MNA≥24,表示营养状况良好;②若 17≤MNA≤23.5,表示存在发生营养不良的危险;③若 MNA<17,表示有确定的营养不良

四、肠内肠外营养支持

　　营养支持(nutrition support)是指经消化道或各种静脉途径为患者提供较全面的营养素。研究表明,营养不良患者给予合理的营养支持,能够改善营养状况并最终降低病死率、减少并发症、缩短平均住院日等。目前临床上营养支持主要包括肠内营养和肠外营养两种方式。

　　老年人的营养支持在原则上与其他人群营养支持并无区别,由于老年人常合并慢性脏器功能不全、糖尿病、脑血管意外等各种疾病,故应积极治疗原发病才能更好地纠正营养不良。此外,老年人

在创伤、感染等应激状态下容易发生内环境紊乱，而机体内环境的稳定是营养支持发挥作用的基础，因此必须尽早纠正低血容量及水电解质、酸碱平衡紊乱。同时，针对老年人病情选择合适的营养支持途径、适量的热量和营养物质，必要时可实施预防性营养支持。另外，纠正老年人的营养不良不能操之过急，尤其是严重营养不良时，应先补给半量，再逐渐增加至所需营养素的全量，以免发生再喂养综合征。应当注意的是营养支持只是老年患者全局治疗的一部分，还应对伦理道德进行考虑，并与治疗原则相结合。

（一）肠内营养（enteral nutrition，EN）

肠内营养是指经消化管途径来提供人体需要的营养底物的营养治疗方式，根据使用途径不同又分为口服和管饲两种方式。近年来，随着肠内营养的快速发展，肠内营养治疗已不仅仅是辅助性治疗手段，而已成为某些疾病的主要治疗手段。

1. **口服营养支持**　口服营养支持可以是简单的辅助饮食（用或不用营养强化）或给予口服营养补充剂，以提高总的膳食营养摄入量。口服营养支持通常应用于那些可以安全吞咽并且胃肠道尚有功能的患者。当患者能够持续食用足够的正常食物，口服营养支持即可停止。一旦诊断营养不良，特别是严重营养不良，应该开始口服营养支持。口服营养制剂是含宏量和微量营养素的均衡制剂，往往同时配合膳食指导来改善营养摄入。严重食欲不佳、吞咽障碍、胃肠道梗阻及动力障碍患者不应使用口服营养支持，应考虑管饲肠内营养及肠外营养。

2. **管饲**　若经口饮食达不到需要量的 50%，需要管饲喂养。肠内营养管饲途径分为两大类：一类是无创置管，主要是指经鼻胃途径放置导管，根据病情需要导管远端可放置在胃、十二指肠或空肠中；第二类是有创置管，根据创伤大小再分为微创（如经皮内镜下胃造瘘术）和外科手术下的各类造瘘技术。选择何种途径需要考虑以下因素：是否能满足肠内营养的需要；置管方式尽量简单、方便；尽量减少对患者的损害；患者舒适和有利于长期带管。鼻胃或鼻肠置管进行肠内营养是临床上使用最多的肠内营养方法。

肠内营养置管推荐意见：

（1）鼻胃管适用于接受肠内营养时间少于 2~3 周的患者，管饲时，患者头部抬高 30°~45°，可减少吸入性肺炎的发生。

（2）接受腹部手术并且术后需较长时间肠内营养的患者，建议术中放置空肠造瘘管。

（3）实行近端胃肠道吻合术并需要肠内营养的患者，应当经吻合口远端的空肠营养管喂养。

（4）非腹部手术患者需要接受大于 2~3 周的肠内营养，如严重的头部外伤患者，经皮内镜下胃造瘘是首选的管饲途径。

3. **肠内营养适应证**　肠内营养符合生理，有利于维持肠道结构和功能完整，防止肠道菌群易位及肠黏膜萎缩，而其实施容易，护理方便，并发症少，易于长期应用。肠内营养的适应证主要包括两项内容：一是具有营养风险，二是胃肠道功能正常或基本正常。肠内营养是具有胃肠道功能老年患者，尤其是那些患有不可逆疾病的患者首选的营养支持手段，只有肠道不能耐受，无法进行肠内营养或肠内营养不能达到目标量时，才考虑选用肠外营养。

4. **肠内营养禁忌证**　肠内营养不宜或慎用于下列情况。

（1）完全性机械性肠梗阻、持续麻痹性肠梗阻。

（2）胃肠道出血、严重腹腔感染。

（3）高流量空肠瘘、短肠综合征早期。

（4）胃肠道功能障碍或某些要求肠道休息的病情。

（5）持续严重呕吐、顽固性腹泻患者，严重小肠、结肠炎者。

（6）严重应激状态早期、休克状态。

（7）重症急性胰腺炎的急性期。

（8）无法建立肠内营养喂养通路者。

5. 肠内营养的制剂 肠内营养制剂分为家庭制剂和商品肠内营养制剂（表 8-9）。商品肠内营养制剂有标准聚合物制剂、要素制剂、特殊疾病型制剂以及组件制剂。近年来，根据不同的疾病的治疗需要，已设计生产出多种平衡型和治疗型肠内营养制剂，临床营养结果证实安全有效。临床医生和营养师可根据患者具体病情选择适合的配方进行营养支持。家庭自制匀浆膳由于制备繁琐、热量密度低、易堵管、易污染等因素临床应用逐渐减少。但有时商品制剂在因价格或伦理等因素无法应用的情况下，可应用这种由食物搅拌制成的液体膳食来提供营养支持。

表 8-9 肠内营养制剂特点

类型	分型	特点	适应证
聚合物制剂	标准	营养素分配如正常膳食	胃肠功能正常
	高蛋白	蛋白质 >15% 总能量	分解代谢状态 伤口愈合
	高能量密度	1.5kcal/ml	限制液体 电解质不平衡
	富含膳食纤维	5~15g/L（TDF）	功能性便秘
低聚体制剂	部分水解蛋白	成分不同	消化和吸收障碍
	短肽	一种或多种	
单聚体制剂	游离氨基酸	营养素被水解	
特殊剂型（特殊疾病）	肾病型	低蛋白、低电解质负荷	肾功能异常
	肝病型	高支链氨基酸、低芳香族氨基酸、低电解质	肝功能衰竭、肝性脑病
	肺病型	高脂肪成分	ARDS
	糖尿病型	低碳水化合物负荷	糖尿病
	免疫增强型	精氨酸、谷氨酰胺、ω-3 脂肪酸、核苷酸、抗氧化剂	代谢应激、免疫受损
组件膳		改良蛋白、脂肪、碳水化合物、维生素或矿物质成分	对不同营养素需求不同的个体

6. 肠内营养剂量和输注方法

（1）肠内营养的剂量：①应当在开始营养治疗时明确肠内营养的能量目标量，能量需求可由间接测热法测得或根据预测公式计算得出；②在住院的最初一周内达到能量目标量的 50%~65% 以上；③如果肠内营养在 7~10 天后无法达到能量目标量，应考虑添加肠外营养；④应当对提供蛋白的充分性进行持续评估。

（2）肠内营养输注方法：肠内营养的输注方法多种多样，包括持续性的、周期性的、顿服的以及间断的输注方式。其输注方式的选择主要决定于肠内营养管尖端所在的部位（胃或空肠）、患者临床状况、对肠内营养耐受与否以及总体方便程度。①住院患者开始应用肠内营养时通常首选持续 24 小时的输注喂养，此种输注方式也常用于危重患者、小肠直接输注肠内营养者；②周期性的输注喂养（包括每天超过 8~20 小时的特殊时段持续喂养）的喂养管尖端通常放置在胃或空肠，并且常在夜间输注,以鼓励患者白天经口进食;③顿服输注喂养是指在特定间隔下(一般每天 4~6 次)短期输入肠内营养,犹如少量多餐,喂养管尖端通常放置在胃,小肠途径不能耐受此种输注方式;④间断输注如同顿服输注,但输注时间更长一些,可有助于耐受,但不建议用于小肠途径。

7. 肠内营养的并发症及防治 肠内营养的并发症一般包括胃肠道并发症、机械并发症、感染性并发症、代谢性并发症和其他并发症。胃肠道并发症是肠内营养最常见的并发症。而误吸和吸入性肺炎所导致的感染性并发症是肠内营养的最严重的并发症,在老年患者当中死亡率很高。误吸最容易发生于胃食管反流、胃内喂养的老年卧床患者,一旦发生对支气管黏膜和肺组织将产生严重的损害。

肠内营养的不良反应和管理对策见表 8-10。

表 8-10 肠内营养的不良反应和管理对策

不良反应	管理对策
感染性并发症	考虑
误吸	抬高床头≥30°
	监控胃内残留物,减慢输注速度
	使用鼻 - 肠喂养管,G-J 管,J- 管
胃肠道并发症	
胃潴留	使用低脂肪配方,使用甲氧氯普胺
恶心 / 呕吐	使用鼻 - 肠喂养管,G-J 管,J- 管
腹泻	减慢输注速度,增加膳食纤维素,使用抗腹泻药物
代谢并发症	
高血糖	常规检测血糖、电解质
液体和电解质	监控体重、血容量、游离水
再喂养综合征	监测血磷、血镁、血钾
机械性的问题	
插管部位刺激 / 感染	局部皮肤护理
喂养管堵塞	定期冲洗,可乐 / 酸果蔓冲洗液
喂养管被反复拔出	肠外喂养
喂养管搅缠	经皮胃造口喂养管
药物相互作用	
喂养管减少药物生物利用度(例如环丙沙星、阿奇霉素)	给药前后停止喂养 15 分钟
频繁给药干扰营养喂养	选择其他给药途径(静脉、肌肉、直肠、经皮给药)

规范化肠内营养治疗,把握好肠内营养应用的六度,即浓度、速度、温度、洁净度、适宜度和耐受度,可明显降低肠内营养并发症的发生。首先,肠内营养营养液浓度应该从低浓度开始,逐渐增加直至患者耐受;输入方式推荐采用肠内营养专业喂养泵持续输注;管饲速度应根据患者胃肠道功能状况,从 20ml/h 开始,根据机体耐受情况逐渐增加,可每日增加 20ml/h;管饲温度一般保持在38~40℃,可使用加温器;配制肠内营养液时严格无菌操作,杜绝制剂污染,且制剂包装开启后建议 8 小时内使用,最多可在冰箱内(2~4℃)密闭保存 24 小时;应根据患者所患疾病及具体病情选用适宜的肠内营养制剂,如糖尿病患者可采用糖尿病型制剂;根据患者自身状况选用耐受度良好的肠内营养制剂,如患者对乳糖不耐受,应选用不含乳糖的肠内营养制剂等。

（二）肠外营养（parenteral nutrition，PN）

肠外营养是指通过胃肠以外的途径即静脉途径提供营养物质的一种方式，是现代临床营养支持的重要组成部分。肠外营养可使胃肠道在短期内处于功能性静止状态，辅助治疗某些胃肠道疾病。

1. 肠外营养适应证　总的来说，凡是需要营养支持但又不能或不宜接受肠内营养支持的老年患者，均为肠外营养支持的适应证。此外，临床上还有许多患者虽然能够接受肠内营养，但由于疾病等原因，通过肠内营养无法满足机体对能量及蛋白质的目标需要量，需要补充或联合应用肠外营养。

具体适应证：

（1）无法进食或通过消化道吸收营养物质，如广泛小肠切除、放射性肠炎、小肠疾病、顽固性呕吐、严重腹泻。

（2）接受大剂量放、化疗的营养不良者。

（3）进行骨髓移植者。

（4）无法进行或不能耐受肠内营养的重症胰腺炎者。

（5）消化道功能障碍的严重营养不良者。

（6）严重分解代谢状态下的患者（如严重创伤、颅脑外伤、严重烧伤）在 5~7 天内无法利用其胃肠道者。

2. 肠外营养禁忌证　临床上以下情况不适宜或慎用肠外营养。

（1）胃肠道功能正常，能获得足够的营养者。

（2）估计需要肠外营养支持少于五天。

（3）心血管功能紊乱或严重代谢紊乱尚未控制或纠正期。此时，进行肠外营养不仅不能达到预期效果，相反会增加循环负担，造成更多的代谢紊乱。

（4）需要急症手术者，术前不宜强求肠外营养，以免延误对原发病的治疗。

（5）临终或不可逆昏迷患者。

3. 肠外营养的制剂　肠外营养液基本成分包括碳水化合物、氨基酸、脂肪乳剂、维生素、电解质、微量元素及水。完全肠外营养时，营养素必须完整，必须足量给予所有必需营养物质。

（1）碳水化合物：理想的碳水化合物是稳定的多聚化合物，渗透压低，能与氨基酸配伍。葡萄糖是肠外营养中碳水化合物的主要来源，代谢依赖胰岛素。其他碳水化合物制剂有果糖、山梨醇和木糖醇注射液等，由于这些碳水合物的利用率个体差异大，应用于人体尚有缺陷和不良反应，因此临床上使用并不普遍。

（2）脂肪乳剂：是由植物油和乳化剂经高压匀化形成的乳状液体，具有供能高（9kcal/g）、渗透效应小、提供必须脂肪酸、呼吸商低、提高氨基酸的利用率等特点。临床上脂肪乳剂有 10%、20% 和 30% 的不同浓度，剂型有长链脂肪乳剂、物理混合的中 / 长链脂肪乳剂、结构中 / 长链脂肪乳剂、含橄榄油的脂肪乳剂及含鱼油的脂肪乳剂等多种。脂肪乳剂与葡萄糖合用可以降低葡萄糖的用量，减少由高糖输注引起的不良反应（如必需脂肪酸的缺乏、高血糖症、代谢产生较多的二氧化碳、低磷血症、增加机体水负荷和脂肪沉积、血栓性静脉炎等），同时还可起到节氮效应，临床应用范围更广。

（3）氨基酸：氨基酸是肠外营养时的氮源物质，可为机体提供合成蛋白质所需的底物。目前市场上氨基酸溶液种类繁多，总体可分为两类：平衡型和非平衡型氨基酸。平衡型氨基酸适用于多数患者的营养支持；非平衡型氨基酸往往是针对某一特殊疾病的代谢特点为基础设计的，其配方特点兼有代谢支持和治疗的作用，如肾病型、肝病型和创伤型氨基酸溶液等。此外，还有一些个别氨基酸由于其在代谢中的特殊意义，目前也在临床上应用，如谷氨酰胺、精氨酸等。

（4）维生素：长期完全肠外营养如不给予维生素，2~3周将出现维生素缺乏症。由于不同的疾病对维生素的需求量有所不同，应当合理注意补充。目前临床上有多种的水溶性和脂溶性维生素制剂，这些制剂每支中的维生素含量可以满足一般成人每天的需要量。

（5）电解质：电解质是组织和体液的重要组成部分，对维持机体水、电解质和酸碱物平衡，保持人体内环境稳定，维护各种酶的活性和神经、肌肉功能及营养代谢的正常进行均有重要作用，与营养治疗密切相关的有钠、钾、钙、磷和镁。

（6）微量元素：短期肠内营养时通常不会出现微量元素缺乏，长期完全肠外营养时则应当注意可能出现的微量元素缺乏的问题。目前临床上有复方微量元素制剂，通常只需每天1支，基本可达到预防微量元素缺乏的作用。

由于接受肠外营养的患者不能控制营养素的吸收，因此肠外营养方案的制定应当综合考虑疾病特点、营养素需要量、代谢能力、已有的代谢紊乱以及同时存在的不足或超负荷等。

4. **肠外营养的输注途径** 肠胃营养的输入途径可分为周围静脉置管和中心静脉置管。中心静脉置管又可分为经外周穿刺置入中心静脉导管、直接经皮穿刺中心静脉置管、隧道式中心静脉导管和输液港。选择何种输注途径，需考虑以下因素：患者以往静脉置管病史、静脉解剖走向、出凝血功能、预计PN持续时间、护理环境及潜在疾病等，如PN支持时间预计超过10~14天，建议采用中心静脉置管；超过10%葡萄糖和（或）5%蛋白质的营养液，pH<5或pH>9的液体/药物，以及渗透压大于500mosm/L的液体/药物，不适合经周围静脉输注；经周围静脉输入出现3次以上静脉炎，考虑系药物所致，应采用中心静脉置管。

5. **老年肠外营养的并发症及防治** 由于肠外营养属于强制性营养支持手段，不同于正常经口进食时的生理过程，故肠外营养尤其是长期完全肠外营养较肠内营养更容易导致一系列并发症，严重者甚至可能危及生命。常见的肠外营养并发症包括代谢性并发症、机械性并发症、感染性并发症和脏器功能损害等（表8-11）。

表8-11 TPN的并发症及其预防和管理对策

不良反应	预防/管理对策
代谢性并发症	
液体输入过多	增加宏量营养素的浓度
高血糖	减少糖类的输入（速度和浓度），静脉给予胰岛素，考虑增加脂肪来源的能量比例
低血糖	避免突然停止/中断TPN
高甘油三酯血症	减慢脂肪乳的输注速度和（或）输注脂肪乳的频率
再喂养综合征	缓慢开始/输注TPN溶液，避免过多喂养；监测电解质
高氯性代谢性酸中毒	增加乙酸或/减少氯输入；考虑肾脏/肠胃道原因
代谢性碱中毒	考虑肾脏/肠胃道原因；钾过量；减少乙酸输入
呼吸性的（高碳酸血症）	减少总能量，增加脂肪来源的能量比例
感染性并发症	
导管感染	单腔导管；专用的TPN导管；导管无菌护理；排除其他发热因素
脏器功能损害	
肝脂肪变性/肝功能异常（LFTs）	避免糖类输入过多；排除其他原因
胆源性的（胆汁淤积）	如果可能使用肠内营养；找出其他原因
机械性并发症	
导管阻塞	定期冲洗；不用导管采血；使用尿激酶

（三）营养支持的监测

由于老年人易发生各种并发症，故在营养支持实施过程中应及时进行监测，了解患者的营养支持效果，并判断各个重要脏器的功能状态，以便及时调整营养支持方案，并减少并发症的发生。代谢方面的监测包括：每日记录患者液体出入量；营养开始阶段，应每日查尿糖及酮体，以后可改为每周两次；定期检测肝肾功能、血糖、血脂、钾、钠、氯、磷、钙、镁、碳酸氢盐等，一般开始每 3 天查 1 次，以后可每周 1 次；每日留 24 小时尿，检测尿总氮，必要时进行尿钾、钠、钙、磷、镁的测定。病情稳定后可每周留尿 1~2 次，检测以上指标。此外，还应当对患者进行耐受性和营养方面的监测，明确营养支持的效果，以便及时调整。

（四）社区与家庭营养支持

家庭营养支持是指在专业营养支持小组的指导下，通过肠内和（或）肠外的方式让某些病情相对平稳，需要长期或较长期依赖营养支持的特殊患者在家中实施营养支持。这种方式不但可使患者获得营养状况的改善，还可以缩短住院时间和频率、减少住院的花费、产生更好的生活质量。受当今社会结构、医疗资源、人均预期寿命延长等各方面因素影响，家庭营养支持正逐步得到重视。

1. **家庭营养治疗团队的组成**　家庭肠内营养治疗的实施是医师、营养专职人员（团队）、患者、家属以及社会保障系统共同努力的结果。一个以医院为基础的营养支持团队，可以由医生、营养师、药剂师、护士及社会工作者组成。

（1）医生：医生负责整个营养治疗团队的管理，包括患者的选择、疾病和胃肠功能评估以及制定营养支持方案。

（2）营养师：负责提供营养评估和营养管理计划，包括操作营养代谢检测仪器，准确评价患者的营养状况；选择和建立合适的营养给予通路；在营养支持的过程中监测营养支持的有效性和安全性；选择合适的营养制剂。

（3）药剂师：负责鉴别肠外肠内营养液的不相容和药物 - 营养素相互作用。

（4）护士：负责家庭营养的组织和协调工作，进行患者和家属的培训，包括建立营养支持途径以及进行食管、导尿管相关护理工作。专科护士负责熟练操作营养代谢检测仪器、准确监测患者的营养状况、营养途径的维护、定期随访患者、监测患者的营养状况、提供心理支持和生活指导、并发症的处理等。

（5）社会工作者：为患者提供保险政策福利咨询、参与社会援助服务以及帮助患者和医务人员完成营养支持计划。

团队中所有成员都担当患者教育和随访的工作。

2. **家庭营养治疗的指征**　凡原发病病情已稳定，可以出院继续治疗，但仍需要肠内或肠外营养支持以满足机体营养需要的患者都可以考虑实施家庭营养治疗（表 8-12）。

3. **制订家庭营养支持计划**　需要家庭营养治疗的患者在完成初步的营养调查和营养评估之后应着手制订并逐渐开展营养管理计划，其中包括一个总的规划和一些专业的护理事项。计划的制订应当由多学科合作的家庭营养支持团队进行，包括患者、家属、医生、营养支持团队以及家庭护理专业人员。家庭营养支持中肠外肠内营养的方案的制订和实施如处方、输注途径的选择、监测等可参考本章的肠外肠内营养部分。此外，为了保证家庭营养支持的顺利实施，应当在出院前对计划实施家庭营养治疗的患者或家属提供指导或培训。

4. **家庭营养治疗对患者和医务人员的要求**　患者或医务人员进行家庭营养治疗应当具备以下知

表8-12　可能需要接受家庭营养治疗的常见疾病

肠内营养	肠外营养
腹部造口	进行性囊性纤维化
厌食	AIDS 引起的肠病
溃疡性结肠炎	消化系统癌症
先天消化系统紊乱	肠梗阻
克罗恩病	由于粘连引起的慢性肠梗阻
囊性纤维化	慢性胰腺炎
食管癌	低流量肠道造瘘
胃肠癌	由移植物抗宿主病引起的严重腹泻
由于肿瘤引起的胃肠阻塞	遗传性和获得性的肠动力状况
低流量胃肠道瘘	妊娠呕吐
吸收障碍	炎性肠道疾病
胰腺癌	肠道萎缩
放射性肠炎	严重的术前营养不良
严重的抑郁症	放射性肠炎
中枢神经系统紊乱：昏睡状态、昏迷、帕金森病、阿尔茨海默病、重症肌无力、Guillain-Bare 综合征、器质性脑综合征、肌萎缩性侧索硬化、颅损伤、多发性硬化	硬皮病
	由于化学治疗引起的严重胃肠道反应或食管炎
	短肠综合征
	口炎性腹泻

识和技巧。

（1）评估患者个体所需要的正确剂量。

（2）肠内肠外营养配方成分的基本知识。

（3）运用肠外或肠内营养管路并进行必要的维护的能力。

（4）掌握管喂或输注方法和计划。

（5）了解相关药物或营养素相关作用。

（6）了解某些肠内和肠外营养治疗并发症方面的知识。

五、 老年常见疾病的营养治疗

住院老年人应常规进行营养筛查和营养评估，并对于存在营养不良和（或）营养风险的患者给予个体化的营养治疗，并监测营养指标，观察治疗效果。

（一）老年卒中患者的营养治疗

脑卒中是指脑部血管突然破裂或阻塞导致血液不能流入大脑而导致脑组织损伤的一组疾病，可分为缺血性脑卒中和出血性脑卒中。在我国，脑卒中是第 2 位致死性疾病，也是导致成人残疾的主要原因，给社会和家庭带来沉重负担。脑卒中的危险因素有高龄、高血压、吸烟、肥胖、高胆固醇血症、糖尿病、既往的 TIA 和房颤等。高龄是脑卒中重要的危险因素之一，95% 的脑卒中发生在 45 岁及以上的人群中，三分之二的脑卒中发生在 65 岁以上的人群中。死亡风险也随着年龄的增长而大大增加。

卒中患者尤其是老年卒中患者的营养代谢受多方面因素的影响，比较容易发生营养缺乏，如 30%~60% 的住院患者可发生吞咽障碍，使得进食量减少，无法满足机体的需要。此外，吞咽障碍时气道保护功能减弱，误吸和吸入性肺炎的发生率也增加。重症卒中患者除了吞咽障碍外，机体分解代谢明显高于合成代谢，能量、糖、蛋白质和脂肪等基础代谢也发生紊乱。由于营养不良可显著影响患者预后。因此，卒中患者入院时无论已经存在营养不足，还是存在营养不足风险，均应进行营养支持。

1. **吞咽障碍**　卒中患者营养支持前应当先评估患者的吞咽、咀嚼功能，以保证经口进食的安全性及选择正确的营养支持方式（表 8-13）。

表 8-13　吞咽困难的分类、评估和治疗

分级	生理	措施
无吞咽困难	无误吸；吞咽和咳嗽反射正常；咀嚼正常	不需调整食物和液体
轻度吞咽困难	无误吸表现；吞咽和咳嗽反射正常；轻度咀嚼功能异常	正常经口饮食；无须帮助；提供饮食禁忌及进食环境禁忌的建议
中度吞咽困难	有误吸可能；吞咽和咳嗽反射正常；中度咀嚼功能异常	经口进食食物，改变食物质地，有必要提供补充剂。患者进食时需要帮助或建议减慢速度
中到重度吞咽困难	有误吸风险；有吞咽和咳嗽反射，但存在异常或延迟；咀嚼功能异常	限制经口进食食物，改变食物质地，患者由专业的看护人员严密监护 需添加营养补充剂或部分（夜间）管饲，才能达到最佳营养摄入
重度吞咽困难	高误吸风险；吞咽和咳嗽反射不足或不连续；咀嚼功能障碍；不能吞咽块状食物	禁止经口进食，或经口摄入少量特制食物，必须有经专门培训的护理人员指导与监测；多需要肠内营养（管饲或 PEG-J）；严重吸收不良时考虑静脉营养
极重度吞咽困难	存在误吸；无咳嗽反射，需要气管吸引；无任何吞咽能力	禁止经口进食；需要肠内营养（管饲或 PEG-J）；严重吸收不良时考虑静脉营养

2. **膳食治疗**　对于无咀嚼、吞咽障碍的患者可选择经口进食。对于咀嚼、吞咽功能未完全丧失，可以尝试经口进食的患者，应当根据吞咽困难的程度选择不同质地的食物。此外，在供应食物时还应当注意食物的温度、酸度、甜度、分量及进食环境对吞咽产生的影响。温度：冷冻饮料及食物可刺激口腔感觉和吞咽，如果允许可以在进食时喝冷饮料；甜度：可刺激唾液分泌，可能给吞咽紊乱患者带来不利影响；酸度：吞咽感受器对酸性食物有正性反应，可促进吞咽；分量：大份食物可导致吞咽困难，少量多餐（6 次 / 天）效果更好；环境：安静的进餐环境有助于存在吞咽和咀嚼困难患者的进食（表 8-14）。

吞咽障碍无法耐受流质的患者可选用半流质。很多患者需要强化配方（额外添加蛋白质、碳水化合物、脂肪），还需要补充微量营养素（液态），尤其是老年人需要注意补充维生素 C 和维生素 B_{12}。

3. **肠内营养**　对于昏迷、严重吞咽障碍等无法经口进食或进食不足的患者需给予管饲喂养。脑卒中患者在起病 72 小时内开始肠内营养可缩短住院时间。慢性进展期疾病，需要及时有效的营养评价，并决定是否放置经皮内镜下胃造口（percutaneous endoscopic gastrostomy，PEG）或经皮内镜下空肠造口（percutaneous endoscopic jejunostomy，PEJ）。

重症卒中患者（APACHE Ⅱ >16 分）应激期为减轻代谢负担应给予低能量供 20~25kcal/（kg·d），

表 8-14 不同咀嚼、吞咽功能对食物的选择

咀嚼	吞咽	主食	小吃	饮品
正常	正常	忌煎烤食物,忌骨头,食物最好煮得很烂	软面包,无硬皮软水果(梨、桃、香蕉)	凉或常温
差	正常	糊状食物:土豆、蔬菜、蒸鱼、肉类	糊状食物:蛋羹、粥、汤、酸奶、水果泥、果汁	凉或温热
功能丧失	正常	糊状食物:较厚不能有碎屑	厚的糊状食物:粥、糊、浓汤或无渣的汤、酸奶	稠厚
功能丧失	偶尔有呛咳	同样稠度的厚糊状食物	同主食	稠厚,避免过热或过冷
功能丧失	进食流质有呛咳	同样稠度的厚糊状食物	同主食	必须稠厚流质
功能丧失	功能丧失	判断食物摄入、营养状态和预后:是否管饲		
功能丧失 4 周以上		考虑放置 PEG 或 PEJ		

糖脂比为 5:5,以减小呼吸商,热氮比 100:1,以增加蛋白质供给。一旦病情好转,应尽快恢复能量供给;轻症卧床卒中患者(APACHE Ⅱ≤16 分)能量供给不宜过高,通常为 20~25kcal/(kg·d),其中糖脂比 7:3~6:4,热氮比 100~150:1;轻症非卧床卒中患者除能量供给不予特殊限制外 25~35kcal/(kg·d),基本底物比例与轻症卧床卒中患者一致。

卒中合并吞咽障碍患者在管饲喂养的同时,应当积极进行吞咽功能训练,大部分患者在发病 1~3 个月内可恢复经口进食。临床上通常采用洼田饮水试验筛查来判断是否可以停止管饲喂养,评分小于等于 2 级时,可停止管饲喂养改为经口进食。在有条件的情况下需采用吞钡透视检查,以准确评估患者的吞咽功能。

4. 肠外营养 如果老年卒中患者存在肠内营养禁忌证或肠内营养不能满足患者营养需求,如严重胃肠动力障碍、严重消化吸收不良等需给予肠外营养支持。一旦胃肠功能恢复,应尽早恢复肠内营养。

5. 预防脑卒中 降低卒中危险因素可以预防脑卒中,脑卒中的最重要可控危险因素是高血压、高血胆固醇水平、糖尿病、吸烟(主动和被动)、酗酒、缺乏身体活动、肥胖和不健康饮食等。不良饮食习惯特别是过多的摄入食盐、饱和脂肪、胆固醇和加工红肉类,与动脉粥样硬化和脑卒中发病相关。地中海饮食可以降低患脑卒中的风险。

(二)老年糖尿病患者的营养治疗

糖尿病是有遗传倾向的常见内分泌疾病,是因胰岛素绝对或相对分泌不足,致使糖、脂肪及蛋白质等代谢紊乱的代谢疾病。老年糖尿病患者绝大多数为 2 型糖尿病,并且容易出现高渗性昏迷或酮症酸中毒等急性代谢紊乱以及低血糖。部分没有糖尿病病史的老年人在创伤、感染、休克等应激状态下也会出现血糖升高的情况。营养治疗对任何类型的糖尿病都是最基本的治疗措施,对于老年人也不例外。约 20% 的糖尿病患者单独营养治疗即可达到治疗目标。对于中重型糖尿病患者经营养治疗后可减少用药,致使病情稳定、减轻或预防并发症发生。

1. 老年糖尿病患者营养治疗的原则 老年糖尿病患者的营养治疗遵循个体化原则。制定患者的能量及营养素摄入目标量应当根据患者营养状态、病程、血糖及代谢指标水平、并发症及是否合并有其他疾病等情况来进行,避免热量摄入不足或过多。目标是获得理想的代谢结果(包括血糖、糖化血

红蛋白、胆固醇甘油三酯），维持健康的血压和体重，并改善老年糖尿病患者的各种症状，减少并发症的发生。

2. 老年糖尿病患者的膳食治疗 饮食是老年 2 型糖尿病患者治疗计划中非常重要的部分。早期确诊的老年糖尿病患者能够通过健康饮食、减重和规律运动等生活方式的改变，来延迟和防止 2 型糖尿病并发症的发生。饮食应在个人文化和生活方式偏好的基础上满足营养需求，以预防和治疗糖尿病并发症。

（1）合理控制能量：是糖尿病营养治疗的首要原则。能量供给应根据病情、血糖、尿糖、年龄、性别、身高、体重、劳动强度以及有无并发症等确定。老年糖尿病患者不必过度限制能量摄入减轻体重，以避免去脂体重丢失；超重和肥胖者可保持体重稳定。推荐总能量摄入约为每日 30kcal/kg。长期在养老院居住者不建议严格限制饮食，应为其提供规律性食谱，定量定时供给碳水化合物。

（2）合理营养比例：建议糖尿病患者遵循平衡膳食原则，膳食总能量摄入应符合体重管理目标，其中 45%~60% 来自碳水化合物，25%~35% 来自脂肪，15%~20% 来自蛋白质。不推荐将碳水化合物限制在每天 120g 以下，老年糖尿病患者无需过度严格禁食含蔗糖食物。老年糖尿病患者宜多选择能量密度高且富含膳食纤维、低 GI 的食物，以改善糖代谢和降低心血管疾病发生风险。膳食纤维推荐量为 25~50g/d；老年糖尿病患者蛋白摄入建议为 1.0~1.3g/（kg·d），以优质蛋白为主，可改善胰岛素分泌、减轻年龄相关的肌肉减少等。当慢性肾脏疾病的并发症迹象出现时，应该限制蛋白质摄入；为减少心血管并发症的发病率，饱和脂肪酸的摄入量应小于总能量的 7%，可以适当摄入富含单不饱和脂肪酸的食物，如坚果、橄榄油、茶油和牛油果等，对糖尿病有益。

（3）其他营养素：维生素与糖尿病关系密切，尤其是 B 族维生素、维生素 C 和维生素 A 等。应当适当限制钠盐，每天的盐的摄入量应控制 6g 以下，以防止和减轻高血压、肾功能不全等。适当增加钾、镁、钙、锌、铬等元素的补充。每天补充复合无机盐和维生素可能对老年糖尿病患者有益，特别针对长期食物或营养素摄入不足的患者。

（4）餐次分配比例：通常结合血糖尿糖升高时间、用药时间（尤其是注射胰岛素时间）、饮食习惯、运动时间及病情是否稳定等因素来确定餐次分配比例。尽可能的定时定量、少量多餐，防止一次进食过多增加胰岛负担，也应避免一次进食过少发生低血糖。饮食分配可为 1/3、1/3、1/3；1/5、2/5、2/5；1/7、2/7、2/7、2/7。

（5）烹调原则：糖尿病饮食是称重治疗饮食，除盐不称重外，对其他食物包括主食、副食、蔬菜和烹调油均应在烹调前，将不能食用部分去除后称重加工，然后进行烹调。烹调时不加糖，不用糖醋烹调法，不勾芡，葱、姜等调料不加限制。

（6）运动：老年糖尿病患者增加锻炼是有益的，每周进行 3 次以上有氧运动、每次 60 分钟，以达到最大心率的 60%~75% 为标准，但应进行心脏功能评价及运动风险评估。

（7）糖尿病教育：定期给予患者糖尿病教育可明显降低 HbA1c。

3. 老年糖尿病患者的肠内肠外营养支持 糖尿病是导致营养不良及不良临床结局的风险因素，老年糖尿病患者应常规进行营养指标监测和营养评估，并对于存在营养不良和（或）营养风险的患者给予营养支持。老年糖尿病患者接受肠外肠内营养支持的适应证与非糖尿病患者一致。

老年糖尿病患者营养支持应首选肠内营养，其中口服营养补充（oral nutritional supplements，ONS）操作简便、易于实施，有助于控制血糖，维持营养状况。糖尿病适用型肠内营养配方有助于接受管饲或口服营养支持的糖尿病患者病情控制，有助于患者的个体化体重管理和血糖、血脂、血压的控制，有益于临床结局。在血糖监测和血糖控制稳定的情况下，平衡型整蛋白型肠内营养配方也可用于糖尿病患者，但应缓慢持续给予。

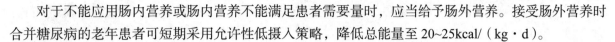

对于不能应用肠内营养或肠内营养不能满足患者需要量时，应当给予肠外营养。接受肠外营养时合并糖尿病的老年患者可短期采用允许性低摄入策略，降低总能量至 20~25kcal/（kg·d）。

4. 预防低血糖

（1）预防：为减少低血糖风险，避免空腹饮酒。对于使用胰岛素和促胰岛素分泌剂治疗且运动前血糖监测 <5.6mmol/L 的患者，应增加碳水化合物的摄入预防低血糖。低 GI 饮食可改善血糖控制且不增加低血糖风险。

（2）治疗：尽管碳水化合物都可改善低血糖，但对有意识的低血糖患者仍首选葡萄糖（15~20g）治疗；如治疗 15 分钟后仍为低血糖，应再次给葡萄糖；一旦血糖恢复正常，需继续添加一餐或点心，以防止低血糖复发。2 型糖尿病患者摄入蛋白可增加胰岛素反应，但不增加血浆葡萄糖浓度，因此，蛋白食物不能用于治疗急性低血糖或预防夜间低血糖发生。

（三）老年肌肉衰减综合征患者的营养治疗

肌肉衰减综合征是与增龄相关的进行性骨骼肌量减少，伴有肌肉力量和（或）肌肉功能减退的综合征。随着我国人口老龄化，充分认识肌肉衰减综合征，并开展积极防治，对改善老年人生活质量降低并发症具有重要意义。

1. 膳食治疗

（1）蛋白质：蛋白质摄入量与肌肉的质量和力量成正相关。食物蛋白质能促进肌肉蛋白质的合成，有助于预防肌肉衰减综合征，许多老年人由于蛋白质摄入不足导致肌肉质量和力量明显下降。四肢肌肉组织甚至内脏组织消耗时，机体多系统功能衰退。食物蛋白中富含亮氨酸等支链氨基酸的优质蛋白质，如乳清蛋白及其他动物蛋白，更有益于预防肌肉衰减综合征。老年人蛋白质的推荐摄入量应维持在 1.0~1.5g/（kg·d），优质蛋白质比例最好能达到 50%，并均衡分配到一日三餐中。此外，消化利用率会影响肌肉蛋白质合成，为预防肌肉衰减综合征，建议给老年人提供充足的易于消化吸收的蛋白质。

（2）脂肪酸：长链多不饱和脂肪酸通过增加抗阻运动及与其他营养物质联合使用，可延缓肌肉衰减综合征的发生。对于肌肉量丢失和肌肉功能减弱的老年人，在控制总脂肪摄入量的前提下，应增加深海鱼油、海产品等富含 n-3 多不饱和脂肪酸的食物摄入。推荐 EPA+DHA 的宏量营养素可接受范围为 0.25~2.00g/d。

（3）维生素 D：研究表明，老年人维生素 D 水平与其活动能力、握力、腿部力量和平衡能力等密切相关。有必要检测所有肌肉衰减综合征老年人体内维生素 D 的水平，当老年人血清 25（OH）D 低于正常值范围时，应给予补充。建议老年人维生素 D 的补充剂量为 15~20μg/d（600~800IU/d），维生素 D_2 与维生素 D_3 可以替换使用。此外，老年人还应适当增加海鱼、动物肝脏和蛋黄等维生素 D 含量较高食物的摄入及增加户外日光照射，以增加机体维生素 D 水平，预防肌肉衰减综合征。

（4）抗氧化营养素：一些抗氧化营养素，如维生素 C、类胡萝卜素、维生素 E、硒等的缺乏可影响机体的活动能力、肌肉力量等。因此，鼓励老年人增加富含抗氧化营养素的深色蔬菜和水果以及豆类等食物的摄入，以减少肌肉有关的氧化应激损伤。此外，也可适当补充含多种抗氧化营养素（维生素 C、维生素 E、类胡萝卜素、硒）的膳食补充剂。

2. 口服营养补充（ONS） 研究表明，在饮食基础上用肠内营养制剂进行口服营养补充，可增加虚弱老年人的能量和蛋白质摄入，有助预防其肌肉丢失和改善肌肉衰减综合征患者的肌肉量、强度和身体组分，加快康复。每天在餐间/时或锻炼后额外补充 2 次营养制剂，每次摄入 15~20g 富含必需氨基酸或亮氨酸的蛋白质及 200kcal 左右能量，有助于克服增龄相关的肌肉蛋白质合成抗性。

3. 运动　运动对增加肌肉力量和改善身体功能有显著作用。以抗阻运动为基础的运动（如静力靠墙蹲、坐位抬腿、拉弹力带、举哑铃等）能有效改善肌肉力量和身体功能，有益于肌肉衰减综合征的防治，如同时补充必需氨基酸或优质蛋白效果则更好。老年人应减少静坐/卧，增加日常身体活动量。最好，每天进行累计 40~60 分钟中 - 高强度运动（如快走、慢跑），其中抗阻运动 20~30 分钟，每周≥3 天。而对于肌肉衰减综合征患者则需要更多的运动量。

综上所述，运动和营养治疗是防治肌肉衰减综合征的有效手段，当抗阻运动结合营养补充食品时效果更佳。

（马　莉）

第九章
老年康复管理

第一节　老年康复机构设置与管理

老年康复机构包括老年康复医院、各级养老及老年医疗机构的康复中心和康复科、社区卫生服务中心及养老机构的康复室等。

一、老年康复医院的设置

老年康复医院首先是康复医院，应当满足《康复医院基本标准（2012年版）》的基本标准，并突出老年特色。根据《康复医院基本标准（2012年版）》修订如下：

（一）三级老年康复医院

1. 床位　住院床位总数300张以上，其中康复专业床位75%以上。

2. 科室设置

（1）临床科室：至少设老年骨与关节康复科、老年神经康复科、老年脊髓损伤康复科、老年心肺康复科、老年疼痛康复科、老年听力视力康复科、老年烧伤康复科中的6个科室，以及内科、外科和重症监护室。

（2）治疗科室：至少设物理治疗室、作业治疗室、言语治疗室、传统康复治疗室、康复工程室、心理康复室和水疗室。

（3）评定科室：至少设运动平衡功能评定室、认知功能评定室、言语吞咽功能评定室、作业日常活动能力评定室、心理评定室、神经电生理检查室、心肺功能检查室、听力视力检查室、职业能力评定室中的7个。

（4）医技科室：至少设医学影像科、检验科、药剂科、营养科、门诊手术室、消毒供应室。

（5）职能科室（部门）：至少设医疗质量管理部门、护理部、医院感染管理科、器械科、病案（统计）室、信息科、后勤支持保障、社区康复服务部门等科室（部门）。

3. 人员

（1）每床至少配备1.4名卫生技术人员，其中医师0.2名/床，康复治疗师0.4名/床，护士0.3名/床。

（2）医师中具有副高级及以上专业技术职务任职资格人数不低于医师总数的15%。临床科室科主任应当具有副高及以上专业技术职务任职资格，临床各科室至少有3名中级及以上专业技术职务任职资格的医师。

（3）康复治疗师中具有中级及以上专业技术职务任职资格人数不低于康复治疗师总数的10%。

治疗科室负责人应当具有中级及以上专业技术职务任职资格，并从事康复治疗工作 5 年以上。

（4）各临床科室医师结构合理，能够满足三级医师责任制等医疗核心制度要求。

4. 场地

（1）每床建筑面积不少于 95m²。病房每床净使用面积不少于 6m²，床间距不少于 1.2m。

（2）康复治疗区域总面积不少于 3000m²。

（3）医院建筑设施执行国家无障碍设计相关标准。

5. 设备

（1）基本设备：参照同级综合医院基本设备并结合本专业实际需要配置。

（2）专科设备

1）康复评定：至少配备运动心肺功能及代谢功能评定、肌电图与临床神经电生理学检查、肌力和关节活动评定、三维运动分析、平衡功能评定、认知言语吞咽评定、作业评定等设备。

2）运动治疗：至少配备训练用垫、肋木、姿势矫正镜、平行杠、楔形板、轮椅、训练用棍、沙袋和哑铃、墙拉力器、划船器、手指训练器、肌力训练设备、肩及前臂旋转训练器、滑轮吊环、电动起立床、治疗床及悬挂装置、功率车、踏步器、助行器、连续性被动训练（CPM）器、训练用阶梯、训练用球、平衡训练设备、运动控制能力训练设备、功能性电刺激设备、生物反馈训练设备、减重步行训练架、专用运动平板、儿童运动训练器材、情景互动训练设备以及康复机器人。

3）物理因子治疗：至少配备电疗（包括直流电、低频电、中频电、高频电疗设备）、光疗、超声波治疗、磁疗、功能性电刺激、传导热治疗、冷疗、牵引治疗设备。

4）作业治疗：至少配备符合家居场景的日常生活活动作业、手功能作业训练、模拟职业作业设备。

5）认知、言语、吞咽治疗：至少配备认知训练、言语治疗、非言语治疗和吞咽治疗设备。

6）传统康复治疗：至少配备针灸、火罐、中药药浴、中药熏蒸等设备。

7）康复工程：至少配备临床常用假肢、矫形器、辅助具制作设备。

8）水疗：至少配备蝶形浴槽、涡流 / 气泡浴槽、步态跑台浴槽等设备。

（3）信息化设备：在住院部、信息科等部门配置自动化办公设备，保证医院信息化建设符合国家相关要求。

（4）病房床单元基本装备同三级综合医院。

（5）有能满足日常诊疗业务需要的其他设备。

6. 制订各项规章制度、人员岗位责任制，有国家制定或认可的诊疗指南和临床、护理技术操作规程等，并成册可用。

7. 注册资金到位，数额由各省、自治区、直辖市卫生行政部门确定。

（二）二级老年康复医院

1. 床位　住院床位总数 100 张以上，其中康复专业床位占 75% 以上。

2. 科室设置

（1）临床科室：至少设置老年骨关节康复科、老年神经康复科、老年听力视力康复科、老年疼痛康复科中的 3 个科室以及内科、外科、重症监护室。

（2）治疗科室：至少具备物理治疗、作业治疗、言语治疗、传统康复治疗功能。

（3）评定科室：至少具备运动平衡功能评定、认知功能评定、言语吞咽功能评定、作业日常生活活动能力评定、神经电生理检查、听力视力检查中的 5 项功能。

（4）医技科室：至少设置超声科、检验科、放射科、药剂科和消毒供应室。

（5）职能科室（部门）：至少设医疗质量管理部门、护理部、医院感染管理科、信息科、器械科、病案（统计）室、社区康复服务科室（部门）。

3. 人员

（1）每床至少配备 1.2 名卫生专业技术人员，其中医师 0.15 名/床，康复治疗师 0.3 名/床，护士 0.3 名/床。

（2）医师中具有副高级及以上专业技术任职资格的人数不少于医师总数的 10%。临床科室科主任应当具有中级及以上专业技术职务任职资格，临床各科室至少有 2 名具有中级以上专业技术职务任职资格的医师。

4. 场地

（1）每床建筑面积不少于 85m^2。病房每床净使用面积不少于 6m^2，床间距不少于 1.2m。

（2）康复治疗区域总面积不少于 800m^2。

（3）医院建筑设施执行国家无障碍设计相关标准。

5. 设备

（1）基本设备：参照同级综合医院设备并结合本专业实际需要配置。

（2）专科设备

1）康复评定：至少配备运动功能评定、肌力和关节活动评定、平衡功能评定、认知言语评定、作业评定等设备。

2）运动治疗：至少配备训练用垫、肋木、姿势矫正镜、平行杠、楔形板、轮椅、训练用棍、沙袋和哑铃、墙拉力器、肌力训练设备、前臂旋转训练器、滑轮吊环、电动起立床、功率车、治疗床（含网架）、CPM、训练用阶梯、训练用球、踏步器、助行器、平衡训练设备、运动控制能力训练设备、功能性电刺激设备、儿童运动训练器材等。

3）物理因子治疗：至少配备电疗（包括直流电、低频电、中频电、高频电疗设备）、光疗、超声波治疗、磁疗、功能性电刺激、传导热治疗、冷疗、功能性牵引治疗等设备。

4）作业治疗：至少配备日常生活活动作业、手功能作业训练、模拟职业作业等设备。

5）认知言语治疗：至少配备认知训练、言语治疗、非言语交流治疗等设备。

6）传统康复治疗：至少配备针灸、火罐、中药药浴、中药熏蒸等设备。

（3）信息化设备：在住院部、信息科等部门配置自动化办公设备，保证医院信息化建设符合国家相关要求。

（4）病房床单元基本装备同二级综合医院。

（5）有能满足诊疗业务需要的其他设备。

6. 制订各项规章制度、人员岗位责任制，有国家制定或认可的诊疗指南和临床、护理技术操作规范等，并成册可用。

7. 注册资金到位，数额由各省、自治区、直辖市卫生行政部门确定。

（注：目前我国不设一级康复医院）

二、 老年护理院康复科设置标准

老年护理院是为入住的丧失生活自理能力的失能老年人提供生活照料、健康护理、休闲娱乐和社会工作等服务，满足失能老年人生活照料、保健康复、精神慰藉、临终关怀等基本需求的专业照料机构。为了满足老年人不断增长的康复医学诊疗需求，老年护理院中应设有康复科，并设康复治疗室。

（一）整体用房设置（表9-1）

1. 老年护理院整体设计应当满足无障碍设计要求。

2. 老年护理院的建设规模，按床位数量分为500床、400床、300床、200床、100床五类。规模500张床以上的宜分点设置。建设规模不足100张的参照100张床老年护理院的标准执行。康复床位数应为总床位数的10%~20%。病房每床净使用面积不少于5m²，每床间距不少于1m。每个病室以2~4人间为宜。应当设立物理治疗室和作业治疗室。

表9-1　康复用房使用面积指标测算表（m²/床）

用房名称	机构规模				
	500床	400床	300床	200床	100床
物理治疗室	0.43	0.45	0.48	0.54	0.84
作业治疗室	0.14	0.18	0.24	0.30	0.36
合计	0.57	0.63	0.72	0.84	1.20

3. 每个病房应当设置衣物储藏的空间，内设无障碍卫生间，卫生间地面应当满足易清洗、不渗水和防滑的要求。

4. 设有独立洗澡间，配备符合防滑、防跌倒要求的洗澡设施、移动患者的设施等有效安全防护措施。

5. 设有康复和室内、室外活动等区域，且应当符合无障碍设计要求。患者活动区域和走廊两侧应当设扶手，房门应方便轮椅进出。放射、检验及功能检查用房、康复用房应当设置无障碍通道。

6. 主要建筑用房不宜超过4层。需设电梯的建筑应当至少设置1部无障碍电梯。

（二）科室设置

100张床位的老年护理院康复科用房面积不得低于500m²，约占养老机构总建筑面积的8.5%，随着养老机构床位数的增加，老年康复机构康复用房面积按需要相应增加。

（三）康复科室配置

诊疗室、康复评定室、物理治疗室、作业治疗室、言语吞咽治疗室、理学室、针灸室、传统疗法室、心理治疗室、音乐治疗室、感统训练室、文娱活动室（阅读、书画、手工、歌舞室等）。

（四）人员配置

100张护理床位的老年康复机构人员配置，至少需要配备康复医师2名、康复治疗师6名（从事运动治疗、物理因子治疗、作业治疗、言语吞咽治疗）、康复护士10名、中医师1名（从事针灸、推拿、拔罐治疗等）、心理治疗师1名、音乐治疗师1名、社会工作者1名、老年康复护理员10~20名。当服务的老年群体人数增加时，根据工作量需要，及时增加各类人员配备的数量。

（五）设备配置

1. 康复评定设备　配备肌力测试系统、关节活动度评定设备、平衡功能测定仪、认知及言语评定系统、作业评定设备等。

2. 康复治疗设备

（1）运动治疗设备：包括训练用垫、肋木、姿势矫正镜、平行杠、楔形板、沙袋、哑铃、滑轮吊环、手指训练器、肌力训练器、肩及前臂旋转训练器、治疗床及悬挂装置、CPM训练器、训练阶梯、花生球、平衡训练设备、运动控制能力训练设备、生物反馈训练仪等。

（2）作业治疗设备：配备日常生活活动作业设备、手功能作业训练设备等。

（3）言语、吞咽、认知治疗设备：配备言语治疗设备、吞咽治疗设备、认知训练设备、非言语交流治疗设备等。

（4）传统康复治疗设备：配备针灸、推拿、中医熏蒸等中医康复设备。

（5）物理因子治疗设备：低频电治疗仪、中频电治疗仪、高频电治疗仪、超声波治疗仪、传导热治疗设备、牵引治疗设备等。

（6）感觉统合训练设备：声、光、电等训练设备。

（7）文娱活动设备：音响、相应康复活动道具等。

（六）老年护理院康复科管理

制定各项规章制度和各级各类人员岗位职责。有国家制定或认可的诊疗指南和临床、护理技术操作规范等，并成册可用。

（1）质量管理基本要求

1）严格遵守疾病诊疗、功能评估、康复治疗各项操作常规进行，避免医疗差错、杜绝医疗事故发生。

2）诊疗室、评定室、治疗室等保持安静、整洁，保证诊疗过程有序、安全。

3）工作人员态度热情周到，工作认真负责，不推诿，不闲聊、不离岗。

4）各类康复设备仪器保持性能完好，摆放有序，专人负责。

5）所有诊疗记录内容完整，字迹清楚，符合规范。

6）康复功能评估率 >90%、康复记录书写合格率≥90%、设备完好率 >80%、康复治疗有效率≥80%、年技术差错率≤1%、服务满意率≥80%。

（2）设备管理

1）各类康复设备必须"三证"齐全，有使用说明书，有生产厂家的地址和联系方式。

2）所有康复设备要按照功能分类，放在相对固定场所，有专人负责，妥善保管。

3）所有康复设备要定期保养维护，保证性能正常，并做好相关维护记录。

4）康复设备的使用者必须是相应的专业人员，并经过操作培训才可使用。

5）康复设备的操作流程和注意事项要张贴或悬挂在设备上或者在相应的地方，方便使用。

6）康复设备如有损坏或不能正常使用时，必须在设备上挂牌，说明该设备暂时不可以使用，并及时请专业人员检查维修。

7）所有康复设备要安放在通风、干燥、防潮、防晒、防震等安全的地方，有特殊放置要求的要按照特殊要求放置。

8）使用前必须检查确保设备完好并安全使用，使用结束及时归位并关闭电源。

（3）注册资金到位。

备注：老年护理院、老年公寓、农村敬老院、社会福利院、光荣院、荣誉军人康复医院等机构康复医学科和康复中心的设置均可参照此方案。

三、 社区卫生服务中心康复医学科设置标准

（一）设置原则

1. 根据卫生部《医疗机构诊疗科目名录》，本区域内社区卫生服务中心康复医学科设置为一级诊疗科目。

2. 本标准为本区社区卫生服务中心设置康复医学科最低准入要求。

3. 一级临床、护理、养老、康复等机构的康复医学科设置参照此标准执行。

（二）科室设置

1. **临床科室** 至少设有康复门诊室（兼功能评估室）和康复治疗室，鼓励有条件的科室可将康复治疗室分成运动疗法室、物理因子治疗室、作业言语治疗室与传统康复治疗室等。

2. **病房** 可不设康复病房，需要住院康复的患者可收入社区卫生服务中心其他科室的病房共同管理，或收治入老年护理床位、家庭病床等开展相关康复服务。

（三）人员

1. **人数** 康复科或康复室至少配备 1 名康复医师和 2 名康复治疗师（士）。

2. **资质**

（1）康复科或康复室的康复医师，应具有下列条件之一：

1）科内至少有一名医师的执业证书中执业范围为康复医学专业。

2）全科医师经过系统康复培训（240 学时以上），并取得相关结业证书。

（2）康复治疗师，应具有下列条件之一：

1）教育部门认定的高等或中等专业学校康复治疗师专业毕业。

2）获得全国卫生专业技术资格康复治疗师（士）考试资格证书。

（四）医疗用房

1. 业务用房建筑面积（门诊与治疗室）不少于 100 平方米。

2. 康复医学科配套设施应符合无障碍理念要求，走廊有扶手，地面防滑，物理因子治疗室（治疗区）必须地面绝缘，木制治疗床远离金属管道，如有高频治疗仪器，应有合格的屏蔽装置。

（五）设备

1. **功能评定** 肌力与关节活动度检查基本器械，包括简单肌力测评计、测角器等，常用功能评定量表。

2. **康复治疗**

（1）运动疗法常用设备：如 PT 床、电动起立床，训练用棍、球、沙袋，肩梯、平行杠、拐杖、助行器等；有条件可增设关节主动、被动训练仪，平衡功能测评训练仪。

（2）其他物理因子治疗仪器：红外线，低、中、高频治疗机，电脑颈、腰牵床，肌电生物反馈仪；有条件可增设超声、磁等治疗仪器。

（3）作业疗法常用设备：如磨砂板、插板、插件、橡皮泥、拼板、日常生活训练用具。

（4）言语疗法常用设备：如复读机、言语治疗用具（实物、图片、卡片、记录本）、非语言交流用字画板。

（5）传统康复治疗设备：针灸用具、推拿按摩器具及用品。

3. 科室配备有急救备用箱 心血管急诊常用药品。

（六）科室管理

1. 制定有科室管理各项规章制度、各级人员岗位职责制度。

2. 有卫生行政部门认可的仪器操作常规、诊疗常规等。

3. 实施病员康复治疗告知制度，差错事故防范、登记与讨论制度。

4. 制定有仪器维修保养制度、消毒隔离制度等。

5. 完成日常康复治疗所必需的医疗文书与疗效评定的记录。

（郑洁皎）

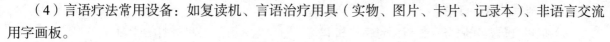

第二节 老年医养康结合模式

《"十三五"国家老龄事业发展和养老体系建设规划》中明确指出现阶段我国养老服务体系的建设目标是以"居家为基础、社区为依托、机构为补充、医养相结合的养老服务体系更加健全"。本文中的"医"不仅包括医疗，而且还有康复的内涵。

一、养老模式

长期以来，国内外养老服务形成了多样化的模式，主要包括：

（一）社区居家养老

中国是奉行家庭养老的国家，不仅历史上将"养儿防老"视为天经地义，即使是进入现代社会，家庭养老仍然是大部分中国人的选择。但我国正全面迎来"4-2-1家庭"时代、"空巢老人"时代、"未富先老"时代，传统家庭养老模式已经不能满足老年人的需求，社区居家养老模式应运而生。

社区居家养老服务，是指以家庭为核心、以社区为依托、以专业化服务为依靠，积极发挥政府主导作用，广泛动员社会力量，充分利用社区资源为居住在家的老年人提供以解决日常生活困难为主要内容的社会化服务。它和传统的家庭养老不同点在于服务是由居家养老服务机构提供，而不是由家庭成员提供。

1. 服务内容

（1）提供"五助"服务：即助餐（向老年人提供餐饮服务，尤其是午餐），助急（如老人家里遇到跑水、漏电、忘记携带家门钥匙等急事，社区提供相应解急解难服务），助洁（可为老人提供家政清洁服务），助浴（社区选择专业养老服务组织，为老人提供上门洗浴服务，经过血压监测、身体健康检查后，确定老人身体状况适合在家洗浴，工作人员方可对老人助浴），助医（为老年人送医送药上门，定期体检，必要时将老年人送往医院诊疗）。

（2）提供日托及全托服务：日托指白天在社区居家养老服务中心生活，晚上回家休息；全托指全天生活在居家养老服务中心。

（3）提供文体娱乐服务：如设阅览室、棋牌室，组织老人开展各种健身操学习等。

（4）由志愿者提供法律咨询服务。

（5）提供心理咨询等精神慰藉服务。

2. 服务形式 从实际需求出发，倡导以上门照料服务为主、社区照料服务为辅的服务模式。主要形式有三种：由经过专业培训的服务人员上门为老年人开展照料服务；在社区创办老年人日间服务中心，为老年人提供日托服务；有条件者可为老年人提供全天候起居、生活照料、专业护理、康复理疗、精神文化服务的全托服务。

（1）开展以购买服务为导向的居家养老服务："五助"居家养老服务将为居家养老老人提供有偿、低偿和无偿服务。依托社区居家养老服务机构，组建服务队伍，对特殊并需要生活照料的救济对象，如老人、独居老人、特困家庭老人、对社会有重大贡献的老人等，依照特定评估程序提供数额不等的政府购买服务，对其他老人提供自费购买服务。

（2）提供多层次、多种形式的社区生活照料服务：①对高龄和日常生活活动受限的老人，以上门照料服务为主，提供医疗、康复、护理、家务等全方位服务；②对生活能基本自理的中高龄老人，运用日托中心、康复站等形式开展服务；③对救济对象、特困、独居、高龄和对社会有重大贡献等特殊老人，提供低保救助、政府购买服务、义务服务、互助服务等多种形式相结合的服务；④为低龄、健康老人，特别是"空巢"家庭老人提供文体娱乐、医疗保健、家务料理等社区服务，并鼓励支持他们参与社区公益活动。

（3）为老年人家庭成员提供辅助性服务：积极协助和鼓励家庭成员承担对老年人的照料责任。相关职能部门要积极为老年人家庭成员进行康复护理等方面的相关培训和指导，提供方便家庭照料使用的设施。通过帮助家庭成员来满足老年人在家庭的照料需求，巩固和加强家庭养老功能。

（4）有效利用、整合现有社区服务资源，最大限度地发挥养老服务作用：社区服务中心可设置养老服务窗口，有条件的社区"老年之家"等要为老年人开设日托、上门照料、送餐、陪护等服务项目，强化文娱、保健等服务功能，并搭建为开展居家养老服务的义务工作基地。

（二）机构养老

过去老年人口的养老需求只是简单的衣食住行等基本生存需要，而现在老年人口对医疗护理、康复促进、生活照料、心理关爱、精神慰藉及临终关怀等方面有了更高更强烈的需求。老龄阶段是身体脆弱的阶段，随着身体功能下降以及疾病缠身，老年人口需要更多的悉心照料以及专业的康复护理服务。因此，越来越多的老年人选择了机构养老。

机构养老是目前中国养老的一种常见模式，是指为老年人提供饮食起居、清洁卫生、生活护理、健康管理和文体娱乐活动等综合性服务的机构，包括"老年护理院""敬老院""养老院"等。它可以是独立的法人机构，也可以是附属于医疗机构、企事业单位、社会团体或组织、综合性社会福利机构的一个部门或者分支机构。目前机构养老按照不同投资主体，可分为公办、民办和公办民营三种类型。

1. 机构养老的主要类型及特点

（1）医护型养老机构：是指由医护人员组成的，在一定范围内，为长期卧床老年患者、残疾人、临终患者、绝症晚期和其他需要医疗护理的老年患者提供基础护理、专科护理，根据医嘱进行支持治疗、姑息治疗、安宁护理，消毒隔离技术指导、老年保健、营养指导、心理咨询、卫生宣教和其他老年医疗护理服务的医疗机构。

（2）老年公寓：是专供老年人集中居住，符合老年体能心态特征的公寓式老年住宅，具备餐饮、清洁卫生、文化娱乐、医疗保健服务体系，是综合管理的住宅类型。老年公寓是指既体现老年人居家养老，又能享受到社会提供的各种服务的老年住宅，属于机构养老的范畴。根据老年公寓服务对象不同，又可细分为以下几种类型：

1）异地（候鸟式）养老中心：该类机构通常建在环境优美，气候条件独特的地点，如海南海口、三亚，东北哈尔滨，安徽黄山等地。主要服务对象为自理老人，实现老人"冬去海南避寒，夏去东北避暑"的愿望。

2）自理、介助、介护型养老中心：入住老年人可分为自理、介助及介护型。不同类型老年人入住后将分不同楼幢或不同楼层入住，并提供不同的养老服务需求。

2. 主要服务内容

（1）生活照料：为老年人提供餐饮、助洁等生活照料服务，体现老有所养的宗旨。

（2）医护照料：提供医学评估、定期体检、医疗心理咨询、失能失智老人医护、慢病康复等一系列服务，体现老有所医的理念。

（3）提供文化娱乐设施，组织形式多样的文化娱乐活动：可提供球场、乒乓球室、棋牌室、阅览室、老年多媒体教室、陶艺室等一系列设施，在此基础上组建各种老年社团，如老年合唱团、老年舞蹈团、老年书法班、老年摄影班。从而体现老有所学、老有所乐的宗旨。

（4）部分养老机构可提供创作室，为退休前有一技之长的长者提供发明创造的便利，真正体现老有所为的理念。

（三）养老社区

养老社区通过为老年人提供自理、介助、介护一体化的居住设施和服务，使老年人在健康状况和自理能力变化时，依然可以在熟悉的环境中继续居住，并获得与身体状况相对应的照料服务。

1. 服务人群

（1）自理型老人：居住者在社区中有独立的住所并且生活能够自理。社区为这一部分老年人提供便捷的社区服务，如餐饮、清洁和洗衣、医疗保健及紧急救护等。同时，为满足老年人精神生活的需求，社区会组织各种形式的活动，如老年大学、兴趣协会等，丰富自助型老年人的日常生活。

（2）介助型老人：当居住者的日常生活需要他人帮助照料时，他们将从自理转入介助型护理。介助型的居住个体是分开的，但设施在同一个区域。介助型老人得到的服务内容除社区服务之外，还包括日常生活照护，如饮食、穿衣、洗浴、洗漱及医疗护理等，社区还会为介助型老人提供与他们的身体状况相适应的各类活动，丰富其日常生活。

（3）介护型老人：当居住者生活完全不能自理，需要他人的照料时，他们将转入介护型护理，得到社区提供的 24 小时有专业护士照料的监护服务。通常介护型的居住者年龄在 80 岁以上，同时在特殊的单元里居住。

2. 设计特点

（1）环境优美、安全便捷：养老社区充分融合了普通社区和一般养老机构的规划设计优点，在选址上关注生态环境和自然气候，大量运用园林景观和水系营造出人与自然和谐的居住环境，使老人在城市中享受到田园生活，达到怡情养性、延年益寿的目的，十分适合老年人居住和生活。

（2）无障碍与安全设计：轮椅坡道、宽敞房门、医用电梯、连廊、无处不在的扶手、安全监控和报警装置等设计让老人体验到普通住宅所不能提供的便利性和安全性。

（3）配套设施齐全：老年医院、康复中心、餐饮中心、娱乐活动室、老年用品商店，为老年人的餐饮、购物、休闲、健身、娱乐等日常生活带来极大的方便。

二、 医养康结合

老人由于自身身体机能的不断退化和萎缩,对于健康的需求远高于普通人群,因此,"医养康结合"是对养老服务业的充实和提高,将老年人健康服务,尤其是康复医疗放在更加重要的位置,以区别传统的单纯为老年人提供基本生活需求的养老服务。

(一)医养康结合的概念及内涵

"医养康结合"在传统的生活护理服务、精神心理服务、老年文化服务的基础上,更加注重医疗康复保健服务,涵盖医疗服务、健康咨询服务、健康检查服务、疾病诊治和护理服务、大病康复服务以及临终关怀服务等。

与传统养老模式相比,医养康结合模式在提供传统养老模式所包含的养老服务的基础上,为老年人提供专业化医疗和康复服务,实现了传统养老服务与现代医疗康复服务的结合。医养康结合模式不同于传统养老模式具有明确的责任主体,比如居家养老的责任主体是家庭,机构养老的责任主体是各类型养老机构,医养康结合没有明确的责任归属主体。在具体实践中,开展医养康结合养老服务可以是设有老年病科的医疗机构,或者是医疗机构分设、下属的养老服务单位,也可以是和医疗机构开展合作的养老院、福利院。因此,医养康结合并不是作为一种独立的养老模式而存在,更多意义上,是作为一种新型的养老服务供给方式而运转。它可以和任何传统养老模式相结合,在任何养老模式中以不同形式实现医养康结合的服务供给。

医养康结合不仅是将传统养老保障与现代医疗有机结合的一种新型养老方式探索,还意味着是一种跨越式的养老新理念。一切将医疗康复服务与养老服务相结合的养老服务供给方式实践,都可以被界定为医养结合的范畴。因此,医养结合可以理解为"医养康融合",即超越传统养老理念中只强调单一性的养老服务,而更加注重养老服务与医疗康复服务的兼得性,注重老年生活保障需求中"养"与"医""康"的结合,其优势在于整合医疗康复和养老三方面的资源,提供持续性的老年照顾服务,能够满足未来高龄、失能、空巢、患病老人的多重生活料理需求。

(二)医养康结合的特点

医养康结合具有以下基本特点:从保障目的来看,与传统养老模式一样,医养康结合旨在为老年人提供老年生活服务,以使老人安度晚年;从参与主体来看,它联合传统养老机构与医疗康复机构,旨在通过多元化的参与主体,为老年人提供一种新型的养老服务;从服务内容来看,由于引入了现代医疗技术,它能够提供更加专业、便捷的养老服务,有效提高老年人的晚年生活质量;从保障对象来看,尤其适宜处于大病康复期、慢性病、易复发病患者等无法在传统养老模式中得到良好照料的失能、半失能老人;从人性角度来看,它同时考虑了老年人的养老需求与医疗康复需求,符合现代老年人"医养康共需"的基本生活需求。

"医养康结合"的"医"不等同于医院,它主要包含三个部分:第一部分是急性医疗,可以在养老项目中设置医疗室,设置急救设施或是急救车,与医院合作开通急救通道,让老人在身体出现异样时得到及时的救助和治疗;第二部分是健康管理,也是"医养康结合"服务模式的核心价值所在;第三部分则是康复护理,以养老机构为主体,但需要以医保报销为前提。与一般养老机构相比,"医养康结合"服务对象重点面向患有慢性病、易复发病、大病恢复期、残障以及绝症晚期老人提供养老和医疗康复服务。

（三）医养康结合的形式

医养康结合机构并不是一个新的第三方服务机构，"医养康结合"其实是"医疗卫生＋康复＋养老服务"，从机构角度来讲，或是在原有医疗机构的基础上得到民政部的许可和颁发资质，开展养老服务，或是在养老机构的基础上得到卫生部门的认可和颁发资质，具备进行医疗康复服务的能力，即同时兼具三者，就可称之为医养康结合机构。

1. 第一种形式是鼓励医疗卫生机构开展养老康复服务 比如属于基层医疗的社区卫生服务中心，可以在条件允许的情况下开展养老康复服务，从社区层面，开展"社区养老"，而一些大型的公立医院则可在医改的大背景下积极转型，成为护理型康复医院等综合性医院。

2. 第二种形式是养老机构增设医疗资质 比如规模较小的养老机构可根据自身的实际情况和需求建立医务室或者是护理站，医务室同时配备医生和护士，而护理站则只配备几名护士；而对于规模比较大型的养老机构，可在机构内开设护理康复型医院等等。

3. 第三种形式是医疗机构与养老机构协议合作 这种合作模式在社区卫生服务中心和就近的养老机构之间非常普遍，即社区卫生服务中心和养老机构签署合作协议，社区卫生服务中心会定期到养老机构上门巡诊，或当养老机构老人出现紧急情况，由社区卫生服务中心出动力量进行抢救，并及时转诊，这也是目前国家非常鼓励的一种合作模式。

4. 第四种形式是医养康结合服务进社区和家庭 即依靠医疗卫生的社区网络和专业人员队伍，通过家庭医生开展上门服务，实现服务对象"由个体向家庭转变"，服务形式"由坐堂行医向主动服务转变"，服务内容"由医疗服务向健康管理转变"。

（四）医养康结合的核心价值

"医养康结合"，核心价值是健康管理。随着科技的高速发展，数字化健康管理平台可以为老人提供实时的健康管理服务，为医护人员提供在线远程医疗服务平台，为卫生管理者提供健康档案实时动态数据，并将三方有机结合在一起。这在一定程度上将大大缓解"医养康结合"过程中医护人员不足、医疗资源过度使用等现象，并极大地推动"医养康结合"模式的有效实现。

1. 发挥智能信息技术（information technology，IT）服务作用，打造具有医养康特色的健康管理系统。可涵盖自我健康管理（健康教育、健康记录等）、健康监测（包括健康指标监测，如血压、血糖、血氧、心电等，智能健康预警，查看健康档案，查看健康常识与健康指导等）、远程医疗协助（包括用药指导、膳食指导、运动指导、慢病病例等）等，实现对个体健康的全程监控。

2. 加快建立老年人电子健康档案。

3. 组建"医养康结合"信息库，统一标准、统一规范、统一管理，将老年人信息系统与医疗系统的预约诊疗系统、双向转诊系统、远程会诊系统和健康档案相整合，逐步实现电子信息的调阅、共享功能，并向社会定期公布医保支付额度、均次医疗费用等核心数据，在全社会的监督下不断完善诊疗行为和医保基金的使用效率。

（五）医养康结合模式的推进

在"未富先老"的背景下，深度老龄化挑战的巨大压力已经对现有养老保障体系提出了日益严峻的考验。养老问题是家事也是国事。作为社会养老的一种创新模式，医养康结合将现代医护技术与养老服务相结合，满足了老年人群的特殊需求，提高了老年人生活质量，适应了老龄化发展的形势，实现了养老模式的新突破。国务院各部委高度重视医养康结合工作，相关部门积极合作，制定了一系列的配套政策,正在建立统一完善的养老和医疗康复服务标准,规范医疗护理行为,保障老人的养老和医疗康复需求。对医养康结合养老机构实施卫生准入、民政扶持、医保定点等扶持政策,由卫生部门批准医养康结合的养老机构成为有医疗资质的机构,由民政部门确认其非营利性并纳入医保。这样既解决老人的医疗和护理难题,又减轻了老人及家属的经济负担和精神压力,同时还能促进养老行业护理水平的提高和老年医疗康复产业的发展。

国家卫生计生委办公厅、民政部办公厅《关于印发医养结合重点任务分工方案的通知》(国卫办家庭函〔2016〕353号)中,为贯彻《国务院办公厅转发卫生计生委等部门关于推进医疗卫生与养老服务相结合指导意见的通知》(国办发〔2015〕84号)文件精神,确保各项重点任务落到实处,经征求各部门意见,制定了《医养结合工作重点任务分工方案》(表9-2)。

表9-2 医养结合工作重点任务分工方案(包括康复)

序号	工作任务	负责单位	委内负责司局
1	鼓励养老机构与周边的医疗卫生机构开展多种形式的协议合作,建立健全协作机制,本着互利互惠原则,明确双方责任义务	民政部牵头,卫生计生委、中医药局配合	医政医管局、基层司
2	医疗卫生机构为养老机构开通预约就诊绿色通道,为入住老年人提供医疗巡诊、健康管理、保健咨询、预约就诊、急诊急救、中医养生保健等服务,确保入住老年人能够得到及时有效的医疗救治	卫生计生委、中医药局牵头,民政部配合	医政医管局、基层司
3	养老机构内设的具备条件的医疗机构可作为医院(含中医医院)收治老年人的后期康复护理场所	民政部、卫生计生委、中医药局分别负责	医政医管局、基层司
4	鼓励二级以上综合医院(含中医医院,下同)与养老机构开展对口支援、合作共建。通过建设医疗养老联合体等多种方式,整合医疗、康复、养老和护理资源,为老年人提供治疗期住院、康复期护理、稳定期生活照料以及临终关怀一体化的健康和养老服务	卫生计生委、中医药局、民政部分别负责	医政医管局、基层司
5	养老机构可根据服务需求和自身能力,按相关规定申请开办老年病医院、康复医院、护理院、中医医院、临终关怀机构等,也可内设医务室或护理站,提高养老机构提供基本医疗服务的能力。卫生计生行政部门和中医药管理部门要加大政策规划支持和技术指导力度	民政部、卫生计生委、中医药局分别负责	医政医管局、规划司
6	养老机构设置的医疗机构,符合条件的可按规定纳入基本医疗保险定点范围	人力资源和社会保障部、卫生计生委牵头,民政部配合	基层司
7	鼓励执业医师到养老机构设置的医疗机构多点执业,支持有相关专业特长的医师及专业人员在养老机构规范开展疾病预防、营养、中医调理养生等非诊疗行为的健康服务	卫生计生委、中医药局牵头,民政部配合	医政医管局、基层司
8	发挥卫生计生系统服务网络优势,结合基本公共卫生服务的开展为老年人建立健康档案,并为65岁以上老年人提供健康管理服务,到2020年65岁以上老年人健康管理率达到70%以上	卫生计生委、中医药局分别负责。	基层司
9	鼓励为社区高龄、重病、失能、部分失能以及计划生育特殊家庭等行动不便或确有困难的老年人,提供定期体检、上门巡诊、家庭病床、社区护理、健康管理等基本服务。推进基层医疗卫生机构和医护人员与社区、居家养老结合,与老年人家庭建立签约服务关系,为老年人提供连续性的健康管理服务和医疗服务	卫生计生委、中医药局分别负责	基层司
10	提高基层医疗卫生机构为居家老年人提供上门服务的能力,规范为居家老年人提供的医疗和护理服务项目,符合规定的医疗费用纳入医保支付范围	卫生计生委、人力资源和社会保障部、中医药局分别负责	基层司、医政医管局、家庭司

续表

序号	工作任务	负责单位	委内负责司局
11	在制订医疗卫生和养老相关规划时,要给社会力量举办医养结合机构留出空间。按照"非禁即人"原则,凡符合规划条件和准入资质的,不得以任何理由加以限制	民政部、卫生计生委牵头,发展改革委、国土资源部、住房城乡建设部、中医药局配合	医政医管局、规划司
12	整合审批环节,明确并缩短审批时限,鼓励有条件的地方提供一站式便捷服务。通过特许经营、公建民营、民办公助等模式,支持社会力量举办非营利性医养结合机构	卫生计生委、民政部、中医药局牵头,发展改革委、财政部、国土资源部、住房城乡建设部配合	医政医管局、法制司、体改司
13	支持企业围绕老年人的预防保健、医疗卫生、康复护理、生活照料、精神慰藉等方面需求,积极开发安全有效的食品药品、康复辅具、日常照护、文化娱乐等老年人用品用具和服务产品	发展改革委、工信部、科技部、卫生计生委、民政部、食药监总局、中医药局分别负责	科教司、疾控局、食品司
14	统筹医疗卫生与养老服务资源布局,重点加强老年病医院、康复医院、护理院、临终关怀机构建设,公立医院资源丰富的地区可积极稳妥地将部分公立医院转为康复、老年护理等接续性医疗机构	民政部、卫生计生委、中医药局牵头,发展改革委、财政部、国土资源部、住房城乡建设部配合	规划司、医政医管局、体改司、财务司
15	有条件的二级以上综合医院要开设老年病科,做好老年慢性病防治和康复护理相关工作	卫生计生委、中医药局分别负责	医政医管局、疾控局
16	提高基层医疗卫生机构康复、护理床位占比,鼓励其根据服务需求增设老年养护、临终关怀病床	卫生计生委、中医药局分别负责	基层司、医政医管局、规划司
17	全面落实老年医疗服务优待政策,医疗卫生机构要为老年人特别是高龄、重病、失能及部分失能老年人提供挂号、就诊、转诊、取药、收费、综合诊疗等就医便利服务。鼓励各级医疗卫生机构和医务工作志愿者定期为老年人开展义诊	卫生计生委、中医药局分别负责	医政医管局、基层司
18	有条件的医疗卫生机构可以通过多种形式、依法依规开展养老服务	卫生计生委、民政部、中医药局分别负责	医政医管局
19	充分发挥中医药(含民族医药,下同)的预防保健特色优势,大力开发中医药与养老服务相结合的系列服务产品	中医药局、科技部牵头,民政部配合	
20	对于符合条件的医养结合机构,按规定落实好相关支持政策。拓宽市场化融资渠道,探索政府与社会资本合作(PPP)的投融资模式。鼓励和引导各类金融机构创新金融产品和服务方式,加大金融对医养结合领域的支持力度。有条件的地方可通过由金融和产业资本共同筹资的健康产业投资基金支持医养结合发展	财政部、卫生计生委、银监会、国家开发银行分别负责	家庭司、财务司
21	用于社会福利事业的彩票公益金要适当支持开展医养结合服务	财政部、民政部分别负责	
22	积极推进政府购买基本健康养老服务,逐步扩大购买服务范围,完善购买服务内容,各类经营主体平等参与	财政部、发展改革委、民政部、卫生计生委分别负责	家庭司、财务司、医政医管局、基层司
23	要在土地利用总体规划和城乡规划中统筹考虑医养结合机构发展需要,做好用地规划布局。对于非营利性医养结合机构,可采取划拨方式,优先保障用地;对于营利性医养结合机构,应当以租赁、出让等有偿方式保障用地,养老机构设置医疗机构时,可将在项目中配套建设医疗服务设施相关要求作为土地出让条件,并明确不得分割转让。依法需招标拍卖挂牌出让土地的,应当采取招标拍卖挂牌出让方式	国土资源部、住房城乡建设部分别负责	

序号	工作任务	负责单位	委内负责司局
24	继续做好老年人照护服务工作。进一步开发包括长期商业护理保险在内的多种老年护理保险产品,鼓励有条件的地方探索建立长期护理保险制度,积极探索多元保险筹资模式,保障老年人长期护理服务需求。鼓励老年人投保长期护理保险产品	人力资源和社会保障部牵头,财政部、民政部、卫生计生委、保监会配合	家庭司、医政医管局、财务司
25	建立健全长期照护项目内涵、服务标准以及质量评价等行业规范和体制机制,探索建立从居家、社区到专业机构等比较健全的专业照护服务提供体系	人力资源和社会保障部、卫生计生委、民政部分别负责	医政医管局、基层司、家庭司
26	落实好将偏瘫肢体综合训练、认知知觉功能康复训练、日常生活能力评定等医疗康复项目纳入基本医疗保障范围的政策,为失能、部分失能老年人治疗性康复提供相应保障	人力资源和社会保障部、卫生计生委分别负责	基层司、医政医管局
27	做好职称评定、专业技术培训和继续医学教育等方面的制度衔接,对养老机构和医疗卫生机构中的医务人员同等对待。完善薪酬、职称评定等激励机制,鼓励医护人员到医养结合机构执业	卫生计生委、人力资源和社会保障部、民政部分别负责	人事司、科教司、医政医管局
28	建立医疗卫生机构与医养结合机构人员进修轮训机制,促进人才有序流动。将老年医学、康复、护理人才作为急需紧缺人才纳入卫生计生人员培训规划	卫生计生委、民政部、中医药局分别负责	科教司、人事司、医政医管局
29	加强专业技能培训,大力推进养老护理员等职业技能鉴定工作	民政部、卫生计生委、人力资源和社会保障分别负责	医政医管局、科教司、人事司
30	支持高等院校和中等职业学校增设相关专业课程,加快培养老年医学、康复、护理、营养、心理和社会工作等方面专业人才	教育部、卫生计生委、中医药局分别负责	科教司、医政医管局、家庭司
31	充分依托社区各类服务和信息网络平台,实现基层医疗卫生机构与社区养老服务机构的无缝对接。积极开展养老服务和社区服务信息惠民试点,利用老年人基本信息档案、电子健康档案、电子病历等,推动社区养老服务信息平台与区域人口健康信息平台对接,整合信息资源,实现信息共享,为开展医养结合服务提供信息和技术支撑	工信部、民政部、卫生计生委牵头,发展改革委、人力资源和社会保障部、全国老龄办、中医药局配合	规划司、基层司
32	组织医疗机构开展面向养老机构的远程医疗服务。鼓励各地探索开展基于互联网的医养结合服务新模式,提高服务的便捷性和针对性	发展改革委、工信部、民政部、卫生计生委、中医药局分别负责	医政医管局
33	国家选择有条件、有代表性的地区组织开展医养结合试点,规划建设一批特色鲜明、示范性强的医养结合试点项目	卫生计生委、民政部牵头,财政部、发展改革委、人力资源和社会保障部、工信部、中医药局配合	家庭司、财务司、体改司、医政医管局
34	做好入住医养结合机构和接受居家医养服务老年人的合法权益保障工作	全国老龄办负责	
35	要建立以落实医养结合政策情况、医养结合服务覆盖率、医疗卫生机构和养老机构无缝对接程度、老年人护理服务质量、老年人满意度等为主要指标的考核评估体系,加强绩效考核。加强对医养结合工作的督查,定期通报地方工作进展,确保各项政策措施落到实处	卫生计生委、民政部牵头,发展改革委、财政部、人力资源和社会保障部、国土资源部、住房城乡建设部、全国老龄办、中医药局配合	家庭司、办公厅、规划司、财务司、法制司、体改司、医政医管局、基层司、监督局、科教司
36	医养结合工作的宣传、政策解读等工作	卫生计生委、民政部、新闻出版广电总局、中医药局分别负责	宣传司、家庭司

(郑洁皎)

第三节 居家及社区适老化改造

适老化改造是为了让步入老龄的人们，即便在身体有功能障碍的情况下，仍能在已经习惯的环境中维持尽可能长时间自立生活的基本环境改善，主要包括住宅内部改造和居住区环境改造两个方面。老年人居住建筑不能仅仅归类于"居住建筑"，无论是家庭养老模式下的单元住房还是机构养老模式下的机构养老建筑，都不同于一般的居住区或集体宿舍。因此，"适老化"，不单单是无障碍，更包含了心理感受的适应。

一、 居家适老化改造

全国调查显示，一半以上的老年人跌倒是在家中发生的，因此居家适老化改造非常重要。

（一）一般居室环境要求

1. 合理安排室内家具高度和位置　家具的摆放位置不要经常变动，日用品固定摆放在方便取放的位置，使老年人熟悉生活空间。

2. 老年人的家居环境应坚持无障碍观念　移走可能影响老人活动的障碍物；将常用物品放在老年人方便取用的高度和地方；尽量设置无障碍空间，不使用有轮子的家具；尽量避免地面的高低不平，去除室内的台阶和门槛；将室内所有小地毯拿走，或使用双面胶带，防止小地毯滑动；尽量避免东西随处摆放，电线要收好或固定在角落，不要将杂物放在经常行走的通道上。

3. 居室内地面设计应防滑，保持地面平整、干燥，过道应安装扶手；选择好地板打蜡和拖地的时间，若是拖地板需提醒老年人等干了再行走，地板打蜡最好选择老年人出远门的时候。

4. 卫生间是老年人活动最频繁的场所，也是最容易受伤的地方，因此卫生间内的环境隐患需要受到特别关注。卫生间的地面应防滑，并且一定要保持干燥；由于许多老年人行动不便，起身、坐下、弯腰都比较困难，建议在卫生间内多安装扶手；卫生间最好使用坐厕而不使用蹲厕，浴缸旁和马桶旁应安装扶手；浴缸或淋浴室地板上应放置防滑橡胶垫。

（二）居家适老化改造的具体措施

1. 门及走道　门宽 80~90cm，走道宽 85cm 以上；尽量采取推拉门，保持走道顺畅；去除门槛或消除高差，方便轮椅进出。

2. 地板材料防滑。

3. 扶手可安装在走道、厕所、楼梯或斜坡上，其功能和注意事项如下

（1）移动用扶手

1）辅助步行用扶手，更注重手放在上面，因而扶手要粗一些。

2）必须连续设置。

3）端头会勾住衣服或引起磕碰，因此要向墙壁侧或下方弯曲。

4）高度距地面 75~80cm。

（2）起立用扶手

1）在浴室或卫生间蹲下、起立时需要能抓紧的直径较细的扶手。

2）当简单的移动和起立行为连续发生时，"L"型扶手更有效。

（3）上下楼梯用扶手

1）楼梯扶手需要抓紧，因此扶手必须方便紧握且不易滑脱。

2）尽量连续设置。

3）扶手端头要水平延伸 20cm 以上，防止身体前倾时摔倒。

4. 光线 光线充足，避免眩光；可安装安全地灯、声控灯等。

5. 报警装置 卫生间、卧室均可安装报警装置。

6. 其他 如更换坐便器：蹲式便器→坐式便器。

（三）浴室改造

老年人居住建筑中的浴室，不仅是清洁身体的地方，也是调节心理压力、放松心情的场所。但是，由于地面和浴盆湿滑容易跌倒，加上浴室高温、洗浴动作难度大等原因，对于体能、反应能力下降的老年人来说，浴室也是最容易发生跌倒、溺水等意外事件的危险场所。浴室设计要点如下：

1. 布局 浴室中一般设有淋浴器、淋浴座椅、淋浴桌台和浴盆。对于体能低下的老年人来说，站姿淋浴身体负担大，容易跌倒，而坐在淋浴座椅上淋浴有助于维持平衡、减小运动幅度，使淋浴变得轻松、安全。随着年龄增长，老年人的体能会进一步衰退，淋浴轮椅、入浴台、入浴升降机等入浴护理器械会逐步进入浴室，护理人员也会进入浴室帮助老人入浴。因此，与普通浴室相比，老年人浴室应该更加宽敞，以便为各种入浴形式的顺利开展提供足够空间。有关设计资料建议，老年人浴室至少为墙间距 1.82m 以上的方形。

淋浴座椅的高度应根据老年人身高来定。座椅太低，坐下、站起来的幅度大，老年人会感到比较吃力；椅面太高，足底无法完全接触地面，老年人会缺乏安全感。椅面高度以老年人坐在座椅上，足底可以完全踩到地面为宜，这样老年人可以比较好地保持自身平衡、安心、安全。

坐在淋浴座椅上淋浴时，如果需要经常弯腰将水盆或洗浴液等洗浴用品从地上拿起、放回时，动作幅度大而且不方便，会给老年人的身体造成负担。因此，应结合淋浴座椅设置淋浴桌台，以便放置水盆、浴液等洗浴用品。淋浴桌台的高度距淋浴座椅的座面高度 –5~10cm 为宜。

浴室是老年人的私密空间，能够放松身心。考虑到老年人的这种心理特征，在空间设计、材质的选择上尽可能使比较狭小的浴室显得宽敞、通透、贴近自然。比如，在保证私密性的基础上，在浴室窗外设置小庭园，老年人可以一边入浴一边欣赏室外景色，或者将浴室外墙做成通透的玻璃墙面，可以望见天空和远处的建筑等，使入浴变得安全、轻松、快乐。

2. 扶手设置 浴室中设置扶手是保证老年人行动安全、预防跌倒和溺水等最有效的手段。但并不是所有老人浴室都需要设置扶手，健康老人可以不设扶手；行走困难、生活难以自理的老人，如有护理人员借助淋浴轮椅、升降机等入浴器械帮助入浴，浴室中也可不设置扶手。

根据位置、用途的不同，可采用竖向、横向和"L"型的扶手。对扶手的安装位置、主要用途、形式以及注意事项也需予以关注。

设计者可以根据老年人的身体状况（健康、有残障、行走困难、无法行走等）、移动方式（自立步行、护理步行、使用拐杖、使用轮椅等）、接受护理的情况以及浴室的实际条件来决定是否设置扶手以及设置何种形式的扶手。如果设置了不必要的扶手，不但占用空间，还会对老人的行动造成妨碍。

3. 浴盆 目前国内常用的浴盆，长度大多为 1.4~1.8m，靠背是倾斜的，入浴之后，臀部容易向前滑，脚也蹬不到对面的浴盆壁，因此容易发生溺水事故。为了提高入浴的安全性和舒适性，老年人用的浴盆长度应该为 0.95~1.05m，靠背的弯曲度接近垂直。这样即使老年人在入浴过程中打滑，也可以及时用脚蹬住浴盆壁，支撑住身体，避免溺水。在浴盆中进行全身入浴时，人体所承受的水压可对心脏和肺都会造成很大的负担。故老年人进行半身浴比较安全，浴盆的深度可以控制在 0.50~0.55m。

对于体力衰退、行动不便的老年人来说，跨出、跨入浴盆的动作是困难而危险的，因此这类老年人宜采取坐姿进出浴盆，即先坐在浴盆边缘，然后扭转身体，双腿跨入浴盆，最后全身进入浴盆。根据这种入浴姿势，可以将浴盆外缘加宽来作为入浴台，或在浴盆旁边设置与浴盆边缘同高的坐凳，并在浴盆上设置活动入浴台等，因此浴室布局时，要考虑在浴盆旁边留出足够的空间。对于身体特别衰弱或有残疾、行动不便的老年人来说，需要护理人员使用入浴升降机等帮助老人进出浴盆，或应用专用浴盆，并从老人的前、后、两侧等方向进行洗浴护理，所以浴室布局时首先要在浴盆周围留出足够的护理空间，其次尽量做到浴盆三边不靠墙，以便护理人员可以从多个方向实施护理。

浴盆内的扶手是用来保持水中身体平衡的，其设置最好不要突出浴盆壁，以避免对入浴行为造成影响。进出浴盆、在浴盆中或在浴室内移动时，老人会下意识地抓住浴盆边缘作为支持物，可以说浴盆边缘实际上起到了扶手的作用，因此边缘的厚度应该便于抓握，以 70~75mm 为宜，外缘高度以 0.40~0.45m 为宜。

4. 照明　老年人的视力、可视度、识别力、焦距调节能力等均会衰退，日本有关资料显示，60 岁老年人所需照明亮度是 20 岁年轻人的 2.5 倍，所以老年人浴室的照明亮度应该是一般所需照度的 2 倍左右。

由于老年人对于照明变化的适应能力下降，为了避免从较暗的洗脸间、走廊等进入明亮的浴室而引起目眩，最好采用可调节的灯具或者两盏不同亮度的灯具，且开关的位置不宜太高或太低。

老年人由于眼睛晶状体混浊等原因，在强光源下容易产生眩晕，故要特别注意灯具的安装位置。如果灯具安装在天花板上，尤其是安装在浴盆上方时，老人在浴盆中呈躺姿时，抬头正好看到光源，容易产生眩晕，同时水蒸气也容易积聚在灯具上面，集聚的水珠会滴落在头上，照明亮度也会因为水蒸气而有所降低，所以灯具最好安装在水龙头或镜子上方，并采用磨砂灯罩。

5. 换气　浴室潮湿，容易发霉产生异味，随着年龄的增长，老年人身上的体臭也会越来越明显，所以老年人的浴室要特别注意通风换气，保持室内空气清新。浴室可通过开窗、门下设百叶等措施，促进自然通风，同时，还可设置给排式浴室用换气扇，提高通风换气的能力。

二、 社区适老化改造

我国社区适老化改造是从无障碍设计规范的提出与制定开始的。1985 年 3 月"残疾人与社会环境研讨会"上，中国残疾人福利基金会、北京市残疾人协会、北京市建筑设计院联合发出了"为残疾人创造便利的生活环境"的倡议。1985 年 4 月，在全国人大六届三次会议和全国政协六届三次会议上，部分人大代表、政协委员提议在建筑设计规范和市政设计规范中考虑残疾人需要特殊设置的建议和提案。1986 年 7 月，建设部、民政部、中国残疾人福利基金会共同编制了我国第一部《方便残疾人使用的城市道路和建筑物设计规范（试行）》，并于 1989 年 4 月 1 日颁布实施。随着社会文明的进步，人们开始重视对老年群体等社会少数弱势群体的研究，使得人们对"适老"有了新的认识，更强调"适老"的"共享性"与"适应性"，提出了包容性设计、共享设计等理念。

（一）适老化改造的要求

1. 强调形成紧凑、系统的社区公共空间环境布局 在规划模式方面，主要强调社区公共空间环境布局的有序性和紧凑性，主要体现在社区密度、土地的混合使用、开敞空间的分布、交通结构、公共活动与服务设施的密度与分布状况、户外开敞空间的可达性与邻近性、药店医院及护理设施的完善程度等方面。这些因素直接关系到老年人户外活动的舒适性和对日常生活的满意度。

2. 强调社区公共空间环境的邻近性、可达性与可接近性 社区公共空间环境通常包括公园绿地等户外开敞空间、活动室等室内公共活动设施、商场超市、医院药店等生活与照顾设施、公交站点等交通服务设施等内容。这些设施与住宅的邻近性、可达性与可接近性直接影响老年人的日常活动。①布局邻近性与视觉邻近性：均可增强老年人对各类社区公共空间环境的利用率，从而达到促进活动产生、对健康产生积极的效果。②步行可达性：也被认为是能有效促进老年人日常活动与身心健康的策略之一，其服务半径被建议在 400m 之内，住宅到各活动场所的步行路径越清楚、活动目的地越明确，老年人的步行驱动力就越强，对户外活动与身心健康的促进就越强，且当步行环境较为舒适、老年人对步行环境的满意度较高的情况下，更愿意从事并发展更多的活动类型。③可接近性：价格、无障碍设计、功能的适用程度等影响着公共空间及环境的可接近性，而"可接近性"越强，对老年人日常活动的激发性和健康的促进作用就越明显。

3. 塑造适用、舒适、安全、便利的社区公共空间环境 社区公共空间环境的适用性、舒适性、安全性、便利性被认为与老年人日常活动的产生与身心健康关系密切。①适用性：公共空间环境的适用性主要涉及其功能的组织与多样化使用等相关内容。社区公共空间环境的功能越适用、容纳的活动类型越多、可以一起活动的同伴越多，对老年人的身心健康的积极作用就越显著。②舒适性：社区公共空间环境的舒适性对老年人日常活动的促进与身心健康有积极作用，这种舒适性主要体现在社区公共空间环境的清洁与优美程度、光线的强弱、街道设施与铺装的完善程度、公共空间环境设计的趣味性等方面。③安全性：社区公共空间环境的交通安全、公共空间环境给老年人带来的安全感和可控制感、良好的治安和保障日常活动行为的安全等对老年人的身心健康和日常活动具有促进作用。④便利性：增强社区公共空间环境的便利性有助于改善老年群体的身心健康并促进日常生活活动。

4. 增强社区公共空间环境的场所感、归属感与社区凝聚力 社区公共空间环境场所感与归属感对促进老年人的健康具有重要作用。空间环境的场所感与归属感的内容主要包括空间的组织与围合方式、步行的可达性、舒适度、安全性、集体记忆、老年人与社区组织的联系、社区组织的力度等相关内容。

5. 设置康复性的自然景观 罗杰·乌尔里希提出的"压力痊愈理论"认为，自然景观能够减轻压力、改善心情，有助于疾病的治疗和康复，而雷切尔·卡普兰提出的"注意力恢复理论"则认为自然环境能够改善人们的注意力功能，起到改善心情和感知的功能。通过恢复老年人"五感"的设计、使老年人感受到心情安宁、充满希望的社区外部景观环境可促进其身心健康和疾病的康复；而改善社区绿地等社区景观的设计水平、延长老年人在社区外部空间中的活动时间可有效改善老年人的健康水平；促进老年人参与园艺活动等锻炼，与植物进行近距离接触，也可有效改善老年人的健康状况、并促进功能障碍的康复。

（二）适老化改造模式

适老化改造的"共享"的理念与"适老"相关，但并不仅仅局限于"适老"，希望通过合理的城市发展机制和社区策略促进老年人、儿童、残疾人等社会弱势 / 少数群体的社会融入，"共享"城市空间。2008 年联合国人居署（UN-Habitat）召开的第四届世界城市论坛第六次会议中提出，强调利用多学科交叉对城市进行设计，认为应以老龄化背景下多代混合为出发点，从社会政策的制定、经济发展政策、城市规划与建筑设计、社会管理等方面形成完备的体系。该体系融入了"老年友好城市""儿童友好城市""宜居城市"等理念，认为应依托于社区，利用访问调查等方式对社区中的老年人进行研究，将城市空间环境分为"有支持作用的社会与经济环境（supportive social and economic environment）、有支持作用的物质环境（supportive physical environment）、有支持作用的城市管理和公众参与（supportive governance & civic engagement processes）、有支持作用的服务体系（supportive services system）"（Willem，2008）四个方面，并制订了实施的终极目标、长期结果、中期结果、短期结果等四个层级，并对每个层次进行了说明（图 9-1）。

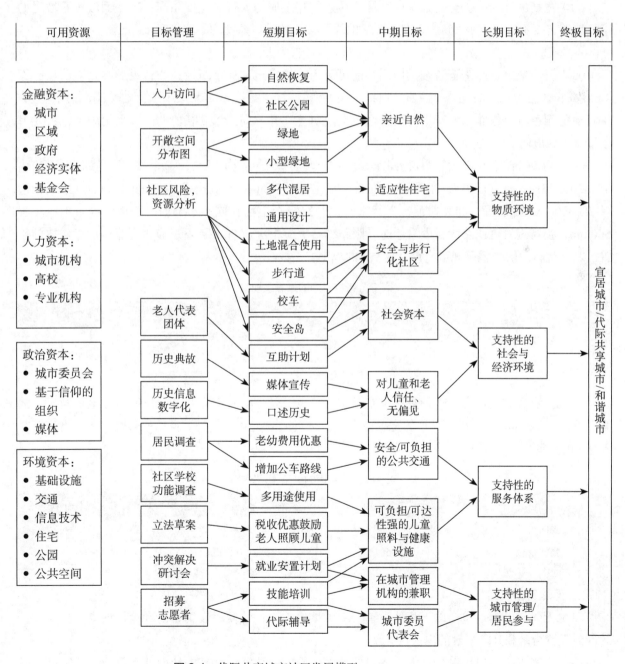

图 9-1　代际共享城市社区发展模型

（三）无障碍设计规范

目前我国执行的社区适老化改造标准主要是依据《无障碍设计规范》（GB50763—2012）。其适用于全国城市各类新建、改建和扩建的城市道路、城市广场、城市绿地、居住区、居住建筑、公共建筑及历史文物保护建筑等。农村道路及公共服务设施宜按该规范执行。具体设计要求为：

1. 缘石坡道

（1）缘石坡道应符合：①缘石坡道的坡面应平整、防滑；②缘石坡道的坡口与车行道之间宜没有高差；③当有高差时，高出车行道的地面不应大于10mm；④宜优先选用全宽式单面坡缘石坡道。

（2）坡度应符合：①全宽式单面坡缘石坡道的坡度不应大于1∶20；②三面坡缘石坡道正面及侧面的坡度不应大于1∶12；③其他形式的缘石坡道的坡度均不应大于1∶12。

（3）宽度应符合：①全宽式单面坡缘石坡道的宽度应与人行道宽度相同；②三面坡缘石坡道的正面坡道宽度不应小于1.20m；③其他形式的缘石坡道的坡口宽度均不应小于1.50m。

2. 盲道

（1）盲道应符合：①盲道按其使用功能可分为行进盲道和提示盲道；②盲道的纹路应凸出路面4mm高；③盲道铺设应连续，应避开树木（穴）、电线杆、拉线等障碍物，其他设施不得占用盲道；④盲道的颜色宜与相邻的人行道铺面的颜色形成对比，并与周围景观相协调，宜采用中黄色；⑤盲道型材表面应防滑。

（2）行进盲道应符合：①行进盲道应与人行道的走向一致；②行进盲道的宽度宜为250~500mm；③行进盲道宜在距围墙、花台、绿化带250~500mm处设置；④行进盲道宜在距树池边缘250~500mm处设置；如无树池，当行进盲道与路缘石上沿在同一水平面时，距路缘石不应小于500mm；当行进盲道比路缘石上沿低时，距路缘石不应小于250mm；盲道应避开非机动车停放的位置；⑤行进盲道的触感条规格应符合表9-3的规定。

表9-3 行进盲道的触感条规格

部位	尺寸要求（mm）	部位	尺寸要求（mm）
面宽	25	高度	4
底宽	35	中心距	62~75

（3）提示盲道应符合：①行进盲道在起点、终点及转弯处及有需要处应设提示盲道，当盲道的宽度不大于300mm时，提示盲道的宽度应大于行进盲道的宽度；②提示盲道的触感圆点规格应符合表9-4的规定。

表9-4 提示盲道的触感圆点规格

部位	尺寸要求（mm）	部位	尺寸要求（mm）
表面直径	25	圆点高度	4
底面直径	35	圆点中心距	50

3. 无障碍出入口

（1）无障碍出入口包括以下几种类别：①平坡出入口；②同时设置台阶和轮椅坡道的出入口；③同时设置台阶和升降平台的出入口。

（2）无障碍出入口应符合：①出入口的地面应平整、防滑；②室外地面滤水箅子孔的宽度不应大15mm；③同时设置台阶和升降平台的出入口宜只应用于场地限制无法做坡道的改造工程，并应符合规定；④除平坡出入口外，在门完全开启的状态下，建筑物无障碍出入口的平台的净深度不应小于1.50m；⑤建筑物无障碍出入口的门厅、过厅如设置两道门，门扇同时开启时两道门的间距不应小于1.50m；⑥建筑物无障碍出入口的上方应设置雨棚。

（3）无障碍出入口的坡道及平坡的坡度应符合：①平坡出入口的地面坡度不应大于1∶20，当场地条件比较好时，不宜大于1∶30；②同时设置台阶和坡道的出入口，坡道的坡度应符合规定。

4. 轮椅坡道

（1）轮椅坡道宜设计成直线形、直角形或折返形。

（2）轮椅坡道的净宽度不应小于1.00m，无障碍出入口的轮椅坡道净宽度不应小于1.20m。

（3）轮椅坡道的高度超过300mm且坡度大于1∶20时，应在两侧设置扶手，坡道与休息平台的扶手应保持连贯，扶手应符合规定。

（4）轮椅坡道的最大高度和水平长度应符合表9-5的规定。

表 9-5 轮椅坡道的最大高度和水平长度

坡度	1∶20	1∶16	1∶12	1∶10	1∶8
最大高度（m）	1.20	0.90	0.75	0.60	0.30
水平长度（m）	24.00	14.40	9.00	6.00	2.40

注：其他坡度可用插入法进行计算

（5）轮椅坡道的坡面应平整、防滑、无反光。

（6）轮椅坡道起点、终点和中间休息平台的水平长度不应小于1.50m。

（7）轮椅坡道临空侧应设置安全阻挡措施。

（8）轮椅坡道应设无障碍标志，无障碍标志应符合规定。

5. 无障碍通道、门

（1）无障碍通道的宽度应符合：①室内走道不应小于1.20m，人流较多或较集中的大型公共建筑的室内走道宽度不宜小于1.80m；②室外通道不宜小于1.50m；③检票口、结算口轮椅通道不应小于900mm。

（2）无障碍通道应符合：①无障碍通道应连续，其地面应平整、防滑、反光小或无反光，并不宜设置厚地毯；②无障碍通道上有高差时，应设置轮椅坡道；③室外通道上的雨水箅子的孔洞宽度不应大于15mm；④固定在无障碍通道的墙、立柱上的物体或标牌距地面的高度不应小于2.00m；如小于2.00m时，突出部分的宽度不应大于100mm；如突出部分大于100mm，则其距地面的高度应小于600mm；⑤斜向的自动扶梯、楼梯等下部空间可以进入时，应设置安全挡牌。

（3）门的无障碍设计应符合：①不应采用力度大的弹簧门并不宜采用弹簧门、玻璃门；当采用玻璃门时，应有醒目的提示标志；②自动门开启后通行净宽度不应小于1.00m；③平开门、推拉门、折叠门开启后的通行净宽度不应小于800mm，有条件时，不宜小于900mm；④在门扇内外应留有直径不小于1.50m的轮椅回转空间；⑤在单扇平开门、推拉门、折叠门的门把手一侧的墙面，应设宽度不小于400mm的墙面；⑥平开门、推拉门、折叠门的门扇应设距地900mm的把手，宜设视线观察玻璃，并宜在距地350mm范围内安装护门板；⑦门槛高度及门内外地面高差不应大于15mm，并以斜面过渡；⑧宜与周围墙面有一定的色彩反差，方便识别。

6. 无障碍楼梯、台阶

（1）无障碍楼梯应符合：①宜采用直线形楼梯；②公共建筑楼梯的踏步宽度不应小于280mm，踏步高度不应大于160mm；③不应采用无踢面和突缘为直角形的踏步；④宜在两侧均做扶手；⑤如采用栏杆式楼梯，在栏杆下方宜设置安全阻挡措施；⑥踏面应平整、防滑；⑦距踏步起点和终点250~300mm处宜设提示盲道；⑧踏面和踢面的颜色宜有区分和对比；⑨楼梯上行及下行的第一阶宜在颜色或材质上与平台有明显区别。

（2）台阶的无障碍设计应符合：①公共建筑的室内外台阶踏步宽度不宜小于300mm，踏步高度不宜大于150mm，并不应小于100mm；②踏步应防滑；③三级及三级以上的台阶应在两侧设置扶手；④台阶上行及下行的第一阶宜在颜色或材质上与其他阶有明显区别。

7. 无障碍电梯、升降平台

（1）无障碍电梯的候梯厅应符合：①候梯厅深度不应小于1.50m，公共建筑及设置病床梯的候梯厅深度不应小于1.80m；②呼叫按钮高度为0.90m~1.10m；③电梯门洞的净宽度不应小于900mm；④电梯出入口处宜设提示盲道；⑤候梯厅应设电梯运行显示装置和抵达音响。

（2）无障碍电梯的轿厢应符合：①轿厢门开启的净宽度不应小于800mm；②在轿厢的侧壁上应设高0.90~1.10m带盲文的选层按钮，盲文宜设置于按钮旁；③轿厢的三面壁上应设高850~900mm扶手，扶手应符合规定；④轿厢内应设电梯运行显示装置和报层音响；⑤轿厢正面高900mm处至顶部应安装镜子或采用有镜面效果的材料；⑥轿厢的规格应依据建筑性质和使用要求的不同而选用，最小规格为深度不应小于1.40m，宽度不应小于1.10m；中型规格为深度不应小于1.60m，宽度不应小于1.40m；医疗建筑与老人建筑宜选用病床专用电梯；⑦电梯位置应设无障碍标志，无障碍标志应符合规定。

（3）升降平台应符合：①升降平台只适用于场地有限的改造工程；②垂直升降平台的深度不应小于1.20m，宽度不应小于900mm，应设扶手、挡板及呼叫控制按钮；③垂直升降平台的基坑应采用防止误入的安全防护措施；④斜向升降平台宽度不应小于900mm，深度不应小于1.00m，应设扶手和挡板；⑤垂直升降平台的传送装置应有可靠的安全防护装置；⑥升降平台应设无障碍标志，无障碍标志应符合有关规定。

8. 扶手

（1）无障碍单层扶手的高度应为850~900mm，无障碍双层扶手的上层扶手高度应为850~900mm，下层扶手高度应为650~700mm。

（2）扶手应保持连贯，靠墙面的扶手的起点和终点处应水平延伸不小于300mm的长度。

（3）扶手末端应向内拐到墙面或向下延伸不小于100mm，栏杆式扶手应向下成弧形或延伸到地面上固定。

（4）扶手内侧与墙面的距离不应小于40mm。

（5）扶手应安装坚固，形状易于抓握。圆形扶手的直径应为35~50mm，矩形扶手的截面尺寸应为35~50mm。

（6）扶手的材质宜选用防滑、热惰性指标好的材料。

9. 公共厕所、无障碍厕所

（1）公共厕所的无障碍设计应符合：①女厕所的无障碍设施包括至少1个无障碍厕位和1个无障碍洗手盆；男厕所的无障碍设施包括至少1个无障碍厕位、1个无障碍小便器和1个无障碍洗手盆；②厕所的入口和通道应方便乘轮椅者进入和进行回转，回转直径不小于1.50m；③门应方便开启，通行净宽度不应小于800mm；④地面应防滑、不积水；⑤无障碍厕位应设置无障碍标志，无障碍标志应符合规定。

（2）无障碍厕位应符合：①无障碍厕位应方便乘轮椅者到达和进出，尺寸宜做到 2.00m × 1.50m，不应小于 1.80m × 1.00m；②无障碍厕位的门宜向外开启，如向内开启，需在开启后厕位内留有直径不小于 1.50m 的轮椅回转空间，门的通行净宽不应小于 800mm，平开门外侧应设高 900mm 的横扶把手，在关闭的门扇里侧设高 900mm 的关门拉手，并应采用门外可紧急开启的插销；③厕位内应设坐便器，厕位两侧距地面 700mm 处应设长度不小于 700mm 的水平安全抓杆，另一侧应设高 1.40m 的垂直安全抓杆。

（3）无障碍厕所的无障碍设计应符合：①位置宜靠近公共厕所，应方便乘轮椅者进入和进行回转，回转直径不小于 1.50m；②面积不应小于 4.00m²；③当采用平开门时，门扇宜向外开启，如向内开启，需在开启后留有直径不小于 1.50m 的轮椅回转空间，门的通行净宽度不应小于 800mm，平开门应设高 900mm 的横扶把手，在门扇里侧应采用门外可紧急开启的门锁；④地面应防滑、不积水；⑤内部应设坐便器、洗手盆、多功能台、挂衣钩和呼叫按钮；⑥坐便器应符合规定，洗手盆应符合规定；⑦多功能台长度不宜小于 700mm，宽度不宜小于 400mm，高度宜为 600mm；⑧安全抓杆的设计应符合规定；⑨挂衣钩距地高度不应大于 1.20m；⑩在坐便器旁的墙面上应设高 400~500mm 的救助呼叫按钮，入口应设置无障碍标志，无障碍标志应符合规定。

（4）厕所里的其他无障碍设施应符合：①无障碍小便器下口距地面高度不应大于 400mm，小便器两侧应在离墙面 250mm 处，设高度为 1.20m 的垂直安全抓杆，并在离墙面 550mm 处，设高度为 900mm 水平安全抓杆，与垂直安全抓杆连接；②无障碍洗手盆的水嘴中心距侧墙应大于 550mm，其底部宜留出宽 750mm、高 650mm、深 450mm 供乘轮椅者膝部和足尖部的移动空间，并在洗手盆上方安装镜子，出水龙头宜采用杠杆式水龙头或感应式自动出水方式；③安全抓杆应安装牢固，直径应为 30~40mm，内侧距墙不应小于 40mm；④取纸器应设在坐便器的侧前方，高度为 400~500mm。

10. 公共浴室

（1）公共浴室的无障碍设计应符合：①公共浴室的无障碍设施包括 1 个无障碍淋浴间或盆浴间以及 1 个无障碍洗手盆；②公共浴室的入口和室内空间应方便乘轮椅者进入和使用，浴室内部应能保证轮椅进行回转，回转直径不小于 1.50m；③浴室地面应防滑、不积水；④浴间入口宜采用活动门帘，当采用平开门时，门扇应向外开启，设高 900mm 的横扶把手，在关闭的门扇里侧设高 900mm 的关门拉手，并应采用门外可紧急开启的插销；⑤应设置一个无障碍厕位。

（2）无障碍淋浴间应符合：①无障碍淋浴间的短边宽度不应小于 1.50m；②浴间坐台高度宜为 450mm，深度不宜小于 450mm；③淋浴间应设距地面高度为 700mm 的水平抓杆和高度为 1.40~1.60m 的垂直抓杆；④淋浴间内淋浴喷头的控制开关的高度不应大于 1.20m；⑤毛巾架的高度不应大于 1.20m。

（3）无障碍盆浴间应符合：①在浴盆一端设置方便进入和使用的坐台，其深度不应小于 400mm；②浴盆内侧应设高 600mm 和 900mm 的两层水平抓杆，长度不小于 800mm；洗浴坐台一侧的墙上设高 900mm、水平长度不小于 600mm 的安全抓杆；③毛巾架的高度不应大于 1.20m。

11. 无障碍客房

（1）无障碍客房应设在便于到达、进出和疏散的位置。

（2）房间内应有空间能保证轮椅进行回转，回转直径不小于 1.50m。

（3）无障碍客房的门应符合规定。

（4）无障碍客房卫生间内应保证轮椅进行回转，回转直径不小于 1.50m，卫生器具应设置安全抓杆，其地面、门、内部设施应符合规定。

（5）无障碍客房的其他规定：①床间距离不应小于1.20m；②家具和电器控制开关的位置和高度应方便乘轮椅者靠近和使用，床的使用高度为450mm；③客房及卫生间应设高400~500mm的救助呼叫按钮；④客房应设置为听力障碍者服务的闪光提示门铃。

12. 无障碍住房及宿舍

（1）户门及户内门开启后的净宽应符合规定。

（2）通往卧室、起居室（厅）、厨房、卫生间、储藏室及阳台的通道应为无障碍通道，并在一侧或两侧设置扶手。

（3）浴盆、淋浴、坐便器、洗手盆及安全抓杆等应符合规定。

（4）无障碍住房及宿舍的其他规定：①单人卧室面积不应小于7.00m²，双人卧室面积不应小于10.50m²，兼起居室的卧室面积不应小于16.00m²，起居室面积不应小于14.00m²，厨房面积不应小于6.00m²；②设坐便器、洗浴器（浴盆或淋浴）、洗面盆三件卫生洁具的卫生间面积不应小于4.00m²；设坐便器、洗浴器二件卫生洁具的卫生间面积不应小于3.00m²；设坐便器、洗面盆两件卫生洁具的卫生间面积不应小于2.5m²；单设坐便器的为2m²；③供乘轮椅者使用的厨房，操作台下方净宽和高度都不应小于650mm，深度不应小于250mm；④居室和卫生间内应设求助呼叫按钮；⑤家具和电器控制开关的位置和高度应方便乘轮椅者靠近和使用；⑥供听力障碍者使用的住宅和公寓应安装闪光提示门铃。

13. 轮椅席位

（1）轮椅席位应设在便于到达疏散口及通道的附近，不得设在公共通道范围内。

（2）观众厅内通往轮椅席位的通道宽度不应小于1.20m。

（3）轮椅席位的地面应平整、防滑，在边缘处宜安装栏杆或栏板。

（4）每个轮椅席位的占地面积不应小于1.10m×0.80m。

（5）在轮椅席位上观看演出和比赛的视线不应受到遮挡，但也不应遮挡他人的视线。

（6）在轮椅席位旁或在邻近的观众席内宜设置1:1的陪护席位。

（7）轮椅席位处地面上设置无障碍标志，无障碍标志应符合规定。

14. 无障碍机动车停车位

（1）应将通行方便、行走距离路线最短的停车位设为无障碍机动车停车位。

（2）无障碍机动车停车位的地面应平整、防滑、不积水，地面坡度不应大于1:50。

（3）无障碍机动车停车位一侧，应设宽度不小于1.20m的通道，供乘轮椅者从轮椅通道直接进入人行道和到达无障碍出入口。

（4）无障碍机动车停车位的地面应涂有停车线、轮椅通道线和无障碍标志。

15. 低位服务设施

（1）设置低位服务设施的范围包括问询台、服务窗口、电话台、安检验证台、行李托运台、借阅台、各种业务台、饮水机等。

（2）低位服务设施上表面距地面高度宜为700~850mm，其下部宜至少留出宽750mm，高650mm，深450mm供乘轮椅者膝部和足尖部的移动空间。

（3）低位服务设施前应有轮椅回转空间，回转直径不小于1.50m。

（4）挂式电话离地不应高于900mm。

16. 无障碍标志系统、信息无障碍

（1）无障碍标志应符合下列规定

1）无障碍标志包括下列几种：①通用的无障碍标志应符合相应规范的规定；②无障碍设施标志

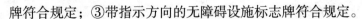

牌符合规定；③带指示方向的无障碍设施标志牌符合规定。

2）无障碍标志应醒目，避免遮挡。

3）无障碍标志应纳入城市环境或建筑内部的引导标志系统，形成完整的系统，清楚地指明无障碍设施的走向及位置。

（2）盲文标志应符合下列规定：①盲文标志可分成盲文地图、盲文铭牌、盲文站牌；②盲文标志的盲文必须采用国际通用的盲文表示方法。

（3）信息无障碍应符合下列规定：①根据需求，因地制宜设置信息无障碍的设备和设施，使人们便捷地获取各类信息；②信息无障碍设备和设施位置和布局应合理。

（安丙辰）

第四节　老年辅助产品使用

辅助产品是"能预防、代偿、监护、减轻或降低损伤、活动受限和参与限制的任何产品（包括器具、设备、工具、技术和软件）"。辅助产品既包括通常所说的硬件辅助产品"辅助器具"，也包括软件辅助产品"辅助技术"。

老年辅助产品是指能够帮助功能障碍老年人补偿、代偿功能、改善状况、辅助独立的产品统称，包括环境辅助类、护理辅助类、自我辅助类，它是康复辅助产品的组成部分。

老年辅助技术是指老年辅助产品适配评估与应用技术在现代养老康复领域中的技术手段，其主要作用是辅助环境安全、辅助护理人员及辅助老年人独立生活能力。老年辅助技术主要涉及：①老年辅助产品适配技术；②老年环境工程技术；③老年辅助产品设计技术；④老年辅助产品数字化网络的应用技术。

应用辅助产品代偿或补偿丢失的功能、改造生活和活动环境，是提高老年功能障碍者生命质量、提高其社会参与度的重要途径，有时甚至是唯一途径。

一、辅助产品的作用途径

对于老年人而言，由于身体功能逐步衰退，自理能力及感知觉、沟通、社会适应等方面的能力显著下降，加上一些疾病后遗症的影响，使得老年人的部分生活能力需要借助辅助产品或他人的帮助才可以维持。因此，老年辅助技术要能适应老年人生理、心理和行为特征，辅助老年人克服因身体功能老化带来的感官退化：①视觉衰退；②听觉衰退；③触觉衰退；④味觉衰退；⑤嗅觉衰退。要能辅助老年人克服神经系统退化带来的影响：①记忆力减退；②认知能力下降；③智力障碍。能辅助老年人克服运动系统退化带来的不便：①肢体活动度降低；②肌肉力量下降；③骨骼变脆、易骨折。此外，老年辅助技术还可辅助老年人克服免疫功能衰退。辅助产品的作用很多，但主要是通过如下途径发挥作用。

（一）补偿途径

老年人身体机能逐渐减弱，部分功能甚至逐渐丧失，以致出现一些活动困难。如果还有残留潜能可利用，则通过辅助产品的补偿，增强已经减弱或丧失的原有机能来改善活动困难，即补偿原有机能。如：肢体障碍者（残存肢体通常都有一些活动潜能），上肢截肢者丧失了自理功能，安装功能性上肢假肢（如肌电手），能基本恢复上肢原有的自理能力，属于助动途径；下肢截肢者丧失了行走功能，安装下肢假肢，能恢复行走功能；偏瘫患者行走困难，通过下肢矫形器的补偿能基本恢复原有的行走功能；截瘫患者丧失行走功能，而在下肢矫形器、助行器或拐杖的帮助下，部分截瘫患者能恢复行走，这些属于助行。残存听力者（脑力潜能）通过佩戴助听器来补偿减弱的听力，就可以重获听的功能，属于助听；残存视力者（主要是三、四级低视力者，但也有个别一、二级盲人，有视力潜能）通过助视器，特别是电子助视器的放大图像来补偿减弱的视功能，就可以重新看到外部世界，属于助视；残存言语能力（言语潜能）的言语障碍者通过扩音器或人工喉来补偿减弱的言语能力，恢复了交流功能，属于助说。

（二）代偿途径

当老年人的原有身体的部分机能基本丧失时（无潜能），无法通过补偿方式来增强原有机能，只能通过辅助产品发挥其他机能的潜能来代偿失去的机能以克服活动困难，属于代偿途径，即代替原有的机能。如：下肢功能障碍者可以使用轮椅的转动来代偿失去的行走功能，属于代行；特别是常年卧床的四肢瘫痪残疾人，通过眼控鼠标或舌控鼠标，也是可以代偿手操作电脑，属于代动；视觉功能障碍者可以充分发挥触觉和听觉潜能的辅助产品来代偿失去的视觉功能，如盲杖、超声导盲装置、盲文读物、语音血压计等，属于代视；听力障碍者可以使用发挥视觉和触觉潜能的辅助产品来代偿失去的听觉机能，如电视字幕和振动闹钟等，属于代听；语障碍者可以使用沟通板来代偿失去的言语机能，属于代说。

（三）适应途径

当老年人使用辅助产品获得的功能补偿或代偿仍不能全面参与活动时，就只能应用适应型辅助产品来创建无障碍环境。如：视力功能障碍者过马路时，导盲装置不能识别红绿灯，就只能安装蜂鸣器，用不同声音来表示红绿灯；而又盲又有听力障碍者过马路时，就只能安装振动器，用不同振动形式来表示红绿灯；助听器佩戴者参加报告会时，由于会场嘈杂影响听报告，则可安装感应环路来直接听到报告者的声音；乘轮椅的肢体功能障碍者遇台阶时无能为力，要用坡道和扶手来适应轮椅上下台阶。

二、 辅助产品分类

2011 年的第五版 ISO 9999 "Assistive Products for Persons with Disability-Classification and Terminology" 已经被作为国家标准 GB/T 16432—2013（辅助产品 - 分类和术语），将 794 种辅助产品分为 12 个主类、130 个次类和 781 个支类。根据本分类法，每一类辅助产品都有自己唯一的 6 位数字代码（前两位是主类、中间两位是次类、后两位是支类），而且通过代码能反映出各类辅助产品在功能上的联系和区别，有利于统计和管理（表 9-6）。

具体到老年人来讲，辅助产品的应用目的是提高生活质量（quality of life，QOL），因此也可根据老年人对辅助器具的需求分为以下几个方面：

1. **检测身体的辅助产品** 如血压计、血糖仪、体温表、体重秤。
2. **护理身体的辅助产品** 特别是排泄物、压疮的护理。
3. **安全报警的辅助产品** 如个人意外报警器、跌倒报警器、监测和定位系统。

表 9-6　GB/T16432—2013 的主类、次类和支类

主类	次类和支类数量
04 个人医疗辅助产品	18 个次类和 64 个支类
05 技能训练辅助产品	10 个次类和 49 个支类
06 假肢矫形器	9 个次类和 101 个支类
09 个人护理和防护辅助产品	18 个次类和 128 个支类
12 个人移动辅助产品	16 个次类和 103 个支类
15 家务辅助产品	5 个次类和 46 个支类
18 居家和其他场所的家具及其适配件	12 个次类和 72 个支类
22 信息沟通辅助产品	13 个次类和 91 个支类
24 物品和器具操控辅助产品	8 个次类和 38 个支类
27 环境改善与评估辅助产品	2 个次类和 17 个支类
28 就业和职业训练辅助产品	9 个次类和 44 个支类
30 休闲辅助产品	10 个次类和 28 个支类

4. 监测环境的辅助产品　如温度计、湿度计。

5. 有益于身体状况的辅助产品　主要是 04 主类的个人医疗辅助产品，如配药盒、运动器械。

6. 日常生活活动的辅助产品　主要是 06 主类、09 主类、12 主类和 24 主类的辅助产品。

7. 社会活动及精神活动的辅助产品　主要是 05 主类、22 主类和 30 主类的辅助产品。

三、老年辅助产品特点

（一）个体化——因人而异

1. 障碍类型不同，所需辅助产品不同。例如，肢体功能障碍者需要移动和生活自理辅助产品，视觉障碍者和听觉障碍者需要不同的交流辅助产品。

2. 障碍类型相同，疾病及症状不同，则所需辅助产品不同。例如，肢体障碍者中的截瘫者需要电动轮椅，脑瘫者需要坐姿保持椅等。

3. 障碍类型相同、年龄不同，则所需辅助产品不同。例如，同是脑瘫者，幼儿的辅助产品以保持或帮助重建身体正确姿势为主；学龄儿童的辅助产品以帮助行走和学习为主；成年和老年人的辅助产品以发挥潜能来帮助生活自理或就业为主。

4. 障碍类型相同、障碍程度不同，则所需辅助产品不同。例如，同是老年的肢体障碍者，一级残（重度）的四肢瘫与二级残（中度）的截瘫和三级残（轻度）下肢障碍者，由于功能障碍程度不同，导致生活自理困难不同，使所需辅助产品也不同。

5. 障碍类型相同、生活的工作方式和目标不同，则所需辅助产品不同。如同是城市老年脑卒中后偏瘫患者，画家与普通工人对辅助产品的要求也不同。

6. 障碍类型相同、所处环境不同，则所需辅助产品不同。例如，生活在农村的下肢截肢者，每天要到山坡上种树，他与生活在城市的下肢截肢者所需假肢不同。前者需要假肢的踝关节要能与山坡坡度相适应，后者只需要较小踝关节活动范围的假肢即可。

因此，辅助产品需求与老年人的障碍类型、症状、年龄、障碍程度、环境、个人兴趣及生活目标密切相关，使辅助产品的需求呈现个性化及特殊性；而且多数辅助产品是个人使用，有的甚至伴随老年人终生，因此个体化辅助产品是老年功能障碍者辅助产品的最大特点。

（二）广泛性——人人需要

随着年龄增加，机体的衰老、退化，老年人大部分存在一些功能障碍，因此基本上都需要辅助产品来治疗障碍。而且，老年疾病，尤其是多病共存，也常导致功能障碍，都需要辅助产品来提高功能，改善日常生活活动能力。

（三）多样性——品种繁多

因为辅助产品的个体性和广泛性，导致品种繁多。既需要成品辅助产品，也需要定改制辅助产品；既有低技术辅助产品，也有高技术辅助产品。国际标准 ISO 9999 从 1992 年的第一版到 2016 年的第六版，其种类从 622 种持续增加。而每一种辅助产品，除共性功能外还可以有不同的材质、结构、尺寸、外观、厂家等，所以市场上辅助产品的品种有成千上万种。目前，美国辅助产品数据库是 AbleData 在网上详细介绍了 4 万多种的辅助产品，欧洲辅助技术信息网上则有 69201 种辅助产品的介绍（截至 2012 年 12 月）。

由于辅助产品服务呈现一对一适配的特点，使辅助产品的需求尽管品种繁多，但每种产品的需求量并不一样，有的品种数量很少。

（四）及时性——越早越好

早发现、早介入、早使用，效果好。功能障碍者在医疗康复期就应该介入辅助产品，早使用可减缓残疾进一步加重，起到防范二次伤害，并促进心理和生理康复的作用。例如，发现听觉障碍需要助听器时，或视觉障碍需要助视器时，越早佩戴越好；截肢者最好是在手术台上就安装临时假肢；矫形器更是如此，如对各种畸形（足下垂、X 形腿、O 形腿、脊柱侧弯等）的矫正式矫形器和骨折的固定式矫形器都是越早越好。特别对儿童和新发残疾者（残疾在 6 个月以内）为优先选用。

（五）适配性

世界卫生组织康复处主管普普林（Pupulin）在 2001 年第十届假肢矫形器 ISPO 世界大会的主题报告《发展中国家假肢矫形器存在的问题及未来》中提出了著名的辅助产品 3A 特色，即适用技术（appropriate technology）、适用思路（appropriate thinking）、适用质量（appropriate quality）。也就是说，对辅助产品而言，其技术、思路、质量都不是越高越好，而是要适用，讲究实际，解决老年人、残疾人的实际问题。

四、 辅助产品的适配和应用流程

（一）辅助产品的适配流程

1. **观察** 个案的残障程度。
2. **询问** 个案的病史、生活环境和经济情况。
3. **了解** 个案的需求和期望值。

4. **评估** 个案的障碍程度、潜在功能。

5. **处方** 确定适合个案的辅助产品。

6. **适配** 为个案配置适合的辅助产品。

7. **训练** 让个案进行适用并教会正确的使用方法。

8. **评价** 对个案配置辅助产品进行最后的效果评价。

9. **跟踪** 对个案的使用效果和新的需求进行跟踪服务。

（二）辅助产品的适配和应用需要多学科专业人才的参与

从需求评估（包括功能障碍、潜能、个人兴趣及文化背景的评估）→辅助产品适配评估→环境评估→人体测量、取型→辅助产品设计→辅助产品的购买、定制、改制辅助产品试用及适应性训练、成品加工、交付使用、跟踪回访各个环节，不同的阶段需要不同技能的人员。因此，要想使得辅助技术服务达到良好的效果，需要多个专业的合作，需要不同专业的人员。

（三）评估是适配过程中重要内容

辅助产品需求个性化特点强，在辅助产品多样性的选择下增加了辅助技术服务的复杂性。在服务初期都要进行需求评估，而中期要医工结合来开展辅助产品适配，在后期还要进行使用情况跟踪和评估。

1. **适配评估** 适配前，要进行适配评估。基于医疗机构诊断报告，对老年辅具使用者的需求进行科学评价，从而对他们所选择的适老辅具是否合适进行有效测评。老年辅具适配评估也是保证老年辅具服务质量的一个重要环节，是老年辅具服务的工作基础。老年辅具服务目标分为2个层次：生活自理、回归社会。老年辅具适配评估服务理念为："不改变老年人，就改变环境"。老年辅具适配评估应用内容广泛，涉及人体功能障碍和适老辅具种类性能等，需要具备医学基础和工学基础，并将专业内容结合起来，是一种整合式服务工作，服务程序要有链接性。

老年辅具适配评估应用服务工作主要包括对人体功能障碍评估、老年辅具评估、内外环境评估，其目标是为使用者选择最佳的老年辅具，从而实现两个预期目标（即生活自理和回归社会），帮助老年人提高独立生活能力。

2. **功能障碍评估** 是依据医疗机构医师的诊断证明，对老年人功能障碍者的功能状况进行全面、综合地分析，确定功能障碍类别、功能障碍程度及残存功能等，为老年人配置老年辅具制订合理方案的一种手段。功能障碍评估的种类较多，如视力功能障碍、听力功能障碍、肢体功能障碍、智力功能障碍、心肺功能障碍等，每种功能障碍均有相应的临床评估标准。

功能障碍主要涉及三个方面：①形态功能障碍：表现在人体外观形态结构上，如肢体截肢、缺肢、短肢、肢体不等长及肢体畸形等。②能力低下障碍：表现在个人综合能力上，如日常生活活动能力、学习工作能力、行为控制能力等。③社会因素障碍：表现在个人参与社会活动和社会团体活动的能力。功能障碍评估强调身体的每个功能区：视、听、语、智力、肢体、平衡、关节、心、肺、肝、肾等，都各自具有其专业性临床评估指标，这些指标都应由临床医生鉴定。

功能障碍评估主要目的：①了解个体基本信息：对老年个体身体功能状况的资料收集整理，如病史发展、医疗诊断、功能障碍分类、障碍程度分级等，为身体、功能障碍前后变化状态和潜能开发等提供基础性参考依据。②量化身体功能及残存能力：通过老年人身体和残存功能测量，为老年人功能障碍分类、障碍程度分级等提供重要数字化量化依据。③相比正常标准分析功能障碍程度：将每个老年人各种身体功能障碍与相应部位正常指标值进行对比分析，针对差异值，获取功能障碍程度分析结果。④为制定康复治疗目标及选用老年辅具提供依据：功能障碍老年人需要进行临床诊治、康复治疗、老年辅具配置、老年辅具使用等方面进行功能状况改善，评估是为他们提供相关初始依据。⑤判定康复治疗及老年辅具使用效果提供客观评定指标：功能障碍评估为康复治疗、老年辅具使用等效果评定，提供非主观因素的评价依据。⑥为障碍等级划分标准提供依据：功能障碍评估应按照相关功能部位进行障碍等级划分，获取障碍程度差异，其划分标准应为功能障碍者在生活、学习和娱乐等方面提供可行与否的依据。

3. 效果评价 老年辅具技术与使用效果评价应包括4个因素：个人因素、环境因素、技术因素和活动因素。

（1）个人因素：老年辅具使用效果包含对老年人个体生理状态和心理状态评价，涉及老年人个体对自身障碍的评价态度、老年辅具认知态度和使用老年辅具的能力。

（2）环境因素：老年辅具使用效果还包含对自然环境和社会环境评估。其中，自然环境包括物理环境和生态环境，社会环境包括生活环境和人文环境。环境因素主要涉及对老年辅具使用环境支持、人文支持和经济支持等。

（3）技术因素：使用效果评估直接体现了老年辅具科技含量和水平。技术评估因素包括老年辅具适配评估技术、老年辅具研发技术、老年辅具应用材料技术、老年辅具研制工艺、老年辅具操作指导技术和老年辅具维修保养技术等多方面。适配评估是老年辅具服务技术中的软技术，也是技术产业链中的一个基础链。

（4）活动因素：老年辅助技术与使用效果评估应重点体现老年人个人日常生活活动能力变化，主要有老年人个人移动能力、室内室外输送能力、社会环境的活动、生活空间的活动、不良环境的活动、精细操作能力的活动及其他各种状态下的活动。

（四）辅助器具的适配

以单臂杖的适配为例简要介绍相关适配过程。

1. 用户功能及需求评估

（1）用户的功能障碍评估

1）障碍类别：视觉障碍、听觉功能障碍、平衡功能障碍、声音或语言功能障碍；肢体障碍如上肢（手）障碍、下肢（脚）障碍、躯干障碍、四肢障碍；智力障碍、重要器官失去功能。

2）障碍程度：无；轻度；中度；重度；完全。

3）临床诊断（可多选）：脑卒中、脊髓损伤、脑外伤、脊髓灰质炎后遗症、心肺功能疾病、运动神经元疾病、下肢骨折或截肢、关节炎、肌肉萎缩、部分足及其他。

（2）用户的需求评估：

1）使用目的（可多选）：日常生活；医疗；就业；休闲与运动。

2）使用环境（可多选）：室内；邻近小区；一般马路。

3）使用性质：暂时性；永久性。

4）现有辅助产品种类：无；腋杖；肘拐；前臂平台支撑拐；单脚拐；四脚拐。

5）目前使用辅助产品：无；有（　年　月　日）。

6）目前使用辅助产品来源：自购；民政系统补助；教育残联系统补助；社保系统补助；捐赠；租赁；其他。

7）目前辅助产品使用情形：已损坏不能修复，需更新；规格或功能不符用户现在的需求，需更换；适合继续使用，但需要另行购置一部在不同场所使用；部分零件损坏或需要调整，可进行修复或调整；符合使用者现在的使用需求。

2. **用户的身体功能评估** 对用户进行身体功能检查测量，记录结果并填写表9-7。

表9-7 单臂操作步行辅助器具检查测量表

身体尺寸测量	身高：____cm；体重：____kg 腋杖长度（站立，由腋下5cm量至小趾外15cm处）：____cm 肘拐长度（站立，由肘下2.5cm量至小趾外15cm处）：____cm 前臂支撑拐、单脚拐、三脚拐、四角拐（站立，由肘关节量至小趾外15cm处）：____cm		
站立平衡能力	站起	☐不用手即可站起　☐用手协助站起　☐没有协助无法站起	
	站起前的尝试次数	☐一次即站起　☐超过一次才站起　☐没有协助无法站起	
	站起后5秒内平衡	☐无需辅助器具或其他支撑仍稳固 ☐需要辅助器具或其他支撑仍稳固 ☐不稳（脚步移动、躯干摇晃）	
	站立平衡	☐窄底面无需支撑 ☐宽底面（足跟内侧距离>10cm）需要辅助器具或其他支撑 ☐不稳	
张力异常	头、颈　☐无　☐低张　☐高张	躯干　☐无　☐低张　☐高张	
	左上肢　☐无　☐低张　☐高张	右上肢　☐无　☐低张　☐高张	
	左下肢　☐无　☐低张　☐高张	右下肢　☐无　☐低张　☐高张	
上肢关节活动度异常		左	右
	肩关节	☐无　☐受限	☐无　☐受限
	肘关节	☐无　☐受限	☐无　☐受限
	腕关节	☐无　☐受限	☐无　☐受限
躯干与上肢肌力		左	右
	肩屈曲	☐5　☐4　☐3　☐2☐1	☐5　☐4　☐3　☐2☐1
	肩下沉	☐5　☐4　☐3　☐2☐1	☐5　☐4　☐3　☐2☐1
	肘伸肌	☐5　☐4　☐3　☐2☐1	☐5　☐4　☐3　☐2☐1
	腕伸肌	☐5　☐4　☐3　☐2☐1	☐5　☐4　☐3　☐2☐1
	指屈肌	☐5　☐4　☐3　☐2☐1	☐5　☐4　☐3　☐2☐1

3. **单臂操作步行辅助产品的选用建议**

（1）类型：☐腋杖　☐肘拐　☐前臂平台支撑拐　☐单脚拐　☐四脚拐

（2）是否需要接受操作训练：☐不需要　☐需要

（3）是否需要安排跟踪回访时间：☐不需要　☐需要：　　年　　月　　日

（4）其他建议事项：_____

4. **操作步行辅助器跟踪回访记录**

（1）辅助产品采购结果是否符合原处方辅助产品

☐完全符合

☐功能、形式与原处方符合，部分规格及零配件略有出入，但大致符合

☐功能、形式或规格与原处方有显著差异，不符原处方精神

□ 其他：＿＿＿＿＿＿＿＿＿＿＿＿＿＿＿＿＿＿＿＿＿＿＿＿＿＿＿＿＿＿＿＿＿

（2）修改、调整与使用训练

□ 无需修改及调整

□ 经修改调整后以符合使用需求

□ 建议配合使用训练以期能安全操作

五、老年功能障碍常用辅助产品

对于重度失能老年人来说其主要身体活动就是"进、出、洗"："进"指吃饭和喝水，"出"指如厕，"洗"指洗漱和洗浴。另一个需求是"光和味"："光"就是居住环境的光照，这是一个卧床不起的老年人对季节判断的基本依据；"味"是指生活环境中的味道，这关系着老年人能否生活得有尊严，其中日常食品的提供则是关键。除此之外，老年人的主要活动就是睡觉、行动和交流，可称之为"睡、动、乐"。在整个过程中，辅助产品扮演着至关重要的角色。

老年辅助产品的应用迎合了老年人的特殊需求，比如功能护理床能够减少 65% 的压迫感，主要通过床外面调整角度分散到各个压力点；再一个是摩擦，老年人要做很多动作，在平板床上每一个摩擦力都有对应的接触点承担，体位改变都会造成压力增加。另外，我们在解决老年人的辅具适配过程中，最主要的是解决平衡问题，而平衡的关键是找支撑点。每个老年人行动障碍往往是由于失衡所致，找到了支撑点也就找到了平衡点，有了平衡点就有了安全点，有了安全点才能舒适地生活。因此，在肢体功能障碍中的评估主要包括四个阶段："支撑 - 平衡 - 安全 - 舒适"。

（一）多功能护理床

老年人生活中最大的困难在于上床和下床。传统的床是不加侧护栏的，这样老年人在下床过程中就失去了支撑，而功能床都有护栏设计就是为老年人上下床提供支撑的作用。支撑作用在护理中是非常重要的，它可以保证平衡力的有效分散。在老年人下床的整个过程中，其所受重力完全从床上转移到床和地面，整个过程是最危险的，当老年人离开床以后就失去了平衡点，而功能护理床则对老年人上下床起着重要的支撑、平衡和减压的作用。

多功能护理床根据不能自理的患者、残疾人、瘫痪患者、产妇的特殊需要而设计的，采用了独特的多折面结构，使床面组建可随意调整成平、卧式等空间状态，具有翻身、起身、便溺（可冲洗封闭式减少室内异味）装置等功能。随着人机交互技术的不断发展，又出现了语音控制护理床、眼控护理床、脑控护理床等智能化护理床。语音控制护理床只需说出指令名称即可实现功能运行，眼控护理床是眼睛注视显示器上的指令实现功能的运行，同理脑控护理床是通过脑电波来控制。

目前常用的多功能护理床可以完成以下功能：

1. **背起功能**　被护理者背部会随着床背板向上慢慢抬起，在 0°~72° 之间任意调节到最佳姿势。

2. **背起防侧滑功能**　随着人体坐起角度的不断加大，两侧床板向内运动，呈半包围形式，避免被护理者在坐立时向一侧倾倒。

3. **背起防下滑功能**　随着背起功能的作用，背部床板从 0° 起到 30° 的同时，被护理者臀部至膝关节处的托板向上抬起约 12°，并在背部床板继续抬起时保持不变，防止人体向床尾部下滑。

4. **背起无挤压功能**　背起过程中，后背背板向上滑动的过程，此背板相对人体后背为相对静止，可真正实现起背无压迫感。有效地避免了传统电动护理床给老年人造成胸椎、腰椎和盆骨损伤以及心脏不适等。

5. 感应式坐便 具有感应尿湿装置，在使用者滴尿1滴（10滴，根据使用者情况使用），便盆在9秒左右开启，并发出预警提示护理人员使用者动态，并清理卫生。

6. 整体左右侧翻身功能 多功能护理床翻身状态下床体整体向左或向右侧翻0°~30°，根据使用者的要求，可随意调整角度，实现人体真正意义上的自然舒适侧翻，并且可以定时整体翻身。

7. 坐立下屈腿功能 多功能护理床床尾板可在0°~90°之间折叠弯曲，实现人体腿部的自然下垂，避免被护理者因长期卧床导致腿部肌肉萎缩，促进血液循环。

8. 洗脚功能 多功能床配备可拆卸式床尾板，床头床尾板可瞬间拆装，当护理人员拆下床尾板，并配合起背功能和下屈腿功能实现坐姿状态时，便可为被护理者洗脚。

（二）轮椅

轮椅是康复的重要工具，是一种为下肢残疾人，偏瘫、截瘫患者，老年人和其他行动不便人士提供坐姿状态下支撑和运动的设备。它不仅是肢体伤残者和行动不便人士的代步工具，更重要的是使他们借助于轮椅进行康复训练和参与社会活动。普通轮椅一般由轮椅架、车轮、刹车装置及座靠四部分组成。手摇轮椅在普通轮椅基础上，增加手摇装置。电动轮椅在普通轮椅基础上，增加电子助力系统，减轻了使用者的体力消耗。智能轮椅在电动轮椅的基础上，增加了定位移动、站立移动、遥控移动以及相关互联网加以辅助生活。

1. 轮椅的构成

（1）轮椅架：有固定式和折叠式两种。固定式结构简单，强度和刚度好；折叠式折起后体积小，便于携带。轮椅两侧扶手有固定式和可拆卸式两种。可拆卸式方便使用者在轮椅与床、汽车等之间的转移。轮椅架多为薄壁钢管制成，表面镀铬、烤漆或喷塑。高档轮椅架采用合金材料，以减轻轮椅重量。

（2）轮：轮椅装有一对大轮和一对小轮，每个大轮都装有驱动轮圈，使用者双手驱动轮圈使轮椅前进、后退或转向。一对前小轮，可自由转动。其轮胎分为充气和实心两种。

（3）制动装置：轮椅的制动装置均采用手扳式刹车，起驻车作用。

（4）坐垫和靠背：采用人造革、尼龙牛津布等材料。

2. 轮椅的类型 根据功能可分为：

（1）普通轮椅：材料有钢管、铝合金、不锈钢等。多数可折叠，普通型轮椅适用范围：下肢残疾、偏瘫、胸以下截瘫者及行动不便的老年人。

（2）浴便轮椅：一般为不锈钢或铝合金材料，靠背、坐垫等为塑料，配马桶。专用于如厕和沐浴，是增强残疾人和老年人自理能力的重要用品。

（3）高靠背可躺式轮椅：靠背能后倾至水平。即可作轮椅，又可作床来休息。适用范围：高位截瘫者及年老体弱者。

（4）站立变换轮椅：坐垫可前倾，靠背可后仰至垂直。作用是联系站立及增加高度，方便日常生活。如在柜台、电话亭等。

（5）运动轮椅：用轻型材料竞速、篮球、乒乓球、网球、排球、击剑轮椅等。

（6）电动轮椅：配有电机及电池。轮椅的电钮或遥控杆非常灵敏，利用手指或前臂的轻微接触即可进行操作。车速度接近正常人步行速度，并可爬6°~8°的坡。除普通的电动轮椅外，还有：①简易电动轮椅：轮椅加电池驱动，可折叠，重量轻，价格较低。②上下楼梯轮椅：除可在平路和坡路行走外还可以上下楼梯。

（7）电动代步车：是现代都市老年人新兴时尚代步工具，设计新颖，操作简单，安全实用。有

"老年人自驾的社区小轿车"之美誉。

（8）个性化轮椅和特殊轮椅：根据残疾人的某些特定需要，还有多种特殊轮椅，有些是根据使用者的特点或需要设计的轮椅，也叫作个性化轮椅。

3. 轮椅选择的注意事项 轮椅选择时应注意以下几个方面：①座宽：坐下后两边各余 8~10cm。②座长：坐下后臀部至小腿间距离减去 6~7cm。③座高：坐下时足跟至腘窝间距离加 4~5cm。④坐垫：可以选用泡沫橡胶、凝胶、充气/充水垫，能够有效地防止压疮。⑤靠背：高靠背稳定舒适而低靠背灵活自如。⑥扶手：坐下时椅面至前臂下缘的高度加 2~3cm。

（三）无障碍环境是辅助器具发挥作用的重要场所

在对环境改造、老年人评估过程中，我们所秉持的理念是不改变老年人就改变环境，或者说不改变环境就改变老年人。如果没有环境，再好的辅助器具也无法运用。无障碍环境包括无障碍通道（路）、电（楼）梯、平台、房间、洗手间（厕所）、席位、盲文标志和音响提示以及通讯，在生活中更是有无障碍扶手，沐浴凳等与其相关的生活设施。

在老年环境建设中，主要实现"水平零高差，垂直零距离"，所谓水平零高差，就是地面必须要平，不能有高坎或高度差；垂直零距离就是要给轮椅留有足够的接近区，避免形成新的障碍。我们强调任何一个空间都要有足够的轮椅回旋区，正面进去如果退不出来，就容易对老年人特别是没有自理能力的老年人造成伤害。所以，养老环境对于空间的要求比较高，包括：地面的要求是零高度差，推拉门要大于 90cm；把手、扶手的设计以及功能开关的位置要因人而异等。

（安丙辰）

附录一 预防老年人跌倒干预基本要求

1 范围

本标准规定了老年人跌倒预防干预的基本要求，包括风险评估、预防干预及跌倒后的管理要求。旨在帮助医务人员规范老年人的跌倒预防工作。

本标准适用于对 60 岁以上老年人跌倒预防干预策略的制定，供医疗机构及社区医务人员使用，老年人家庭成员及老年人自身可参考使用。

2 规范性引用文件

下列文件对于本文件的应用是必不可少的，凡是标注日期的引用文件，其随后所有的修改（不包括勘误内容）或修订版均不适用于本标准。凡是不注日期的引用文件，其最新版本（包括所有的修改单）适用于本文件。

DB33/T 505.4—2004 社会建设管理规范第 4 部分：社区文化

GB/T 50340—2003 老年人居住建筑设计标准

AQ/T 9001—2006 安全社区建设基本要求

GB/T 51153—2015 绿色医院建筑评价标准（附条文说明）

3 术语和定义

下列术语和定义适用于本文件。

3.1 跌倒内在风险因素 Intrinsic fall risk factors

机体本身具有的增加跌倒发生频率或严重程度的因素。包括年龄、性别、种族等生物学因素；对平衡功能、认知功能、情感功能造成不良影响的疾病因素；药物滥用、酗酒、辅助器具使用不当等行为因素。

3.2 跌倒外在风险因素 External fall risk factors

周边事物影响导致增加跌倒发生的频率或严重程度的因素。包括老年人的生活环境因素和社会资源分配、社区管理等社会因素。

3.3 多因素跌倒风险评估 Multifactorial fall risk assessment

对增加跌倒风险的多种风险因素的评估。

3.4 环境评估 Environmental assessment

对老年人住房、社区及医疗机构环境的评估。

3.5 医疗体操 Medical gymnastics

提高身体素质、医疗运动操，可根据自身情况改良编制。

4 跌倒预防干预基本要求

4.1 跌倒风险评估

为提高老年人跌倒风险评估的效率，应先对老年人群进行跌倒风险初期筛查，确认存在高跌倒风险后，再结合跌倒内在风险因素和外在风险因素进行多因素风险评估。

4.1.1 应定期进行跌倒风险初期筛查，宜每六个月一次，以下问题如有一项回答为是，可确认为存在高跌倒风险。应通过询问老年人以下问题进行筛查：

a）过去一年是否发生过跌倒；

b）是否存在平衡障碍或步态异常，如上下台阶是否有踩空或磕绊、行走是否有踩在棉花上的感觉；

c）是否因跌倒就医或急救。

4.1.2 对高跌倒风险老年人，应进行多因素风险评估，发现具体问题。评估内容应包括以下内容：

a）跌倒史；

b）药物史；

c）疾病史；

d）视觉；

e）认知功能；

f）肌肉力量、肌张力；

g）平衡、步态功能；

h）心理功能；

i）日常生活活动能力；

j）使用辅助器具的能力；

k）周围环境；

l）社会支持。

4.2 跌倒预防干预

经过多因素风险评估发现具体问题后，应制定针对性的跌倒预防干预策略并实施。

4.2.1 应鼓励并指导老年人多参与以增强平衡功能、肌肉力量、本体感觉为主的运动，锻炼应包括热身运动和整理运动。运动强度可保持一周 3~5 次，每次宜持续 20~60 分钟。可选择的运动方式如下：

a）太极拳；

b）医疗体操；

c）下肢有氧肌肉力量 / 耐力训练；

d）平衡功能训练。应训练老年人视本体觉、躯体本体感觉、前庭觉、肌群协调、前馈与反馈。宜选择如下方法：

—睁眼站立在稳定的支撑面上；

—闭眼站立在稳定的支撑面上；

—睁眼站立在不稳定的支撑面上；

—闭眼站立在不稳定的支撑面上；

—视觉干扰下站立；

—睁眼站立时，给予外部突发干扰；

—闭眼站立时，给予外部突发干扰。

4.2.2 对于存在认知功能障碍的老年人，应注重认知功能训练，以减少由认知功能障碍导致跌倒发生的概率。认知训练可一周 5 次，每次 30 分钟。老年人宜进行以下认知训练：

a）开展文娱活动，遵循 DB33/T 505.4—2004 中 3.1 规定的基本方法进行。

b）训练老年人认知注意力。宜选择如下方法：

—注意力警觉训练；

—注意力维持训练;

—注意力转移训练;

—注意力选择训练;

—注意广度训练。

4.2.3　遵循 GB/T 50340—2003 老年人居住建筑设计标准对家庭环境进行适老化改造。社区环境具体实施方法遵循 AQ/T 9001—2006,安全社区建设基本要求。医疗机构内环境应符合 GB/T 51153—2015 规定的医院环境设施安全性要求。

4.2.4　应注重老年人的骨质疏松问题,预防骨质疏松骨折。对于确定缺乏维生素 D 的老年人,每天宜补充维生素 D 800IU(20μg)。

4.2.5　应加强对老年人药物使用的管理。老年人应按医嘱正确服药,高跌倒风险老年人宜按医嘱减少精神类药物的使用。

4.2.6　应重视老年人的视力、体位性低血压问题。

4.2.7　应指导老年人穿平底舒适的鞋子、恰当使用辅助器具,针对老年人足部畸形问题可使用足部矫形器具改善其功能障碍。

4.2.8　应定期开展老年人跌倒预防健康讲座,对高跌倒风险老年人重点关怀。

5　老年人跌倒后的管理要求

应针对老年人跌倒后不同的意识状态进行针对性措施。对于已发生跌倒损伤的老年人,应持续改进跌倒预防方案,并定期评估跌倒风险因素,以防止老年人发生二次跌倒。

5.1　对于跌倒后意识清楚的老年人,应观察生命体征并进行简单的身体检查,确认无碍后,评估跌倒风险并制定方案措施。

5.2　对于跌倒后意识不清楚的老年人,应先做简单的急救处理,勿独自移动老年人。

5.3　宜佩戴物联网技术的跌倒警示装置,如发生跌倒,早发现、早处理。

1　范围

本标准提供了 ICF 活动和参与评价量表及其具体应用的指导和建议，给出了理解和交流、身体活动、自我照护、与人相处、生活活动、和社会参与六个领域各条目评价中需考虑的要点。

本标准适用于对 18 岁以上所有健康人群、非健康人群和亚健康人群近 30 天内的健康状况和与健康有关的状况的评估。可供医务人员、公共健康管理系统及相关政府部门使用。

2　规范性引用文件

无规范性引用文件。

3　术语和定义

下列术语和定义适用于本文件。

3.1　ICF 活动和参与评价量表 ICF Activities and Participation Assessment Scale

参照 ICF "活动和参与"成分的内容和体系，建立与 WHO DAS 2.0 评定量表各条目的联系分析，依据 ICF 类目的定义，从理解和交流、身体活动、自我照护、与人相处、生活活动、和社会参与六个方面评估个人的整体健康状况。

3.2　条目 Subclasses

量表各领域中内容分列的细目。

3.3　缺失值 Missing item

量表条目中由于缺少信息而造成的数据丢失或截断。

3.4　社会人际关系 Social interpersonal relationship

社会关系里人与人相互交往过程中心理关系的亲密性、融洽性和协调性的程度。

3.5　社会参与 Social participation

政府决策及执行、落实过程中公众的参与程度、方式和内容。

4　总则

使 ICF 活动和参与评价量表的使用更加统一化、标准化、规范化，减少由于使用者对条目评定内容和范围不明确造、理解偏差导致的主观结果差异。有助于医疗及社区卫生服务中心规范使用量表，推动我国健康和残疾事业及医保政策的发展。

5　量表应用需考虑的因素

5.1　基本要求

在对个人活动和参与情况进行详细测定时，调查者应按照 ICF 活动和参与量表询问被调查者，见附录三。具体条目评价指导参见第 6 节。

5.1.1　量表使用的基本步骤

测试人员使用 ICF 活动和参与评价量时，建议参照以下步骤进行：

a）向被调查者充分解释说明该量表测试的意义及内容；

b）了解测试者基本情况，采集病史；

c）使用量表评价个人在近30天内活动和参与状况；

d）功能障碍分级。

5.1.2 缺失值处理

评定量表各领域内所包含的多个条目中，被调查者回答一半以上的条目即可计算该领域的得分，所缺失条目得分可用其所属领域的平均分代替。

5.1.3 功能障碍分级

各条目得分相加即为总得分，最低分40分，最高分200分。功能障碍分级应参照以下：

a）40分：无障碍；

b）41~80分：轻度障碍；

c）81~120分：中度障碍；

d）121~160分：重度障碍；

e）161~200分：极度严重或无法执行。

6 评价条目内容需考虑的因素

6.1 理解和交流

6.1.1 集中注意力做事

对能够有目的地、在适当时间内（超过10分钟），集中注意于特殊刺激上的能力进行评价。

6.1.2 记得去做重要的事

对以下方面进行评定，如被调查者通常使用其他方式协助记忆，则宜以协助形式对其评估。

a）短时和长时记忆；

b）记忆检索；

c）记忆信息处理。

6.1.3 分析并解决日常生活中遇到的问题

对过去30天内，被调查者解决日常生活问题的能力进行评价，主要包括：

a）是否能够通过确定和分析问题；

b）建立不同的选择和解决方案；

c）评估解决方案的潜在效果；

d）并能从中做出一种选择；

e）实施该选择并评估该选择的效果；

f）选择失败时，是否能够选择另一种解决方案。

6.1.4 学习一项新任务

对被调查者发展基本能力和复杂能力启动并从事一整套行为或任务的能力进行评价。评价时宜考虑以下几点：

a）获得新信息的容易程度；

b）学习和保持一项技术，需要多少帮助和重复练习的次数。

6.1.5 大致理解他人表达内容

对被调查者在过去30天里，理解他人表达内容时所遇到的困难程度进行评价。建议评价此条目时将说话语速、噪音、干扰、母语理解等环境因素和个人因素排除在外，评价内容宜包括：

a）理解口语；

b）理解身体姿势；

c）符号、图形、书面语言或正式的手语传达信息的表面和隐含意义的能力。

6.1.6 发起并维持一次谈话

对在偶然或正式的场合，通过会话、书写、符号或其他语言形式与熟人或陌生人启动、持续和终止一次交谈的能力进行评价。

6.2 身体活动

6.2.1 长时间站立

评价被调查者是否能保持 30 分钟及以上站姿。

6.2.2 坐下后站起

对被调查者转换身体姿势从一处坐位转移到站位的能力进行评价，不包括从地板上站起来。

6.2.3 在家里移动

对在住所内各房间之间移动的能力进行评价。如果被调查者使用辅助设备，则以辅助形式评估其存在的困难程度。

6.2.4 长距离行走

评价被调查者是否能够步行超过 1km。如被调查者使用辅助步行器具，则宜评估其在辅助下步行的困难程度。

6.2.5 从家中外出

对被调查者从过去 30 天内所居住的场所外出、移动的能力，离开住所后的情绪、心理方面（如抑郁、焦虑、恐惧等）及安全隐患问题进行评价。如果被调查者使用辅助设备，则以辅助形式评估其存在的困难程度。

注：本条指离开过去 30 天固定住所后的移动，包括非居所的室内移动、户外移动。

6.2.6 搬运、移动和操纵物品

对被调查者协调肢体完成动作、移动、搬运及操纵物体的能力进行评价。

6.3 自我照护

6.3.1 洗澡

对被调查者用水、适当清洁、干燥洗具用品、盥洗及擦干全身各部位的能力进行评价。

当被调查者在过去 30 天内未洗澡时，建议考虑是因为健康状况（5= 无法完成），还是由于缺乏洗涤条件（N/A= 不适用）。

6.3.2 穿着

评估被调查者协调肢体穿衣、脱衣、穿鞋袜和脱鞋袜任务的能力。

6.3.3 进食

对被调查者使用适当的器具通过协调性动作去吃 / 喝食物 / 饮料的能力进行评定。如被调查者使用非口服方式进食（如通过管道进食），宜考虑在非口服进食过程中存在的困难程度。

6.3.4 独立生活数天以上

对被调查者根据个人的认识和需求照顾自己的能力进行评价。如受试者在过去 30 天内未经历这种情况，则以 "N/A" 进行评价。建议自我照顾考虑：

a）个人身体舒适；

b）环境清洁；

c）维持平衡的膳食；

d）避免损害健康；

e）避免潜在的危险状况。

6.3.5　护理身体各部位

对护理身体各部位的能力进行评价，包括清洁、擦干及护理。

6.3.6　如厕

对被调查者如厕能力进行评价，主要包括：

a）调节和控制大小便；

b）调节、预计和护理月经；

c）按需进入适当场所排泄；

d）如厕前后能整理衣服、清洁身体。

6.4　与人相处

6.4.1　与陌生人相处

评价由于特定的目的与陌生人发生暂时的接触和联系的能力，如同陌生人问路或其他信息，购物时的咨询、洽谈等。

6.4.2　结交新朋友

评价被调查者与他人建立人际关系的能力，如被调查者在过去30天内未参与到朋友的活动中，则考虑是因为健康状况（5=无法完成），还是其他原因造成的（N/A=不适用）。包括：

a）寻找结交新朋友的机会；

b）接受他人邀请一起行动；

c）按照交往原则，发展友谊等。

6.4.3　维持一段友谊

对被调查者按照社交原则交往，控制自己的行为并保持适当的社交距离、与社会背景适宜的方式表达情感、理解对方所发出的信号或暗示并做出恰当反应的能力。如被调查者在过去30天内未进行友情维护工作，则考虑是因为健康状况（5=无法完成），还是其他原因造成的（N/A=不适用）。包括：

a）保持联系；

b）以习惯的方式与朋友交流；

c）邀请朋友参加活动；

d）与朋友一起发起、组织活动；

e）接受他人邀请参加活动。

6.4.4　同与你关系密切的人相处

评价被调查者与亲属建立并维持亲密关系的能力，如与核心家庭、大家庭、收养或被收养家庭以及过继关系家庭成员间的关系；血缘更远的如堂姑表兄弟姊妹间的关系或法定监护人的关系。

6.4.5　建立并维持与配偶或其他伴侣间的亲密关系

评估被调查者建立并维持的一种密切或恋爱关系的能力。根据被调查者的个体情况，考虑包括：

a）恋爱关系；

b）婚姻关系；

c）性关系；

d）其他亲密行为。

6.4.6　建立正式的社会人际关系

对被调查者以正式方式建立并维持的特定人际关系的能力进行评价，如与雇主、专业人员或提供服务者建立联系。若被调查者在过去30天内未参与到正式的社交活动中，则建议考虑是因为健康状况（5= 无法完成），还是其他原因造成的（N/A= 不适用）。

6.5 生活活动

6.5.1 担负家务责任

评价被调查者是否能根据家庭需要，承担照顾家庭的责任，主要涉及：

a）应激、分散精力或发生危险的任务时的心理需求；

b）帮助家庭成员或其他人的学习、交流、自理、室内外运动；

c）关照家庭成员；

d）其他人保持良好的状态。

6.5.2 很好地完成最重要的家务

根据被调查者的家庭需求及家庭任务的重要程度，评估被调查者完成最重要家务的能力。

6.5.3 完成所有需要做的家务劳动

对被调查者完成所有家务的情况进行评估。主要考察由于健康问题带来的困难，排除其他原因造成的困难。

6.5.4 按照需要尽快完成家务劳动

根据家庭需求和期望，评价被调查者完成家务劳动和承担家庭责任的时效性。

注：此条目评价完成后，如被调查者者仍拥有工作（有偿工作、无偿工作或自主经营）或者为在校学生，则继续完成该领域的后四项条目评价，否则直接评价下一领域 - 社会参与的各条目。

6.5.5 您的日常工作或学习

对日常生活和学习中遇到的困难情况进行评价，建议考虑以下几方面：

a）准时出席；

b）被他人监管、监管他人；

c）按要求计划和组织工作和学习

d）完成工作和学习的其他要求。

6.5.6 很好地完成大多数重要的工作或学习

根据被调查者自己的标准或工作和学校中指定的考核标准，评价被调查者按照上级主管和学校的要求完成任务的情况。

6.5.7 完成您份内的所有工作

根据工作的要求，评价被调查者工作任务的完成程度。

6.5.8 按照需要尽快的完成工作

根据工作任务的要求和期望，评价被调查者完成工作的质量和时效性。

6.6 社会参与

6.6.1 参加社区、社会活动，存在多大困难

对被调查者参加社区、社会、生活相关方面活动存在困难的程度进行评价。

6.6.2 参加娱乐休闲活动，存在多大困难

根据被调查者的爱好和需求，评价其由于健康状况和社会因素限制而对喜爱或想要参加的任何形式的游戏、娱乐或休闲活动产生困难的程度。

6.6.3 周围环境阻碍和限制，对您产生了多大的困难

对参与社区、社会活动时，所面临的障碍进行评价，建议考虑：

a）生活环境；

b）工作环境；

c）无障碍设施；

d）辅助设施；

e）社会政策；

f）他人态度。

6.6.4　其他人的态度和行为对你有尊严地生活造成多大困难

对被调查者在其住所、工作场所、学校或日常活动等方面，获得的行为或情感的支持量进行评价。

6.6.5　健康问题对您的情绪影响

评价由于健康问题对被吊车着感情和心理活动中情感成分的影响程度。

6.6.6　您在健康问题或其影响方面，花费了多少时间

对过去 30 天内，被调查者处理健康状况方面所花费的时间进行评估，包括：

a）到医疗机构治疗；

b）管理与健康状况有关的财务事项；

c）接受与健康相关的教育。

6.6.7　您的健康问题给您或您的家庭带来多大的经济损失

评估被调查者由于健康问题，给亲属及家庭相关人员带来的家庭损失，不仅是被调查者个人损失。

6.6.8　因为您的健康问题，给家庭带来多大困难

包括财务、情感、照护等问题。

ICF 活动和参与评价量表

姓名：　　　　性别：　　　　年龄：　　　　住院/门诊号：

主要临床诊断：　　　　康复诊断：

	项目		评价标准(以下评分方法 1=1 分 2=2 分,依次类推)	初	中	末
一理解和交流	D1.1	集中注意力做事超过 10 分钟	1=能够完成,无障碍;2=有不集中,不影响生活;3=时常不集中,影响生活;4=经常出现,严重影响生活;5=不能完成			
	D1.2	记得去做重要的事	1=无记忆障碍;2=有时遗忘不影响生活;3=时常出现稍影响生活;4=经常遗忘,严重影响生活;5=完全无法记住重要事情			
	D1.3	分析并解决日常生活中遇到的问题	1=独立解决;2=偶尔出现问题不影响生活;3=时常出现问题,影响生活;4=经常出现,严重影响生活;5=完全无法解决			
	D1.4	学习一项新任务	1=独立完成学习任务;2=可基本完成,偶尔出现问题;3=需他人协助,进度慢;4=必须他人协助,学习效果差;5=很难或不能完成			
	D1.5	大致理解他人表达内容	1=完全理解;2=基本理解,偶尔出现问题;3=时常出现问题,影响生活;4=经常出现问题,严重影响生活;5=通过任何方式都不能理解他人表达的内容			
	D1.6	发起并维持一次谈话	1=完全能够;2=基本可,偶有障碍;3=时常出现反应迟钝,影响生活;4=经常出现反应迟钝,影响生活;5=完全无法与人交谈			

续表

		项目	评价标准(以下评分方法 1=1 分 2=2分,依次类推)	初	中	末
二 身体活动	D2.1	长时间站立(30 分钟)	1= 独立完成站立;2= 间或有站立姿势;3= 需借助器具或在他人监护下站立;4= 必须借助器具或在他人协助下站立;5= 完全不能站立			
	D2.2	坐下后站起	1= 可以独立完成;2= 需在他人语言指导或监护下完成;3= 需他人小部分协助;4= 需他人大量协助;5= 不能完成			
	D2.3	在家里移动	1= 独立在室内移动;2= 需在他人监护下完成;3= 偶尔需借助器具或他人协助下完成;4= 经常需借助器具或他人协助下完成;5= 无法完成			
	D2.4	长距离行走(1 千米)	1= 独立完成;2= 不能完成 1 千米或需人从旁监护,以保证安全;3= 完成一部分,某些过程需借助器具或他人协助;4= 某种程度上能参与,整个过程需借助器具或他人协助;5= 完全不能步行			
	D2.5	从家中外出	1= 能独立外出;2= 偶需在他人监护下外出;3= 经常在他人协助下外出;4= 必须在他人协助下外出;5= 因健康问题导致无法外出			
	D2.6	* 搬运、移动和操纵物品	1= 独立完成;2= 基本可,偶有问题;3= 偶尔需他人协助;4= 必须在他人协助下完成;5= 无法完成			
三 自我照护	D3.1	洗澡	1= 独立完成;2= 可完成,偶有过程需他人协助或他人从旁监护;3= 能参与大部分,某些过程必须由他人协助才能完成;4= 某种程度上能参与,但整个过程必须由他人协助才能完成;5= 全部依赖他人完成			
	D3.2	穿着	1= 独立完成;2= 可完成,偶有过程需他人协助或他人从旁监护;3= 能参与大部分,某些过程必须由他人协助才能完成;4= 某种程度上能参与,但整个过程必须由他人协助才能完成;5= 全部依赖他人完成			
	D3.3	进食	1= 独立进食;2= 可完成,偶需他人从旁协助;3= 能使用餐具,某些过程必须由他人协助才能完成;4= 某种程度下能使用餐具,但整个过程必须由他人协助才能完成;5= 主要由他人喂食			
	D3.4	独立生活数天以上	1= 独立生活;2= 基本可,偶有问题;3= 偶尔需他人协助完成;4= 经常需他人协助完成;5= 必须由他人协助且不主动配合			
	D3.5	* 护理身体各部位	1= 独立完成;2= 可完成,偶有过程需他人协助或他人从旁监护;3= 能参与大部分,某些过程必须由他人协助才能完成;4= 某种程度上能参与,但整个过程必须由他人协助才能完成;5= 全部依赖他人完成			
	D3.6	* 如厕	1= 独立完成;2= 需协助及定时提醒;3= 间断失禁,部分过程由他人协助完成;4= 经常失禁,如厕过程由他人协助完成;5= 完全失禁,如厕全部依赖他人			
四 与人相处	D4.1	与陌生人相处	1= 无交往障碍;2= 有障碍但无影响;3= 时常有障碍,需人协助;4= 经常有障碍必须有人协助;5= 不会或不能与人相处			
	D4.2	结交新朋友	1= 完全能结交;2= 可有困难但仍可建立友谊;3= 较困难需人协助;4= 非常困难必须他人协助;5= 无法结新朋友			
	D4.3	维持一段友情	1= 独立交往,行为适当;2= 有困难,但无影响;3= 经常有困难,需人协助纠正行为;4= 社会行为不当,必须由他人协助;5= 完全不能保持、终止友谊,社交距离不当			

	项目	评价标准(以下评分方法 1=1 分　2=2 分,依次类推)	初	中	末
四　与人相处	D4.4 同与你关系密切的人相处	1= 能独立相处;2= 偶尔出现障碍;3= 时常出现障碍,需人协助;4= 经常出现障碍,必须他人协助;5= 完全不能与人相处			
	D4.5 建立并维持与配偶或其他伴侣间的亲密关系	1= 无障碍;2= 轻度障碍;3= 中度障碍;4= 重度障碍;5= 不能完成			
	D4.6 * 建立正式社会人际关系	1= 独立建立并维持正式社会关系;2= 有障碍但无影响;3= 时常有障碍需人协助;4= 经常有障碍,必须他人协助;5= 完全不能建立正式社会关系			
五　生活活动	D5.1 担负家务责任	1= 独立承担家庭责任;2= 偶尔出现问题,但不影响;3= 时常出现问题,需人协助;4= 经常出现问题,难以胜任;5= 完全无法承担家庭责任			
	D5.2 很好地完成最重要的家务	1= 独立完成;2= 基本完成,高难度任务不能完成;3= 时常有困难,需人协助;4= 经常出现困难,必须他人协助;5= 无法完成最重要的家务			
	D5.3 完成所有需要做的家务劳动	1= 独立完成;2= 完成 75% 以上,高难度任务不能完成;3= 完成 50% 以上,需人协助;4= 完成 25% 以上,必须他人协助;5= 无法完成			
	D5.4 按照需要尽快完成家务劳动	1= 独立按时完成,达到预期要求;2= 基本按时完成,效果欠佳;3= 无法按时完成,需人协助;4= 耗费时间久,必须他人协助;5= 无法完成			
	D5.5 您的日常工作或学习	1= 独立完成;2= 存在困难,通过努力能克服;3= 时常存在困难,需人协助;4= 经常存在困难,必须他人协助;5= 无法完成			
	D5.6 很好地完成大多数重要的工作或学习	1= 独立、按标准很好的完成任务 ;2= 完成效果达到考核标准的 75%;3= 完成效果达到考核标准的 50%;4= 完成效果达到考核标准的 20%;5= 无法完成重要的任务			
	D5.7 完成您份内的所有工作	1= 独立完成;2= 完成 75% 以上,高难度任务不能完成;3= 完成 50%,需人协助;4= 完成 25% 以上,必须他人协助;5= 无法完成			
	D5.8 按照需要尽快的完成工作	1= 独立按时完成,达到预期要求;2= 基本按时完成,效果欠佳;3= 无法按时完成,需人协助;4= 耗费时间久,必须他人协助;5= 无法完成			
六　社会参与	D6.1 参加社区、社会活动,存在多大困难?	1= 完全没有障碍;2= 可参加活动有不便但可克服;3= 可参加活动有很多不便,需人协助;4= 不能参加大多活动,必须他人协助;5= 完全不能参加活动			
	D6.2 参加娱乐休闲活动,存在多大困难?	1= 完全没有障碍;2= 可参加活动有不便,但能克服;3= 可参加大部分娱乐和休闲活动,偶有困难;4= 可参加少部分娱乐和休闲活动,经常有困难;5= 完全不能参加娱乐和休闲活动			
	D6.3 周围环境阻碍和限制,对您产生了多大的困难?	1= 没有障碍;2= 基本没有障碍即使有也能克服;3= 少部分障碍,需人协助;4= 经历很多障碍,必须他人协助才能克服;5= 严重障碍影响工作学习生活			
	D6.4 其他人的态度和行为对你有尊严的生活造成多大困难?	1= 无影响;2= 有消极影响但可通过努力克服;3= 有较大影响,偶需人协助克服;4= 有严重影响,必须他人协助克服;5= 有极严重影响,无法参与社区、社会活动			

续表

	项目		评价标准(以下评分方法 1=1 分 2=2 分,依次类推)	初	中	末
六 社会参与	D6.5	健康问题对您的情绪影响	1=无影响;2=有影响,但可通过自己努力克服;3=有较大影响,需要寻求他人等帮助来克服;4=有严重影响,必须通过药物或专业机构等帮助;5=有极严重影响,无法克服			
	D6.6	您在健康问题或其影响方面,花费了多少时间	1=无影响;2=在过去 30 天中,有 25% 的时间花费在健康问题上;3=在过去的 30 天中,有 50% 的时间花费在健康问题上;4=在过去的 30 天中,有 75% 的时间花费在健康问题上;5=在过去的 30 天,时间完全花费在健康问题上			
	D6.7	您的健康问题给您或您的家庭带来多大的经济损失	1=无经济损失;2=25% 以上的经济损失,能克服影响;3=50% 以上的经济损失;4=75% 以上的经济损失;5=完全断绝经济来源			
	D6.8	因为您的健康问题,给家庭带来多大困难?	1=对家庭无影响;2=对家庭稍有影响,能克服影响;3=对家庭有影响,需外界帮助;4=严重影响家庭,必须依靠外界帮助来维持生活;5=极严重影响家庭,无法解决			
40 分:无障碍;41~80 分:轻度障碍;81~120 分:中度障碍;121~160 分:重度障碍;161~200 分:极度严重或无法执行			总分			
			评定者签名: 耗时			

基于 ICF 理念和 WHO DAS 2.0 注:不适用,标记"N/A"

世界卫生组织国际分类家族中国合作中心 ICF 分中心　授权
上海市康复医学会标准化技术委员会　编印

参考文献

［1］中国康复医学会老年康复专业委员会专家共识组，上海市康复医学会专家共识组 . 预防老年人跌倒康复综合干预专家共识 . 老年医学与保健，2017，23（5）：349-352.

［2］段林茹，郑洁皎，徐国会，等 . 感觉的平衡维持优先策略研究 . 中国康复理论与实践，2017，23（11）：1241-1244.

［3］上海市康复医学会 .T/SRMA0001—2018，预防老年人跌倒干预基本要求，2018. 上海市团体标准 T/312017.

［4］陈秀恩，郑洁皎，施海涛，等 . 认知注意力、平衡功能双重任务训练对预防老年人跌倒的临床研究 . 中国康复，2016，31（3）：215-217.

［5］朱婷，安丙辰，梁贞文，等 . 认知对姿势控制能力影响的研究进展 . 中华老年病研究电子杂志，2015，2（1）：36-39.

［6］戚维璜，郑洁皎，安丙辰 . 认知双重任务干扰平衡功能的研究 . 中国康复，2014，29（2）：83-85.

［7］励建安，毕胜，黄晓琳 .Delisa 物理医学与康复医学理论与实践 .5 版 . 北京：人民卫生出版社，2013.

［8］黄晓琳，燕铁斌 . 康复医学 .5 版 . 北京：人民卫生出版社，2013.

［9］励建安 . 康复医学 . 北京：人民卫生出版社，2014.

［10］贾建平，陈生弟 . 神经病学 .7 版 . 北京：人民卫生出版社，2013.

［11］舒彬，孙强三 . 骨骼肌肉康复学治疗方法 . 北京：人民卫生出版社，2015.

［12］秦岭 . 骨内科学——从临床到实验室到临床和社区 . 北京：人民卫生出版社，2013.

［13］贾建平 . 中国痴呆与认知障碍诊治指南 .2 版 . 北京：人民卫生出版社，2016.

［14］张通 . 神经康复治疗学 . 北京：人民卫生出版社，2011.

［15］李胜利 . 语言治疗学 .2 版 . 北京：人民卫生出版社，2013.

［16］王玉龙 . 康复功能评定学 .2 版 . 北京：人民卫生出版社，2013.

［17］谭冠先 . 疼痛诊疗学 . 北京：人民卫生出版社，2000：7-12.

［18］孙葆忱 . 低视力患者生存质量与康复 . 北京：人民卫生出版社，2009.

［19］罗悦性 . 老年护理学 . 北京：人民卫生出版社，2011.

［20］李晓鹰主译 . 哈兹德老年医学 . 北京：人民军医出版社，2015.

［21］韦军民 . 老年临床营养学 . 北京：人民卫生出版社，2011.

［22］李小鹰 . 老年医学与保健 . 北京：人民军医出版社，2013.

［23］李源 . 老年病学 . 西安：第四军医大学出版社，2005.

［24］刘扬 . 老年病的特点与预防研究 . 中国实用医药，2014（13）：248-249.

［25］前田真治 . 老人のリハビリテ - シヨン .7 版 . 東京：医学書院，2008.

［26］桑德春，贾子善 . 老年康复学 . 北京：北京科学技术出版社，2016.

［27］中华医学会神经外科学分会，中华医学会神经病学分会，中国神经外科重症管理协作组等 . 中国特发性正常压力脑积水诊治专家共识（2016）. 中华医学杂志，2016，96（21）：1635-1638.

［28］潘天鹏，石津生，高和，等 . 中华老年医学 . 北京：华夏出版社，2010.

［29］陈雪丽，刘玉湖，郑曦，等 . 导致老年人卧床不起的急性病及相关因素 . 中国老年学杂志，2010，30（12）：3435-3437.

［30］ICD-11 慢性疼痛分类 . 中国疼痛医学杂志，2015，21（7）：486-487.

［31］王敬兰 . 老年睡眠障碍原因分析进展 . 中国老年学杂志，2012，32（1）：212-213.

［32］赵非，郑亿庆 . 成人听力康复学 . 天津：天津人民出版社，2015.

［33］中华人民共和国国家卫生和计划生育委员会 . 卫生部关于印发《康复医院基本标准（2012 年版）》的通知
　　　［EB/OL］.（2012-04-25）［2018-8-27］. http：//www.moh.gov.cn/mohyzs/s3578/201204/54557.shtml.

［34］中华人民共和国民政部 . 老年养护院建设标准：建标 144-2010［S/OL］. 北京：中国计划出版社，2011：
　　　1-36［2018-8-27］. http：//files2.mca.gov.cn/www/201104/20110428163327233.pdf.

［35］上海市卫生局 . 上海市一级及以下医疗机构康复医学科设置准入基本标准（试行）［S］. 2006-2-5.

［36］卫生计生委，民政部，发展改革委，财政部，人力资源社会保障部，国土资源部，住房城乡建设部，全国
　　　老龄办，中医药局 . 关于推进医疗卫生与养老服务相结合指导意见的通知［EB/OL］.（2015-11-20）
　　　［2018-8-27］. http：//www.gov.cn/zhengce/content/2015-11/20/content_10328.htm.

［37］国家卫生计生委办公厅，民政部办公厅 . 关于确定第一批国家级医养结合试点单位的通知［EB/OL］.
　　　（2016-6-16）［2018-8-27］. http：//www.nhfpc.gov.cn/jtfzs/s3581c/201606/66bdf54a086f4678872bb6ed3edf0
　　　b9c.shtml.

［38］民政部，卫生计生委 . 关于做好医养结合服务机构许可工作的通知［EB/OL］.（2016-4-8）［2018-8-27］.
　　　http：//www.nhfpc.gov.cn/jtfzs/s3581c/201604/4bb3cfb1765545449cd3954f1398c2cd.shtml.

［39］国务院办公厅 . 国务院办公厅转发卫生计生委等部门关于推进医疗卫生与养老服务相结合指导意见的通知
　　　［EB/OL］.（2015-11-18）［2018-8-27］. http：//www.gov.cn/zhengce/content/2015-11/20/content_10328.
　　　htm

［40］中华人民共和国住房和城乡建设部 . 无障碍设计规范（GB50763—2012）. 北京：中国建筑工业出版社，
　　　2012.

［41］王文焕 . 老年人辅助器具应用 . 北京：中国人民大学出版社，2016.

［42］中华医学会老年医学分会老年康复学组 . 肌肉衰减综合征专家共识撰写组肌肉衰减综合征中国专家共识
　　　（草案）. 中华老年医学杂志，2017，37（7）：711-718.

［43］Braddom RL. Physical medicine & rehabilitation. 4th ed. Philadelphia： Elsevier Inc，2011.

［44］Zheng J，Wang X，Xu Y，et al. Cognitive Dual-Task training improves balance function in patients with stroke.
　　　HealthMed，2012，6（3）：840-845.

［45］Zheng J，Pan Y，Hua Y，et al. Strategic targeted exercise for preventing falls in elderly people.Journal of
　　　International Medical Research，2013，41（2）：418-426.

［46］Li HY，Zheng JJ，Zhang J，et al. The improvement of postural control in patients with mechanical ankle
　　　instability after lateral ankle ligaments reconstruction. Knee Surgery Sports Traumatology Arthroscopy Official
　　　Journal of the ESSKA，2016，24（4）：1081.

［47］上海市康复医学会 .T/SRMA0002-2018，ICF 活动和参与评价量表应用技术指南 . 2018.

53检